新体系
看護学
全書

成人看護学❼

腎・泌尿器

メヂカルフレンド社

まえがき

　医療をとりまく環境の変化は，加速度を増している。社会情勢，人口構造の変化，人々のニーズの多様化，医療の高度化・専門化，在院日数の短縮による臨床業務の過密化，流行感染症など医療現場への影響が押し寄せている。さらに患者の自宅を含む医療の場の広がりと医療機関どうしの連携のためには，すべての医療者が医療の本質を踏まえ，今の医療に求められているもの，期待されているものを的確にとらえ，応えていかなければならない。このようななかで，チーム医療の一翼を担う看護師の資質向上はきわめて重要である。

　看護師には，単に知識をもつだけでなく，それを臨床における行動に結びつける思考力と判断力をもち，どのような状況においても最善の看護を提供できることが求められている。看護基礎教育には，そのような看護師へと成長していくための基盤を与えることが期待されている。

　このような期待に応えられる教科書を目指し，2007 年に本シリーズ「成人看護学」各論の再編成にあたった。その際に，看護を行ううえでの基礎知識となる「疾患の診療」を扱う第 1 編と「疾患をもつ患者の看護」を扱う第 2 編の 2 編編成とし，器官系統別の巻構成とした。すなわち現行カリキュラムの「人体の構造と機能」と「疾病の成り立ちと回復の促進」にあたる内容の一部，およびそれらを踏まえた「成人看護学」の内容となった。また 2010 年には，新たに序章を設け，患者がどのような困難をもって生活することになるのか，どのような医療が提供されるのか，というマクロな視点からみたイメージをもって本書の内容に入っていけるようにした。2018 年には，さらなる強化のために第 1 編の構成の見直しを行い，医療現場において看護師に求められる疾患と治療についての知識を充実させた。

　今回の改訂では，疾患をもつ患者の理解と看護の全体像を示すことを目的とした従来の第 2 編第 1 章を，序章へ統合した。このマクロの視点は，医学・看護のどちらにおいても，また，両者のつながりを理解するうえでも重要であると考え，書籍全体の冒頭へと組み込んだものである。これ以外にも，新カリキュラムにおいて重視されている，地域における看護の視点の強化を行うべく，病院，そして再び日常生活の場である地域へと患者が戻っていく際の看護師の役割についても盛り込んだ。

　本書の 2 編編成は，基礎知識となる第 1 編から看護編である第 2 編へと内容が

つながることで生かされる。そして，本書が目指した内容のつながりとは，たとえば「人体の構造と機能」の知識と「疾病の成り立ちと回復の促進」の知識のつながりである。人体における生理的な過程が，病気の原因により，どのように変化するのかという観点から，解剖生理学の知識と症状や疾患の知識を一本につなげることはこの分野の学習の基本といえる。もう一つは，上記のような症状や疾患についての知識と，それを踏まえた看護編とのつながりである。疾患をもった患者の身体で進行している生理的・病理的過程はどのようなもので，その結果もたらされる状態はどのようなものか，患者の生命と生活にどのような影響を与えるかを把握する。それに応じて，患者一人ひとりに個別の看護上の対策をあげ，組み立てていく力が，看護には必要である。

近年，看護師の活躍の場は多様化し，その役割は顕著に拡大し，求められる知識・技能も高度専門的になってきた。このような時代の看護基礎教育の教材に必要なことは，卒業後もさらにその上に積み上げていけるだけの，しっかりした基礎を据えることだけでなく，記述内容も臨床での傾向に合わせレベルアップすることである。そのため，卒業後のレファレンスとしての使用にもある程度耐え得るレベル感を目指すこととした。

今回の編集では，本書の構成の大幅変更を含むいっそうの改善を図った。読者諸氏の忌憚のないご意見をいただければ幸いである。

2022 年 11 月
編者ら

執筆者一覧

編集

要　　伸也	杏林大学腎臓・リウマチ膠原病内科教授
福原　　浩	杏林大学泌尿器科教授
斉藤しのぶ	千葉大学大学院看護学研究院准教授

執筆（執筆順）

《序章》

斉藤しのぶ	千葉大学大学院看護学研究院准教授

《第1編》

要　　伸也	杏林大学腎臓・リウマチ膠原病内科教授
山口　　剛	国際医療福祉大学医学部附属塩谷病院腎泌尿器外科教授
宮川　仁平	杏林大学泌尿器科助教
福岡　利仁	杏林大学腎臓・リウマチ膠原病内科講師
金城　真実	杏林大学泌尿器科学内講師
池谷　紀子	杏林大学腎臓・リウマチ膠原病内科助教
舛田　一樹	杏林大学泌尿器科助教
中村　　雄	杏林大学泌尿器科講師
野田　治久	国立病院機構災害医療センター泌尿器科医長
北村　盾二	杏林大学泌尿器科助教
川上　貴久	杏林大学腎臓・リウマチ膠原病内科講師
村田　明弘	河北総合病院泌尿器科部長
三浦　一郎	湘南鎌倉総合病院泌尿器科部長
多武保光宏	杏林大学泌尿器科准教授
原　　秀彦	東京西徳洲会病院泌尿器科部長
加藤　司顯	JCHO 東京山手メディカルセンター泌尿器科部長
福原　　浩	杏林大学泌尿器科教授
駒形　嘉紀	杏林大学腎臓・リウマチ膠原病内科教授
宍戸　俊英	東京医科大学病院泌尿器科講師
林　建二郎	東京医科大学八王子医療センター泌尿器科診療科長

《第2編》

斉藤しのぶ	千葉大学大学院看護学研究院准教授
田村　由衣	昭和大学保健医療学部看護学科
山中　晶子	武庫川女子大学看護学部看護学科
清水　玲子	金沢医科大学大学院看護学研究科准教授
多久和善子	昭和大学保健医療学部認定看護師教育センター講師
山中美和子	JCHO 諫早総合病院看護部

石川　弘子　　JAとりで総合医療センター看護部
神津　三佳　　千葉大学医学部附属病院がん看護専門看護師
松嵜　　愛　　慶應義塾大学看護医療学部講師／手術看護認定看護師
杉本　和仁　　埼玉医科大学病院南館6階病棟透析看護認定看護師
杉田　和代　　東京有明医療大学看護学部慢性疾患看護専門看護師
杉山　　瞬　　日高病院腎臓病治療センター透析看護認定看護師
上杉　光葉　　三菱重工株式会社神戸造船所三菱神戸病院看護科透析看護認定看護師
神保　洋子　　東京医科大学病院看護部透析看護認定看護師
渡邉　美和　　前東都大学幕張ヒューマンケア学部看護学科
山岸さゆり　　東京山手メディカルセンター看護部透析看護認定看護師
篠原　謙太　　日本赤十字広島看護大学看護学部
板谷真紀子　　おひさま在宅クリニック慢性疾患看護専門看護師

目次

本書では，看護師国家試験出題基準に掲載されている疾患について，当該疾患の要点をまとめた **Digest** を掲載しました。予習時や試験前の復習などで要点を確認する際にご活用ください。

序章

腎・泌尿器疾患をもつ
成人を理解するために

I 腎・泌尿器疾患の近年の傾向

　超高齢社会であるわが国において，高齢化による腎・泌尿器疾患罹患（りかん）の割合は増加し，慢性疾患を抱える人の高齢化によって様々な特有の問題が生じている。高齢者は，身体的予備力・筋力の低下，免疫力（めんえきりょく）の低下など，個人差はあるが年齢相応の衰えが前面に出てきやすい。

　腎機能の低下は症状が出にくい。特に高齢者の場合は若い人よりも症状の自覚に乏しい。その結果，気がついたときには腎臓の障害が不可逆的な段階に至り，腎の代替療法である透析（とうせき）療法を必要とする段階にまで至っている場合もある。

　日本透析医学会統計調査委員会の発表によると，腎臓を病み，腎機能の回復が見込めなくなったことで透析療法を受けている人が，わが国には 2021（令和 3）年末で 34 万 9700 人いる。2012（平成 24）年に行われた将来予測では，2021（令和 3）年の約 34 万 9000 人をピークに患者数は減少すると予測されていたものの，毎年 4 万人前後の新規透析導入患者がみられる[1]。

　34 万人以上という数字は，医療経済の側面からは医療費の圧迫として指摘されている。そのため，ガイドラインの整備により透析導入数の減少など，高度医療が必要となる前の策を講じることによる医療費削減は，必須の課題となっている。

　このような背景から，腎領域では，欧米での慢性腎臓病（chronic kidney disease：CKD）対策に続き，日本では 2006（平成 18）年に日本慢性腎臓病対策協議会が設立され，CKD 対策が推進されてきた。CKD は透析予備群としてだけではなく，心血管障害の危険因子として重要視されている。心血管障害以外にも CKD は国民の健康を脅かす危険因子としても重要視されるようになり，CKD のガイドラインが提唱された。日本では学校検尿によるスクリーニングが定着しているが，さらにこのガイドラインの導入によって，国民一人ひとりに CKD という概念を根付かせ，予防行動がとれるようになること，腎臓専門医だけでなく内科医と患者が連携し合って組織的に効率よく早期発見・予防・治療といった対策をとり，腎臓病だけでなく，心血管疾患の発症や死亡，入院などを減少させることをねらいとしている。

　看護師は，国や専門学会による腎・泌尿器疾患患者に対する取り組みを踏まえ，腎・泌尿器という臓器の特徴をよく理解しておく必要がある。本書では，腎・泌尿器疾患の診療と看護について学習していくが，以下，腎・泌尿器疾患をもつ患者はどのようにとらえられるのか，また，それらの患者に，医療はどのようにかかわるかを概説する。

II 腎・泌尿器疾患をもつ患者の特徴

A 身体的特徴

1. 全身的な状態の悪化

腎臓では，血液中の老廃物や余分な水分が除去され，尿として排泄される。そのため，腎機能が障害されると，血液が浄化されなくなり，余計な水分が蓄積し，電解質バランス，酸‐塩基平衡が保たれなくなり，内部環境の恒常性が維持できなくなる。これは，細胞の代謝活動を支える条件が悪くなるということを意味する。症状としては，老廃物の蓄積などから倦怠感や悪心など，不快な尿毒症症状を慢性的に体験することになる。尿毒症症状が強くなると，消化器症状が現れ，栄養素を摂り入れる食行動が妨げられることになる。さらには，活動性が下がり，日常生活行動や社会生活に支障をきたすことになる。腎機能の障害の程度に合わせて，食事の摂取や活動の制限が必要となる。特に摂取の面では，たんぱく質の摂取が規制されると栄養不足という問題が生じる。栄養が十分に摂れなくなると，それに伴い免疫力も低下してくる。感染源に対して免疫能が働かなくなり，易感染状態になる。これに対し，感染症時に処方される抗菌薬には，腎毒性をもつものがあるので，医師の処方を患者が理解して内服できているか，指示を守れているかを観察する必要がある。

また，尿路感染が逆行性に腎盂に広がれば，直接的に腎臓の組織に障害を及ぼし，腎機能の悪化につながる。

2. 排泄機能の障害

泌尿器疾患では，疾患ごとに症状が異なるが，いずれにしても排泄という機能に何らかの支障をきたす。尿検査の結果をとおして，排泄されている尿の性状をとらえることが必要である。手術によってストーマ形成などを行い，泌尿器が解剖学的に変化する場合もある。再獲得した排泄行動がもともとの排泄行動に近づくよう，身体状態の異常を早期に発見し，回復を促すケアが必要となる。そのためには，排泄の機能障害に対しては，異なる機能を代替することで再獲得していく可能性があることを伝えつつ，再獲得を促すリハビリテーションや，再獲得のコツを伝えるかかわりが必要である。

3. 客観的データの異常

内部環境の恒常性が維持できないということは，生命の危機を意味するため，恒常性の障害がどの程度であるのかを把握する必要がある。これは，血液データや体重，血圧，尿

生体の恒常性（ホメオスターシス）の維持が困難

- 尿：Ccr（クレアチニン・クリアランス），GFR（糸球体濾過量）
- 身体症状：血圧，体重，浮腫
- 血液検査：BUN, Cr, Na, K, Ca, Cl, P, HCO₃, pH, Ht, Hb, TP, Alb, UA, BEなど
- 休息と活動のバランス
- 摂取と排泄のバランス
- 自覚症状の有無

図1 内部環境の恒常性維持のための観察

検査など客観的データにより把握することができる。

　総たんぱく（total protein；TP），血清アルブミン値（Alb）などは栄養素の充足状態を反映している。血清尿素窒素（blood urea nitrogen；BUN），血清クレアチニン（Cr）などは老廃物の蓄積状態を，血清ナトリウム値（Na），血清カリウム値（K），血清塩素（Cl），カルシウム値（Ca），血清リン値（P）といった生化学検査の結果は電解質バランスを，pHや塩基過剰（BE）は酸‐塩基平衡状態を表すデータである。

　また，血圧値の上昇は，循環血液量の増加やレニン活性状態を表していることがあるため，血圧の上昇を引き起こしている要因を理解しておく必要がある。

　これらのデータを複数組み合わせて，内部環境の恒常性が維持できているかどうか，代謝産物が蓄積していないかどうかなどをアセスメントし，身体全体の健康状態を推測する必要がある（図1）。

　高齢者では，データから一般的に推測できる臨床症状が現れにくい傾向があるため，患者が日常生活をどのように過ごしているかを確認しながら，身体状態をとらえる必要がある。

B 心理・社会的特徴

　腎臓は肝臓と同様に沈黙の臓器といわれている。そのため，腎機能が徐々に下がっていても，症状として表面に腎機能の障害の程度が現れていない段階では，患者は腎臓の働きが低下していることを自覚しにくい。しかし数値上，腎機能に障害が認められるようになった段階では，腎臓に負荷をかけないように生活上の調整をしていく必要がある。

　腎臓に負荷がかからない生活をすることは大切だが，患者が腎機能障害の状態であることを認識できず，受容できない状況も起こり得る。また，医療者から生活を制限されることは，患者にとって大きなストレスであるのに，一朝一夕で身体状態が変化するということは少なく，生活制限の必要性に対して実感がもてないこともある。

1. 心配事や不安

　尿毒症症状を自覚し，自ら身体の異常を感じる段階になると，患者は先行きがどのようになるかイメージできないため，不安を抱えることが多い。人によっては，腎機能障害の状態が信じられず，逃避行動をとることもある。自らの障害に対する反応は個人によって様々であるから，その人が腎機能の障害をどのように理解し，どう受け止めているのか，反応をていねいに観察し，理解していく必要がある。

　さらに腎障害の段階が進むと，透析療法が必要になる。透析になると，「もう何もできない」「こんなにしてまで生きていたくない」などのネガティブな思いを募らせる人もいる。透析療法では生活上の規制が多く，生活の質（QOL）が低下するといった，これまでのマイナスイメージに引きずられて否定的に考えてしまうからである。また，身体状態としては透析が必要な段階であるにもかかわらず，気持ちがついていかず，透析療法を勧める医療者と意見の対立を起こす場合もある。

　腎機能が急性増悪すれば，緊急に透析が導入される。この状態では，患者が透析導入を主体的に決断するのではなく，医療者が必要と判断して導入するケースもある。この場合，透析導入は医療者が決めたことになるので，その後の透析を受けながらの生活に対する患者の姿勢が受け身になり，自己管理がうまくいかないという問題が生じることがある。

2. 食事制限へのストレス

　腎障害の治療では，塩分を控え，素材を生かした味付けで腹八分目で食べるよう，食事内容や量が制限される。このような制限は，これまで塩分の多い食べ物や味の濃い食品をおいしいと感じ，おなか一杯に食べてきた人にとって，生理的な欲求が満たされないという葛藤を生じさせることになる。これは，頭ではわかっていても我慢できないという形で体験することが多い。

　看護は，決してこれらのことを否定したり規制を強くしたりするのではなく，葛藤を抱えるつらい状況を理解しつつ，その人自身が主体的に治療に取り組めるよう，その人の個別な生活に関心を向けていくことが第一歩である。

3. 排泄習慣の変化

　泌尿器疾患では，それぞれの疾患の受容の問題と同時に，失禁や尿閉といった排泄行動に問題が生じると，社会生活をそれまで同様に続けることが難しくなることがある。

　医療者とのかかわりは，患者が受診行動を起こしてからのことになるが，患者の症状や，それに伴ってどのように生活行動を縮小せざるを得ない状況であったのか，患者が疾患や症状をどのように理解し，どう受け止めているのか，関心を寄せつつ支援していくことが必要である。

4. ボディイメージの変化

　術後，ストーマ造設や尿失禁などで身体の機能が大きく変化すると，ボディイメージが変化し，「もうこれまでの自分ではない」などの否定的な自己像を描く場合がある。身体が変化し，ボディイメージが変化しても，その人個人が失われてしまったわけではないと患者自身が思い，不便であっても不幸ではないと前向きに思えるよう，支援することが必要である。

5. 社会的特徴

　腎・泌尿器疾患を患い，安静が必要になると，肉体労働や激しい活動は控える必要がある。このことが，その人の社会人としてのあり方を制限する場合が多い。高齢者の場合は，さらに日常生活行動を低下させ，他人に依存せざるを得ない状況に至る場合がある。

　看護の立場からは，その人を取り巻く社会のなかで，その人らしさを失うことなく，介護支援をすることが必要となる。社会的な活動制限が生じるような場合でも，患者の希望をとらえつつ，医療者が介入して調整できる部分を見極めることが求められる。

III 腎・泌尿器疾患患者の経過と看護

　ここでは糖尿病性腎症の患者を例にあげ，患者の経過に沿って医療・看護がどのようにかかわるかを概説する。

1 ┃ 事例　Aさん

　65歳,男性で,妻と2人暮らしである。会社の社長をしている。30年前から糖尿病を患っている。4年前から糖尿病の合併症である糖尿病性腎症が指摘されており,血糖コントロールをするよう指導されたが,仕事を理由に血糖コントロールを十分行わずにいた。半年前から体重が10kg増加した。

▶入院となったエピソード　1週間前の夜間，呼吸が苦しくなって救急搬送され，搬送先にて心不全による溢水の状態と診断をされ，緊急入院となった。入院後，薬物療法，500mL/日の水分制限，食事療法により体重が5kg減少したが，下肢の浮腫，高血圧，息苦しさは継続している。1日の尿量は1500mL程度であり，利尿薬の効果は十分ではないとみられた。腎機能は血清クレアチニン5.5mg/dL，尿素窒素17mg/dL，GFR30mL/分/1.73m²で，CKDステージ4との診断を受け，近いうちに血液透析を導入する必要があると医師より言われた。Aさんは「医者から透析が必要だって言われている。仕事に早く戻らないといけないから，透析でも何でもやって，早く家に帰りたい」と言っている。

❶緊急入院時の看護

　Aさんのからだは，腎機能が低下し，尿量が減ったことによって徐々にからだの中に水分がたまり，体液量が過剰になっている状態である。そのため血管外の全身の間質に水分が貯留し，浮腫が出現する。過剰な水が肺の間質にも貯留したため，肺水腫の状態になり，呼吸困難が生じた。呼吸困難は生命の危機に直結する。また，血管内の水分量の増加は，心臓にも大きな負荷となり，血管内圧を上昇させるため高血圧となる。生命を守るため，早急に過剰な水分を除去する必要がある。in-outバランスをとるため，飲水・食事制限がされ，薬物療法により利尿を促すこととなった。

　看護としては，摂取されているinの量と排泄されるoutの量を観察すると同時に，浮腫の状態，呼吸のフィジカルアセスメント，血圧値の推移をとおして，からだの中の水分貯留の状態を観察する必要がある。まずは異常の早期発見に努め，生命を守る看護を行った。このとき，免疫力も低下しており，感染は腎機能の低下につながるため，清潔の保持など感染予防に努めた。

　緊急搬送されたことにより，突然の生活の変化，昨日までの仕事ができなくなり，仕事を休むなどの調整などの必要に迫られた。しかし，本人にはそれができない。調整を代行する家族などにも状況を理解してもらうよう声をかけ，本人や家族などが不安に思うことがないよう質問や疑問に答えた。医師からの説明にも同席して本人や家族などが困らないように努めた。

❷入院中の看護

　生命の危機がひとまず去り，呼吸苦が消失し身体状態が安定するようになると，回復を促すためのリハビリテーション，腎機能の評価がされ，今後の治療方針が検討される。患者には，検査や治療が何のために行われるのかを詳しく説明する。日常生活から離れて主導権を医療者にゆだねている状況であっても，患者が理解し，治療に主体的に臨めるようにする。

　Aさんは，CKDステージ4と診断を受け，からだの中の過剰な水分は徐々に排泄されていったが，完全には除去できず，血液透析導入は避けられないと判断された。入院中は，身体状態に関しては医療者の管理下にある。in-outバランスの観察およびバイタルサインの測定をとおして，からだの中に水分の貯留はないか，感染していないかなど健康状態を把握した。同時に，退院後の生活を見据えて，まずは，現状の身体状態をどのように理解しているかを確認し，セルフケアに必要な知識の不足がないか確認していった。また，食事は減塩食，たんぱく制限の食事療法が行われるようになった。食事療法は，退院後も継続することとなるため，一日の摂取量の目安や血糖管理の方法について，再度知識を確認し，わからないことについてはAさんが納得できるように説明を繰り返し，家族などにも同様に説明を行い，支えてもらううえでの質問にも対応した。

❸透析導入に向けた看護

　Aさんは，単に，透析導入は早く家に帰るための一つの手段にすぎないと理解している

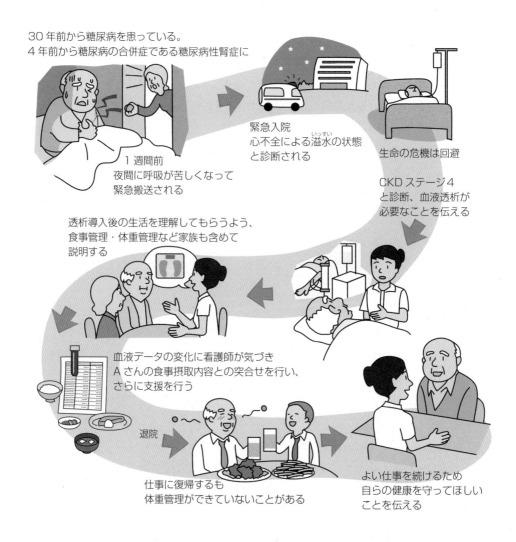

30年前から糖尿病を患っている。
4年前から糖尿病の合併症である糖尿病性腎症に

1週間前
夜間に呼吸が苦しくなって
緊急搬送される

緊急入院
心不全による溢水（いっすい）の状態
と診断される

生命の危機は回避

CKDステージ4
と診断、血液透析が
必要なことを伝える

透析導入後の生活を理解してもらうよう、
食事管理・体重管理など家族も含めて
説明する

血液データの変化に看護師が気づき
Aさんの食事摂取内容との突合せを行い、
さらに支援を行う

退院

仕事に復帰するも
体重管理ができていないことがある

よい仕事を続けるため
自らの健康を守ってほしい
ことを伝える

可能性がある。一度，血液透析を導入したら，二度と離脱することはできず，週3回の通院を余儀なくされることになる。加えて食事管理，体重管理が必要となり，生活上の規制が加わることとなる。これらのことを踏まえ，Aさん自身が，透析が自分の命を守るために必要なことであると了解したうえで透析導入を自己決定する必要がある。

　看護師は，Aさんのこれまでの生活を具体的に把握し，透析導入後の生活がどのように変化するかを具体的に説明し，Aさん自身がイメージできるよう支援した。身体的には，バスキュラーアクセスの造設が必要となるため，血圧測定，点滴などは造設予定ではない腕で行うように努めた。

❹退院に向けて

　退院後の生活については，患者が主導権を握れるよう支援する。特に，入院日数の短縮化が求められている現状では，自宅での生活で起こり得る問題を予測しながら，自己管理や生活の調整の方法について指導をする必要がある。

　日々の食事は主に妻が調理しているということから，本人と妻にも自己管理についての

指導を行った。

　特に，食事などで摂取したものが腎臓から排泄<ruby>排泄<rt>はいせつ</rt></ruby>されない身体状態では，尿素窒素，カリウム，リンなどが体内に貯留し血液データが高値となる。これにより尿毒症症状が出現することもある。そのため，血液データの観察が必須となる。看護師は，透析時に行われる採血結果から血液データの変化を把握し，摂取の偏りがないか，低栄養状態になっていないか，摂取量が過剰になっていないかなどを予測し，Ａさん自身が自分の身体状態に合わせて食事管理，体重管理ができるように支援した。

　また，維持透析施設を探してもらう必要があるため，通院しやすい外来維持透析施設を見つけるよう支援した。さらに，身体障害者の申請等の手続きについて相談できるようソーシャルワーカーにつなげた。

❺地域・在宅

　在宅はまさに，患者の生活の場である。主体は患者であり，生活の調整のすべては患者自身にゆだねられる。自己管理ができ，必要時に医療者の支援を求めることができる患者は問題がない。しかし，独居の高齢者などのように，他者の支援が必要であるにもかかわらず，支える力が期待できない状況では，社会的支援，特に通院介助が必要となる。

　腎機能障害では，血圧測定など，日頃の身体状態の観察を継続し，その状態に見合った治療が行われる場合がある。血圧測定は同じ条件で行う必要があり，内服薬の飲み忘れなどがないようにしなければならない。

　Ａさんは，退院後，無事に仕事にも復帰し，社会生活を再開するようになった。しかし，仕事上のつき合いでの会食などでこれまでどおりに飲食をしたことにより，体重管理がうまくできない状況が生じた。

　外来維持透析施設の看護師としては，Ａさんの仕事上の役割を理解したうえで，よい仕事を続けるうえでも自らの健康を守ってほしいと考えた。そこで，看護師としての思いを伝えつつ，体重管理がうまくできないことで，透析自体がつらい体験になること，からだへの負荷が大きくなることを再度伝えた。自己管理の知識を確認し，会食での飲食があると極端に体重増加が過剰となることが判明した。そこで，会食時の対策を考えてもらい，つき合いも悪くならないように無理なく調整するよう気をつけることとなった。

Ⅳ 多職種と連携した入退院支援と継続看護

Ａ 入退院支援における看護師の役割

1. 入院時における看護師の役割

　入院時には，患者は体調不良であったり，何らかの異常を感じたりして受診し，検査・治療が必要と判断された状態である。身体状態に対する不安や心配，抱える問題には個別な対応が求められる。その人自身の健康状態をアセスメントし，生活者としての個別性をとらえ，全人的観点から看護過程を展開する必要がある。そのためにはまずは情報収集とアセスメントが必要である。

1 身体的側面の情報

❶機能障害の程度に関する情報
　倦怠感や持久力の低下を自覚する，頭痛，下肢のむくみ，尿量の変化，尿の性状の変化（尿が泡立つなど），尿のにおいの変化，トイレに行く回数の増減などは，腎・泌尿器疾患において機能障害の程度を示す徴候である。このような変化の有無について情報収集する。これらの徴候がいつ頃から出現しているか，その自覚はいつ頃からか，そのときの生活リズムや仕事の状況など，腎機能障害を助長する要因が生活のなかでなかったかアセスメントする。また，個々の生活のなかで上記のような徴候を自覚しながら，どれくらいの時間を経て現在に至っているかは，腎機能障害の程度を把握するうえで必要な情報となる。

❷生命の危機的徴候に関する情報
（1）血液データ
　血液データ上，特に注意が必要なのは，尿毒素の蓄積を表す尿素窒素，血清カリウム値の上昇，酸-塩基平衡の乱れ（アシドーシスに傾く）などである。これらが生体の本来のバランスから大きく乱れている場合は，早急な治療開始が必要となる。

（2）水分の蓄積
　1か月に5kg以上の体重増加や，血圧の急激な上昇は，からだに水分が過剰に蓄積していることを意味する。腎機能が低下すれば，水分の排泄がうまくできなくなり，水分の蓄積によって心不全となり，生命活動の危機的状態となるため，これもまた早急な治療が必要である。特に，夜間，仰向けで寝ると息苦しいという状態は，重篤な心不全の場合が多い。そのような状態では緊急搬送になることがある。

（3）乏尿，無尿
　乏尿が認められたときは，早急に治療を開始しないと生命活動に支障をきたす。膀胱内

に尿が蓄積されない真性の無尿の状態は，腎機能障害が末期の状態であり，透析導入を必要とする。

❸ 既往歴と現病歴

▶ 既往歴　既往歴はあるか，完治しているか，治療を継続しているか，常備薬の有無などの情報一つひとつから，生活のなかで内部環境の恒常性を維持するように腎臓が働いてきたこと，腎臓の機能障害に至った生活の個別なあり方を理解する。そして，それが生活習慣として身にしみついていることを理解する必要がある。

▶ 現病歴　障害の程度によって今後の看護の方向性が異なるため，以下の点について確認し，把握する。

- いつから不調を自覚しているか，それはどんな症状によって自覚したか
- 現在までにどのような症状を自覚しているか
- 受診するに至ったきっかけ
- 検査所見（一般血液検査，生化学検査，尿検査），体重の変化，血圧などのバイタルサイン
- 現在の障害の程度は可逆的か，不可逆の段階に至っているか
- 医師がどのように治療方針を立てているか，その根拠

たとえば，腎機能障害の程度がわずかで，現在の生活の規制をすることによって障害の程度を最小限にとどめ，回復に向かうことができる段階では，規制をしっかりかけることが必要となる。

❹ 生活歴

患者の個別な生活をとらえるうえで必要な情報として，以下のことがある。

- **食生活習慣**：嗜好品，アルコールの量など（表1，2）
- **日常生活リズム**：夜型，長時間労働，運動の有無など
- **喫煙歴**

❺ 治療に関する情報

外科的手術を受けた後の場合，その手術により身体状態にどのような変化が生じているかによって，排尿行動の再獲得の程度が異なる。

表1　腎機能低下を助長する要因

要因	症状
塩分の過剰摂取	ナトリウムの90％が再吸収され，それと同時に水も移動 　→　再吸収の負荷，浮腫
高血圧	動脈硬化　→　糸球体硬化
薬剤（腎毒性物質）の投与	腎での排泄に依存する薬物（抗菌薬，造影剤，抗腫瘍薬） 　→　腎の細胞の機能を抑制
尿路閉塞	腎盂内の尿貯留　→　ネフロンの破壊
感染症	免疫複合体の沈着　→　糸球体の炎症

表2 生活要因と腎機能障害

生活要因	腎機能障害
長時間の立位，運動時	代謝産物の増加，腎血流量の減少 →　内部環境の調整が遅れる
虚血	尿細管そのものの障害（手術，多量出血）
増加	臥位，休息時（自らの細胞の修復）
栄養不足（アミノ酸，グルコースの不足）	生体の異化作用の亢進 →　老廃物の蓄積
グルコース過剰摂取	高血糖　→　血管内皮細胞の破壊
たんぱく質の過剰摂取	代謝産物である尿素窒素の増加　→　老廃物の蓄積

　ストーマ形成であれば，ストーマの管理が必要となり，そのための日常生活リズムの変更が必要となる。また，術式によっては，機能の再獲得まで半年を要する場合もある。衣服も，腹部を圧迫させない形のものにしたり，ベルトを避けたりするなどの変更が必要になる。清潔を維持するための工夫も必要となる。

2 | 疾患や障害についての認識

❶患者の自覚

　疾患と向き合ってセルフケアに取り組むにあたり，その人自身が疾患や腎機能障害を示す徴候を，どのように自覚しているかを理解することが必要である。

❷疾患や障害の受け止め

　一般的に，感情の揺らぎが大きい状態では，疾患や障害を受け止め，自己管理をするという意思は立ち上がりにくい。感情がある程度落ち着き，現状を受け止められるような支援が必要となる。患者が，どのような思い，感情，認識をもっているかをその人の言動からとらえ，前向きな思いをもち，障害と付き合っていこうという意思をもてるような状態になっているかどうか，自身の思いを自ら整えることができているかどうかをとらえていく必要がある。

❸身体状態の変化の影響

　障害は，慢性疾患としてずっと付き合っていかなければならないことが多い。

　健康状態が悪化すると，生命の危機や寿命の限界を感じることもある。身体状態の変化が生じた際には常に，それを患者自身がどのようにとらえ，どう考えているかをアセスメントする必要がある。

❹専門知識の理解

　専門知識を医療者と同じように理解する必要性は，必ずしも求められるものではない。しかし患者なりに，身体状態を理解するうえで必要な知識をもっているかどうかを把握する必要がある。

❺自己効力感

　自己効力は，社会的認知理論の立場で心理学者のバンデューラ（Bandura, A.）が，健康

行動をとる際の中心的な自己規制のメカニズムについて明らかにしたものである[2]。行動変容を成功させるための理論として位置づけられており，患者の自己管理行動を変容させる要因を明らかにする枠組みとして，研究的に取り組まれているものである。

自己効力は，人間のもつ認知の予期機能を重視したもので，簡単に言い換えると，「自分にはやってのける力があると感じることができるかどうか」を自身に問いかけ，自己客観視を促すものである。自分が疾患や障害に対してどのように認識しているか，自己管理するという自身をどうみるかであり，自己客観視する力は自己管理するうえで自身を理性的にコントロールすることにつながる。患者が自身の状況をどうとらえているか，自分のこれまでの経緯を語る様子からとらえていく。

❻アドヒアランスとコンプライアンス

アドヒアランスは，自分自身を支える責任をもつという意味を含めた概念で，コンプライアンスは，医療者の指示を遵守するという意味である。患者が自分のことは自分で決断しようとすることが大切であり，医療者の判断や指示をうのみにして，流れに流されてしまっている状態はアドヒアランスが高い状態とはいえない。患者が治療や生活調整について患者自身の意思で決定し，その人なりの生活を大切に充実させていけているかどうかという観点から，看護師はアセスメントする必要がある。

❼抑うつ状態

疾患や障害を抱え，健康状態が著しく低下し，その人らしさが失われた状態が継続すると，何もする気が起こらないなどの抑うつ状態に陥り，それがきっかけで食欲が低下し，さらに健康状態が低下し，悪循環に陥ることがある。

抑うつ状態についても患者は無自覚なことが多い。複数の情報から，抑うつされている状況をアセスメントする必要がある。原因を取り除けば，抑うつ状態が解消されるというわけではないので，カウンセリングを受けるなど，専門家の介入を必要とする場合がある。

3 患者の社会的役割

腎機能障害によって透析（とうせき）することになると，一般的には週3回，1回4～5時間の透析が必要となり，そのぶん，仕事をする時間が短くなる。会社では，他者に仕事をゆだねたり，時間調整するなどの調整が必要となる。夜間に透析するという選択もあるが，その場合は残業が不可能となるため，健常者と同じ労働時間をこなすのは困難な場合が多い。これは，青壮年期にある人にとって，社会の一員としての役割を十分に果たすことが困難になるという形で影響を及（およ）ぼしてくる。

経済的な側面でも支障をきたす場合があるだろう。社会情勢として，透析患者の雇用が難しい状況もある。このことは，生活の基盤となる収入の問題にかかわり，自尊感情の低下につながるため，社会的役割がその人なりに果たせているかどうかをとらえていくことが必要となる。

❶家族構成

家族の構成メンバー，家族一人ひとりがどのような年代にあるかは，患者を支える力として期待できるかどうかをとらえる情報である。独居の高齢者や，老老介護が必要な家庭などの問題は，社会的支援を必要とするかどうかを判断するうえで大きな問題としてあげられる。

❷家族内の役割の変化

一家の大黒柱として，経済的にも精神的にも家族を支える役割を担っているような場合，障害によって，これまでに担ってきた役割を果たすことが困難となる。疾患や障害によって役割が果たせなくなるとき，そのほかの家族が交代して役割を担っていくだろう。家族のなかで，その人自身が大切にされ，自尊感情を低下させることなく，その人のもてる力が発揮できるよう，バランスをとりながらの支援が必要となる。

❸性生活の問題

勃起障害や射精障害を抱えると，子どもをもうけたり，夫婦生活を送ることに支障をきたすことになる。パートナーの理解，そのほかの家族の理解も必要になることがある。家族やパートナーへの思い，家族が患者の障害をどのように理解しているかなどの情報を得ていくことが必要となる。

❹家族の疲労

家族が患者の介護に一生懸命になり，疲労が蓄積して，ストレスを抱えながら生活をしているケースもある。家族がどのように患者の状態を理解しているかを情報収集しながら，患者の思いを尊重しつつ，生活を維持できるようかかわるようにする。家族内での調整が不可能な場合は，社会資源の活用が必要である。

2. 退院支援における看護師の役割

入院中に得た情報から患者の個別性をとらえ，元の個々の生活に戻るうえでどのような調整が必要になるか，看護師は患者の立場に立って考える必要がある。まずは，入院中に得た情報からどのような個別性をもつ人であるか，そのなかで治療方針にそぐわない部分や調整が必要なところはどういうところであるかをアセスメントする。このとき，身体問題，心理問題を別々に考えるのではなく，全人的なとらえ方が必要である。またこれからの経過も長くなることが多い。適切に医療にかかり，健康状態ができるだけ長く維持できるように，支援する。

そのためには具体的に支えとなる力がどこにあるかを探りながら，必要な支援が得られるよう社会資源も含めて情報が提供できるようにすることが求められる。

B 退院に向けた多職種連携・地域連携

　訪問看護では，患者が，個別な生活のなかで医療を受けるための条件を整える。介護保険は，介護が必要となった人が受ける各種サービスの制度である。在宅サービス，ホームヘルプサービスなどの公的な支援を受けながら生活を続けられるよう調整する。

　在宅では，医療機器がそろっていることは珍しい。そのようななかでは，物品の工夫をしながら日常生活行動の援助をしたり，診断・治療過程の介助を行ったりすることになる。

　腎機能障害は，身体障害者手帳で1級，3級，4級の3段階に区分されている。1級の認定基準と透析導入基準はほぼ同じであるから，透析患者には1級が交付される。これによって利用できる福祉サービスは，公共交通機関の運賃割引，税の控除などである。また，自治体によっては，独自のサービスを提供しているところもあるので，市町村の福祉課に確認が必要である。このような社会サービスを使いながら，患者が生活の質を落とさず生活できているかをとらえる。

　患者の身体状態が安定し，腎機能障害が悪化しないように個々に合わせて処方された治療方針は，医師が出す。これに基づき，外来，在宅でも一貫した治療方針で過ごせるよう専門職間で連携をとる必要がある（図2）。地域連携の部署がある施設では，そのコーディネーターとしての役割を果たす。

　腎・泌尿器疾患をもつ人は，CKDステージ1，2の段階からの予防が重要である。この段階では，医療機関というよりは，地域保健などのヘルスプロモーションの観点でのかかわりも必要となっている。かかりつけ医において定期的に診察を受け，フォローされることが望ましい。

　介護が必要な身体状態であれば，介護専門職との連携も必要となる。さらに，在宅での生活支援が必要となれば訪問看護との連携の必要性も出てくる。

　そこで，退院後にはどのような形でフォローされると無理なく継続的に医療の支援が得られるかを確認し，入院中にソーシャルワーカーに介入してもらい，必要な支援が得られ

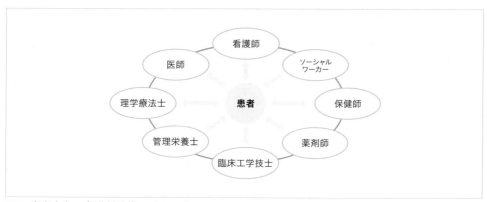

図2　患者中心の多職種連携のイメージ

るように準備する。

　腎・泌尿器疾患をもつ人は高齢者が多いため，腎疾患のみならず日常生活動作の支援を必要とすることが多々ある。このような場合は，理学療法士などによるリハビリテーションの支援を受ける必要がある。また薬物療法については薬剤師，血液透析療法では臨床工学技士，栄養管理については管理栄養士と，その人の受けている治療・療法に対して，それぞれ専門職が独立してかかわり，互いに協働して連携をとることが求められる。看護師は患者の生活をとらえるのに最も近い存在であることから，これらの専門職間でコーディネーションをとる役割をする場合が多い。そのため，看護の専門性を自覚しつつ専門職としてのコミュニケーションをとることが求められる。

Ⓒ 継続看護

　腎臓病に関連する医療は，専門的な治療が行われるため，入院中の治療方針が在宅においても継続され，健康状態が維持できるよう支援する必要がある。地域包括ケアシステムの構築が進められるなか，患者中心の看護が継続されることが望ましい。施設，訪問看護などはその役割が分担されているので，互いに紙面での申し送りや患者からの話によって，治療方針が継続されることになる。

　このとき，入院中に得た情報を，その人の生活支援に必要な情報として退院先の施設や訪問看護ステーションなどと共有し，個別な看護の継続が可能になるよう専門職間でのコミュニケーションを密にとることが求められる。

Ⓓ 入退院支援の実際

▌ 1. 自己管理の援助

　入院中に患者自身による自己管理ができていても，退院後は様々な生活行動，社会活動が重なり，入院中とはまったく生活が異なり，身体状態を優先できないこともある。そのため，患者自身が身体状態を優先したほうがよいと思え，いたわることを念頭においた自己管理ができるよう支援が必要である。

　その一つとして，腎機能を把握することが必要である。GFR の値は，残存ネフロンの割合（％）を近似的に表していると考えるとわかりやすい。慢性腎不全の看護は，残存ネフロンの死滅を最小限にとどめることが上位目標であるから，ネフロンに負荷がかからないように自己管理するよう支援する。残存ネフロンの死滅を最小限にする生活調整の具体的指導方法は以下のとおりである。

- 塩分や過剰なたんぱく質の摂取を避けるよう指導する。
- 過労は腎臓の回復を妨げるため，過労や長時間の立ち仕事を避けるよう促す。
- 抗菌薬や，腎臓で排泄されるタイプの薬物は腎臓の働きに負荷をかけるため，患者が薬物を使用している際には，適切な薬物の内服がなされるよう支援する。
- 上気道感染を契機に急激に腎機能が悪化し，心不全，透析導入となるケースが高齢者の場合は少なくないので，感染予防を促す。
- 腎臓に負荷がかからないと同時に，身体状態を整えるために，栄養の摂取は不可欠である。

▍2. 精神的援助

自覚症状の有無にかかわらず，障害があるという身体状態を理解し，受け止められるように支援する。透析が必要な段階になったとき，患者が状況を納得し，主体的に透析を選択できるよう，身体状態のケアと同時に，患者の思いをとらえながらかかわれるようにする。

腎障害の進行は原疾患によって異なるが，加齢による生理的な変化も加わって，長期にわたることになる。透析療法導入を避けるためにも，自らの腎臓をいたわりながら，その人らしく生活を調整していけるよう支援する。患者を支える家族の支援も行う。

▍3. 外来通院に向けての支援

自宅に戻れば，患者が病院とつながりをもつ窓口は外来になる。すなわち，患者の生活のなかに外来受診という行動が組み込まれることになる。

施設にもよるが，外来は1日の診察患者数が多く，個別にかかわることが困難な状況にある。しかし，患者は，個別な生活を反映した身体状態で外来に訪れる。つまり，身体状態の変化は，その人の生活調整の結果である。身体状態の変動をデータなどからとらえ，個々の生活で調整がうまくいっていないところなどを，会話や言動からとらえてかかわる。特に指導が必要な患者を対象に，面談する場を設けている施設もある。

外来は，入院と在宅との間にある場であることから，入院中の経過や治療方針を把握して，一貫した治療を受けられるようにする。

また，生活のなかで社会的支援が必要になったとき，相談窓口は外来になる。必要な社会資源はどこに行けば手続きができるのか，ソーシャルワーカーなどと連携をとって情報を提供する。

文献

1) 日本透析医学会統計調査委員会：図説わが国の慢性透析療法の現況（2021年12月31日現在）. https://docs.jsdt.or.jp/overview/index.html（最終アクセス日：2023/9/19）
2) アルバート・バンデューラ編著，本明寛，他訳：激動社会の中の自己効力，金子書房，1997，p.1-41.

第 1 章

腎・泌尿器の
構造と機能

この章では

● 腎・泌尿器の役割について理解する。
● 腎・泌尿器の構造について理解する。
● 腎・泌尿器の機能を理解する。
● 男性生殖器の構造と機能を理解する。

I 腎臓の構造と機能

A 腎臓の構造

1. 腎臓の位置と解剖

1 腎臓の位置

腎臓（kidney）は，脊柱の両側に左右に1つずつあり，後腹膜によってその前面を覆われている。高さはほぼ第11～12胸椎から第3腰椎までであり，右腎は肝臓によって上方から圧迫されるために，左腎より半椎体分ほど下方にある。

2 腎臓の解剖

腎臓の形はソラマメ状で，長径約10～11cm，横径5cm，厚さ4cm，重量130gほどの実質臓器である。内側のソラマメのくぼみに相当する部分を**腎門**といい，前から後ろの順に**腎静脈，腎動脈，尿管**と並び，ほかに神経，リンパ管などが出入りしている（図1-1）。

腎臓は，腎門で血管が固定されているのみで，移動しやすく，特に右腎は腹部の外から触知しやすい。腎臓はまわりを脂肪組織に覆われており，その外側はゲロタ（Gerota）筋膜とよばれる線維性組織に取り囲まれている。このように，腎臓は脂肪組織と線維性筋膜によって守られている。

腎臓の割面をみると，腎実質は外層の皮質と，内層の髄質に分かれている。髄質部は数個以上の放射状に広がった腎錐体からなっており，その錐体の先端部（腎乳頭）は腎盂に入り，数個以上の腎杯を形成している（図1-2）。

2. 腎臓の血管系と腎循環

腎臓は血液から尿を生成するために，心臓から拍出される血液量（毎分約5L）の約20%に相当する毎分1Lの血液が，腎動脈を通って注がれている。毎分1Lの血液の血漿成分（600mL/分）のうち，約20%にあたる毎分約120mLが糸球体で濾過されている。

腎臓の血管系を図1-3に示す。腎動脈は，下大動脈よりほぼ垂直に出て，腎門から腎内へ注ぐ。腎臓に入る手前で前方に4本，後方に1本の通常5本に分岐し，腎臓の各区域に入る。区域はさらに葉に分かれ，その葉と葉の間を葉間動脈として上行し，髄質を皮質に向かって走り，さらに**弓状動脈**となって皮質と髄質の間を走行する。そこから皮質表層に向かって多数の**小葉間動脈**が分岐し，これはさらに細動脈に分岐し，**輸入細動脈**となって糸球体に入り，毛細血管係蹄を形成している。

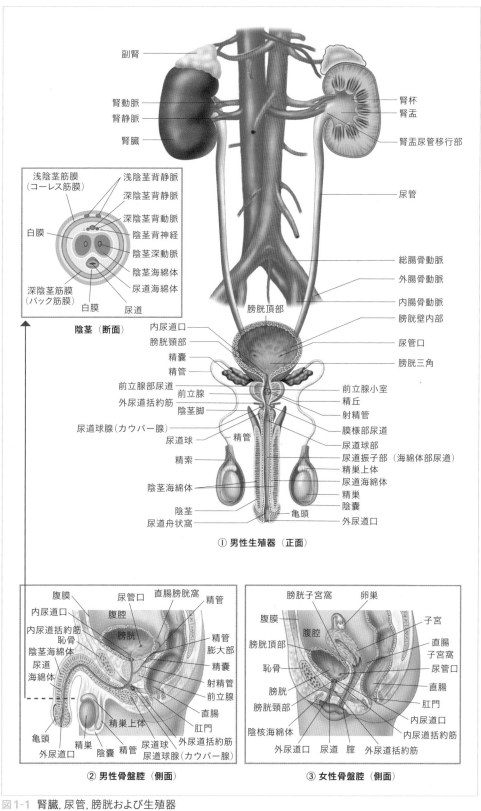

第1編

1
構造と機能

症状と病態生理

診察・検査・治療

疾患と診療

症状に対する看護

検査と治療に伴う看護

疾患をもつ患者の看護

事例による看護過程の展開

図1-1 腎臓, 尿管, 膀胱および生殖器

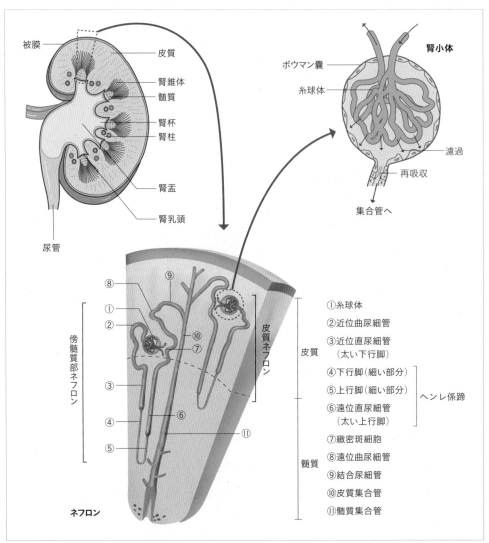

図1-2 腎臓の割面と糸球体の構造

糸球体から出た血管は**輸出細動脈**となり，その後，皮質表層のものは尿細管の周囲で再び毛細血管網を構成し，尿細管を囲むように走行する。髄質に近い皮質深部の輸出細動脈は分岐しないで髄質を直線状に下降し，直血管を形成し，ヘンレ係蹄（ヘンレのループ）近傍を下降し，再度上昇する。皮質や髄質に広く分布しているこの毛細血管網が，分泌や再吸収に重要な役割を果たしている。そして，この毛細血管網は，小葉間静脈となって弓状静脈から葉間静脈へと戻り，1本の腎静脈を形成して下大静脈に流入する（図1-3）。

腎動脈圧が一定の範囲にあれば，腎血流量，糸球体濾過量（GFR）は一定に保たれる（正常のGFR：100〜120mL/分）。つまり，腎臓には自己調節能があり，血圧が80〜180mmHgでは，腎血流量や糸球体濾過量はほとんど変化しない。しかし血圧が60mmHg以下になると腎機能が低下して，乏尿あるいは無尿となる。

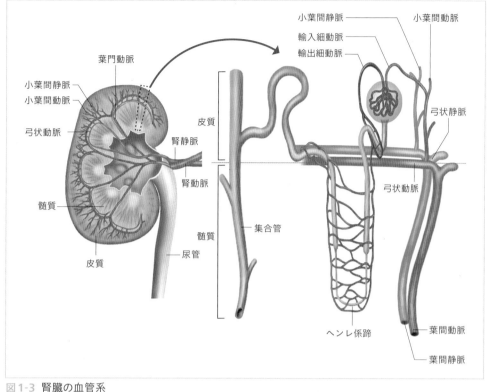

第
1
編

1
構造と機能

症状と病態生理

診察・検査・治療

疾患と診療

症状に対する看護

検査と治療に伴う看護

疾患をもつ患者の看護

事例による看護過程の展開

小葉間静脈
輸入細動脈
輸出細動脈

小葉間動脈

葉門動脈

小葉間静脈
小葉間動脈

弓状動脈

皮質

腎静脈

弓状静脈

腎動脈

弓状動脈

髄質

集合管

皮質

尿管

ヘンレ係蹄

葉間動脈

葉間静脈

図 1-3　腎臓の血管系

3. 腎臓の微細構造

1 ネフロン（腎の機能単位）

❶ネフロンの構成

ネフロンは，腎臓を構成する最小の機能単位である。一側の腎臓におよそ 100 万個のネフロン（両方合わせて 200 万個）が存在する（図 1-2）。1 つのネフロンは，**糸球体**と**ボウマン**（Bouman）**囊**からなる腎小体と，そこから集合管に至る**尿細管**の，大きな 2 つの単位で構成されている。糸球体は，毛細血管が集まった糸くずのようなかたまりの名称で，この糸球体を包むようにしてボウマン囊があり，尿細管につながっている。

❷尿の生成に関与する器官

尿の生成は，糸球体濾過から始まる。糸球体で濾過されてできた原尿は尿細管へと流れ，各尿細管分節における再吸収と分泌によって尿量と尿電解質濃度が調節される。尿細管は，ボウマン囊からつながって，**近位尿細管**，**ヘンレ**（Henle）**係蹄**，**遠位尿細管**，**集合管**の大きく 4 つの部分で構成されている（図 1-2）。その長さは 4 〜 7cm で，直径は 20 〜 50 μm である。

近位尿細管はボウマン囊底部から始まる。水や物質の再吸収に適した刷子縁が存在する

曲部や，髄質に向かう直部に移行し，続いてヘンレ係蹄に移行する。ヘンレ係蹄は近位尿細管よりやや細く，ある程度の高さまで下行すると途中でヘアピンのように折り返し，上行する。下行する部分を下行脚，上行する部分を上行脚とよぶ。上行脚の後半（髄質の浅い部分）は太くなっており，ヘンレ係蹄上行脚太い部とよばれ，塩化ナトリウム（NaCl）の吸収が盛んである。この下行脚と上行脚との間には対向流交換系という，尿濃縮や希釈を行う巧妙なしくみが備わっている。

　ヘンレ係蹄上行脚は，元の糸球体の高さまで達すると輸入細動脈と輸出細動脈の間の血管極に接する。この部分の尿細管上皮細胞は背丈が高く密集しているので**緻密斑**とよばれる。一方，接している輸入細動脈には細胞内顆粒を有する**傍糸球体細胞**があり，レニンを分泌している。この緻密斑と傍糸球体細胞をまとめて**傍糸球体装置**とよぶ（図1-4）。

　緻密斑に達したヘンレ係蹄は，遠位尿細管に移行する。遠位尿細管は近位尿細管と異なり刷子縁はなく，直部から始まって曲部となり，最後は集合管との間を結ぶ結合尿細管を経て集合管に移行し，乳頭部に向かって髄質を下降し，乳頭部で腎杯に開いている。集合管は皮質集合管と髄質集合管に分けられる（図1-2参照）。

2 ｜ 糸球体

❶糸球体の毛細血管係蹄

　糸球体に入る血管を**輸入細動脈**といい，出る血管を**輸出細動脈**という。いずれも血管壁には平滑筋細胞があり，収縮することによって血行動態の調節に関与する。血管が糸球体に入ると多数の毛細血管に枝分かれして，それぞれループ状に回った後，再び1本に集まり，輸出細動脈に集まって糸球体から出ていく（図1-4）。このように毛細血管網をつくることによって，濾過面積が大きくなる。成人での毛細血管係蹄の表面積は両腎で約 $1.5m^2$

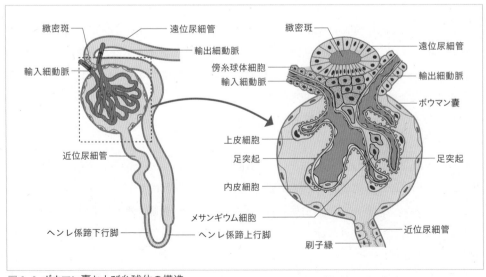

図1-4 ボウマン嚢および糸球体の構造

第
1
編

1

構造と機能

症状と病態生理

診察・検査・治療

疾患と診療

看護
症状に対する

検査と治療に伴う看護

疾患をもつ患者の看護

事例による看護過程の展開

で，人体の表面積とほぼ同じであり，この広い面積から多量の血漿成分が濾過されている。

❷糸球体の構造

　毛細血管係蹄によってつくられた直径約200μmの球状の糸球体は，糸球体基底膜をはさんで外側に上皮細胞，内側に内皮細胞の3層からなる糸球体毛細血管壁と，毛細血管を結合している**メサンギウム**からなっている（図1-5）。

　上皮細胞は，基底膜を外側から覆っている細胞で，タコの足のような足突起を伸ばしているため，足細胞またはタコ足細胞ともよばれる。

　内皮細胞は，直径50～100nmの無数の小孔があり，この小孔を細胞以外の血漿成分が通過する。

　中央にある基底膜は厚さ約300nmの膜で，緻密な3層構造をしているため，水は通過できるが細胞や大きな分子は通過できず，一種のバリアの役割を果たしている。また，強い負の電荷を帯びている。負の電荷をもった粒子（血漿中のたんぱく質など）と電気的に反発し合うことで，負に荷電したアルブミンなどは通過できないしくみになっている（図1-5）。

　基底膜の内側には，内皮細胞のほかに，糸球体の毛細血管を支持するメサンギウムが位置している。メサンギウムは，メサンギウム細胞とその細胞間を埋めるメサンギウム基質から構成される。毛細血管を支持するほかに，貪食作用，種々の物質の産生・分泌，免疫応答における抗原提示細胞としての役割や，メサンギウム細胞を収縮して毛細血管血流量や糸球体濾過量を調節する働きをしている。メサンギウム基質は，コラーゲンやフィブロネクチンなどの糖たんぱくとプロテオグリカンによって構成されており，メサンギウム細

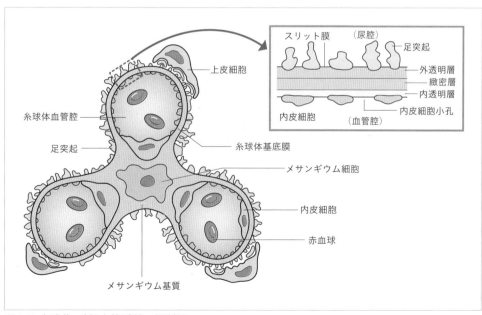

図1-5　糸球体，毛細血管系蹄の縦断面

胞の形や分化，増殖などの機能も調節する働きをもっている（図1-5参照）。メサンギウムは毛細血管と連続しているため，糸球体は腎炎などの各種疾患で炎症の場となりやすい。

Ⓑ 腎臓の機能

　腎臓の主な働きは，体液の恒常性維持，尿生成と尿素を主としたたんぱく質代謝による老廃物の体外への排泄，内分泌代謝調節の3つである。すなわち腎臓は，体内の細胞外液の量，電解質濃度，浸透圧，pH（水素イオン濃度）を一定に維持し，たんぱく質代謝による老廃物を排泄して，体液の恒常性を維持するとともに，レニンの分泌，エリスロポエチンの産生，ビタミンDの活性化（1α水酸化ビタミンD₃），さらにプロスタグランジン，ブラジキニン，エンドセリンなどの産生・分泌を行うという働きをもっている。

1. 体液の恒常性の維持

　毎日の水分摂取量，電解質摂取量が変動するのに対し，体液量，浸透圧，電解質組成は常に一定に保たれ，恒常性が維持されている。このようなしくみが成り立つには，腎臓に十分な余力が備わっていなければならない。すなわち，健常人が水や食事を自由に摂ることができるのは，腎臓が，体液バランスを維持するために大きな許容力をもちつつ厳密な調節を行っているためといえる。腎臓はこれを，大量の血液濾過とその後の尿細管における精密な再吸収・分泌により行っている。最終的に尿になるのは糸球体濾過量（GFR）のわずか約1〜2%であり，腎臓は，この作業に多くのエネルギーを消費している。

2. 尿の生成と排泄

1 ｜ 尿の生成過程

❶ネフロンの種類

　ネフロンには2種類あり，1つは腎臓の表層近くに存在する**皮質ネフロン**（cortical nephron），もう1つは，髄質との境界近くに存在し，尿細管も髄質近くまで入り込んでいる**傍髄質部ネフロン**（juxtamedullary nephron）である（図1-2参照）。両者の働きは異なっており，皮質ネフロンは水やナトリウム（Na）を排泄するように働き，逆に傍髄質部ネフロンは，水やナトリウムをより多く再吸収することにより貯留するように働く。

　したがって，心不全や肝硬変などのように循環血液量が減少する状態では，皮質ネフロンへの血流が減り，傍髄質部ネフロンへは血流が増加するので，尿量および尿中ナトリウム濃度は減少する。

❷糸球体の機能

　輸入細動脈の糸球体への入り口近くには傍糸球体細胞があり，腎血流・血圧，および緻密斑へのクロール（塩素，Cl）到達量などの変化に応じて，レニンの分泌が増減する。たと

第
1
編

1
構造と機能

症状と病態生理

診察・検査・治療

疾患と診療

症状に対する看護

検査と治療に伴う看護

疾患をもつ患者の看護

事例による看護過程の展開

えば，腎血流量や血圧が低下するとレニンの分泌が刺激され，アンジオテンシンを介して血圧を上昇させるとともに，アルドステロンを介して体液を保持する働きをしている。

血液はこの輸入細動脈から糸球体に入り，血液中の細胞成分，および血漿中のたんぱく質を除いた水と低分子の溶質が，糸球体毛細血管壁の内皮細胞小孔，基底膜，足突起のスリット膜をとおり，**限外濾過**（第3章-Ⅲ-B-1-2「血液透析の実際」）されてボウマン囊から漏出する（図1-5参照）。これが原尿である。健康な成人では，約50mmHgの濾過圧で，1分間に100〜120mLが濾過されて，糸球体濾過液がつくられる。これは24時間で約150〜180L/日となるが，1日尿量は1〜2Lであるから，原尿の99%が尿細管で再吸収されることとなる。糸球体濾過量は後述する尿細管糸球体フィードバック機構で調節される。

❸尿細管の機能

糸球体で血液から濾過された糸球体濾過液が，尿細管の管腔内を流れている間に，生体に必要な水や電解質，アミノ酸，糖などの物質は再吸収されて血液中に戻される。クレアチニンは血漿中に含まれる筋肉の分解産物で，糸球体で濾過され，尿細管では再吸収も分泌もされないで排泄される。一方，血液中からの不必要な代謝産物や化合物，および過剰の電解質は，尿細管細胞から選択的に分泌される。水・電解質が不足している場合は，尿細管での再吸収が多くなる。このようにして生成された管腔液は，集合管を出て腎杯に入り，最終的に**尿**となって排泄される。

このように，尿細管の機能は水や電解質の輸送であり，それらが腎臓自体，あるいは種々のホルモンや神経などの生体情報伝達系によって調節されている。

2 各器官の役割

❶近位尿細管

糸球体で濾過された水，ナトリウム，Clの約70%，およびカリウム，ブドウ糖，アミノ酸，リン（P），マグネシウム（Mg），重炭酸イオン（HCO_3^-）の大部分が再吸収される。これは，この分節における水とイオンの透過性が高いためであるが，再吸収の主な駆動力となるのは，尿細管の外側（血管側）の細胞膜にあるナトリウムポンプである（Na-Kポンプ）。このため，細胞内のナトリウムが能動的に（濃度差に逆らって）血管に向かって汲み出され，逆側の尿細管の管腔からは受動的にナトリウムが細胞内に流入する。この管腔側の受動的再吸収には，ブドウ糖やアミノ酸の輸送が共同している。またこのほかに，ナトリウムと交換に水素イオン（H^+）が分泌され（Na^+-H^+交換輸送体），その結果としてHCO_3^-の再吸収が生じる。

❷ヘンレ係蹄

腎臓は皮質から髄質の深層に向かって浸透圧が高くなっており，この中をヘンレ係蹄と集合管が隣り合って走行している。ヘンレ係蹄には**下行脚**と**上行脚**があり，下行脚では浸透圧差によって水が吸収されるが，上行脚は水を透過せず，ナトリウムとClが共輸送によって再吸収される（Na-K-2Cl共輸送体）。したがって，この部分で尿が希釈されること

になり，上行脚の太い部分は尿希釈部ともよばれる。ここでは糸球体で濾過された NaCl の約 25％，水の 15％が再吸収される。再吸収された NaCl は髄質の浸透圧を高め，ヘンレ係蹄における対向流交換系とともに，尿の濃縮にも深く関与している。

❸ 傍糸球体装置

輸入細動脈壁には傍糸球体細胞（図 1-4 参照）があり，これらの細胞が一体となって傍糸球体装置をつくっている。

この傍糸球体細胞質内にはレニン分泌顆粒が含まれ，腎血流量（輸入細動脈圧）と，緻密斑近傍を流れるクロールイオン（Cl^-）濃度の変化によって**レニン**が分泌される。

❹ 遠位尿細管

この分節では，アルドステロンの存在下に，ナトリウムの再吸収と交換にカリウムイオン（K^+）や H^+ が分泌される。ナトリウムとカリウムの交換は主細胞が，H^+ の分泌は間在細胞が担っている。ナトリウムの欠乏によって循環血流量が減少すると，副腎皮質からアルドステロンの分泌が増加し，遠位尿細管でのナトリウム再吸収を亢進させるため，循環血流量は回復する。

❺ 集合管

集合管の水の透過性は**抗利尿ホルモン**（ADH）によって調節されている。ADH は，脱水などによって体液の浸透圧が上昇したり，循環血液量が大きく減少したりすると，下垂体後葉から分泌され，主として腎臓の集合管に働き，水の再吸収を促進させる。ADH は集合管細胞の血液側にある細胞膜の受容体（V_2 受容体という）に結合し，最終的に尿細管側の細胞膜に水チャンネルを組み込むことによって，水の透過性を高めている。逆に水分過剰のときは ADH の分泌は止まり，集合管での再吸収が抑制される。

3 ┃ 恒常性維持のしくみ

❶ 尿濃縮能

腎臓は，血漿の浸透圧を一定に維持するために，尿を濃縮または希釈して水分の排泄量を調節している。

(1) 尿の濃縮

尿の濃縮は，尿の浸透圧が血漿浸透圧より高い場合に行われる。腎髄質による高浸透圧の形成と集合尿細管への ADH の作用により，水の再吸収が促進される。

腎髄質の浸透圧が高くなるのは，ヘンレ係蹄および髄質直血管の管腔液と血液の流れが対向流交換系を形成するためである。体内水分が減少して，血漿浸透圧が上昇するときに尿は濃縮され，水分排泄量を少なくして体内に保持しようとする。したがって，尿濃縮能障害の成因には，ADH 分泌の減少，集合管の ADH 反応性の低下のほか，腎髄質の高浸透圧形成障害なども関与する。

第1編

1 構造と機能

症状と病態生理

治療 診察・検査・

疾患と診療

看護 症状に対する

検査と治療に 伴う看護

患者の看護 疾患をもつ

過程による看護 事例による看護

(2) 尿の希釈

一方，尿の希釈は，水の相対な過剰により血漿浸透圧が低くなった場合に行われる。これは，ヘンレ上行脚におけるナトリウム再吸収と，集合管における水透過性の減少（水再吸収の低下）による。たとえば，飲水によって血漿浸透圧が下がれば希釈尿がつくられ，余分な水分が排泄されることになる。

❷尿細管糸球体フィードバック機構

腎臓では，循環血液量の減少に応じて，ナトリウムの貯留，循環血液量の増大という自動制御機構，すなわち**尿細管糸球体フィードバック**（tubulo-glomerular feedback；TGF）機構を備えている。この機構の中心は，傍糸球体装置であり，遠位尿細管の一部を構成している。傍糸球体細胞とともに傍糸球体装置を構成する緻密斑（図1-4参照）には，遠位尿細管に到達した NaCl（特に Cl^-）濃度を感知するセンサーの役割がある。Cl^- 濃度低下を感知すると，TGF 系では輸入細動脈を拡張させ，糸球体濾過量（GFR）が増加して Cl^- 濃度を一定に保とうとする。一方，その情報（Cl^- 濃度低下）は緻密斑から隣接する傍糸球体細胞に伝えられ，レニン分泌が起こる。その結果，レニン分泌を介してアンジオテンシンⅡが産生される。

アンジオテンシンⅡは，輸入細動脈に比べて輸出細動脈をより強く収縮させるので，糸球体内圧が上昇し，GFR が一定に保たれることになる。すなわち，遠位尿細管に到達する管腔液量が多い（Cl^- 濃度上昇）と GFR が減少し，少ない（Cl^- 濃度低下）と GFR が増加するように調節するのが，このフィードバック機構の役割である。

❸尿酸性化能

血液の pH は 7.40 ± 0.05 に維持され，血漿の H^+ 濃度は一定に保たれている。これは主として血液中の緩衝系と肺と腎臓の働きによるものであり，腎臓では H^+ の分泌・排泄と HCO_3^- の再吸収・生成により，血漿の H^+ 濃度，すなわち pH を一定に維持している。H^+ の分泌は集合管間在細胞が担う。分泌された H^+ の半分は滴定酸*として，半分はアンモニウムイオンとして尿中に排泄される。つまり，腎臓は体内で産生された余分な H^+ を尿中に排泄することにより，体液の酸塩基平衡を維持する。酸が負荷されたときはアンモニウムイオンの産生を増やして余分な酸を排泄する。一方，尿細管におけるこれらの調節機構が障害されると，尿細管性アシドーシス（renal tubular acidosis；RTA）となる。

3. 内分泌機能

腎臓は，昇圧物質であるレニン，降圧物質であるカリクレインやプロスタグランジンを産生する器官でもある。様々な腎疾患時には高血圧が発症しやすくなり，また高血圧そのものが腎臓の循環動態に悪影響を及ぼし，さらに高血圧を助長させる。

＊**滴定酸**：尿を pH7.4 になるまで滴定（定量分析の一方法）したときに消費される規定アルカリ液（0.1N 水酸化ナトリウム溶液）から求める，弱酸（総酸排泄量＝滴定酸＋アンモニア結合酸）の量。

　レニン‐アンジオテンシン（RA）**系**は，全身血圧から分子レベルの調節までの多岐にわたり，多様な作用をもつ生体内の重要なシステムである。RA系と腎血行動態は，腎動脈から小葉間動脈レベルまでの，比較的太い血管を中心にしたものと，輸入・輸出細動脈におけるものとの2つに大別できる。前者は高血圧や動脈硬化といった全身に起こる疾患との関連が強く，後者は腎血流量，糸球体濾過量（GFR）に関与する。

❶レニン，アンジオテンシンⅠ

　レニンは，傍糸球体装置の傍糸球体細胞（図1-4参照）から放出され，アンジオテンシノーゲンをアンジオテンシンⅠに変換するたんぱく質で，ナトリウム貯留や体液量増加，血圧上昇に働く。レニンの分泌が増えると，アンジオテンシンⅠへの変換も増加する（図1-6）。このアンジオテンシンⅠは，さらにアンジオテンシン変換酵素（angiotensin converting enzyme；ACE）とよばれる酵素によって，アンジオテンシンⅡに変換される。

　レニン分泌は，輸入細動脈圧の低下（多くは循環血液量の低下）のほか，アンジオテンシンⅡ減少，交感神経刺激（交感神経β_1作用）によって促される。そのほか，緻密斑細胞を流れるCl量の減少，プロスタグランジン，キニンなどのホルモンによっても刺激される。

❷アンジオテンシンⅡ

　強力な血管収縮物質であるアンジオテンシンⅡは，全身の血管のみならず腎臓において

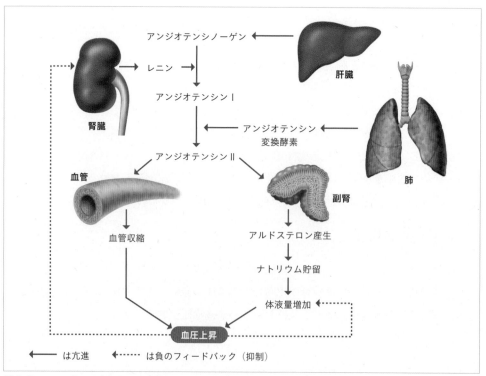

図1-6 レニン‐アンジオテンシン系

第1編

1

構造と機能

症状と病態生理

診察・検査・治療

疾患と診療

症状に対する看護

検査と治療に伴う看護

疾患をもつ患者の看護

事例による看護過程の展開

も活発に産生される。アンジオテンシンⅡは，輸出細動脈やメサンギウム細胞を収縮させることで糸球体内圧を上昇，メサンギウムを増殖させ，腎血流を減少させる。さらに，副腎皮質でのアルドステロン分泌も増加させ，尿細管に作用してナトリウム貯留を促進する。

　一方で，アンジオテンシンⅡは，腎臓のレニン分泌細胞（傍糸球体細胞）に作用してレニン分泌を抑制する働きもある（負のフィードバック）。また，アンジオテンシンⅡは近位尿細管に働いて，再吸収量を増加させる。このように，この**レニン-アンジオテンシン-アルドステロン**（renin-angiotensin-aldosterone；RAA）**系**は，体内の昇圧因子として重要な働きを担っている。

❸ 腎疾患による高血圧

　腎疾患による高血圧は，RA系の活性亢進，NaClの排泄障害，降圧物質の減少で生じる。腎臓はNaClの排泄調節器官であり，この排泄機構に異常が起こると細胞外液量が増加し，さらに血管平滑筋のナトリウム含有量が増加することにより，末梢血管抵抗が増加し，高血圧が発症する。このようなNaCl排泄障害は，慢性腎不全にみられる高血圧の主要な原因である。また腎臓では，プロスタグランジンやカリクレインなどの降圧物質が産生されている。腎実質性の障害が進行した慢性腎不全では，この降圧系の作用も障害されて，血圧上昇に関与すると考えられている。

2 ｜ プロスタグランジン

　プロスタグランジンは全身臓器に存在するが，腎臓では，糸球体や尿細管髄質の間質細胞，集合管で産生される。腎臓での作用は，血管を拡張させて血圧を低下させることや，ナトリウム排泄を増加させることである。プロスタグランジンの産生量は，アンジオテンシン，ブラジキニンなどにより増加する。

3 ｜ カリクレイン-キニン系

　遠位尿細管で産生されたカリクレインは，キニノーゲンに作用して，血管拡張作用のあるブラジキニンを産生し，その結果として腎血流量を増加させる。また，ナトリウム再吸収抑制作用や利尿作用もある。このため，RA系が昇圧因子であるのに対して，このカリクレイン-キニン系は，プロスタグランジンとともに降圧因子とされている。

4 ｜ 活性型ビタミンD_3（1α水酸化ビタミンD_3）

　腎臓ではビタミンDの1α位の水酸化が行われる。皮膚に存在するビタミンD_3前駆体は，紫外線の働きによってビタミンD_3となる。これは腸管で吸収されたビタミンDとともに肝臓で25（OH）D_3となって腎臓に運ばれ，近位尿細管細胞で1α位の水酸化を受けると，活性型の1α, 25水酸化ビタミンD_3となり，ビタミンD作用を発揮する。活性化を促進する主要な因子は，副甲状腺（上皮小体）から分泌される副甲状腺ホルモン（parathyroid hormone；PTH）である。

エリスロポエチンは，分子量3万9000の糖たんぱくであり，近位尿細管周囲の間質細胞から産生すると考えられている。骨髄の前赤芽球や赤芽球へ作用し，赤血球の分化を促進する作用（造血作用）がある。貧血や腎虚血では産生が増加し，腎不全では低下して腎性貧血が生じる。

Ⅱ 尿管の構造と機能

A 尿管の構造

尿管（ureter）は腎盂（renal pelvis）と膀胱（bladder）をつなぐ全長約22〜30cm，口径約5mmの管状の器官であり，腹膜外（後腹膜腔）に位置する。尿管は管の内側から粘膜，平滑筋層，線維性の外膜に区別され，粘膜は**尿路上皮**からなる。**腎盂尿管移行部**（ureteropelvic junction：VPJ）（図1-7の①），総腸骨動静脈との**交叉部**（図1-7の②），**尿管膀胱移行部**（ureterovesical junction：UVJ）（図1-7の③）の3か所は生理的狭窄部位とよばれ，尿管結石が嵌頓しやすい部位である。

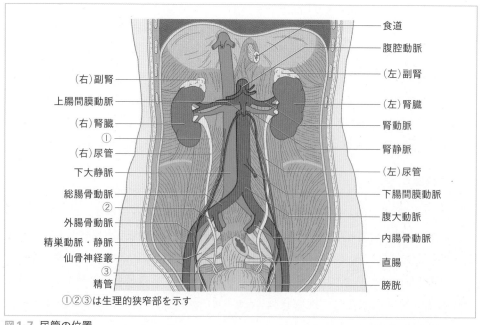

（右）副腎	食道
上腸間膜動脈	腹腔動脈
（右）腎臓	（左）副腎
①	（左）腎臓
（右）尿管	腎動脈
下大静脈	腎静脈
総腸骨動脈	（左）尿管
②	下腸間膜動脈
外腸骨動脈	腹大動脈
精巣動脈・静脈	内腸骨動脈
仙骨神経叢	直腸
③	
精管	膀胱

①②③は生理的狭窄部を示す

図1-7 尿管の位置

第1編

1

構造と機能

症状と病態生理

診察・検査・治療

疾患と診療

看護　症状に対する

検査と治療に伴う看護

患者の看護　疾患をもつ

過程の展開　事例による看護

B 尿管の機能

　腎臓で生成された尿は腎盂に集まり，平滑筋の自律的な**蠕動運動**により腎盂から尿管（**上部尿路**）をとおって膀胱（**下部尿路**）へと輸送される。尿の輸送速度は 2 〜 3 cm/ 秒，頻度は 3 〜 4 回 / 分である。尿管は膀胱壁内を斜めに貫通しており，膀胱への開口部を尿管口とよぶ。排尿時に膀胱筋層が収縮すると尿管口が閉鎖され，膀胱から上部尿路への逆流を防止する。

III 膀胱の構造と機能

A 膀胱の構造

　膀胱（bladder）は骨盤内の前方，恥骨の裏にあり，尿を一時的にためるための伸縮性のある袋状の臓器である（図 1-8）。成人では，300 〜 500mL の尿をためることができる。頭

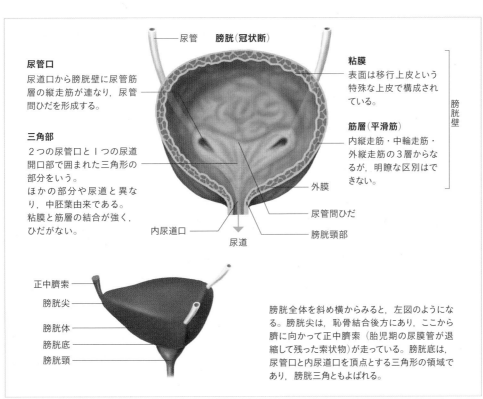

膀胱（冠状断）

尿管

尿管口
尿道口から膀胱壁に尿管筋層の縦走筋が連なり，尿管間ひだを形成する。

三角部
2 つの尿管口と 1 つの尿道開口部で囲まれた三角形の部分をいう。
ほかの部分や尿道と異なり，中胚葉由来である。粘膜と筋層の結合が強く，ひだがない。

内尿道口

尿道

粘膜
表面は移行上皮という特殊な上皮で構成されている。

筋層（平滑筋）
内縦走筋・中輪走筋・外縦走筋の 3 層からなるが，明瞭な区別はできない。

膀胱壁

外膜

尿管間ひだ

膀胱頸部

正中臍索
膀胱尖
膀胱体
膀胱底
膀胱頸

膀胱全体を斜め横からみると，左図のようになる。膀胱尖は，恥骨結合後方にあり，ここから臍に向かって正中臍索（胎児期の尿膜管が退縮して残った索状物）が走っている。膀胱底は，尿管口と内尿道口を頂点とする三角形の領域であり，膀胱三角ともよばれる。

図 1-8 膀胱の構造と働き

側は頂部とよばれ，腹膜で覆われる。背側には男性では直腸，女性では子宮が位置する。膀胱は腎盂，尿管と同様に尿路上皮，上皮下結合織，平滑筋層，外膜の層構造をもつ。尿路上皮は蓄尿や排尿の際に厚さが変化する。筋層は3層（内縦走筋，中輪走筋，外縦走筋）で構成され，全体として排尿筋の役割を果たす。膀胱内腔の背側やや下方には左右の尿管口が開口する。膀胱の最下端は**膀胱頸部**となり，これに尿道が連続する。左右の尿管口と内尿道口を結ぶ領域を**三角部**（膀胱三角）とよぶ。膀胱の出口（内尿道口）には**内尿道括約筋**（平滑筋）があり，膜様部尿道の**外尿道括約筋**は横紋筋（随意筋）で構成され，尿が漏れないよう尿道を閉める役割を果たす。

B 膀胱の機能

膀胱は，**排尿**の意思がないときは，交感神経の働きにより，排尿筋が弛緩すると同時に括約筋が収縮して**蓄尿**を行う。膀胱が緊張すると**尿意**を感じ，大脳から排尿の指令が発動されると，副交感神経の働きにより排尿筋が収縮し，同時に括約筋が弛緩して尿を排泄する。これらの働きを調節するのは，下腹神経（交感神経），骨盤内臓神経（副交感神経），陰部神経（体性運動神経）である（図1-9）。

1. 蓄尿

腎臓で生成された尿は腎盂・尿管をとおり膀胱に流入する。膀胱が拡張して尿をためる

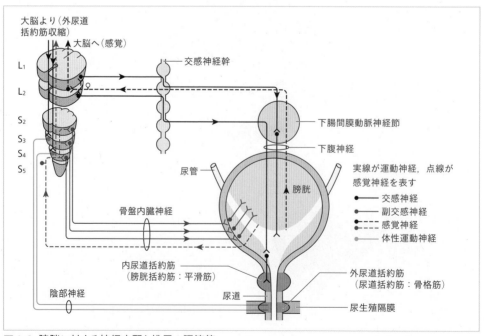

図1-9 膀胱に対する神経支配と排尿の調節筋

ことを蓄尿という。膀胱内に尿がたまり膀胱内圧が上昇すると，刺激が骨盤内臓神経（求心路）をとおして脳幹の排尿中枢に到達して尿意を感じる。すると反射性に下腹神経を刺激して膀胱括約筋を弛緩させ，同時に内尿道口（内尿道括約筋）を収縮させる。また陰部神経も反射的に刺激されて外尿道括約筋を収縮させる。その結果，膀胱は尿を漏らすことなくためることができる。

2. 排尿

　膀胱内の尿量が増加すると膀胱壁が伸展し，その刺激が大脳に伝達され尿意を感じる。同時に脳幹の排尿中枢にも刺激が伝わり，骨盤内臓神経（遠心路）が刺激される結果，膀胱平滑筋は収縮し，内尿道括約筋は弛緩する。また，陰部神経は外尿道括約筋を弛緩させる。その結果，排尿が起こる。

IV　尿道の構造と機能

A　尿道の構造

　尿道（urethra）は膀胱頸部につながる内尿道口に始まり，外尿道口に終わる。男性では約 20 cm と長く，女性では約 4 cm と短い。男性の尿道は，膀胱側から後部（近位）尿道と前部（遠位）尿道に区別され，前者は内尿道口，前立腺部尿道，膜様部尿道（前立腺または海綿体に包まれていない部分）からなり，後者は海綿体部尿道（さらに尿道球部，尿道振子部に分けられる），外尿道口からなる（図 1-10）。前立腺部尿道は内腔の精丘に射精管が開口する。膜様

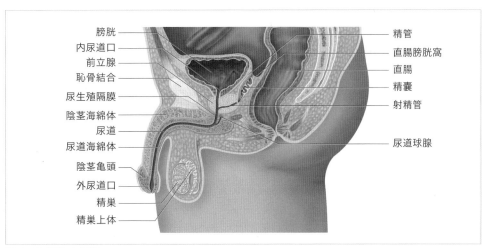

図 1-10　男性の尿道

第1編

1
構造と機能

症状と病態生理

診察・検査・治療

疾患と診療

症状に対する看護

検査と治療に伴う看護

疾患をもつ患者の看護

事例による看護過程の展開

部尿道は骨盤底をなす尿生殖隔膜を貫く部分で，横紋筋の**外尿道括約筋**がある。また，この部分に尿道球腺（**カウパー腺**）があり，海綿体部尿道に開口する。なお男性の尿道においての**狭窄部位**は**内尿道口部，外尿道括約筋部，外尿道口部**の３つである（図1-10）。

B 尿道の機能

　男性の尿道は尿を膀胱から外に送る通路であるとともに，前立腺部尿道の射精管開口部から出た精子を運ぶ通路を兼ねている。尿道は括約筋により閉鎖される。内尿道口から外尿道括約筋までを機能的尿道とよび，男女とも約3cmである。通常は排尿時に膀胱が収縮すると同時に内外尿道括約筋が弛緩する。

　女性の尿道は，尿生殖膜を貫通して小陰唇の間にある腟前庭に外尿道口として開口する。尿道下端部の両側に尿道傍腺（スキーン腺）があり，外尿道口の外側に開口する。

V 男性生殖器の構造と機能

A 精巣（睾丸）の構造と機能

　精巣（testis）は発生初期には腹腔内にあるが，しだいに下降し，鼠径管をとおって**陰嚢**内に至る。精巣の表面は**白膜**という線維性のしっかりした膜に覆われている。白膜は精巣内で精巣中隔となって200〜300の**精巣小葉**をつくり，その内部の**曲精細管**で精子を形成する。曲精細管は吻合して**直精細管**となり，**精巣網**を形成する（図1-11）。

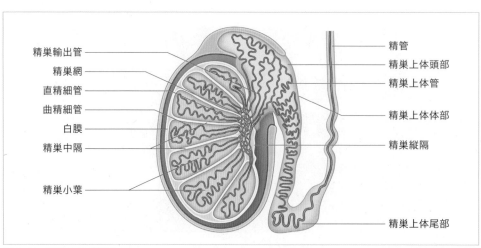

図1-11　精巣および精路

精巣の機能は**精子**の形成と**男性ホルモン**（テストステロン）の分泌である。精巣内の精細管でセルトリ（Sertoli）細胞の補助により精子が形成され，ライディッヒ（Leydig）細胞によってテストステロンが生成・分泌される。テストステロンの生成・分泌は，下垂体前葉から分泌される黄体形成ホルモン（luteinzing hormone：LH）により促進される。

B 精巣上体（副睾丸）の構造と機能

精巣上体（epididymis）は白膜で覆われ，頭部，体部，尾部の3部に区別される。精巣から出た12～20本の**精巣輸出管**は精巣上体頭部に入り，体部で1本の精巣上体管となり精管に連続する（図1-11）。精巣上体の機能は精子の貯蔵と成熟化である。精巣内で形成された精子は精巣上体に集まり，そこで成熟したのち精管をとおって射精される。射精されなかった精子は精巣上体や精管で吸収される。

C 精管の構造と機能

精管（vas deferens）は長さ約40cmの管で，精巣上体部・中部・前立腺部に区別され，遠位で**精管膨大部**となる。精管は主に平滑筋からなる3層構造をしており，血管や筋膜などとともに，**精索**という構造物を形成し鼠径管をとおる。その後，精管は前立腺内に進入する（図1-12）。**精嚢**は細長い袋状の器官で，貯留されている分泌液は精液の大部分（約90％）を占め，精子のエネルギーとなる果糖を多く含む。精子の精管内への移送や精管膨大部と精嚢が合流してできる**射精管**からの精嚢貯留液の後部尿道への**分泌**は，精管・精嚢・前立腺の律動的収縮により起こる。精管の収縮は交感神経の作用である。

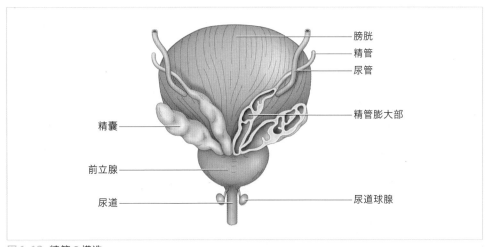

図1-12 精管の構造

第1編

1 構造と機能

症状と病態生理

治療 診察・検査・

疾患と診療

看護 症状に対する

検査と治療に 伴う看護

患者の看護 疾患をもつ

過程の展開 事例による看護

D 前立腺の構造と機能

　前立腺（prostate）は膀胱頸部の尾側に位置し，後部尿道を包むクルミ大の，膜構造をもった器官である。前立腺組織は，内腺とよばれる膀胱側の**中心領域**，尿道周囲を取り巻く**移行領域**と，外腺とよばれる**辺縁領域**に区分される（図1-13）。前立腺組織は小腺様に分かれ，前立腺液を分泌し，前立腺液は精液の約10%を占める。射精の際は，前立腺部尿道に開口する約20本の導管から前立腺液を排出する。前立腺液は，精嚢分泌液，尿道球腺分泌液とともに精子と混合して精液となる。

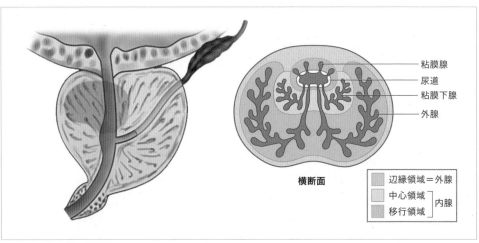

図1-13　前立腺の構造

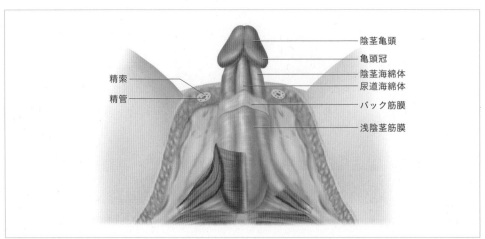

図1-14　陰茎の構造

第1編

1

構造と機能

症状と病態生理

診察・検査・治療

疾患と診療

症状に対する看護

検査と治療に伴う看護

疾患をもつ患者の看護

事例による看護過程の展開

E 陰茎の構造と機能

陰茎（penis）は尿路であると同時に性器でもある。会陰部の正中腹側から尿道球が起こり，**尿道海綿体**となって尿道を包み，遠位側で**亀頭**となる。会陰部の左右背側から陰茎脚が起こり，**陰茎海綿体**となる。それぞれの海綿体を**白膜**が覆い，全体をバック筋膜（深陰茎筋膜）が取り囲んでいる（図1-14）。すなわち海綿体には2つの陰茎海綿体と1つの尿道海綿体があり，尿道海綿体は尿道を取り囲んでいる。性的興奮が起こると，陰茎海綿体の中の静脈に血液が充満し，**勃起現象**が起こる。これは骨盤内臓神経（副交感神経）の作用である。

F 陰嚢の構造と機能

陰嚢（scrotum）は皮膚および皮下組織からなる2対の器官であり，精巣，精巣上体，精索を内包している。また隔壁を有し，精巣の左右への移動を防止している。陰嚢の皮膚には皮脂腺と汗腺があり，皮下組織では3層の筋膜が精巣を包んでいる。このうち**挙睾筋**（精巣挙筋）は精巣を上に吊り上げる。陰嚢は精巣を腹腔内の温度より低い温度に保つ役割があり，造精機能の保持に役立っている。

国家試験問題

1 腎臓について正しいのはどれか。 （105回PM29）

1. 腹腔内にある。
2. 左右の腎臓は同じ高さにある。
3. 腎静脈は下大静脈に合流する。
4. 腎動脈は腹腔動脈から分かれる。

2 膀胱について正しいのはどれか。 （104回PM28）

1. 漿膜で覆われている。
2. 直腸の後方に存在する。
3. 粘膜は移行上皮である。
4. 筋層は2層構造である。

> 答えは巻末

第 **2** 章

腎・泌尿器の
症状と病態生理

この章では

- 腎疾患で生じる浮腫・脱水・発熱の症状について理解する。
- 腎疾患で生じる循環器系の異常について理解する。
- 腎疾患で生じる水・電解質異常と酸−塩基平衡の障害の症状について理解する。
- 腎疾患で生じる血液の異常について理解する。
- 排尿の異常の分類，原因について理解する。
- 尿の異常について理解する。
- 血尿の起こる原因について理解する。
- 疼痛の起こる部位，種類，原因について理解する。

Ⅰ 腎疾患による症状

Ⓐ 浮腫

　図2-1にヒトの体液組成を示す。成人では，体重の約60%が水分で，このうち40%は細胞内にあり（細胞内液），残りの20%が細胞外にある（細胞外液）。細胞外液のなかで体内を循環している血漿は約5%であり，血球成分と合わせた血液は全体重のおよそ1/13である。残りの15%の細胞外液（血液以外）は間質液（組織間液）とよばれる。体外から負荷される水分（食事，飲水，点滴などによる）はいずれも，最初に血液に入り，排泄される場合にも，この血液をとおして行われている。

　浮腫とは皮下結合組織に存在する間質液が異常に増加した状態である。胸腔や腹腔などの空間に貯留した水分と異なり，一般には穿刺や吸引によって取り除くことはできない。

　血管内と間質の水の移動は，図2-2に示すように，主に水分を血管の外に出そうとする

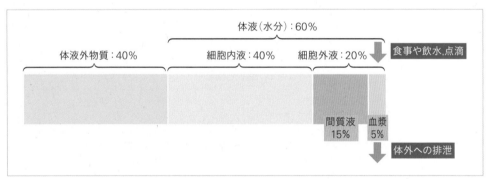

図2-1 ヒトの体液組成

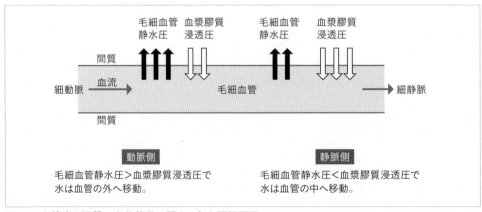

図2-2 血管内と間質の水分移動に関する主な調節要因

第1編

構造と機能

2 症状と病態生理

診察・検査・治療

疾患と診療

症状に対する看護

検査と治療に伴う看護

疾患をもつ患者の看護

事例による看護過程の展開

表2-1 浮腫の分類

	浮腫	主な疾患	主な成因
全身性浮腫	心臓性浮腫	心不全	毛細血管静水圧上昇
	肝性浮腫	肝硬変	門脈圧上昇，ナトリウム貯留，血漿膠質浸透圧低下
	腎性浮腫	ネフローゼ症候群	
		腎炎・腎不全	水・ナトリウムの貯留，毛細血管静水圧上昇
	内分泌性浮腫	甲状腺機能低下症	ムチン（ムコ多糖）の真皮への沈着
	栄養障害性浮腫	栄養失調性水腫	血漿膠質浸透圧低下
	医原性浮腫	薬物性腎障害	水・ナトリウムの貯留
	特発性浮腫	特発性浮腫	水・ナトリウムの貯留
局所性浮腫	静脈性浮腫	静脈瘤，静脈血栓症	毛細血管静水圧上昇
	リンパ性浮腫	リンパ管炎，象皮病	リンパ管閉塞
	血管神経性浮腫	クインケ浮腫	血管透過性亢進

力（毛細血管静水圧）と，水分を血管内に引き込む力（血漿膠質浸透圧）の差で決まる。浮腫ではこのバランスが崩れ，正常時に比べて毛細血管静水圧が上昇し，水分を血管外へ出す力が相対的に強くなるか，または，血漿膠質浸透圧が低下して水分を血管内へ引き込む力が低下した場合に生じる。これらのほかにもアレルギーなどの際に，毛細血管の血管内皮細胞間隙が拡大することによって，血漿中の水分が漏出し，浮腫を生じることがある。

浮腫の分類については，表2-1 に示す。腎臓に関連した浮腫は，病態によって，腎炎や慢性腎不全にみられる浮腫とネフローゼ症候群による浮腫の 2 つに分類される。

1. 腎不全性浮腫

腎炎や慢性腎臓病による浮腫は，糸球体濾過量の低下によって体液中の水やナトリウム（Na）が貯留することで生じる。

水やナトリウムが増加すると，循環血液量が増加し，毛細血管静水圧が上昇するため，水分が血管外に移動して浮腫が生じる。このような腎不全性浮腫は一般に高血圧を伴うことが多く，水分の貯留が高度になると，うっ血性心不全を生じるほか，胸水や腹水を伴うこともある（オーバーフロー・メカニズム）。浮腫として認められる間質液は真水（自由水）ではなく，生理的濃度の食塩を含む（生理食塩水）ため，腎性浮腫ではナトリウムの制限が有効である。逆に過剰な塩分の摂取は，一過性に浮腫を増悪させることがある。

2. ネフローゼ性浮腫

ネフローゼ症候群は，高度のたんぱく尿（特にアルブミン尿）により，血液中のアルブミン濃度が低下することが要因となる。ネフローゼ症候群による浮腫は急激に出現し，腎不全性浮腫よりも高度であることが多い。短期間（数週から数か月）の間に 10kg を超える体重増加を認めることもある。浮腫は下肢のほか，上肢や陰嚢・陰唇の腫脹を認めることもある。

アルブミンには，血漿膠質浸透圧を保持し，水分を血管内へ引き込む力がある。したがって，アルブミン値の低下によって血漿膠質浸透圧が低下し，血管内に水分を引き込めなく

なり，間質に水分が貯留して浮腫（ふしゅ）が生じる（アンダーフィル・メカニズム）。

　一方で，間質や水分の移動は循環血液量の減少を招き，レニン-アンジオテンシン-アルドステロン（renin-angiotensin-aldosteron：RAA）系や抗利尿ホルモンの分泌を亢進（こうしん）させる。これらのホルモンは，腎臓での水やナトリウムの再吸収を促進させる。その結果，体内にさらに水が貯留して，浮腫が増悪するという悪循環を生じる。

Ⓑ 脱水

　脱水とは，体液量が失われた状態で，正常な体液の量や組成に異常をきたした状態である。図2-1に示すように，成人は体重の約60％が水分で構成され，その水分は細胞内液と細胞外液に分類される。脱水は様々な原因によって，この体液が失われ，程度に応じて口渇や立ちくらみなどの軽い症状から，痙攣（けいれん）や意識障害，多臓器不全などの生命を脅かす重大な症状に発展することがある。

　脱水は，主に水分のみが失われる高張性脱水（水分欠乏型）と，ナトリウムを主体とする電解質が失われる低張性脱水（ナトリウム欠乏型），電解質の組成が正常なままの等張性脱水の3種類に分類される。高ナトリウム血症をきたしていれば高張性脱水，低ナトリウム血症を呈していれば低張性脱水，ナトリウム値が正常ならば等張性脱水とすることもできる。

1. 高張性脱水

　高張性脱水は，炎天下での運動や熱中症，水分の摂取不足（不感蒸泄による喪失）などにより，水分のみが減少した際にみられる。細胞外液のナトリウム濃度が上昇することで，浸透圧の勾配によって細胞内液が細胞外液側へ移動するため，細胞内液が不足している状態である。

　高張性脱水の初期症状として，患者は口渇感を感じ，尿量は減少を認める。症状が進行すると，発熱や意識障害を生じる。

　治療のためには5％のブドウ糖液などの低張液を用いるのが原則だが，低血圧を合併している場合には生理食塩水などで循環動態をまず安定させる。

2. 低張性脱水

　低張性脱水は，下痢や嘔吐，利尿薬の投与，熱傷や創部からの滲出液（しんしゅつえき）の排出などで生じる。イレウスなどは体内からの水分喪失が認められないため，一見して脱水の診断がつかないこともある。しかし，消化管の内腔は体外であり，大量の腸液の貯留を生じたイレウスは低張性脱水の原因となる。

　低張性脱水は細胞外液の喪失を主とする脱水であり，口渇感は軽度であるが，循環系の異常をきたし，時に低血圧を生じる。皮膚は血液循環が悪くなるため蒼白となり，体温も低くなる。初期症状は，口渇を訴えることは少なく，立ちくらみ（起立性低血圧）や頻脈，

頭痛を認める。症状が進行すると傾眠や意識障害をきたすが，一般に患者は口渇を訴えないため，理学的に脱水と診断することが難しい場合も少なくない。

治療にあたっては，細胞外液，特に循環血漿量が減少しているため，生理食塩水やリンゲル液などの等張液の補充を原則とする。

▌3. 等張性脱水

等張性脱水は，出血や熱傷，低張性脱水による意識障害のため水分摂取ができなくなった状態や，水分とナトリウムが同時に失われた場合などにみられる。このため，混合型脱水ともよばれる。この際には，循環動態の改善が優先となるため，低血圧に対して等張液での治療を開始するのが原則である。

Ⓒ 発熱

発熱を主訴とする腎疾患の多くは感染症である。一般に，膀胱や尿道などの管腔臓器の感染症では発熱は軽微であることが多く，腎臓や前立腺など実質臓器の感染症では，高熱を伴うことが多い。

急性の腎盂腎炎は尿路の逆行性の感染によって惹起される。前立腺肥大症や神経因性膀胱，尿路の悪性腫瘍などの残尿をきたす基礎疾患，尿道カテーテルの留置などの異物が存在する場合，糖尿病や副腎皮質ステロイド薬投与による易感染性状態などが存在する場合，複雑性腎盂腎炎に分類される。これらの基礎疾患がある場合や高熱を認めた場合には，急性腎盂腎炎を疑う。一方，こうした基礎疾患を有さずに発症するものを急性単純性腎盂腎炎とよび，性的活動期の女性に好発し，原因菌は大腸菌が7割を占める。症状としては，悪寒戦慄を伴った発熱（高熱），全身倦怠感などのほか，感染側の肋骨脊柱角（costovertebral angle：CVA，第12肋骨と脊椎のつくる三角部）の叩打痛を認める。悪心・嘔吐などの消化器症状を認めることもある。

男性では，急性前立腺炎により高熱をきたすことがある。通常40歳以降の男性に発生することが多く，高熱のときに会陰部，下腹部痛を伴う。細菌が尿路から逆行性に侵入し，射精管から前立腺へ感染が生じると発症する。また，急性精巣上体炎が高熱の原因となることもある。急性精巣上体炎では，発熱に加え精巣の疼痛と腫脹を訴えることが特徴である。腎臓・尿路系の感染症（発熱）の治療は迅速に，抗菌薬の投与と補液が行われるが，尿の培養検査を行い，菌種や感受性が明らかになったら，それに合った抗菌薬に変更する。

中心静脈カテーテル挿入中の患者では，高熱の原因として，カテーテル感染を考慮する必要がある。カテーテル感染は，通常経皮的に静脈内に菌が入ることによって生じる菌血症に起因する。カテーテル感染では，抜去によって，菌が付着したカテーテルは除かれるが，菌血症を起こしているため，その後も抗菌薬投与の続行が必要である。

発熱に伴って脱水が生じることがあるが，非ステロイド性解熱鎮痛薬を用いると，急性

第1編

構造と機能

2 症状と病態生理

診察・検査・治療

疾患と診療

症状に対する看護

検査と治療に伴う看護

疾患をもつ患者の看護

事例による看護過程の展開

腎障害 (AKI) を生じることがあるので注意する。

D 循環器系の異常

　腎臓は体液やナトリウムを主体とした過剰な塩類の排泄を行っている。腎臓の障害によっては，これらが貯留するため高血圧を呈しやすい。また，**慢性腎臓病**（chronic kidney disease：CKD）をもっていることは，喫煙や糖尿病，高コレステロール血症と同様，心血管系の合併症の独立した危険因子である。すなわちCKDの患者は，健常人に比べて，男女とも心血管病変の発生が約3倍多い。

1. 高血圧

　高血圧とは，収縮期血圧と拡張期血圧の値の一方または両方が，140/90mmHg以上になる状態のことをいう。

　特に腎疾患に関連した高血圧では，原因としてはナトリウムの排泄が関係する。経口摂取されたナトリウムのほとんどは消化管から吸収され，便中へほとんど排泄されない。体液からのナトリウムの排泄はほとんどが腎臓から行われるため，腎機能が低下するにつれて水とナトリウムの排泄が低下し，循環血液量が増加して高血圧がみられる。

　血圧の定義は，日本高血圧学会より2019（平成31）年にガイドラインが示されている。成人における血圧値の分類を図2-3に示す。

　2018（平成30）年に発表された，「エビデンスに基づくCKD診療ガイドライン2018」で，CKD患者への降圧療法の新たな基準が制定された。糖尿病があるCKD患者の場合，血

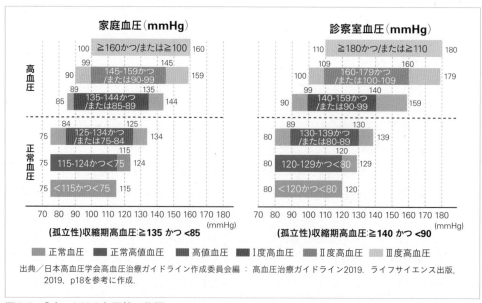

図2-3 成人における血圧値の分類

圧の値は 130/80mmHg 未満が目標となる。糖尿病ではない CKD の場合，尿たんぱくが検出されれば 130/80mmHg 未満が目標となり，尿たんぱくが検出されなければ 140/90mmHg 未満が目標となる。

次に高血圧の主な種類について述べる。

▶**本態性高血圧**　**本態性高血圧**とは，原因の特定できない高血圧で，本態性高血圧以外は，**2 次性高血圧**とよばれる。多くは中年以降にみられるが，腎疾患患者においては若年でも高血圧を合併している症例が多く，逆に高血圧が持続していると腎疾患を合併することが知られている。日本人では加齢に伴って本態性高血圧の患者が増加するが，糸球体濾過量（GFR，第 3 章 - Ⅱ - C「腎機能検査」参照）の低下に関連すると報告されている。

▶**腎性高血圧**　腎性高血圧（腎実質性高血圧）とは，腎炎や腎硬化症，糖尿病性腎症などの様々な腎臓病により，推算糸球体濾過量が病的に一定以上低下した際に，水分や電解質の濾過効率が低下し，体液貯留によって高血圧を発症するものである。

▶**腎血管性高血圧**　腎血管性高血圧は，腎実質への血流障害により，GFR を保つために，患側の腎臓の傍糸球体装置からレニン分泌が促され，RAA 系が異常に活性化することによって生じる。原因の 70% は動脈硬化性であるとされ，20% は血管の線維筋性異形成である。

診断のためには，血管造影が必要であるが，MRI や腎シンチグラフィー（レノグラム）による分腎機能検査なども患側腎を判定するために有用である。

▶**そのほかの 2 次性高血圧**　甲状腺機能亢進症などの内分泌疾患や，褐色細胞腫などの腫瘍，薬剤による影響や妊娠（妊娠高血圧症）などによって生じる。

▶**悪性高血圧**　加速型 - 悪性高血圧ともよばれる。著しい高血圧を示し，眼底や腎機能の悪化を認めることがある。血圧は，収縮期 180mmHg 以上，拡張期 120mmHg 以上となる。著しい高血圧のため血管内皮が障害を受け，溶血性貧血や血小板減少症，意識障害，急激な腎機能の悪化を招くことがある。放置すると透析療法を余儀なくされることもあるため，緊急での降圧治療の適応となる。

原因としては本態性高血圧が最も多く，そのほかの 2 次性高血圧でも生じる。妊娠高血圧（妊娠高血圧性腎症）はこの病態が妊娠によって生じたものである

▍2. うっ血性心不全

腎疾患におけるうっ血性心不全（肺うっ血）は，腎炎や腎不全が高度となり，水分や塩類が十分排泄できない結果生じる。循環血液量が増加し，心室の容積（拡張末期容積）や心室内圧が上昇すると，1 回の収縮で拍出される血液量（1 回心拍出量）は増加する。この拡張末期の容積（圧）のことを前負荷という。心筋は伸展されるほど収縮力が増す性質があり，この性質のことを**フランク-スターリングの法則**とよぶ。したがって，体液貯留が増加すると心拍出量も増加し，これを代償する。しかし，前負荷が一定レベルを超えると，むしろ 1 回の拍出量は減少する。体液の増加例では，この前負荷増加によって，代償のできない

心不全状態となる（非代償性心不全）。

　うっ血性心不全は，もともと心機能に異常がある場合には，腎機能の悪化による体液貯留が高度でなくても発症することがある。したがって，心疾患の精査も必要である。

　うっ血性心不全では，全身性浮腫や高血圧を伴うことが多い。自覚症状は，軽度では労作時の呼吸困難であるが，高度になると臥位では呼吸が苦しくなり，起座呼吸となる。座位では，頸静脈の怒張を認める。検査所見では，肝臓のうっ血による肝機能障害やX線上の心拡大を認める。腎疾患では，循環血漿量の増大に加え，高血圧や尿毒症物質による心筋障害，電解質異常，貧血なども，心不全の発現や増悪に関与している。

▎3. 尿毒症肺

　末期腎不全においては，過剰な体液によって生じたうっ血性心不全と，体液中に増加した尿毒素による血管透過性の亢進によって生じた肺水腫により，著しい呼吸困難を呈することがある。これを**尿毒症肺**という。胸部のX線撮影では，肺門の中心影が拡大されることで縦隔を中心にチョウが羽を広げたように見える所見（バタフライシャドウ）や，著しい心拡大，両肺野の透過性低下が特徴的であり，ほかに胸水貯留などを認める（図2-4）。

　尿毒症肺を認めた際には，酸素投与や利尿薬などの集中管理を要し，一時的でも，血液透析による治療が必要となる。

▎4. 尿毒症性心外膜炎

　末期腎不全では，心臓を覆う被膜（心外膜）に炎症が生じ，その内部（心囊）に液体が貯留する。生理的に，心囊内部には少量の心囊液が存在するが，尿毒症性心外膜炎は，この心囊液が異常に増加した状態である。尿毒症性心外膜炎では貯留した心囊液は血性であることが多く，糖尿病性腎症などの症例にしばしばみられる。原因として，何らかの尿毒症物質が関与することが示唆されている。

　患者は，胸痛や呼吸困難を訴え，時に発熱を伴う。聴診では心膜摩擦音を聴取し，頸静

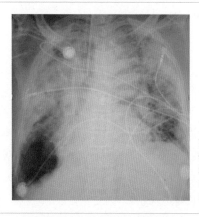

両側の上肺野を中心に浸潤影を認めており，心陰影の拡大を伴っている。この患者は，低酸素血症のために人工呼吸器が装着されており，中央の気管支に見える白線は気管内に挿管されたチューブのものである。また，胸部にモニターが装着されている。

図2-4 尿毒症肺を示す胸部X線写真

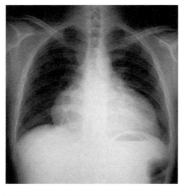

心陰影が氷囊型に拡大し，心囊液の貯留が示唆される。

図2-5 尿毒症性心外膜炎を示す胸部X線写真

脈の怒張を認める。健常者では脈拍は深吸気によって弱くなり，呼気時に強く触れるが，心囊液の貯留が顕著になるとこの差が強調され，よりはっきりわかるようになる（奇脈）。心臓の拡張が障害されると脈圧は狭くなり，高度になると心囊液により心臓の拡張が障害され，心拍出量が低下し，血圧低下を認めることもある（心タンポナーデ）。

　胸部X線写真では，氷囊型あるいは水瓶型の心陰影拡大を認め，超音波検査では心囊液の貯留を確認できる（図2-5）。

5. 不整脈

　腎機能障害の患者では，しばしば様々な不整脈を認める。最も注意すべきものは高カリウム血症に伴う房室ブロックと心室細動である。カリウムは尿から排泄されるが，腎機能が低下した患者では尿中排泄は低下しており，排泄量を上回るカリウムを摂取すると，高カリウム血症を呈する。カリウム値の変動によって指先や口唇のしびれや悪心，嘔吐，全身のだるさ，徐脈，頻脈，意識障害など，種々の症状を呈する。

E 水・電解質の異常

1. ナトリウム代謝異常

1 高ナトリウム血症

　高ナトリウム血症は，一般にナトリウム濃度145mEq/L以上をいい，必ず高浸透圧血症となる。口渇感により飲水すればナトリウム濃度は低下するため，発症頻度は比較的少ない。症状は，脳神経細胞の虚脱による中枢神経症状である。高度になると（170mEq/L以上），昏睡や呼吸抑制が生じることもある。

　体液量と尿量より原因疾患を鑑別する（図2-6）。臨床的に問題となる高ナトリウム血症

第1編

構造と機能

2 症状と病態生理

診察・検査・治療

疾患と診療

症状に対する看護

検査と治療に伴う看護

疾患をもつ患者の看護

事例による看護過程の展開

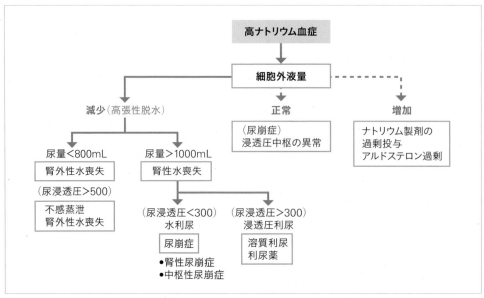

図2-6　高ナトリウム血症の鑑別診断

は，医原性を除けばほとんどが高張性脱水である。脱水（飲水の低下）と抗利尿ホルモン（antidiuretic hormone；ADH）の分泌低下により生じる。まず，腎外性水喪失と腎性水喪失（多尿）を区別する。多尿があれば，尿浸透圧や電解質などから水利尿と浸透圧利尿の原因を探る。

　治療には，低張液または生理食塩水の点滴を行う。

2 ｜ 低ナトリウム血症

　低ナトリウム血症は最も多い電解質異常の一つで，一般にナトリウム濃度135mEq/L未満をいう。入院患者の5%程度にみられるとの報告もある。偽性低ナトリウム血症と高血糖を除き，低浸透圧血症を伴う。症状は，脳神経症状（食欲不振，悪心，見当識障害，腱反射低下，意識障害，痙攣）が中心で，神経細胞の浮腫に起因する。これらの症状は，転倒のリスクにもなる。また，短期間に進行した低ナトリウム血症ほど，症状が強い。

　偽性低ナトリウム血症は著明な高中性脂肪血症や高たんぱく血症でみられるが，血漿浸透圧は正常であるため，症状は現れない。高血糖では，高浸透圧血症のため細胞内の水が細胞外へ移動し，血清ナトリウム濃度が低下する。血漿浸透圧低下を伴う真の低ナトリウム血症では，相対的な水過剰があり，ほとんどは尿の希釈力障害を背景に，許容範囲を超えた飲水をすることによって生じる。不適切ADH分泌症候群（SIADH）*や低張性の脱水などが多い。原因と鑑別診断を次に示す（図2-7）。

　治療の際は，原疾患の治療や水制限，補液を行う。中枢神経症状がみられる高度の低ナ

---

*　**不適切ADH分泌症候群（SIADH）**：抗利尿ホルモンが，血漿浸透圧にかかわらず過剰に分泌される状態である。悪性腫瘍（特に小細胞肺がん）や脳出血などの頭蓋内病変，肺炎などの胸腔内病変，ある種の薬剤で生じる。

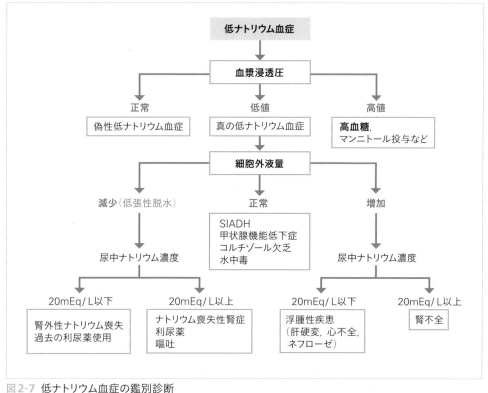

図2-7　低ナトリウム血症の鑑別診断

トリウム血症は，早急な治療を要し，高張食塩水（3%）投与を行う。ただし，補正が急すぎると不可逆性の中枢性橋髄融解症*が生じることがあるため，ナトリウム濃度の補正は，1日6.0〜8.0mEq/L以内となるようにする。

　また，同時に原疾患の治療を行う。ADH分泌の抑制ではデメチルクロルテトラサイクリンが，悪性腫瘍ではV₂受容体拮抗薬が用いられることがある。

2. カリウム代謝異常

1　低カリウム血症

　低カリウム血症とは，一般に血清カリウム濃度が3.5mEq/L未満をいう。低カリウム血症の影響は，主に心臓や神経・筋肉に現れる。すなわち，血清カリウム濃度が3.0mEq/L以下になると，まず筋力低下やテタニー，多飲・多尿がみられ，さらに高度になると呼吸筋や四肢麻痺，横紋筋融解，イレウスが現れる。心電図変化は，T波の平低化，ST低下，U波出現，QT延長のほか，心房性・心室性期外収縮，房室ブロックなどである。多尿は，低カリウム血症による尿濃縮力障害が原因である。低カリウム血症では，ジギタリス中毒

＊ **中枢性橋髄融解症**：両側の橋底部に生じる脱髄性疾患のことである。症状は錯乱や意識混濁，人格荒廃，四肢麻痺などで，致死例もある。橋以外にも起こり得ることから，最近では，中枢性脱髄性症候群ともいう。

や肝性昏睡になりやすいので，注意が必要である。

　原因と鑑別診断については，まず，細胞内へのカリウムシフトを生じさせるアルカローシスや，インスリンの使用，周期性四肢麻痺などを除外する。全身のカリウム欠乏がある場合は，その原因が腎外性か，腎性かを区別する。腎外性の多くは，摂取量不足が一部の原因となっている。カリウムの尿中喪失による腎性の場合は，ミネラルコルチコイド過剰状態やバーター（Bartter）症候群ないし，その類縁疾患，利尿薬の使用，1型尿細管性アシドーシスなどが鑑別にあがる（図2-8）。

　高度の低カリウム血症による不整脈や筋麻痺などがみられる場合は，カリウム製剤を点滴に混ぜてゆっくり投与する。急速静注は禁忌である。緊急性がなければ，カリウム製剤の経口投与を行う。代謝性アルカローシスを伴う場合は，塩化カリウム製剤が効果的で，代謝性アシドーシスを伴う場合は，クエン酸カリウムかアスパラギン酸カリウムを用いる。

　低マグネシウム血症を伴う低カリウム血症では，カリウム補給のみでは改善しないことも多く，マグネシウム製剤を併用するか，カリウムとマグネシウム両者を保持するスピロノラクトンを用いる。

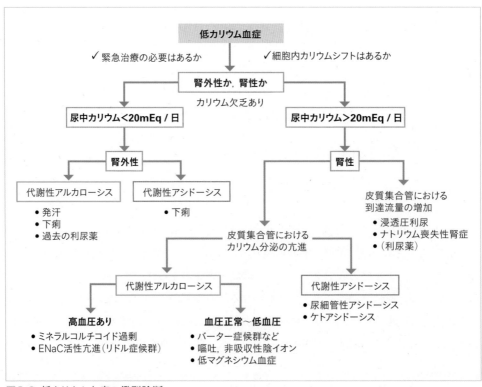

図2-8　低カリウム血症の鑑別診断

2 │ 高カリウム血症

　高カリウム血症とは，一般に血清カリウム濃度が 5.0mEq/L 以上をいう。臨床的に問題になるのは通常 K6.0 ～ 6.5mEq/L 以上であり，不整脈と神経・筋症状がみられる。高カリウム血症の心電図変化は，Ｔ波の増高（テント状Ｔ波）や PR 間隔延長（房室ブロック）などがあり，血清カリウム濃度が 7.0mEq/L を超えると，QRS 間隔の拡大からサインカーブ，さらには心室細動，心停止に至る。そのほか，神経・筋症状として，手先のしびれや筋力低下などがみられることがある。

　原因と鑑別診断については，まず，偽性高カリウム血症と細胞外カリウムシフトを除外する。偽性高カリウム血症とは，実際のカリウム濃度は正常にもかかわらず，採血データで高値を示す状態をいう。血小板増多と白血球増多，採血後の溶血などが原因となる。この場合は，ヘパリン採血（血漿^{けっしょう}）によって正常になることで診断できる。細胞外カリウムシフトは，代謝性アシドーシスや高浸透圧血症，ある種の薬剤投与で生じる。

　これらが除外されれば，腎外性または腎性のカリウム過剰の原因を鑑別する。最も多い原因は，腎不全である。CKD のステージが進むほど頻度が増加するが，摂取過剰やカリウム上昇をきたす薬剤が加わって顕在化することが多い。慢性の高カリウム血症の多くは腎性であり，腎不全がなければ広義の遠位尿細管性アシドーシス（4 型 RTA）の鑑別となる（図 2-9）。

　治療の際は，次のように行う。

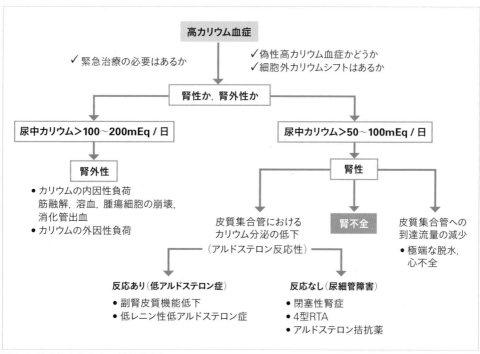

図 2-9　高カリウム血症の鑑別診断

▶緊急治療　高度の高カリウム血症で，期外収縮の多発や，心電図で QRS 幅増大を認めるときは，心室細動・心停止の危険があり，原因にかかわらず緊急治療の対象になる。

▶慢性期の治療　軽度から中等度の持続する高カリウム血症に対しては，食事中のカリウム制限を行いつつ，必要に応じて陽イオン交換樹脂を投与する。ミネラルコルチコイド（フロリネフ®）が用いられることもある。

3. カルシウム代謝異常・リン代謝異常

1 | カルシウム代謝異常

　細胞外のカルシウム濃度は，狭い範囲に厳密に維持されている。調節を受けているのは，血清中のイオン化カルシウム（Ca^{2+}）である。細胞外液中の Ca^{2+} 濃度は，主に 2 種類のカルシウム調節ホルモン，すなわち**副甲状腺ホルモン**（parathyroid hormone；**PTH**，上皮小体ともいう）と 1,25（OH）$_2$ ビタミン D（活性型ビタミン D）で調節されている。血清カルシウム濃度の正常値は，8.5 〜 10.0mg/dL であり，通常 10.0mg/dL 以上を高カルシウム血症といい，8.5mg/dL 未満を低カルシウム血症という。

　低カルシウム血症は，ビタミン D 欠乏または PTH の作用不足で生じるほか，カルシウムが急激に骨などの組織に移動・沈着することによっても生じる。症状としては，抑うつや食欲不振・悪心，テタニー・痙攣，しびれ，意識障害，心電図変化（QT 延長）などがあり，

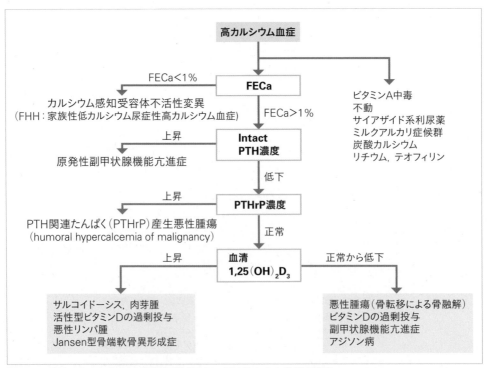

図2-10　高カルシウム血症の鑑別診断（FECa：尿カルシウム排泄分画）

第
1
編

構造と機能

2
症状と病態生理

診察・検査・治療

疾患と診療

症状に対する看護

検査と治療に伴う看護

疾患をもつ患者の看護

事例による看護過程の展開

トルソー（trousseau）徴候やクボステック（chvostek）徴候を確認することが診断に有用である。前者は，上腕にマンシェットを巻き，収縮期血圧以上で3分以上保持したときにみられる手の痙縮を観察する。後者は，耳の前方の位置で顔面神経を叩打したときに認める顔面筋の引きつれを観察する。

低カルシウム血症は，頻度としては腎不全によるものが多い。ビタミンDの活性化障害が原因である。

高カルシウム血症の鑑別診断を図2-10に示す。ビタミンD過剰や，副甲状腺機能亢進症，PTH関連たんぱくの過剰分泌（悪性腫瘍に随伴）などが原因となる。高カルシウム血症では，多尿や口渇，脱水，急性腎障害などの症状がみられ，高度になると意識障害がみられる。

治療では，生理食塩水の補液や利尿薬の投与を行い，高度の場合は，ビスホスホネート製剤を用いる。低カルシウム血症では，カルシウム製剤の点滴や経口投与，または活性型ビタミンDの投与などを行う。

2 | リン代謝異常

リンは体内に約600g存在する。体内のリンの約85%は，ハイドロキシアパタイトとして骨に沈着している。また，骨以外のリンの大部分は，全身の細胞内に存在して，ATPや核酸，リン脂質，酵素の構成成分として，細胞機能の発現に必須の働きをしている。リンの血中濃度は，2.7〜4.6mg/dLに維持されている。

リンの血中濃度の主な調節因子は，PTHと線維芽細胞増殖因子（fibroblast growth factor 23：FGF-23）であり，いずれもリンの尿中排泄を促進する。このほか，活性型ビタミンDがリンの腸管吸収を促し，インスリンがリンの細胞内移行を刺激する。高リン血症の原因は，腎不全が最も多く，ほかに副甲状腺機能低下症，ビタミンD過剰症などがある。

近年，高リン血症が血管石灰化や動脈硬化を介して生命予後に悪影響を及ぼすことが明らかになった。治療は，基礎疾患の治療のほかリン摂取制限，リン吸着薬が使用される。

一方，低リン血症は，ビタミンD欠乏，摂取不足，下痢，副甲状腺機能亢進症，FGF-23過剰症（腫瘍からの分泌）など様々な原因により生じる。低リン血症の補正には，リン製剤の経口または静脈内投与を行う。

4. マグネシウム代謝異常

血中マグネシウム濃度は，正常値で1.8〜2.4mg/dL（1.5〜2.0mEq/L）に維持されている。マグネシウムの調節ホルモンはいまだ明らかになっておらず，調節機構も不明な点が多い。

高マグネシウム血症の症状は，悪心・嘔吐などの消化器症状や神経・筋・心症状（腱反射の消失や，筋力低下），低血圧などである。多くは，腎不全患者に，何らかの下剤などに含まれるマグネシウムの服用が加わって生じる。一方，低マグネシウム血症の症状には，テタニーや筋力低下，QT延長・ST低下などがある。低マグネシウム血症の原因は多様で

あるが，アルコール多飲や利尿薬の長期服用などで多くみられる。

F 酸－塩基平衡の障害

1. 酸－塩基異常の基本

血中のpHは，7.4前後（弱アルカリ性）に厳密に調節されている。pHは，血中の重炭酸濃度（HCO_3^-濃度）と炭酸ガス分圧（P_{CO_2}）によって規定されているため，HCO_3^-濃度またはP_{CO_2}の異常により，酸－塩基異常が生じることになる。

pH<7.35の場合を**酸血症**（アシデミア），pH>7.45の場合を**アルカリ血症**（アルカレミア）とよぶ。**アシドーシスやアルカローシス**は，それぞれ酸血症やアルカリ血症をきたす病態をさす。アシドーシスやアルカローシスの1次的原因が，HCO_3^-濃度の変化による場合を代謝性の酸－塩基異常，P_{CO_2}の変化による場合を呼吸性の酸－塩基異常とよぶ。

代謝性あるいは呼吸性酸－塩基異常が生じた場合は，pHの変化を最小限にとどめるため，それぞれ呼吸性（換気の変化）あるいは代謝性（腎臓からの排泄）の変化が生じる。このような2次的反応を代償性変化とよぶ。呼吸性の代償性変化は，pHまたはCO_2濃度の変化を呼吸中枢が感知し，換気を促進または抑制することによる。

代謝性アシドーシスの原因を鑑別するための指標を**アニオンギャップ**（anion gap；AG）という。血液中の陽イオンと陰イオンの総量の差を意味し，概算することができる（図2-11）。アニオンギャップ上昇は有機酸の蓄積を示しており，必ず代謝性アシドーシスがある。

2. 診断と治療

1 代謝性アシドーシス

代謝性アシドーシスは，アニオンギャップ正常型と上昇型に分けられる。生体は比較的

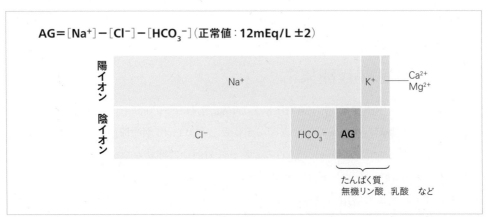

図2-11 体液中のイオン組成とアニオンギャップの計算式

酸血症に耐えられるが，pH7.0 ～ 7.1以下になると生命の危険があるため，早急に対処する必要がある。アニオンギャップ正常型代謝性アシドーシスは，尿細管性アシドーシスや低アルドステロン症，抗アルドステロン薬，下痢（塩基の喪失）などで生じる。治療として，重曹のほか，クエン酸塩（クエン酸ナトリウムやクエン酸カリウム）が投与される。

アニオンギャップ上昇型では，何らかの有機酸が蓄積しており，ケトアシドーシスや乳酸アシドーシス，尿毒症，ある種の薬剤，飢餓（き・が）などが原因となる。アニオンギャップ上昇型では原疾患の治療が第一である。

2 ｜ 代謝性アルカローシス

代謝性アルカローシスが持続するときにはアルカリの負荷，酸喪失に加えて，アルカローシスを維持する因子（脱水や低カリウム血症，アルドステロン過剰など）が同時に働いている。アルカローシスの原因には，腎臓からの酸喪失と腎臓以外（主に消化管）からの酸喪失の2つがある。前者は，アルドステロン過剰や利尿薬，バーター症候群などによって生じ，後者は，嘔吐などが原因となる。

Ｇ 血液の異常

腎機能障害における血液の異常では，貧血や低アルブミン血症，高窒素血症，高クレアチニン血症などを認める。

▌ 1. 貧血

腎臓では，血液の濾過（ろ・か）を行う以外に，赤芽球の産生を促す**エリスロポエチン**というホルモンの産生を行っている。エリスロポエチンは，骨髄（こつずい）中の前赤芽球に作用し，赤芽球の成熟を促す。この結果，赤血球は一定数を保つことができるが，腎不全においては，腎機能の低下に応じて，エリスロポエチンの産生量が低下するため，赤血球が減少し，貧血を生じる。これが腎性貧血である。

腎性貧血は鉄欠乏性貧血と異なり，平均赤血球容積などの赤血球サイズを表す恒数の縮小はなく，赤血球サイズは正常である。また，鉄などの補給では改善されない。

そのほか，腎臓病の患者では，腎性貧血のほか，食事の摂取制限に伴う鉄欠乏性貧血の合併や赤血球寿命の短縮による貧血などもみられる。

▌ 2. 低アルブミン血症

低アルブミン血症を代表とする低たんぱく血症は，腎疾患に伴ってしばしば認められる。ネフローゼ症候群では，尿中に大量のアルブミンが排泄され，血中のアルブミン量が少なくなり，血漿膠質浸透圧（けっしょうこうしつ）が低下するため，全身性浮腫（ふ・しゅ），胸水・腹水を生じる。

腎疾患では，ネフローゼ症候群のような大量たんぱく尿以外の原因でも，低アルブミン

第1編

構造と機能

2 症状と病態生理

診察・検査・治療

疾患と診療

症状に対する看護

検査と治療に伴う看護

疾患をもつ患者の看護

事例による看護過程の展開

血症をきたすことがある。低アルブミン血症は，浮腫や創傷治癒遅延の原因となる以外に，生命予後とも関連していることが示されている。尿毒症による食事摂取の不良や，食事制限のため，低カロリー摂取が持続すると，血中のアルブミン量は少なくなる。

3. 高窒素血症

高窒素血症とは，尿素窒素（UN）などの物質の血中濃度が高まった状態である。尿素は水溶性であり，腎臓から尿中に排泄される。腎機能が低下すると，血中の尿素窒素は上昇するため，腎機能の評価に用いられる。また，尿素窒素は，体内でたんぱく質の分解が亢進すると，増加することがあるため，過剰なたんぱくの摂取や消化管出血（出血が消化管から吸収される）があった場合にも，血中の濃度は上昇する。

そのほか，脱水などがあると，糸球体で濾過された原尿の尿細管中での再吸収が亢進するため，同時に尿素窒素も吸収され，血中濃度が上昇する。

尿素窒素は同時に測定されたクレアチニン（Cr）との比で評価され，血中の尿素窒素と血清クレアチニンの比は，正常では 10 ～ 20：1 程度である。このため，尿素窒素は腎機能を評価するのみならず，腎機能障害患者のたんぱく制限が良好に行われているかどうかを評価する指標や，消化管出血を疑う所見，脱水の有無の診断にも用いられる。

4. 高クレアチニン血症

腎機能障害では，腎臓の糸球体濾過量（GFR）の低下度合いに応じて，血清クレアチニンが上昇する。血中のクレアチニンは，糸球体からすべて濾過されるので，糸球体の機能（糸球体濾過率）が低下すると，血中クレアチニン濃度が上昇する。

血清クレアチニン濃度の正常値は，測定法によって異なるが，男性ではおよそ 1.0 ～ 1.2mg/dL 以下，女性では 0.89 ～ 1.0mg/dL 以下である。

血清中のクレアチニンは，筋肉中に含まれるクレアチニンのおよそ 2% が血中に放出されたものである。短期間で筋肉量が大きく変動することはないため，血中には常に同じ程度のクレアチニンが筋肉から供給されている。さらに，血中のクレアチニンはほとんどが糸球体で濾過され，再吸収を受けない。すなわち，GFR を推測するのに適している。そこで，1 日分の尿を蓄尿し，その中のクレアチニンと採血の結果から GFR の近似値を求めたのが，クレアチニンクリアランスである（第 3 章-Ⅱ-C-2「クレアチニンクリアランス試験」参照）。腎機能障害の度合いは，血清クレアチニン濃度の数値をもって評価する。初期の腎障害ではほとんど，あるいはわずかにしか血中クレアチニンは上昇しないが，進行すると，急激に上昇がみられるようになり，腎機能の低下とともに増加する。血清クレアチニン濃度は保存期*の CKD では 3.0 ～ 6.0 mg/dL 程度の値をとり，8.0mg/dL 以上では一般に透析が必要とされている。

＊ **保存期**：腎機能障害があっても透析が必要なほどではない腎不全の患者のことを，保存期腎不全患者という。

第
1
編

構造と機能

2
症状と病態生理

診察・検査・治療

疾患と診療

症状に対する看護

検査と治療に伴う看護

疾患をもつ患者の看護

事例による看護過程の展開

Ⅱ 排尿の異常

　膀胱や尿道などからなる下部尿路の機能は，腎臓で生産された尿をいったん膀胱にため（蓄尿：膀胱括約筋が弛緩し，尿道括約筋が収縮する），ある程度たまったら体外にスムーズに排出（排尿：膀胱括約筋が収縮し，尿道括約筋が弛緩する）することである。このような下部尿路機能が障害されると蓄尿・排尿が円滑に行われなくなり（蓄尿機能障害，排尿機能障害），様々な症状が出現する。これらの排尿に関する症状を総称して**下部尿路症状**（lower urinary tract symptoms：LUTS）とよび，**蓄尿症状**（storage symptoms），**排尿症状**（voiding symptoms），**排尿後症状**（post micturition symptoms）に大別される（表 2-2）。

Ⓐ 蓄尿症状

　蓄尿症状とは，蓄尿期にみられる症状である。病態の把握には，排尿記録や排尿日誌が有用となる。

1. 頻尿

　頻尿（increased daytime frequency, pollakisuria）は，排尿回数が多すぎるという訴えであり，厳密な回数の規定はない。一般的には**日中 8 回以上**とすることが多い。

　病態としては，尿量の増加と膀胱容量の低下，膀胱頸部の刺激がある。尿量が異常に多い場合は多尿（polyuria）といい，成人では 1 日の尿量が 40mL/kg を超えるものと定義される。下部尿路疾患以外の多飲や，内科的疾患が原因となることが多い。

表 2-2　下部尿路症状

症状	詳細
蓄尿症状	● （昼間）頻尿 ● 夜間頻尿 ● 希尿 ● 尿意切迫感 ● 尿失禁（腹圧性尿失禁，切迫性尿失禁，混合性尿失禁，夜間遺尿症［夜尿症］，持続性尿失禁，そのほかのタイプの尿失禁） ● 膀胱知覚（正常，亢進，低下，欠如，非特異的）
排尿症状	● 尿勢低下 ● 尿線分割，尿線散乱 ● 尿線途絶 ● 排尿遅延 ● 腹圧排尿 ● 終末滴下
排尿後症状	● 残尿感 ● 排尿後尿滴下

健常成人のおおよその膀胱容量は 200 ～ 500mL 程度だが，頻尿になる膀胱容量の低下には，次の病態の存在が影響する。

- 大きな膀胱結石や膀胱腫瘍，萎縮膀胱などにより，器質的に膀胱容量が減少する。
- 下部尿路閉塞疾患などにより，多量の残尿が存在する。
- 急性膀胱炎などの下部尿路の炎症による刺激性の亢進がある。
- 過活動膀胱に代表される排尿筋過活動（膀胱括約筋が不随意に収縮する状態）がある。
- 精神的緊張によって昼間，覚醒時のみ頻尿になる神経性頻尿などで，機能的に膀胱容量が低下する。

┃ 2. 夜間頻尿

　夜間頻尿（nocturia）は，夜間，排尿のために 1 回以上起床しなければならないという訴えである。1 回以上と規定しているが，50 歳以上では夜間排尿が 1 回あることはまれではないため，臨床的には 2 回以上を夜間頻尿としていることが多い。

　病態としては，頻尿と同じく，夜間尿量の増加と膀胱容量の減少があり，特に昼間の頻尿はないが夜間頻尿のみ訴える場合は，高血圧，心疾患，睡眠時無呼吸症候群などによる夜間多尿（nocturnal polyuria）との鑑別が重要となる。夜間多尿は夜間の尿量の割合が若年者では 20％以上，65 歳以上の高齢者では 33％以上であるものと定義される。

┃ 3. 希尿

　排尿回数が 1 日に 1 ～ 2 回と極端に減少した状態を**希尿**（oligakisuria）という。

　病態としては，尿量減少，膀胱知覚の低下などである。多くは若い女性の習慣性希尿だが，先天性巨大膀胱，巨大膀胱憩室，低活動膀胱などの疾患によるものもあり，これらの

尿量と飲水量の関係

　頻尿にはあらゆる原因が考えられ，そのうち日常臨床で遭遇する機会の多い**多尿**に関して少し踏み込んで解説する。多尿にも要因はいくつかあるが，近年，熱中症予防のために飲水が奨励されている。脱水が脱水症や脳梗塞，尿路感染症，便秘のリスクを上昇させるのは事実である。しかし，過剰な飲水によって，尿量が増え（多尿），頻尿になり尿失禁の機会も増加する。さらに，残念ながら過剰な飲水により脳梗塞を予防する科学的根拠はなく，頻回の排尿行動のため転倒や骨折のリスクが上昇し，心不全や水中毒を誘発する可能性もある。つまり，適切な尿量を維持することが重要である。国際禁制学会（ICS）では，40mL/kg/ 日以上を多尿 [1] とし，これは体重 70kg の人の場合は 2.8L に相当する。尿量は環境要因（気温，湿度など）や個体因子（活動量，体質など）により変動する不感蒸泄の影響を大きく受けるため，適切な飲水量を厳密に規定することは困難であり，多尿となる 60～70％ 程度の尿量を維持することが適当と考えられる。

1) 本間之夫，他：下部尿路機能に関する用語基準，日本排尿機能学会雑誌，14：278-289, 2003.

場合は大量の残尿がみられるため，注意が必要である。

▌4. 尿意切迫感

　尿意切迫感（urgency）は，急に起こる，抑えられないような強い尿意で，我慢することが困難な状態である。不随意（本人の意思と関係なく）に膀胱の排尿筋収縮が生じているためと考えられる。尿意切迫感を必須症状とし，通常，頻尿，夜間頻尿を伴う症状症候群を**過活動膀胱**（overactive bladder：**OAB**）といい，**切迫性尿失禁**を伴うもの（OABwet）と伴わないもの（OABdry）がある。

▌5. 尿失禁

　尿失禁（urinary incontinence）は，不随意に尿が漏れるという症状である（図2-12）。尿漏れは汗や腟分泌物との鑑別が必要な場合もある。

❶腹圧性尿失禁

　腹圧性尿失禁（stress urinary incontinence）は，労作時または運動時，くしゃみや咳などで腹圧がかかったとき，膀胱内圧が尿道閉鎖圧を上回り，不随意に尿が漏れる状態である。

　原因は，骨盤底筋群の脆弱化と尿道括約筋機能の低下であるため，加齢・出産の影響を受けて圧倒的に中高年の女性に多い。男性の場合は前立腺手術後でみられることがある。

❷切迫性尿失禁

　切迫性尿失禁（urge urinary incontinence）は，尿意切迫感と同時または直後に，不随意に尿が漏れる状態である。

　原因は排尿筋過活動による。過活動膀胱，急性膀胱炎，脳血管障害などの神経因性膀胱（第4章-XII-C「神経因性膀胱」参照），前立腺肥大症に代表される下部尿路閉塞でもみられる。

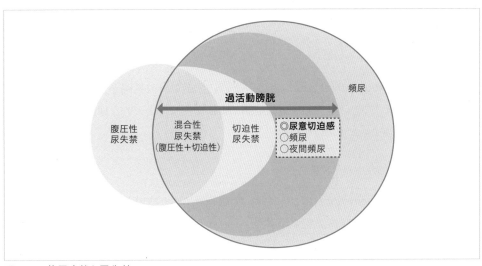

図2-12　蓄尿症状と尿失禁

第1編

構造と機能

2　症状と病態生理

診察・検査・治療

疾患と診療

症状に対する看護

検査と治療に伴う看護

疾患をもつ患者の看護

事例による看護過程の展開

❸ 混合性尿失禁

混合性尿失禁（mixed urinary incontinence）は，腹圧性尿失禁と切迫性尿失禁の両者が認められる状態である。

❹ 夜間遺尿症（夜尿症）

遺尿（enuresis）は不随意に尿が出ることを意味するが，睡眠中の尿失禁を意味するときは**夜間遺尿症**とし，通常は夜尿症（いわゆるおねしょ）のことを示す。**夜尿症**（nocturnal enuresis）は5歳くらいまでは生理的なものであり，トイレットトレーニングの習得とともに消失する。その後も認める場合は，排尿反射の抑制機能の未発達と考えられているが，環境因子，精神的因子，睡眠因子も影響する場合がある。昼間にも認める場合は，神経因性膀胱や尿管異所開口なども考慮しなければならない。

❺ 持続性尿失禁

持続性尿失禁（真性尿失禁，true incontinence）とは，持続的に尿が漏れるという愁訴である。尿道括約筋の障害が原因であり，先天的な欠損（膀胱外反症や尿管異所開口）や，手術時，分娩時の損傷などでみられる。

❻ 反射性尿失禁

反射性尿失禁（reflex incontinence）とは，尿意がないのに意思とは関係なく尿が漏れてしまう状態である。脳幹（橋）と下位の排尿反射の間が障害された反射性神経因性膀胱でみられる。

❼ 溢流性（奇異性）**尿失禁**

溢流性（奇異性）**尿失禁**（overflow incontinence）とは，低活動膀胱や下部尿路閉塞による尿排出障害のため膀胱内に多量の**残尿**＊があり，さらに尿がたまったり，腹圧がかかったりすることにより膀胱内圧が尿道内圧を超えるため，尿があふれ出る状態である。尿排出障害が原因であるが，蓄尿症状を呈しているため注意が必要である。

❽ 機能性尿失禁

機能性尿失禁（functional incontinence）とは，排尿機能は正常にもかかわらず，身体機能の低下（歩行困難や麻痺など）や認知機能の低下のため，尿失禁を生じる場合をいう。

❾ 尿道外尿失禁

尿道外尿失禁（extra-urethral incontinence）とは，尿道以外の経路からの尿漏れである。女児の尿管異所開口，手術操作や放射線療法によって生じた後天的な尿路と腟の交通（膀胱腟瘻，尿管腟瘻，尿道腟瘻）が原因となる。

6. 膀胱知覚

膀胱知覚（bladder sensation）については，病歴聴取により次の5つに分類される。
▶ 正常　蓄尿とともに膀胱充満感がわかり，それがしだいに増して強い尿意（urge）に至

＊ **残尿**：排尿直後に膀胱内に残る尿のこと。50mL以下は正常である。超音波検査で容易に測定可能である。

第1編

構造と機能

2 症状と病態生理

診察・検査・治療

疾患と診療

症状に対する看護

検査と治療に伴う看護

疾患をもつ患者の看護

事例による看護過程の展開

るのを感じる状態である。

▶ 亢進　蓄尿早期から持続的に尿意を感じる状態である。炎症や腫瘍・結石などの刺激によるもの，過活動膀胱に代表される排尿筋過活動に伴うもの，間質性膀胱炎などがある。

▶ 低下　膀胱充満感はわかるが，明らかな尿意を感じない状態である。

▶ 欠如　膀胱充満感や尿意がない状態である。

▶ 非特異的　膀胱充満を腹部膨満感，自律神経症状，痙性反応として感じる。脊髄損傷や脊髄の先天異常などの神経疾患で多くみられる。

B 排尿症状

排尿症状とは，排尿時にみられる症状である。基本的には，下部尿路閉塞や低活動膀胱（膀胱排尿筋の収縮力の低下）が原因となる。

❶尿勢低下

尿勢低下（slow stream）とは，尿の勢いが弱いという症状であり，通常は以前の状態あるいは他人との比較による。

❷尿線分割，尿線散乱

尿線分割，尿線散乱（splitting or spraying）とは，排尿の際，尿線が1本にならず，分裂して出る状態で，外尿道口の奇形，尿路結石・腫瘍，尿道狭窄，尿道炎などでみられる。

❸尿線途絶

尿線途絶（intermittent stream, intermittency）とは，尿線が排尿中に1回以上途切れる状態で，結石や凝血塊または腫瘍が膀胱頸部や尿道にはまり込んだ場合などで生じ，疼痛を伴うこともある。

❹排尿遅延

排尿開始が困難で，排尿準備ができてから排尿開始までに時間がかかることを，**排尿遅延**（hesitancy）という。

❺腹圧排尿

排尿の開始，尿線の維持または改善のために腹圧をかけることを要する状態を，**腹圧排尿**（straining）という。

❻終末滴下

排尿の終了が延長し，尿が滴下する程度まで尿流が低下することを**終末滴下**（terminal dribbling）という。

C 排尿後症状

排尿後症状とは，排尿直後にみられる症状である。

❶残尿感

残尿感（feeling of incomplete emptying）とは，排尿後もまだ尿が膀胱に残っているように感じる状態である。膀胱炎・尿道炎などの炎症による刺激症状でも起こる。

❷排尿後尿滴下

排尿後尿滴下（post micturition dribbling）は，排尿直後に，尿道に残った尿が不随意に出てくる状態である。

D 無尿・尿閉

無尿と尿閉は，尿が排出されないという病態は同様であるが，原因がまったく異なるため鑑別が重要である。下腹部の超音波検査や**導尿**により，容易に鑑別できる。

1. 無尿

無尿（anuria）は，尿の生成低下，または生成された尿が膀胱に達しないために，膀胱内の尿量が減少した状態である。1日の尿量が 400mL 以下の状態を乏尿，100mL 以下の状態を無尿といい，無尿は腎前性や腎性，腎後性に分類される。なお，無尿は慢性疾患に伴ってみられることもあるが，次に示す腎前性や腎後性無尿は一般的に急性発症であるため，急性腎不全に伴う無尿に関して記述する。

▶ **腎前性**（急性腎不全）　ショックや出血，心疾患，脱水などにより**腎臓への血液供給が減少**するため，尿生成が障害される病態である。

▶ **腎性**（急性腎不全）　大部分は毒物・薬物などによる急性尿細管壊死によって起こる。腎臓の虚血によって起こるものもあり，腎前性と病態が重なる。**腎臓そのものの障害**（虚血または腎毒性物質）により尿生成が障害される病態である。

▶ **腎後性**（急性腎不全）　腎臓で尿は生成されても，結石や腫瘍，狭窄などの**上部尿路**（腎盂から尿管）**の閉塞性通過障害**のため，尿量が減少する病態である。単腎のみでも腎機能を保持できるため，腎後性急性腎不全になる病態は両側性が一般的である。しかし，一方の腎臓の機能がない場合（先天的な欠損や萎縮腎など），残存する対側の腎臓に上部尿路閉塞が生じると，片側性であっても腎後性急性腎不全となる。

2. 尿閉

尿閉（urinary retention）は，膀胱内に尿が貯留しているが，排尿できない状態をいう。原因は膀胱以降の下部尿路に器質的・機能的閉塞が生じた状態による。器質的なものとしては前立腺肥大やがん，尿道狭窄，尿道結石などがある。機能的なものとしては神経因性膀胱があげられる。尿閉は，排尿がまったく不可能な完全尿閉と少量の尿を排出できるが大部分が残尿として膀胱内に存在する不完全尿閉に分けられる。また，症状出現の緩急により，突然発症する急性尿閉と，長い経過で徐々に残尿量が増加する慢性尿閉がある。

第1編

構造と機能

2 症状と病態生理

診察・検査・治療

疾患と診療

症状に対する看護

検査と治療に伴う看護

疾患をもつ患者の看護

事例による看護過程の展開

❶急性尿閉

急性尿閉は完全尿閉の形をとるものが多い。強い尿意と恥骨上部の疼痛，冷汗，頻脈などの全身症状を伴う場合も多く，強い苦痛を訴える。前立腺肥大症の経過中に，飲酒（前立腺の浮腫と排尿筋の収縮力低下をきたす）や，抗コリン作用（排尿筋の収縮力低下をきたす）のある薬剤（感冒薬など）を服用した際にみられることが多い。そのほかには，高度の血尿による膀胱内凝血塊形成，尿道断裂，脊髄損傷などにもみられる。

❷慢性尿閉

慢性尿閉では，苦痛は少ないが，尿意は低下か消失しており，多量の残尿が少しずつ漏れ出る現象が生じたり（溢流性尿失禁），両側水腎症をきたしたりしている場合もあるため，注意を要する。両側水腎症の場合には，腎不全を伴うこともある（両側上部尿路閉塞と同じことが起こっている）。

III 尿の異常

尿量は，水分の摂取量や発汗などにより変化するが，健康人では 1000 ～ 1500mL/ 日（約 1mL/kg/ 時）程度である。

血液中の水分は，まず糸球体で濾過されて原尿となり，次に尿細管で原尿の約 99% が再吸収されて血液に戻り，残りの約 1% が尿として排泄される。腎臓は，原尿が尿細管を通過する過程で Na^+ と水を再吸収することにより尿を濃縮し，体液量を調節している。水分摂取不足や下痢などにより体液量が減った場合には，腎臓では尿を濃縮して体内の水分量を確保しながら，尿量を最小限にするように働いている。

A 尿量の異常

1. 乏尿

1 日の尿量が約 **400mL 以下**の状態を**乏尿**といい，1 日の尿量が **100mL 以下**の状態を**無尿**という。

体内で生産された代謝による老廃物を尿中に排泄するためには，少なくとも，1 日に 400 ～ 500mL の尿量が必要とされる。乏尿や無尿は，腎臓そのものの機能が低下して尿を濾過できない場合や，脱水や心臓のポンプ機能の低下などにより腎臓に入ってくる血液量が減少した場合，両側の尿路や尿道の閉塞が起こった場合にみられる。

2. 多尿

1 日の尿量が **40mL/kg 以上**の状態を**多尿**という。

多尿をきたすメカニズムは水利尿と浸透圧利尿に分けられる。尿中に水が多く排泄される状態を水利尿といい，尿比重が 1.005 以下，または尿浸透圧が 300mOsm/kgH$_2$O 未満と低くなる。水利尿に関連するホルモンの一つに**抗利尿ホルモン**（antidiuretic hormone：**ADH**）がある。ADH は，バソプレシンともよばれ，尿量を少なくするように働くホルモンであり，視床下部でつくられて下垂体後葉に貯蔵され，血液中に放出される。放出された ADH は腎臓の集合管にある受容体（バソプレシン V$_2$ 受容体）に作用して尿の再吸収を促し，尿量を調節している。水分を必要以上に摂取すると ADH が低下して尿量は増加する。逆に脱水などで体液量が少ないときには ADH が増加して尿量は減少する。ADH の作用不足により，非常に薄い尿が過度につくられて，多飲多尿をきたす状態を尿崩症という。ADH の分泌低下による尿崩症を中枢性尿崩症といい，腎臓での反応性低下による尿崩症を腎性尿崩症という。水利尿による多尿は，尿崩症やバソプレシン V$_2$ 受容体拮抗薬（トルバプタン）の投与，心因性多尿症などでみられる。

浸透圧利尿は，原尿に含まれる溶質が多いために尿細管内の浸透圧が上昇し，これを等張に保つために尿細管での Na$^+$ と水の再吸収が減少した結果，尿量が増加する状態である。尿比重は 1.025 以上または尿浸透圧が 300mOsm/kgH$_2$O 以上と高くなる。浸透圧利尿は，糖尿病（高血糖），SGLT2 阻害薬投与，浸透圧利尿薬の投与（マンニトールや血管造影剤），急性腎不全回復期，尿細管のナトリウム吸収障害（腎不全やループ利尿薬の投与，間質性腎炎）などでみられる。

3. 夜間多尿

夜間の尿量が多い状態を**夜間多尿**という。通常，夜間は尿を濃縮することにより排尿回数が減るが，尿の濃縮機能が低下すると夜間の尿量が増えて排尿回数が増える。夜間多尿では，夜間の尿量が 1 日総尿量の 1/3 以上になる。一方で 1 回の排尿量は 150 〜 200mL 以上あり，正常である。高齢者では夜間多尿は 30 〜 50% に認められる。

夜間多尿の原因としては，慢性腎臓病による尿濃縮能低下や高血圧，心不全，塩分摂取過剰，睡眠時無呼吸症候群，就寝前の水分摂取過剰，加齢に伴う抗利尿ホルモン分泌低下，糖尿病などがある。

B 尿性状の異常

1. たんぱく尿

150mg/ 日以上の尿たんぱくが検出される状態を，**たんぱく尿**という。正常でも 100 〜 150mg/ 日以下のたんぱくが尿中に排泄されており，排出されるたんぱくの種類は様々であるが，約半分がアルブミンや IgG などの血清たんぱくで，残りの約半分はヘンレ係蹄上行脚で分泌される糖たんぱく（タム–ホースフォール［Tamm–Horsfall］たんぱく）である。

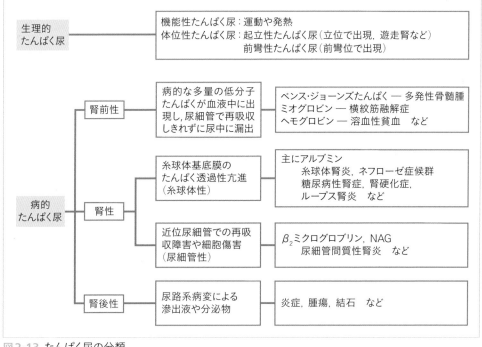

第1編

構造と機能

2
症状と病態生理

診察・検査・治療

疾患と診療

症状に対する看護

検査と治療に伴う看護

疾患をもつ患者の看護

事例による看護過程の展開

図2-13 たんぱく尿の分類

尿たんぱくは24時間蓄尿で測定する必要がある。しかし，24時間蓄尿を毎回外来患者で正確に行うには手間がかかる。1日の尿たんぱく量は，随時尿の尿たんぱく / 尿クレアチニン比（mg/gCr）を求めることにより推定することが可能であり，これを尿たんぱくのクレアチニン補正という。たんぱく尿の分類を図2-13に示す。

1 ┃ 生理的たんぱく尿

尿たんぱくは健常者でも認めることがあり，これを**生理的たんぱく尿**という。生理的たんぱく尿には，激しい運動や発熱時に一過性にみられる機能性たんぱく尿や，特定の体位で出現する体位性たんぱく尿がある。体位性たんぱく尿には，遊走腎などに伴い立位でのみ出現する起立性たんぱく尿や，前彎位をとった場合に出現する前彎性たんぱく尿がある。発熱時にみられる一過性の生理的たんぱく尿を熱性たんぱく尿という。起立性たんぱく尿は，早朝起床時尿の尿たんぱく陰性かつ随時尿の尿たんぱく陽性を確認することで鑑別される。

2 ┃ 病的たんぱく尿

病的たんぱく尿は，尿中へのたんぱくの出現機序により，以下に分けられる。

❶腎前性たんぱく尿

尿が糸球体で濾過される際に，糸球体基底膜は低分子のたんぱくを通過させる。低分子のたんぱくは一定量までは尿細管で再吸収されるが，血液中に病的な低分子たんぱくが大

量に出現した場合には，尿細管で再吸収しきれずに尿中に検出される（オーバーフロー型た
んぱく尿）。これが**腎前性たんぱく尿**である。代表的なものには多発性骨髄腫でみられる**ベ
ンス・ジョーンズたんぱく**（Bence-Jones protein：BJP）がある。

❷ 腎性たんぱく尿

　腎性たんぱく尿は，腎実質の糸球体や尿細管の障害により認められるものである。

　糸球体病変を有する腎疾患では，糸球体基底膜の機能が障害されることにより，たんぱ
く透過性が亢進して，通常は濾過されない高分子のたんぱくが尿中に排出される場合があ
る。これを糸球体性たんぱく尿という。糸球体性たんぱく尿ではその原因疾患によっては
多量の尿たんぱくをみる場合があり，1日3.5g以上の尿たんぱくと，たんぱくの尿流出
による低アルブミン血症を認める場合を，ネフローゼ症候群という。アルブミン主体のた
んぱく尿は糸球体病変を示唆する。

　尿細管障害により流出するたんぱく尿を**尿細管性たんぱく尿**という。β_2ミクログロブリ
ン（β_2-MG）などは正常糸球体から漏出し，通常は近位尿細管で再吸収されるが，尿細管
障害により再吸収能が低下した場合は尿中に出現する。N-アセチル-β-D-グルコサミニ
ダーゼ（N-acetyl-β-D-glucosaminidase：NAG）は尿細管細胞の細胞質に存在するが，尿
細管細胞が障害されることにより尿中に排出される。これら尿細管性たんぱく尿の存在は，
尿細管間質性腎炎などの尿細管病変を示唆する。

❸ 腎後性たんぱく尿

　腎後性たんぱく尿は，炎症や腫瘍，結石などによる尿路からの滲出液や分泌物に起因す
るたんぱく尿であるが，たんぱく尿のうち，量的にはわずかである。

┃ 2. 血尿

　血尿の定義は，尿中に赤血球（RBC）が混入した状態で，尿中の赤血球数が20個/μL
以上，尿沈渣検査で5個/HPF（顕微鏡で400倍強拡大）以上とされる。

　血尿については，顕微鏡的か肉眼的か，症候性か無症候性か，糸球体性か非糸球体性か
によって疾患の鑑別を行っていく。血尿をきたす疾患は多種あり，それぞれの疾患の特徴
を個別に理解することで鑑別する。この項目では血尿をきたす代表的な疾患を表2-3に提
示する。

　問診では血尿以外の症状の有無を確認することが重要である。症候性の肉眼的血尿がみ
られる例として，細菌性膀胱炎は排尿時痛を伴うことが多い。尿路結石は背部側腹部痛を
伴うことが多い。

　また，血尿の種類として，糸球体性か非糸球体性かどうかも鑑別の助けになる。尿検査
で変形赤血球やたんぱく尿を認める場合は，糸球体性血尿である可能性が高い。臨床所見
で，高血圧や浮腫，たんぱく尿などがみられている場合も糸球体性を疑う。ただし，形態
的に糸球体性血尿が疑われる場合でも，尿路系疾患が存在する場合もあるので，注意が必
要である。

表2-3 血尿をきたす代表的な疾患

分類	疾患名
糸球体疾患	糸球体腎炎, IgA腎症, Alport症候群, 菲薄基底膜病（thin basement membrane病）
間質性腎炎	薬物過敏症など
血液凝固異常	凝固線溶異常（DIC, 血友病）, 抗凝固療法
尿路感染症	腎盂腎炎, 膀胱炎, 前立腺炎, 尿道炎, 尿路結核
尿路結石症	腎結石, 尿管結石, 膀胱結石
尿路性器腫瘍	腎細胞癌, 腎盂腫瘍, 尿管腫瘍, 膀胱腫瘍, 前立腺癌
尿路外傷	腎外傷, 膀胱外傷
腎血管性病変	腎動静脈血栓, 腎梗塞, 腎動静脈瘻, 腎動脈瘤, ナットクラッカー現象
憩室症	腎杯憩室, 膀胱憩室
その他	壊死性血管炎, 紫斑病, 多発性嚢胞腎, 海綿腎, 腎乳頭壊死, 前立腺肥大症, 放射線性膀胱炎, 間質性膀胱炎

出典／血尿診断ガイドライン編集委員会：血尿診断ガイドライン, 2006, p.17.

　血尿の鑑別疾患として見落としてはならないのが, 悪性腫瘍の存在である。非糸球体性の無症候性肉眼的血尿がみられたときは, 悪性腫瘍のスクリーニングを必ず行う。特に, リスクファクター（40歳以上の男性, 喫煙歴, 化学薬品曝露など）を認める場合は, 顕微鏡的血尿であっても尿路上皮がんを念頭に置き, 尿細胞診や膀胱鏡検査, CT検査などを施行する。顕微鏡的血尿の疾患鑑別のための検査フローチャートを図2-14に示す。

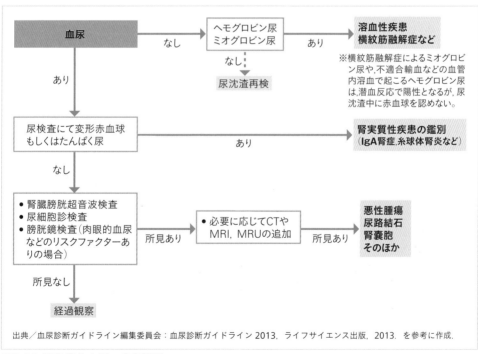

出典／血尿診断ガイドライン編集委員会：血尿診断ガイドライン2013, ライフサイエンス出版, 2013. を参考に作成.

図2-14 顕微鏡的血尿の疾患鑑別

第1編

構造と機能

2 症状と病態生理

診察・検査・治療

疾患と診療

症状に対する看護

検査と治療に伴う看護

疾患をもつ患者の看護

事例による看護過程の展開

3. 膿尿

膿尿は，尿沈渣検査で白血球（WBC）≧5個/HPF，あるいは非遠心尿の計算盤で白血球10個/μL以上を有意と定義する。膿尿は膀胱炎をはじめとする尿路感染症で，同時に細菌尿を認めることが多く，原因菌は大腸菌を主とする直腸の常在菌（グラム陰性桿菌）である。

しかし，膿尿があるにもかかわらず，尿培養で原因菌がない場合を無菌性膿尿とよび，結核菌などの特殊な菌による感染を考える必要がある。

4. 乳び尿

乳び尿は，何らかの原因によりリンパ管内圧が上昇して瘻孔をきたし，乳びリンパ液が腎盂腎杯系へ流入することで生じるとされる。リンパ管内圧上昇をきたす主な原因は寄生虫感染であり，そのほか，悪性腫瘍，外傷，多胎妊娠などがある。乳び尿は白色混濁尿であり，しばしば排尿時違和感や痛みを伴う。

5. そのほかの尿性状の異常

▶ 尿糖　血液中に含まれる糖は糸球体で自由に濾過され，そのほとんどは近位尿細管にあるナトリウム・グルコース共役輸送体（sodium glucose co-transporter；SGLT）を介して再吸収されるため，健康な人の尿に糖は検出されない。糖尿病などで血糖値が上昇し，糸球体から濾過された糖が尿細管から再吸収される極量を超えると，尿中に糖が出現する。これを尿糖という。血糖値180mg/dLを超えると尿糖が出現する。

SGLTにはいくつかのサブタイプの存在が確認されており，主にSGLT2が腎臓におけるグルコースの再吸収の中心的な役割を果たしている。糖尿病および慢性心不全やCKDの治療薬として使用されるSGLT2阻害薬は，尿細管におけるSGLT2の働きを抑えることでブドウ糖の再吸収を抑制し，ブドウ糖を尿に排泄させる。このため，SGLT2阻害薬内服中には尿糖が検出される。

血糖値に異常がなく，腎尿細管の糖再吸収障害によって起こる尿糖を腎性尿糖という。腎性尿糖は，先天的にはファンコニ（Fanconi）症候群やウィルソン（Wilson）病，ガラクトース血症などでみられ，後天的には慢性カドミウム中毒などの尿細管間質障害でみられる。

▶ 尿比重・尿浸透圧　尿比重および尿浸透圧は，ともに尿中に排泄されている溶質の量を反映しており，腎臓における尿の濃縮の指標となる。腎臓では，糸球体で濾過された原尿が尿細管を通過する過程でNa^+と水を再吸収することにより尿を濃縮し，体液量を調節している。これにより，血清浸透圧は275〜290mOsm/kg H_2Oでほぼ一定に保たれる。健常人の場合の尿浸透圧は300〜800mOsm/kg H_2Oとされている。尿比重は通常1.010〜1.025の範囲にあり，1.030以上を高比重尿，1.010未満を低比重尿とよんでいる。

腎機能低下が進行すると，腎は尿を濃縮することも希釈することもできなくなり，尿比重は1.010あたりに固定する。これを等張尿といい，尿浸透圧では約300mOsm/kg H_2O

第
1
編

構造と機能

2
症状と病態生理

診察・検査・
治療

疾患と診療

症状に対する
看護

検査と治療に
伴う看護

疾患をもつ
患者の看護

事例による看護
過程の展開

に相当する。

▶ pH　尿の pH は 5.0 ～ 6.5 が正常である。血液の pH を弱アルカリ性（pH7.35 ～ 7.45）に保つために，腎臓は絶えず酸を排泄している。そのため，尿は酸性になっている。

IV　疼痛

Ⓐ　腎および尿管痛

1. 背部・側腹部痛

　結石や凝血塊などで尿管が閉塞し，腎盂内圧が上昇して腎実質に圧が加わることで，背部や側腹部に疝痛を生じる。さらに，腎結石や腎盂腎炎，上部尿路結石に由来するものは，尿管の走行に沿って放散痛を生じる。腎結石や腎盂腎炎では，診察の所見として肋骨脊柱角（CVA）の叩打痛が特徴である。また，慢性の水腎症や炎症による浮腫，腫瘍による圧迫などでは，背部に鈍痛を生じることがある。

2. 疝痛

　疝痛とは差し込むような痛みと表現される。腎・泌尿器科領域においては，尿路結石や凝血塊が原因となり，急に尿管が閉塞され，強い痛みが周期的間欠的に起こる。腎盂内圧の上昇による腎被膜緊張の痛みと，尿管平滑筋の攣縮による痛みである。また，痛みは尿管の走行に沿って，背部，側腹部，前下腹部の片側に起こる。

3. 下腹部痛

　下腹部痛の原因は様々である。泌尿器科疾患においては，尿閉や膀胱炎，膀胱がん，膀胱結石，前立腺炎，精巣捻転などで下腹部痛が生じる。尿路結石でも尿管性の疼痛が下腹部に放散することで下腹部痛を生じる。下部尿路結石に由来するものは，鼠径部や陰嚢部に放散し，頻尿，尿意切迫感，残尿感などの膀胱刺激症状を伴うことがある。

Ⓑ　膀胱痛

　膀胱痛の原因で最も多いのが膀胱炎である。膀胱炎では排尿時痛や尿道口痛が随伴症状として起こることが多い。また，尿閉時には膀胱壁が過度に伸展され，恥骨上部に腹部膨満感とともに痛みを生じる。そのほか，膀胱に尿がたまって拡張すると疼痛があるが，排尿で改善する場合は間質性膀胱炎が疑われる。

C 尿道痛, 陰茎痛

　外尿道口より細菌などが侵入して炎症を起こしたり，尿道粘膜が傷ついたりすることで，尿道痛を生じる。尿道の長さは平均で，男性が約20cm，女性が約4cmと，女性のほうが短いため，女性は尿道口から侵入する細菌に感染しやすく膀胱炎にかかりやすい。

　陰茎の痛みの原因として，亀頭や包皮が赤く腫れる亀頭包皮炎や，水疱ができて激しい疼痛を伴う，性感染症の一つである性器ヘルペスなどがある。

D 前立腺由来の痛み

　前立腺に炎症を起こすと多くは膀胱頸部にも波及し，尿道に違和感が生じる。細菌性前立腺炎では，高熱，全身倦怠感，頻尿，排尿時痛に加え，検査で膿尿や炎症マーカーの上昇を認め，PSA（前立腺特異抗原）が異常高値を示すことが多く，急性の経過をたどる。非細菌性前立腺炎では，疼痛は**鈍痛**として自覚されることが多く，原因不明の慢性の経過をたどり，会陰部や下腹部の違和感，排尿障害などを認める。前立腺がんでは通常，前立腺の痛みはない。

E 精巣痛, 精巣上体由来の痛み

　精巣や精巣上体由来の痛みの原因として，精巣捻転や精巣垂・精巣上体垂捻転，精巣炎，精巣上体炎などがある。これらは急性陰嚢症とよばれ，急速に発症し，局所に激痛を伴う。精巣上体炎は尿道や前立腺の細菌感染が精管をとおり精巣上体に及んで発症し，精巣の脇に接する精巣上体が硬く腫れ，激痛を伴う。そのほか，外傷や精索静脈瘤なども陰嚢の痛みを自覚する。精索静脈瘤は，持続する鈍痛がみられ，不妊の原因の一つになる。

F 射精（時）痛

　射精時の痛みは，尿道，会陰部，膀胱部，下腹部など広範囲にわたり，射精の一連の過程で痛みを生じるとされる。尿道や前立腺部の炎症が原因となることが多いが，明らかな原因を認めないことも多い。若い男性においては，複数回の自慰行為による，平滑筋の過度の伸展による射精痛も起こる。

G 排尿時痛

　排尿時痛の多くが尿路病原性細菌の感染によるもので，膀胱炎や尿道炎などで認める。

発熱や倦怠感などを伴う場合は，腎盂腎炎や前立腺炎を併発している可能性がある。

　排尿中のどのタイミングで痛いかは，排尿時痛の鑑別の参考になる。排尿初期の痛みの原因は，尿道炎や性感染症などが多く，排尿終末期の痛みの原因は，尿路結石や膀胱炎が多い。排尿中に持続する痛みの場合は，尿道狭窄を起こしている可能性がある。

第1編
構造と機能
2
症状と病態生理
治療　診察・検査・
疾患と診療
症状に対する　看護
検査と治療に　伴う看護
疾患をもつ　患者の看護
過程の展開　事例による看護

V 尿毒症

　腎機能障害が増悪した際に，蓄積した窒素化合物などの物質によって体内に様々な異常をきたす。本来尿中に排泄され，体内に有害な症状をもたらす物質のことを総称して「尿毒症性毒素」とよび，この作用によって現れる様々な症状を**尿毒症**という。腎機能が悪化するにつれて尿毒症の症状は激しくなり，多岐にわたる（表2-4）。しかし，腎機能障害の初期には無症状であることがほとんどである（図2-15）。

　一般に eGFR が 30〜60mL/ 分 /1.73㎡になったあたりから，症状が出現する。初期には不眠や夜間尿などの軽微なものが多く，中等症となると皮膚のかゆみや食欲不振などがみられるようになる。末期腎不全に至ると，アンモニアのような口臭を示し，悪心・嘔吐，痙攣，ミオクローヌスなどの不随意運動，意識障害などを呈する。末期腎不全では体液貯留による心不全症状や尿毒症肺も合併することが多いため，呼吸困難や起座呼吸を呈する。尿毒症が高度な場合には，透析や腎移植などの腎代替療法によって治療する必要がある。

表2-4　尿毒症の症状

皮膚・粘膜症状	色素沈着，紫斑，瘙痒感，脱毛，尿素結晶析出（uremic frost）
中枢神経症状	意識障害，睡眠障害，眠気，痙攣，記銘力低下，いらいら感，精神症状
末梢神経障害	脱力感，知覚障害，レストレスレッグス症候群（不随意運動）
呼吸器症状	呼吸困難，尿毒症性肺炎
循環器症状	心不全，心肥大，高血圧，浮腫，心外膜炎，不整脈，動脈硬化
消化器症状	悪心，嘔吐，食欲不振，口臭，下痢，味覚障害，吃逆，膵炎，胃腸炎，出血
骨・関節症状	骨・関節痛，異所性石灰化，腎性骨異栄養症
眼症状	尿毒症性網膜症，結膜炎，角膜石灰沈着，網膜剝離，糖尿病性網膜症
血液・凝固異常	貧血，出血傾向，溶血，血小板量的・質的異常
内分泌・代謝障害	2次性副甲状腺機能亢進症，無月経，性機能低下，耐糖能低下，高尿酸血症
免疫異常	易感染性
電解質異常	高リン血症，高カルシウム血症，低カルシウム血症，低ナトリウム血症
酸-塩基平衡異常	代謝性アシドーシス

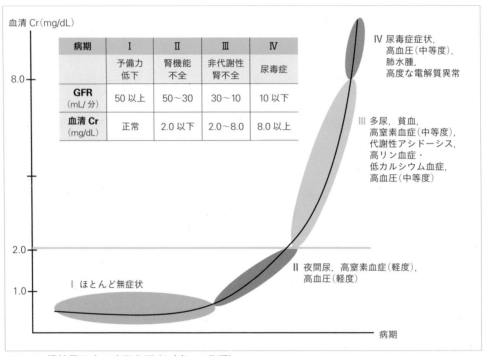

病期	I	II	III	IV
	予備力低下	腎機能不全	非代謝性腎不全	尿毒症
GFR (mL/分)	50 以上	50〜30	30〜10	10 以下
血清 Cr (mg/dL)	正常	2.0 以下	2.0〜8.0	8.0 以上

血清 Cr(mg/dL)

IV 尿毒症症状，
高血圧(中等度)，
肺水腫，
高度な電解質異常

III 多尿，貧血，
高窒素血症(中等度)，
代謝性アシドーシス，
高リン血症・
低カルシウム血症，
高血圧(中等度)

II 夜間尿，高窒素血症(軽度)，
高血圧(軽度)

I ほとんど無症状

病期

図2-15 慢性腎不全の病期分類（Seldinの分類）

VI 腫瘤

1 腹部の腫脹・腫瘤

　側腹部の腫脹・腫瘤は主に，腎臓や副腎，後腹膜腫瘍などに由来し，左右季肋部または側腹部に触知することがある。ただし，通常は肋骨弓に覆われ，副腎および腎臓上部の腫瘤を触知することは困難であり，自覚症状として現れにくい。主な原因疾患として，**水腎症**，**腎嚢胞**，**腎細胞がん**，腎腫瘍などがある。腫脹や腫瘤が両側性の場合は，成人では嚢胞腎が多い。片側性の場合は，水腎症やウィルムス腫瘍を含む腎腫瘍，腎嚢胞，遊走腎が想起される。いずれも腹腔臓器由来の腫瘤との鑑別を要する。また，**尿閉**状態などで尿が貯留し緊満した際に，膀胱のある下腹部に膨隆を認め，非可動性球状腫瘤として触知する。尿閉では，通常尿意切迫感や溢流性尿失禁などの自覚症状を伴うが，慢性尿閉の場合は無症状であることも多い。そのほかに，凝血塊による膀胱タンポナーデや進行性膀胱がん，膀胱後腔腫瘍，尿膜管腫瘍・嚢腫，停留精巣に発生した巨大精巣腫瘍などがある。

2 陰嚢部の腫瘤

　陰嚢部の腫瘤は，主に有痛性のものと無痛性のものに分かれ，いずれの場合も，腫大している部位により精巣腫瘤であるか精巣上体腫瘤であるかを同定することが重要である。

第
1
編

構造と機能

2
症状と病態生理

診察・検査・治療

疾患と診療

症状に対する看護

検査と治療に伴う看護

疾患をもつ患者の看護

事例による看護過程の展開

有痛性では**急性精巣上体炎**，**精索捻転**，ムンプス精巣炎があり，急性発症のものが多い。無痛性では**陰囊水腫**（瘤），精液瘤，精索水瘤，**精巣腫瘍**，精索静脈瘤（時に有痛性），結核性精巣上体炎などがあり，鼠径（そけい）ヘルニアとの鑑別を要する。

3 │ 前立腺の腫瘤

前立腺は恥骨の背側，直腸の前面に位置しており，患者を仰臥位で膝を抱えた姿勢にさせ経直腸的に示指を挿入する，直腸診によって触知が可能である。正常の場合，大きさは約3cm×3cmのクルミ大程度で，中央溝を触知し，弾性硬を呈し，圧痛を認めない。**前立腺肥大症**では腫大した前立腺を触知するが，表面平滑，弾性硬で，圧痛はない。**前立腺がん**では，正常から腫大した前立腺を触知し，表面不整，石様硬（せきようこう）または部分的な硬結を触れる場合がある。このほか，圧痛を認める場合は前立腺炎が疑われる。いずれの疾患においても，前立腺特異抗原（PSA）の上昇を認めるため，直腸診による鑑別は重要である。

Ⅶ そのほかの症状

▌1. 視力の異常

腎疾患では，尿毒症や，糖尿病，高血圧症などの基礎疾患に合併する種々の眼病変に伴い，視力の異常がみられることがある。医療機関の受診歴のない糖尿病や高血圧症などの患者では，長期にわたり全身的な自覚症状に乏しい場合があり，視力の異常が腎疾患の診断のきっかけになることもある。

1 │ 視力障害

腎疾患でみられる視力障害の原因には，尿毒症による尿毒症性網膜症や，糖尿病による糖尿病性網膜症，高血圧による高血圧性網膜症，緑内障，白内障などがある。特に糖尿病性腎症では，糖尿病性網膜症が先行していることが多い。

2 │ 眼底の変化

尿毒症性網膜症の眼底所見では，表在性網膜出血や軟性白斑，網膜血管の狭小化などの高血圧性変化に加えて，網膜のびまん性浮腫（ふしゅ）や視神経乳頭浮腫（にゅうとう），黄斑部の星芒状白斑（せいぼうじょう）などがみられる。糖尿病性腎症では，糖尿病性網膜症による眼底初見として網膜の出血や硬性白斑，浮腫（ふしゅ），網膜の梗塞巣（こうそくそう）（軟性白斑）などがみられ，さらに進行したものでは網膜血管新生や硝子体出血（しょうしたい），網膜剝離（はくり）などがみられる。

2. 性機能の異常

1 精巣機能障害

精巣の機能には，ライディッヒ細胞でのテストステロン分泌作用と，精細管での精子形成作用（造精機能）の2つがある。テストステロンは下垂体前葉の性腺刺激ホルモン分泌とともに2次性徴の発現に関与し，精子形成を促す。不妊症とは，妊娠を望む健康な男女が，避妊をせずに通常の性交を継続的に行っているにもかかわらず，1年以内に妊娠に至らない状態をいい，約10%の夫婦にみられる。造精機能障害は，**男性不妊症**の原因の約70%を占め，このほかの原因として精路通過障害や**勃起障害**（erectile dysfunction：**ED**）などがある。

2 男性性機能障害

性的刺激は，大脳中枢あるいは陰部神経から脊髄への反射弓を介して伝達され，主に陰茎海綿体洞内の血流量を増大させる。これにより勃起を得る。性行為は，性欲，勃起，性交，射精，オルガズムという一連の過程からなり，このうちの一つを欠くか不十分なものを**男性性機能障害**とよぶ。その一つである ED は，性交時に有効な勃起が得られないため満足な性交が行えない状態と定義される。原因によって，機能性，器質性とそれらの混合性の3つの疾患に大別される。機能性疾患は主に心理的ストレスや精神疾患によるもので，器質性疾患は循環器系，神経系，陰茎そのものの解剖学的異常，あるいは糖尿病や内分泌機能の異常によって生じる。このほか，手術などによる医原性あるいは薬剤性などがある。

3. 精液の異常

精液は約20%が前立腺液で，約80%は精嚢からの分泌液で構成され，白色から黄色を呈する。主な精液の外観の異常としては，血精液症がある。精液中に血液が混入することで，暗褐色から灰黄色，時には鮮紅色を呈することもある。血精液症は，主に炎症や腫瘍，結石などによって生じるが，原因不明のものも多い。また，不妊症の精査目的に精液検査を行うことで，精液量や精子濃度，運動率および形態の異常などが把握できる。

国家試験問題

1 下部尿路症状のうち蓄尿症状はどれか。**2つ選べ。** (107回 PM87)

1. 尿失禁　　　2. 残尿感　　　3. 腹圧排尿
4. 尿線途絶　　5. 尿意切迫感

▶ 答えは巻末

第 **3** 章

腎・泌尿器疾患にかかわる診察・検査・治療

I 診察

A 問診

1. 主訴

　主訴とは患者が診療に訪れる際のきっかけとなる主とした訴えである。自覚症状があることもあれば，本人の自覚がなくとも他者から指摘された他覚症状であることもある。また，健康診断や人間ドックで尿潜血陽性や尿たんぱく陽性，腎機能障害など，検査結果に異常を指摘され，精査目的に来院することも多い。いずれにおいても主訴として簡潔に記載する。

2. 現病歴

　主訴となる症状や状況に関して，5W1H（いつ when，どこで where，誰が who，何を what，なぜ why，どのくらい how）を意識しつつ話を聞くことが大切である。急性発症なのか慢性的に推移しているのか，どのような症状があるのか，症状の程度の強弱など，詳細な現病歴聴取は患者の病態を探るうえで極めて重要である。

3. 既往歴

　過去の病気の罹患歴や受診時点で加療中・経過観察中の疾病の有無も重要な情報である。高血圧症や糖尿病，膠原病，尿路結石症，悪性腫瘍などは，腎・泌尿器科の異常を呈する病態と密接なかかわりを有することがあり，これらの既往について確認しておく。また，服用中の薬やサプリメント，外傷の有無，女性の場合は妊娠・出産歴についても聴取する。

4. 家族歴

　腎・泌尿器科疾患には，多発性囊胞腎や結節性硬化症，アルポート（Alport）症候群，フォン・ヒッペル－リンダウ（Von Hippel-Lindau）病などの遺伝性疾患や結核や，尿路結石など食生活や生活環境と関連が指摘される疾患もあり，家族の病歴についても聴取する。

5. 社会歴，生活像

　職歴や生活環境，喫煙やアルコール摂取などの嗜好の有無，サプリメント服用歴，妊娠，出産，性交歴の聴取も重要である。
　近年では高齢の患者も多いため，いわゆる日常生活動作（activity of daily living：ADL）や，介護の状況についても聴取する。

第1編

構造と機能

症状と病態生理

診察・検査・治療

疾患と診療

症状に対する看護

検査と治療に伴う看護

疾患をもつ患者の看護

事例による看護過程の展開

3

B 身体所見

1. 視診

　視診では頭部から四肢末梢まで広く観察する。頭部では顔貌や眼瞼の浮腫，眼瞼結膜，眼球結膜，口唇の色調などを観察する。腎機能障害患者では全身性に浮腫を生じることがあり，頭部のほか手指や手背，下肢など，四肢末梢を含めて浮腫の分布を確認する。

　腹部視診では，仰臥位をとり，腹部の膨隆の有無や対称性，手術瘢痕，皮膚線条，静脈の怒張，体毛の状態などを観察する。

　外陰部視診では，陰毛や外性器の発育状態，形態を観察する。陰茎では包皮の状態や外尿道口の位置，陰囊との位置関係，腫瘤や潰瘍形成，発赤，浮腫の有無などを観察する。

2. 触診

　腹部の触診は，仰臥位で両膝を軽く曲げて立てさせ，腹壁を弛緩させた状態で行う。まず，手掌を軽く腹壁に当て，緩やかに圧迫する。これにより，圧痛や大きな腫瘤，筋性防御の有無などを調べる。浮腫がみられる場合，指で数秒間強く押した後に圧痕が残る圧痕性浮腫（pitting edema）を確認する。圧痕性浮腫は間質への水分貯留が原因で，ネフローゼ症候群や心不全などでみられる。踝や脛骨前面でわかりやすい。

1 ｜ 腎臓

　腎臓の触診では，大きさや表面の性状，硬さ，圧痛の有無，呼吸性移動の状態を観察する。通常，正常な状態では腎臓の触知は困難であるが，小児ややせた女性などでは右腎を触知できることがある。

　代表的な触診法としてGuyon法がある（図3-1）。片手を肋骨脊柱角（costovertebral angle：CVA）に当てて持ち上げるようにし，もう一方の手を同側の肋骨弓下の腹壁に置いて，ゆっくりと深呼吸させながら，両手で腹部をはさむように触診する方法である。深吸気時に下降した腎下極（最も足側）を触知し，呼気時に肋骨弓下に消失する，腎臓の呼吸性移動を感じることができる。背部に当てた手で腎臓を押し上げると，腹壁上の手に浮球が当たるような感覚（腎浮球感）を触知できることがある。

　腎腫瘍や水腎症，腎囊胞などでは腎臓が腫大し触知されやすくなる。水腎症や腎囊胞では弾力のある腫瘤として触知され，炎症や急激な尿路の閉塞では，圧痛や**叩打痛**を認めることがある。また，腎細胞がんでは硬い腫瘤として触知され，可動性の消失や表面の凹凸不整を認めることがある。

　解剖学的に尿管は腹壁からは触知し得ないが，尿管の炎症や結石が存在すると，尿管の走行に一致した抵抗や圧痛を触知できることがある。

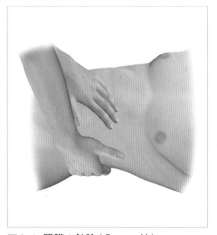

図3-1 腎臓の触診（Guyon法）

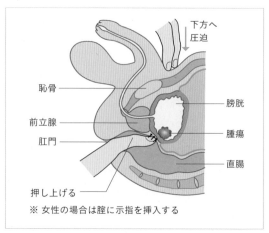

下方へ
圧迫

恥骨

前立腺

肛門

膀胱

腫瘍

直腸

押し上げる

※ 女性の場合は腟に示指を挿入する

図3-2 双手診

2 ｜ 膀胱

　正常では恥骨により膀胱は触知できない。著明な尿貯留があると触診可能となり，下腹部の球状の腫瘤として触知する。尿閉をきたしている場合には圧痛を認める。膀胱炎など炎症の波及があると，不快感や疼痛，尿意を訴える。

　膀胱腫瘍がある場合には双手診を行い，腫瘍の大きさや性状，可動性の有無などを触診する。双手診は通常，砕石位（仰臥位で膝を屈曲し，抱え込むような体位）で行い，恥骨上の左手指と，男性では直腸，女性では腟に挿入した右手示指を用いて触診する（図3-2）。

3 ｜ 鼠径部

　陰茎や外陰のがんや感染症では鼠径部のリンパ節が腫脹し，触診可能となることがある。腫脹したリンパ節の大きさや個数，圧痛の有無などを観察する。性感染症の梅毒では，亀頭や冠状溝，腟前庭や小陰唇に初期硬結*と潰瘍を形成したのち，無痛性横痃とよばれる鼠径リンパ節の腫脹を認める。鼠径ヘルニアでは，軟らかな腫瘤として触知することがあり，還納可能な場合は触診で消失し，立位や腹圧をかけることで膨隆してくる。停留精巣では陰嚢内から，外鼠径輪や鼠径管にかけて注意深く触診し，精巣の発見に努める。

4 ｜ 陰茎

　陰茎の大きさや，屈曲や硬結の有無，皮疹や潰瘍の有無，包皮や亀頭の状態，外尿道口の位置や分泌物の有無を診察する。包茎の場合は，包皮を翻転させて亀頭部を観察する。陰茎がんや尖圭コンジローマは，冠状溝や包皮内板に好発する腫瘍としてみられる。ペイロニー（Peyronie）病は勃起時の陰茎の屈曲や疼痛をきたす病態で，陰茎の硬結を触知する。

＊硬結：通常は弾力がある前立腺が，「しこり」のように硬くなっている状態のことをいう。

第
1
編

構造と機能

症状と病態生理

3

診察・検査・治療

疾患と診療

症状に対する看護

検査と治療に伴う看護

疾患をもつ患者の看護

事例による看護過程の展開

5 | 陰嚢

陰嚢の触診では，陰嚢皮膚の発赤，腫脹，浮腫の有無を確認する。陰嚢内には精巣や精巣上体，精管，精索静脈叢があり，これらは，陰嚢皮膚とは癒着しておらず，可動性を有しており，それぞれが触知可能である。下半身の浮腫が著明な場合，陰嚢皮膚から包皮にも浮腫が及んでおり，陰嚢皮膚は厚く浮腫状を呈するが，精巣などは腫大しておらず鑑別できる。精巣では，大きさや硬さ，形，硬結の有無，疼痛，圧痛の有無を調べる。精巣上体では，頭部や体部，尾部に分け，硬結や癒着，圧痛を調べる。精索の触診では，内部の腫瘤や精索静脈の状態を調べる。精索水瘤や精液瘤は，弾性のある腫瘤や硬結様に触知される。精索静脈瘤は，立位での触診や腹圧をかけての触診が有用なことがある。陰嚢内容の腫大を認めた場合には，発症の経過（急性に発症したか，緩徐に発症したか），硬さや弾力性，疼痛・圧痛の有無，透光性などにより診断を進める。精巣腫瘍や精巣上体炎，陰嚢水腫，ムンプス精巣炎，精巣捻転症では，特徴のある所見を呈することが多いため，診断しやすい（図3-3）。

6 | 前立腺，精囊腺

前立腺や精囊腺は直腸診による触診を行う（図3-4）。通常，砕石位をとり診察する。潤滑剤を用い，示指ないし中指を肛門より挿入すると，前立腺の後面を触知する。正常前立腺はクルミ大，表面は平滑で凹凸や硬結は触れず，中心溝を触知する。弾性硬で圧痛はない。前立腺がんでは石様硬で不整な表面や硬結を触知する。表3-1に各種前立腺疾患の直腸診所見を提示する。通常，精囊腺は触知しないことがほとんどである。

7 | 女性外陰部と腟

内診台での台上診を行う。大陰唇や小陰唇，腟前庭，陰核，外尿道口を診察する。骨盤性器脱（膀胱瘤や子宮脱，直腸瘤）の有無を確認する。腹圧をかけることにより顕在化するこ

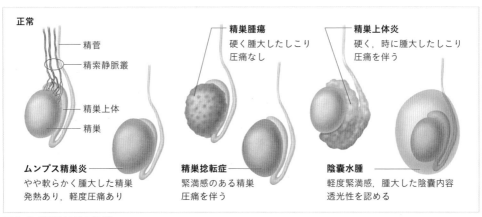

図3-3 陰嚢内容の触診

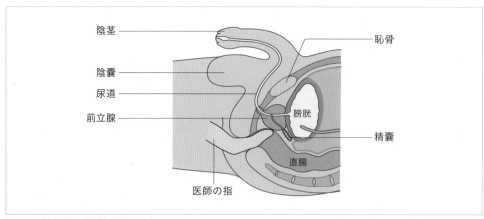

図3-4 前立腺の触診（直腸診）

表3-1 直腸診による前立腺疾患の所見

	正常	前立腺肥大症	前立腺がん	前立腺炎
大きさ	クルミ大	腫大	クルミ大～腫大	クルミ大
左右差	なし	時にあり	時にあり	なし
中心溝	触知	消失	時に消失	時に消失
表面	整	整	不整	整または不整
硬さ	弾性硬	弾性硬	石様硬	弾性軟～石様硬
硬結	なし	なし	あり	時にあり
圧痛	なし	なし	なし	あり

ともある。腟の内診で腟前壁の腫瘤を触知した場合は，尿道腫瘍や傍尿道嚢腫など，尿道周囲の病変や膀胱瘤を疑う。

3. 打診

打診音や打診時の痛み（叩打痛）により，腹部臓器の腫瘤や炎症，実質臓器の腫大を調べる。腹部膨隆所見がみられる場合，腸閉塞などのイレウスでは，鼓腸を呈し，打診では鼓音となる。腹水が貯留している際には波動を触知する。腎部の叩打診では，腎盂腎炎や尿路結石，腎出血，腎梗塞などを疑う。背部のCVAに手掌を置き，反対側の手の尺側面で優しく叩いて診断する（図3-5）。

4. 聴診

聴診器を用い，腸管の蠕動音や腹部動脈の血管雑音を聴取する。動脈に狭窄や拡張があると，血液の乱流や渦流を生じ雑音が生じる。腎動脈狭窄による血管雑音では，腎血管性高血圧や腎動脈瘤や腎動静脈瘻が疑われる。

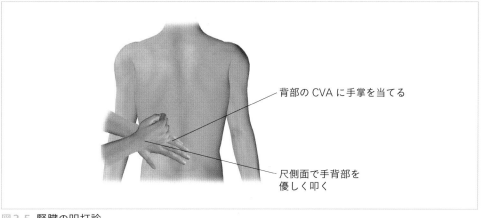

背部の CVA に手掌を当てる

尺側面で手背部を
優しく叩く

図3-5 腎臓の叩打診

5. 血圧測定

　腎疾患では高血圧を伴うことも多い。日本高血圧学会による高血圧治療ガイドライン（2019年版）による高血圧の指標をもとに血圧測定を行う（図2-3 参照）。

6. 神経学的診察

　尿毒症に伴う末梢神経障害では，下肢から始まる知覚異常がみられることがある。神経因性膀胱の診察では，挙睾筋反射や球海綿体反射が用いられる。原則として核上性（中枢性）の障害では反射は亢進し，核下性（末梢性）の障害では消失する。

▶ **挙睾筋反射**　上部大腿内側をこすると，同側の精巣が挙上する反射。

▶ **球海綿体反射**　肛門に指を挿入した状態で，亀頭や陰核を刺激すると，外肛門括約筋に収縮がみられる反射。器質的ないし機能的勃起不全の診断にも有用である。

II　検査

A　尿検査

1. 採尿法

　検査の目的により採尿の方法は異なる（表3-2, 3）。

　通常の外来診療，健康診断などの一般的な尿検査には，原則として中間尿を採取する。中間尿とは，1回の排尿のなかで最初と最後の尿を捨てて，中間の尿だけを採取したもので，外尿道や腟由来の成分および外尿道口周辺の雑菌の混入を防ぐために用いられる。

第1編
構造と機能
症状と病態生理
3
診察・検査・治療
疾患と診療
症状に対する看護
検査と治療に伴う看護
疾患をもつ患者の看護
事例による看護過程の展開

表3-2 採尿時間による尿の種類

種類		特徴
随時尿	任意の時間に採取した尿。	新鮮な尿を検査することができる。運動などによる影響を受けることがある。
早朝尿	就寝前に排尿し，翌朝起床してすぐに採取した尿。	濃縮され理想的な検体。体位や運動の影響を除外できる。
蓄尿	24時間の全量を採取した尿。	昼夜や食事の影響を受ける成分の尿中排出量を正確に測定するために用いられる。

表3-3 採尿方法による尿の種類

種類			特徴
自然尿	全部尿（全尿）	全量採取した尿。	排泄されたすべての尿を使用する。蓄尿検査で用いる。
	部分尿 中間尿	排尿途中に採取した尿。最初と最後の尿を捨てる。	外尿道や腟由来の成分の混入を防ぐために行う。尿検査では最も一般的に用いる。
	部分尿 初尿	最初に放尿された尿。	尿道炎の検査などに用いる。
	分杯尿	目的に応じて分割採取した尿。	血尿や膿尿の場合に原因の鑑別のために用いる（トンプソン法）。
そのほか	カテーテル尿，膀胱穿刺尿，回腸導管などの尿流変更術後尿　など		自然排尿による尿の採取が困難な場合に用いる。

　外来診療などでは，新鮮な尿を検査できることなどから，来院時の随時尿を採取する。一方で早朝尿は，安静時の濃縮された尿なので，飲水などで希釈され薄くなったたんぱく尿を見逃すこともなく，体位や運動の影響を除外できることから，たんぱく尿や血尿などの尿異常のスクリーニングには有用である。食事などの影響により尿中排泄量が日内変動する尿たんぱくやナトリウム（Na），インスリン分泌量などの正確な1日排泄量を把握したい場合や，腎機能を反映するクレアチニンクリアランス（C_{cr}）を測定する場合などでは**蓄尿検査**を行う。蓄尿検査は排泄されるすべての尿を採取して検査する必要があり，全部尿を用いる。肉眼的血尿や混濁尿の場合，排尿の前半と後半の2杯に分けて採尿する（2杯分尿法，**トンプソン法**）ことで，原因となる病変部位を推定できる。前半のみで肉眼的血尿や混濁尿がみられたなら前部尿道，後半のみなら後部尿道から膀胱，両方に混濁があれば腎臓までの上部尿道の病変が疑われる。

　自然排尿による採尿が困難である場合などでは，尿道カテーテルを挿入して採取する。採尿時には採取した尿の種類および採尿方法を明記する。

　注意点として，採尿時には外尿道口を清拭することが望ましい。女性では，月経中およびその直後には月経血が混入するため，必ず確認する必要がある。また，運動後には血尿やたんぱく尿を認めることがあるため，採尿前は激しい運動を避ける必要がある。

　尿検体は採尿時間を記載して提出し，速やかに検査する。特に尿沈渣を行うときは採尿後4時間以内に行う。尿試験紙検査で時間を要する場合は，検体は冷暗所に保存する。長時間放置すると細菌が増殖したり，尿中の成分が変性したりする可能性がある。

2. 尿の異常

1 | 色調

　健康腎の尿の色調は淡黄色である。この色調は尿に含まれるウロクロームという色素によるものである。健康腎ではウロクロームの1日排泄量はほぼ一定であるため，尿量が増加すると尿の色調は水様透明となり，尿量が減少すると黄褐色に変化する。慢性腎不全の末期にはウロクロームの尿への排泄量が減少するため，尿量が減少していても尿の色調は黄褐色へと変化せず，水様透明～淡黄色である。尿中に排泄される物質の種類により，血尿もしくはヘモグロビン尿やミオグロビン尿では赤色，ビリルビン尿では茶褐色，アルカプトン尿症では黒色，ビタミンB_2服用では黄色蛍光など，色調が変化する場合がある。

2 | 混濁度

　混濁のない尿が正常であり，「清」と記載する。赤血球による赤色混濁は肉眼的血尿となる。白血球による混濁は膿尿といい，普通，感染症に罹患（りかん）していることを意味する。尿にリンパ液が混入すると牛乳状に混濁する。これを乳び尿といい，フィラリア症や外傷，後腹膜腫瘍（こうふくまくしゅよう）などでみられる。乳び尿の場合に，尿検体にエタノールを加えると白濁が緩和する（**ウルツマン法**）ことは鑑別に有用である。結晶の析出が多いときにも混濁がみられる。

3. そのほかの検査

1 | 尿定性試験

　尿定性試験は，**試験紙法**による検査である。カップに採取した尿に試験紙を浸し（図3-6），直ちに引き上げる。決められた判定時間で試験紙を色調表と比較し，判定する（図

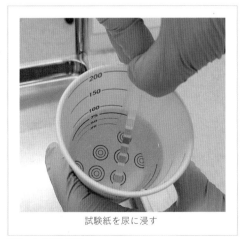

試験紙を尿に浸す

図3-6　試験紙法

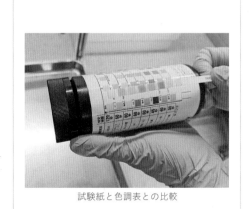

試験紙と色調表との比較

図3-7　色調表

3-7）。尿定性試験では，尿潜血反応や尿たんぱく，尿糖，ケトン体，ビリルビン，ウロビリノーゲン，尿 pH，比重，白血球，亜硝酸塩などをみることができる。半定量検査であり，スクリーニングとして用いられる。

2　尿沈渣

尿沈渣は尿中の有形成分のことである。尿検体をスピッツに 10mL まで入れ，遠心力（RCF）500G で 5 分間遠心する。上澄みの液体を捨てて，沈渣 200μL 中 15μL を検鏡する。全視野は 100 倍（/WF），強拡大は 400 倍（/HPF）の視野で観察し，尿中の細胞や円柱，析出物などの有形成分をみる。

血球類の観察により，顕微鏡的血尿や膿尿を診断する。尿沈渣で赤血球が 5 個以上みられるものを顕微鏡的血尿，白血球が多数みられるものを膿尿という。

沈渣で観察される円柱形を有する有機成分を円柱という。円柱は尿細管腔を鋳型にして形成される。尿細管から分泌されるタム－ホースフォール（Tamm-Horsfall）たんぱくは，アルブミンの存在下で沈殿しやすい性質があり，これが固まってできたものを硝子円柱という。硝子円柱を構成する基質成分に各種細胞が封入されたり，これに変性が起こったりすると成分円柱となる。尿沈渣での成分円柱の存在は，糸球体腎炎などの腎実質由来の疾患を示唆する。成分円柱には，上皮円柱，顆粒円柱（図 3-8），赤血球円柱，白血球円柱，ろう様円柱，脂肪円柱などがある。尿沈渣では尿路感染症における細菌やトリコモナス原虫，シュウ酸カルシウム結晶（図 3-9），尿酸結晶，リン酸塩，シュウ酸塩などの結晶や塩類などもみることがある。

3　尿細菌学的検査

尿路感染の起因菌には常在菌も多く，尿培養で検出される尿中菌数が感染を判定する指標となる。尿培養には外尿道口周囲を清潔にして採取した中間尿検体を用いる。高齢女性など清潔尿の採取が困難である場合や，性器出血または帯下^(たいげ)がみられる女性では，カテー

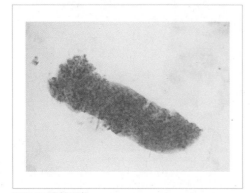

図 3-8　顆粒円柱

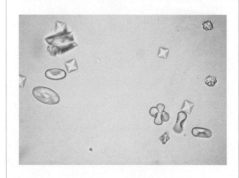

図 3-9　シュウ酸カルシウム結晶

テル採取による検体が望ましい。尿培養で原因菌が検出された場合には薬剤感受性試験で抗菌薬の感受性を確認する。一般細菌培養で陰性の無菌性膿尿は，結核，淋菌，クラミジア，ヘルペス感染，間質性腎炎などでみられる。腎・泌尿器・生殖器系の結核が疑われる場合には，結核菌などの抗酸菌を染色できる**チール-ネルゼン**（Ziehl Neelsen）**染色**を行う。

4 │ 尿細胞診

尿中に脱落してきた細胞の病理形態学的検査である。尿細胞診は尿路上皮がんを効率よく検出できる検査法である。基本的にはスクリーニング検査として用いるが，診断や再発の有無の確認，治療効果判定などにも用いられる。細胞異型の程度は通常，**パパニコロウ**（Papanicolaou）**分類**で，次の 5 段階に分類される。

> クラス 1：異型または異型細胞を認めない。
> クラス 2：異型または異型細胞を認めるが，悪性の疑いはない。
> クラス 3：悪性の疑いのある異型細胞を認めるが，悪性とは言い切れない。
> クラス 4：悪性細胞と判断できるが，比較的悪性の特徴に乏しく，かつ少数である。
> クラス 5：明らかな悪性細胞を多数認める。

5 │ 尿生化学検査

尿中に含まれるたんぱく，糖，ナトリウム，カリウム（K），塩素（Cl），カルシウム（Ca），リン（P），尿素窒素（UN），クレアチニン（Cr），N-アセチル-β-D-グルコサミニダーゼ（NAG），β_2ミクログロブリン（β_2-MG）などの物質の濃度を測定する。これらの物質の濃度を測定することにより，さらに尿たんぱく，ナトリウム摂取量，尿ナトリウム排泄分画（FENa，第 4 章-Ⅶ-4-2「AKI の原因の鑑別診断」参照），C_{cr} などを測定することができる。

B 分泌物検査

1. 尿道分泌物検査

尿道分泌物は，正常では肉眼的にはほとんど認められない。外尿道口に漿液性から黄色膿性の分泌がみられる場合や，あるいは排尿痛や尿道痛などがある場合は，尿道炎を疑い，次の手順で塗抹標本を作成，尿道分泌物検査を行う。

▶ **男性**　亀頭と外尿道口を消毒綿で清拭した後，陰茎腹部を基部から先端に向かって圧迫する。スライドガラスに尿道口を直接当てて分泌物を採取する。

▶ **女性**　外尿道口の清拭後，腟前庭から尿道を圧迫して分泌物を採取する。

尿道炎があれば，検鏡によって分泌物から多数の白血球と細菌が認められる。淋菌やクラミジアなどの原因細菌の同定には培養（クラミジアでは細胞培養が必要となり，一般の細菌培養検査は行われない）を行うが，治療法が異なってくるため，正確な鑑別が重要である。

第1編

構造と機能

症状と病態生理

3

治療　診察・検査・

疾患と診療

看護　症状に対する

検査と治療に伴う看護

患者の看護　疾患をもつ

過程による看護　事例による看護

近年では，尿から採取した遺伝子を検査するポリメラーゼ連鎖反応（polymerase chain reaction：PCR）法で淋菌やクラミジアの同定が可能になったため，尿道分泌物検査は尿検査で代用されることが多くなっている。

2. 前立腺分泌物検査

慢性前立腺炎を疑う場合に，前立腺分泌物検査を行う。前立腺分泌物は，肛門から直腸に挿入した示指で前立腺をマッサージすると尿道口から圧出される。これを前立腺圧出液という。尿道分泌物と同様に標本を作成して検鏡する。前立腺液が採取されなかった場合は，マッサージ直後の尿を採取して検査する。多数の白血球と細菌が認められれば，前立腺炎と診断される。発熱があるなど急性前立腺炎の疑いがある患者には，菌血症を誘発する可能性があるとして，前立腺マッサージは禁忌とされている。

C 腎機能検査

「腎機能」は，通常，糸球体濾過量（glomerular filtration rate：GFR）を指す。しかし，「腎機能」を広義にとれば，腎機能検査とは，ネフロンの各部位の機能を評価する検査の総称である。検査の種類を表3-4に示す。腎臓への血流と，それが糸球体で濾過された原尿の流れに沿って順にあげていくと，腎血漿流量（renal plasma flow：RPF），GFR，近位尿細管機能，遠位尿細管・集合管機能があり，それぞれに精密法と簡易法がある。これらは両腎を併せて評価する検査だが，左右それぞれの腎臓を別々に評価できる分腎機能検査として腎シンチグラフィー，静脈性（排泄性）尿路造影などの検査がある。

最も重要な「腎機能」であるGFRとは，糸球体毛細血管から単位時間当たりに濾過される量であり，これは原尿の量でもある。濾過された原尿は，大部分は尿細管で再吸収され，最終的に尿として排出されるのはおよそ1〜2mL/分である。また，クリアランスとは，血漿中のある物質が腎臓から尿中に排泄されるとき，1分間に血漿の一部からその物質が完全に除去される（濃度が0になる）と想定したときの，その血漿量（mL/分）である。つまり，ある物質を含む血漿が，腎臓において1分間で何mL浄化（clear）されるのかを

表3-4 主な腎機能検査

対象	精密法	簡易法
腎血漿流量（RPF）	パラアミノ馬尿酸クリアランス試験	なし
糸球体濾過量（GFR）	イヌリンクリアランス試験 クレアチニンクリアランス試験	血清Cr測定，血清BUN測定 システチンC測定，C_{cr}試験，eGFR測定
近位尿細管機能	重炭酸（$NaHCO_3$）負荷試験	PSP試験 尿β_2-MG測定，尿NAG測定
遠位尿細管・ 集合管機能	塩化アンモニウム（NH_4Cl）負荷試験 ADH負荷試験（腎性尿崩症）	尿比重測定 フィッシュバーグ濃縮試験

尿β_2-MG：尿β_2ミクログロブリン，尿NAG：尿N-アセチル-β-D-グルコサミニダーゼ

第
1
編

構造と機能

症状と病態生理

3

診察・検査・治療

疾患と診療

症状に対する看護

検査と治療に伴う看護

疾患をもつ患者の看護

事例による看護過程の展開

示した値がクリアランスである。またクリアランスの計算には，厳密には血漿中濃度が必要だが，血清中濃度が通常代用される。

1. イヌリンクリアランス試験

イヌリンは血中のたんぱくと結合せず，糸球体で自由に濾過され，尿細管で再吸収・分泌・代謝のいずれも受けず，そのまま尿中に現れる。このため，イヌリンクリアランス（C_{in}）は正確に GFR を表す。若年成人の基準値は 90mL/分/1.73㎡以上であり，加齢に伴い低下する。イヌリンクリアランス試験は，その正確性から GFR 測定の世界標準であるが，イヌリンは体内に存在しないため，検査には経静脈投与が必要であり，かつ検査法が複雑でもあるため，通常の臨床で用いられることはほとんどない。

イヌリンクリアランス（C_{in}）＝ U_{in} × V/P_{in} × 1.73/A

C_{in}：イヌリンクリアランス（mL/分）
U_{in}：尿中イヌリン濃度（mg/dL）
V：尿量（mL/分）

P_{in}：血漿中イヌリン濃度（mg/dL）
A：体表面積（m²）

2. クレアチニンクリアランス試験

上記のイヌリンクリアランス試験と異なり，体内に存在するクレアチニンを利用したクレアチニンクリアランス（C_{cr}）試験は，物質の投与の必要もなく，測定方法も容易である（1回の血液検査と蓄尿のみ）ため，臨床で広く用いられている。しかし，腎機能（GFR）が低下している場合，尿細管からのクレアチニンの分泌などにより，クレアチニンクリアランスが真の GFR より大きい値となることに注意する必要がある。

クレアチニンクリアランス（C_{cr}）＝ U_{cr} × V/P_{cr} × 1.73/A

C_{cr}：クレアチニンクリアランス（mL/分）
U_{cr}：尿中クレアチニン濃度（mg/dL）
V：尿量（mL/分）

P_{cr}：血漿中クレアチニン濃度（mg/dL）
A：体表面積（m²）

3. 血清クレアチニン濃度

最もよく用いられる腎機能検査である。クレアチニンとは筋肉内に存在するクレアチンの代謝産物である。筋肉量は急に変動しないため，クレアチニンの排泄量（＝産生量）は通常一定なので，血清クレアチニン値は GFR に反比例し（たとえば，GFR が 1/3 になると，血清クレアチニン値は 3 倍になる），腎機能が低下すると上昇する。すなわち血清クレアチニン値は GFR を反映する最も簡便な腎機能検査といえる。図 3-10 のように，GFR が正常の 1/2 程度まで低下すると，血清クレアチニン値の上昇が明らかとなる。基準値は男性 0.6 ～ 1.1mg/dL，女性 0.4 ～ 0.8mg/dL と性差があるが，これはクレアチニンが筋肉由来であ

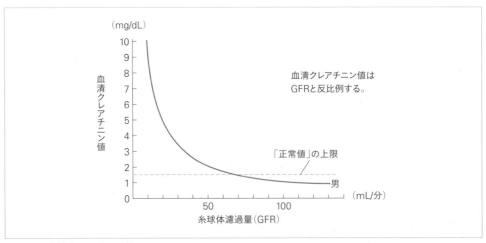

（mg/dL）

血清クレアチニン値はGFRと反比例する。

「正常値」の上限

男

糸球体濾過量（GFR） （mL/分）

図3-10 血清クレアチニン値

り，血清クレアチニン値が筋肉量に影響されるからである。同様の理由で，高齢者では低めの値となり，腎機能低下を見逃しやすいことに注意が必要である。

4. 血液尿素窒素濃度

尿素窒素は分子量60の小分子で，たんぱく質が異化されてできる代謝産物である。肝臓で生成され，大部分は腎臓から排泄されるため，腎機能（GFR）が低下すると血中濃度が上昇する。検査では血清中の濃度が測定されるが，慣例的に血液尿素窒素（blood urea nitrogen：BUN）とよばれる。尿素は糸球体で自由に濾過され，その一部は尿細管で再吸収される。BUN は腎機能低下だけでなく，たんぱく摂取量の増加，脱水，消化管出血，肝機能障害などでも上昇するので注意が必要である。基準値はおよそ8〜20mg/dLである。

5. 推算糸球体濾過量

推算糸球体濾過量（estimated GFR：eGFR）とは，血清クレアチニン値と年齢・性別から，計算式を用いて GFR を推算する国際標準の方法である。Ccr の測定には 24 時間の蓄尿が必要となるが，eGFR は血液検査のみで簡便に腎機能を評価することができる。血清クレアチニン値の代わりに血清シスタチン C 値を用いることもある（計算式は異なる）。

eGFR の測定は，慢性腎臓病（CKD）の診断や重症度分類の決定に必要であり，また早期の腎機能異常を見つけるために重要な検査である（血清クレアチニン値は，GFR がおよそ1/2 まで低下しないと基準値を超えるような高値を示さない）。

eGFR は標準体表面積当たりの値に補正された推算値であり，単位は mL/分/1.73㎡である*。抗がん剤などの薬剤投与で腎機能（GFR）による用量調整が必要な場合，体表面積補正された eGFR を用いる場合と，体表面積補正しない GFR を用いる場合があるので注意

＊ 標準体表面積 1.73㎡：日本人の標準的な体型に補正された値である。極端なやせや肥満の場合，また筋肉量が極端に多かったり，少なかったりする場合は，得られた GFR を個人の体表面積で修正する必要がある。

が必要である。後者の場合，eGFR に（体表面積 /1.73）をかけた値を用いるか，クレアチニンクリアランスの値を用いる。

eGFR（mL/分/1.73㎡）の計算式（18 歳以上が対象。小児は別の基準が設けられている）
男性：eGFR（mL/分/1.73㎡）= $194 \times Cr^{-1.094} \times$ 年齢$^{-0.287}$
女性：eGFR（mL/分/1.73㎡）= $194 \times Cr^{-1.094} \times$ 年齢$^{-0.287} \times 0.739$
標準的な体型からはずれている場合：eGFR × 体表面積 ÷ 1.73
体表面積（DuBois 式）=（体重 [kg]）$^{0.425} \times$（身長 [cm]）$^{0.725} \times 0.007184$

6. 腎血漿流量測定，腎血流量

　パラアミノ馬尿酸（para-aminohippuric acid；PAH）は，人間の体内には存在しない物質であるが，経静脈的に投与すると，血液中に存在する PAH は糸球体での濾過と近位尿細管からの分泌により，そのほとんどが尿中へ排泄される。つまり，腎をいったん通過すると，血液中から除かれるため，この PAH を使用したクリアランス試験は，腎血漿流量（renal plasma flow；RPF）の推定に用いられる。基準値はおよそ 400 ～ 600mL/分である（加齢で低下する）。

　さらに，ヘマトクリット値を用いて，腎血流量（renal blood flow；RBF）を算出することができ，腎臓を通過した血液がどれくらい糸球体で濾過されたかを示す濾過率（filtration fraction；FF）を GFR/RPF として求められる（基準値はおよそ 20％）。

腎血漿流量（RPF）= $C_{PAH} = U_{PAH} \times V/P_{PAH}$　　　腎血流量（RBF）= RPF × |100/（1-Hct）|
C_{PAH}：パラアミノ馬尿酸クリアランス　　　　　　　Hct：ヘマトクリット値
U_{PAH}：尿中パラアミノ馬尿酸濃度（mg/dL）
V：尿量（mL/ 分）　　　　　　　　　　　　　　　　濾過率（FF）（%）= GFR/RPF

7. フィッシュバーグ濃縮試験，希釈試験

　フィッシュバーグ（Fishberg）濃縮試験は，どれだけ尿を濃くできるかを調べる検査である。飲水制限により通常，抗利尿ホルモン（ADH）の分泌が増加し，その状態での遠位尿細管・集合管（特に集合管）の尿濃縮機能を評価する。

　測定は，試験前日より 12 時間（たとえば 18 時以降）飲食を禁じ，翌朝起床時，1 時間後，2 時間後に排尿させ，それぞれの尿の比重や浸透圧を測定する。尿比重が 3 回のうち 1 回も 1.022 以上にならなければ濃縮能に異常がある。浸透圧の場合は，1 回も 750mOsm/kgH$_2$O 以上にならなければ濃縮能低下がある。

　ただし，尿たんぱくや尿糖が出ている人は，尿の比重や浸透圧が高くなってしまうため濃縮能を正確に判定できない。また腎機能低下など，脱水による腎機能低下のリスクが高い人には本検査を行わない。

　フィッシュバーグ希釈試験では，20mL/kg の飲水後でも尿比重が 1.005 以下に低下しな

い場合は，尿希釈機能に異常があると判定する。

8. 近位尿細管機能試験

▶ **PSP 試験**　フェノールスルホンフタレイン（phenolsulfonphthalein；PSP）は pH によって色が変わる。静注後，大部分が近位尿細管から分泌され，再吸収されることなく尿中に排泄される。PSP 静注から 15 分後に 25 ％以上が尿中に排泄されれば，近位尿細管機能正常と判定する。最近はあまり行われない検査である。

▶ **重炭酸負荷試験**　尿細管性アシドーシスの鑑別のために，近位尿細管における重炭酸（HCO_3^-）の再吸収能を評価する検査である。重炭酸を経口または静注で投与し，HCO_3^- の尿への排泄率を測定する。正常ではアシドーシスが補正され，排泄率が 3 ～ 5 ％以下になるが，尿細管性アシドーシス 2 型（近位型）では 10 ～ 15 ％以上となる。

9. 酸負荷試験（塩化アンモニウム負荷試験）

尿細管性アシドーシスの鑑別のために，集合管での尿酸性化能を評価する検査である。酸性物質として塩化アンモニウム（NH_4Cl）を負荷（経口投与）し，尿が酸性化される（尿 pH が低下する）かどうかを確認する。

通常，尿の pH は pH<5.5 となるが，pH≧5.5 の場合，尿細管性アシドーシス 1 型（遠位型）と判定される。

10. 腎シンチグラフィー（レノグラフィー，レノグラム）

腎シンチグラフィーとは，放射性同位元素を用いて腎臓の状態を調べる核医学検査で，その検査結果が腎シンチグラムである。レノグラフィー，レノグラムともよばれる。腎臓の機能（腎臓への血流，濾過能力など）と腎臓の大まかな位置や形態を知ることができる（図3-11）。

放射性同位元素（テクネシウム[^{99m}Tc]）で標識された化合物を静注し，それが左右それぞれの腎臓に入ってから排泄されていく過程を画像として連続して撮影し，グラフ化する。静注された化合物が腎動脈から腎臓に流入し，糸球体で濾過され，または尿細管で分泌され，排泄されていくため，RPF や GFR，尿路閉塞による排泄遅延などがわかる。

ほかの腎機能検査と異なり特徴的なのは，左右それぞれの腎臓について別々に測定できるため，分腎機能を評価できる利点があることである。

第
1
編

構造と機能

症状と病態生理

3
診察・検査・治療

疾患と診療

症状に対する看護

検査と治療に伴う看護

疾患をもつ患者の看護

事例による看護過程の展開

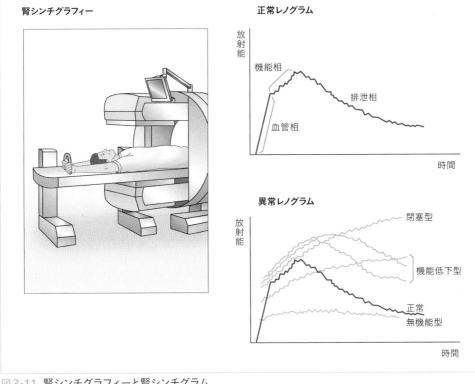

腎シンチグラフィー

正常レノグラム

放射能

機能相

血管相

排泄相

時間

異常レノグラム

放射能

閉塞型

機能低下型

正常

無機能型

時間

図3-11 腎シンチグラフィーと腎シンチグラム

D 画像検査

1. X線撮影

1 腎尿管膀胱部単純撮影

　泌尿器科で用いられる腹部単純撮影は，通常，腎尿管膀胱部単純撮影（kidney ureter bladder；KUB）とよばれる。両側の腎臓から恥骨結合までが撮影される。

　腎臓の大きさ，形態，位置などのほか，尿路結石，骨の状態，腸管ガス像などの情報が得られる（図3-12）。

2 静脈性腎盂造影，点滴静注腎盂造影

▶ 目的および適応　KUBでは描出されない，腎杯，腎盂，尿管，膀胱を観察するための検査である。造影剤20～40mLを静脈注射する場合を**静脈性腎盂造影**（intravenous pyelography；IVP），造影剤50～100mLを点滴静注する場合を**点滴静注腎盂造影**（drip infusion pyelography；DIP）とよぶ。造影剤が血管内に投与された後，腎臓から速やかに排泄され，腎杯，腎盂，

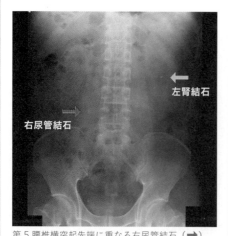

第5腰椎横突起先端に重なる右尿管結石（➡）
を認める。さらに左腎結石（➡）も認める。

図3-12 腎尿管膀胱部単純撮影（KUB）

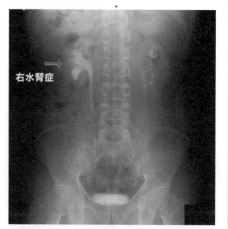

右尿管結石による右水腎症（➡）が認められる。
腎杯，腎盂，尿管，膀胱が描出されている。

図3-13 静脈性腎盂造影（IVP）

尿管を経て膀胱へ貯留する性質を用いた検査である。

　CTや超音波検査などの普及により，血尿および尿路腫瘍のスクリーニング検査としての役割は激減しているが，尿路結石，尿路奇形，尿路損傷などの検査や，尿路変向術の術後経過の観察に用いられている。また，尿路の全体像が描出され，左右の腎機能が比較可能であることも特徴である（図3-13）。

▶ **造影剤**　ヨード化合物の水溶性ヨード造影剤を用いる。イオン性造影剤と非イオン性造影剤に分類されるが，IVPには非イオン性造影剤を用いる。

　ヨード過敏症の人に投与すると，アレルギー反応による副作用を起こす可能性がある。くしゃみ，皮疹などの軽度な副作用から，アナフィラキシーショック（血圧低下，呼吸困難，心停止）などの重篤な副作用に至ることもある。後者の頻度は0.04％とまれではあるが，注意を要する。検査前にヨード過敏症および薬物過敏症，アレルギー体質の有無などの問診を行うことが大切である。

▶ **撮影法**　当日の検査前は禁食とする。患者をX線撮影装置の台上に仰臥位にし，造影剤を静脈内投与する。一般には，注射後5分，10分，15〜20分，および排尿後に立位で撮影する。この間，ヨード過敏症に十分に注意する。

▶ **禁忌**　絶対禁忌は，ヨードまたはヨード造影剤に過敏症の既往のある患者，重篤な甲状腺疾患のある患者である。また，重篤な腎障害の患者，すなわち糸球体濾過量（GFR）が30mL/分以下の患者や重症糖尿病患者には原則禁忌である。

3 ｜ 逆行性腎盂造影

▶ **目的および適応**　逆行性腎盂造影（retrograde pyelography；RP）は，腎機能低下などが原因で，IVPなどでは鮮明な画像が得られない場合などに行う。

▶ **撮影法**　膀胱鏡を用い尿管カテーテルを尿管口から挿入し，造影剤を注入して撮影する。

4 | 逆行性膀胱造影, 排尿時膀胱造影

膀胱造影（cystography）には, 逆行性膀胱造影（retrograde cystography：CG）と排尿時膀胱造影（voiding cystography：VCG）がある。

CG は, 静止時の膀胱の形態を観察する際に行う。VCG は, 排尿中の膀胱および尿道の形態や, 膀胱尿管逆流を調べる際に行う。

5 | 尿道造影

尿道造影（urethrography）には, 逆行性尿道造影（retrograde urethrography：RUG）と鎖尿道膀胱造影（chain cystography：chain CG）がある。

❶逆行性尿道造影

▶ 目的および適応　逆行性尿道造影は, 以前は, 前立腺肥大症の診断に用いていたが, ほかの画像検査でも十分に診断可能であり, なおかつ侵襲もあるため, 使用は減少している。近年は, 尿道外傷や尿道狭窄の診断に用いられている（図3-14）。

▶ 撮影法　患者をX線撮影装置の台上に斜位にして撮影する。造影剤 30mL 程度を尿道口から尿道内に注入しながら撮影する。造影剤注入の速度によっては疼痛が強くなるので, 適正な速度で注入しなければならない。

❷鎖尿道膀胱造影

▶ 目的および適応　女性の腹圧性尿失禁や骨盤性器脱の診断に用いる。

▶ 撮影法　鎖（チェーン）を尿道に留置しながら膀胱の造影を行い, 尿道と膀胱の形態を描出する。

6 | 血管造影

▶ 目的および適応　従来は, 腎臓・副腎などの様々な疾患を診断するうえで重要な検査であったが, CT, MRI 機器の進歩に伴って, 診断のみを目的とした腎動脈造影を行う機会は減少している。近年は, 腎動脈狭窄や腎腫瘍からの出血, 腎血管奇形の精査, および血管内治療（interventional radiology：IVR）の目的で行われる。

▶ 撮影法（経皮カテーテル法）　大腿動脈や上腕動脈などを経皮的に穿刺し, カテーテルを大動脈に挿入して造影する。さらに, 特殊なカテーテルを腎動脈に選択的に挿入して造影する場合もある（図3-15）。

撮影画像をわかりやすくするために骨を除去した画像を作成することがあり, DSA画像とよばれている。

第1編

構造と機能

症状と病態生理

3 診察・検査・治療

疾患と診療

看護

症状に対する看護

検査と治療に伴う看護

疾患をもつ患者の看護

事例による看護過程の展開

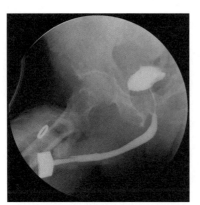

正常な尿道と軽度の前立腺肥大症を認める。

図3-14 逆行性尿道造影（RUG）

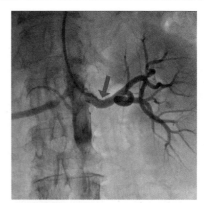

左腎動脈までカテーテル（➡）を挿入し，造影している。

図3-15 腎動脈造影

7 | 精嚢造影

▶ **目的および適応**　閉塞性無精子症の精路閉塞部位を確定するために用いられる。

▶ **撮影法**　局所麻酔下に，精管直上の陰嚢皮膚に切開を加え，精管に注射針を穿刺して，精管や精嚢，射精管を造影する。

2. コンピュータ断層撮影

　X線ビームにより人体の断面を走査して，X線検出器で撮影されたデータをもとに，コンピュータで再構成して映像化する方法が，コンピュータ断層撮影法（computed tomography：CT）である。病変検出能・診断能は非常に優れている。さらに，外科手術の術前検査としては，病変と周囲組織の関係について正確な診断が可能で，手術の安全性向上に寄与する。

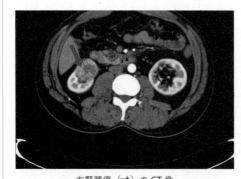

右腎腫瘍（➡）のCT像

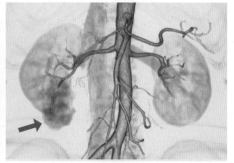

右腎腫瘍（➡）のCT血管造影

図3-16 CT像とCT血管造影

第
1
編

構造と機能

症状と病態生理

3
診察・検査・治療

疾患と診療

看護

症状に対する看護

検査と治療に伴う看護

疾患をもつ患者の看護

事例による看護過程の展開

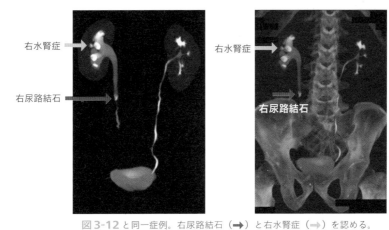

図**3-12**と同一症例。右尿路結石（➡）と右水腎症（⇨）を認める。

図**3-17** CT尿路造影

　また，**高速らせん CT**（ヘリカル CT），さらには**複数検出器列**（マルチスライス）**CT**（multi-sliceCT，multi-detector-row CT：MDCT）の登場により 3 次元診断が普及し，**CT 血管造影**（**CT アンギオ**），CT 尿路造影（CT urography）が可能になったため，血管造影や静脈性腎盂造影の撮影方法がこれらに置換されつつある。（図**3-16**，**17**）。

3. 磁気共鳴画像法

　磁気共鳴画像診断法（magnetic resonance imaging：**MRI**）は，磁場と電波を用いて体内などの画像を撮影する検査である（図**3-18**）。MRI の長所は，被曝の心配がないこと，軟部組織のコントラスト分解能が CT より優れていることである。任意の断層像の撮影が可能であるという利点は，複数検出器列 CT の普及に伴い薄れつつある。

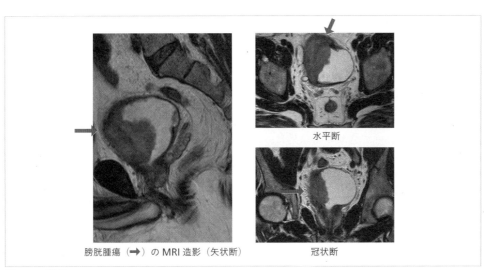

膀胱腫瘍（➡）の MRI 造影（矢状断）

水平断

冠状断

図**3-18** 膀胱 MRI

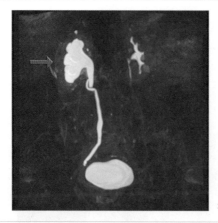

ヨード過敏症症例の右下部尿管狭窄による
右水腎症（➡）を認める。

図3-19　MRウログラフィー

MRIを用いて尿路の形態を描出・評価するのが，MRウログラフィー（MRU）である。MRUでは，造影剤を用いないため放射線に被曝することなく，非侵襲的に明瞭な尿路の描出が可能となる。腎機能の低下やヨード過敏症により造影剤が使用できない場合や，従来のDIPなどでは尿路の描出が不鮮明であった場合などに有用であるとされる。

　また，特に尿路の形態を立体的に画像化できるため，先天性の腎尿路奇形を正確に診断することに優れている（図3-19）。ただし，強力な磁場のなかでの検査のため，体内に留置した金属（人工内耳やペースメーカーなど）がある場合には，その適応を慎重に判断しなくてはならない。

4. 超音波検査

　超音波検査（ultrasonic examination）は，組織によって超音波の吸収・反射の度合いが異なることを応用し，体内の臓器などを画像として描出する検査法である。

　非侵襲的で簡便に実施できる有用な検査法である。

1 超音波検査法の種類

　超音波検査の走査法には，プローブ（探触子）を皮膚表面に当てる経皮的走査法と，体腔内にプローブを挿入して行う体腔内走査法がある。

　断層面を白黒画面で観察する以外に，超音波ドップラー（Doppler）法は血流の評価が可能であり，腫瘍性病変や陰囊内の評価に有用である。

2 各種臓器の超音波診断および超音波利用

▶ 腎臓　腫瘍性病変（腫瘍，囊胞など）の診断や鑑別，水腎症，腎結石の診断に用いられる（図3-20）。さらに，経皮的腎瘻造設術や腎囊胞穿刺にも用いられる。

▶ 尿管　尿管腫瘍や尿路結石の診断に用いるが，撮影範囲が限られる。

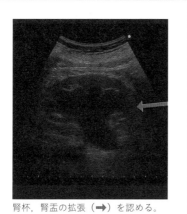

腎杯，腎盂の拡張（➡）を認める。

図3-20 右腎の超音波画像

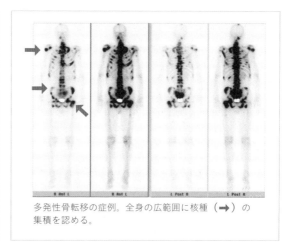

多発性骨転移の症例。全身の広範囲に核種（➡）の集積を認める。

図3-21 骨シンチグラフィー

▶ 膀胱　膀胱腫瘍の診断や残尿量の測定に用いられる。膀胱内の残尿量（mL）は，膀胱内壁の縦（cm）×横（cm）×深さ（cm）の半分として求められる。

▶ 前立腺　前立腺肥大症や前立腺がんの診断に用いられる。特に，前立腺がんの診断に必要な前立腺生検の際に，経直腸的走査法が広く用いられている。

▶ 陰嚢内容　精巣腫瘍と陰嚢水腫の鑑別に用いられる。また，精巣捻転の診断には超音波ドップラー法が有用である。

5. 核医学検査

1 腎シンチグラフィー

本節 - C -10「腎シンチグラフィー（レノグラフィー，レノグラム）」を参照。

2 ポジトロン断層撮影

ポジトロン（陽電子放射）断層撮影（positron emission tomography；PET）は，悪性腫瘍の病期診断と転移・再発診断に用いる。そのうち，ブドウ糖類似の物質であるフルオロデオキシグルコース（fluoro-deoxy-glucose；FDG）を用いた FDG-PET が最も普及している。

3 骨シンチグラフィー

悪性腫瘍の骨転移診断に用いられる（図3-21）。

4 腫瘍シンチグラフィー

原発不明がんや不明熱の原因病巣の検出，悪性リンパ腫などの診断に用いられる。尿路腫瘍の診断には，ほとんど利用されていない。

第1編

構造と機能

症状と病態生理

3 診察・検査・治療

疾患と診療

症状に対する看護

検査と治療に伴う看護

疾患をもつ患者の看護

事例による看護過程の展開

5 | 副腎シンチグラフィー

放射性同位元素（radioisotope：RI）を利用した検査法である。副腎皮質腫瘍の診断に用いられる副腎皮質シンチグラフィーと，褐色細胞腫の診断に用いられる副腎髄質シンチグラフィーがある。

6 | 副甲状腺シンチグラフィー

RIを利用した検査法である。副甲状腺機能亢進症の診断に用いられる。

E　内視鏡検査

1. 検査前・検査後処置

尿道からカテーテルもしくは内視鏡を挿入する経尿道的操作は，泌尿器科における基本操作の一つである。これらの操作の際には尿路感染症を起こす可能性があるので，**無菌操作**に十分配慮して行う必要がある。一般に外来で行うカテーテルによる処置，検査の場合は日帰りで，腰椎麻酔，全身麻酔などはせず無麻酔で行う。

体位は通常の処置台にて仰臥位で行う場合と，診察台にて砕石位で行う場合がある。検査後は排尿を促すための飲水が必要である。

2. 検査に用いる器具

1 | カテーテル

膀胱内の尿を集めて導尿を行ったり，膀胱洗浄や膀胱内への薬液注入をしたりする際に用いるチューブのことである（図3-22）。ゴムやシリコンなどの柔らかい素材のものと，金属製のものがあるが，最近では，金属製カテーテルはほとんど用いられない。

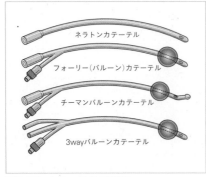

図3-22 カテーテルの種類

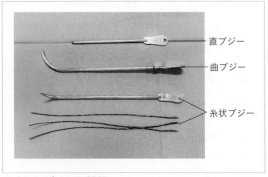

図3-23 ブジーの種類

第1編

構造と機能

症状と病態生理

3 治療 診察・検査・

疾患と診療

看護 症状に対する

検査と治療に伴う看護

患者の看護 疾患をもつ

過程による看護 事例による

❶ネラトンカテーテル

ゴム製，シリコン製の，柔らかく先端が鋭くないカテーテルで，導尿，膀胱洗浄，薬液注入に用いられる。

❷フォーリー（バルーン）カテーテル

カテーテルの先端で風船（バルーン）が膨らむようになっており，持続的に長期間留置し排尿を誘導する。バルーンには規定量の蒸留水を注入する。生理食塩水を注入するとカテーテルが抜けなくなることがあり，注意が必要である。

❸チーマンカテーテル，チーマンバルーンカテーテル

カテーテルの先端に角度がついており，前立腺肥大症などでカテーテルが挿入しにくい場合に用いられる。持続留置用に先端にバルーンがついているものは，チーマンバルーンカテーテルとよばれる。

❹3wayバルーンカテーテル

通常のバルーンカテーテルは排水用の内腔のみだが，これには注水用の内腔があり，ここに生理食塩水を持続的に注入することで，膀胱内の持続洗浄に用いられる。主に血尿が強い場合，膀胱内で血塊ができないように用いられることが多い。この場合，生理食塩水の注入が途切れないこと，閉塞がないことを，常に観察することが重要である。

2 ブジー

尿道狭窄部を拡張するために用いられる（図3-23）。

❶金属ブジー

男性用には先が彎曲した曲ブジーが，女性用には短い直線状の直ブジーが用いられる。ブジーは細いサイズから徐々に太いサイズにして尿道を拡張し，カテーテルを挿入できる状態にする。

❷糸状ブジー（ルフォール型ブジー）

金属ブジーがとおらないような高度な狭窄に対し用いられる。弾性のある細いブジーで，末端にはねじがついている。数本の糸状ブジーを尿道から挿入し，狭窄部を通過した1本のみを残す。これに専用の金属ブジーを接続してから狭窄部の拡張を行うことで，直視下でなくても術者の手の感覚のみで安全に拡張することが可能である。しかし，最近では軟性膀胱鏡を用い，狭窄部を直視下で確認してガイドワイヤーを挿入し，より安全に拡張することができるので，糸状ブジーによる尿道拡張は行われなくなってきている。

3 そのほかのカテーテル

❶腎瘻カテーテル

尿管や膀胱に閉塞が生じた場合，背中から直接腎臓を経由し腎盂にカテーテルを留置し，尿の排出を図る方法を腎瘻という。腎瘻留置・交換の際にはカテーテル内にガイドワイヤーを挿入する場合があるため，先端に穴が開いている形状のものが用いられる。腎盂バルー

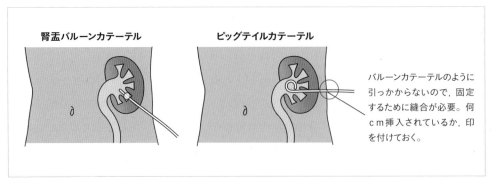

腎盂バルーンカテーテル

ピッグテイルカテーテル

バルーンカテーテルのように引っかからないので，固定するために縫合が必要。何cm挿入されているか，印を付けておく。

図3-24 腎盂カテーテルの種類

ンカテーテルとピッグテイルカテーテルがある（図3-24）。

❷尿管ステント

　尿路結石による尿管の閉塞や尿路結石術後の閉塞，ほかの悪性疾患の進行に伴う尿管の閉塞を解除するために留置するカテーテルである。腎盂と膀胱とを固定するために両側がループ型になっていて，見た目の形状からダブルJステントともよばれる（図3-25）。

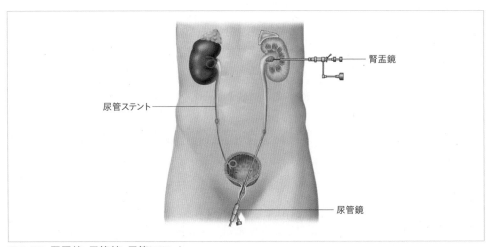

腎盂鏡

尿管ステント

尿管鏡

図3-25 腎盂鏡・尿管鏡・尿管ステント

> ### Column　間違えやすいネラトンカテーテルの太さの表し方
>
> 　カテーテルやブジー，内視鏡などには，すべて太さが表示されている。通常はすべてフランス式で，シャリエール表示になっている。Frと記載され，フレンチと読む。1Frが1/3mmで，1番増すごとに1/3mmずつ太くなる。したがって番号を3で割れば直径がわかる。12Frであれば直径が4mmということになる。
>
> 　ここで注意が必要なのは，ネラトンカテーテルは現在でもイギリス式に表示されていることが多いということである。これはNo.もしくは号と記載し，1号の直径が1.5mmで1号増すごとに0.5mmずつ太くなる。つまり12号は1.5＋0.5×11で，直径7mmになる。

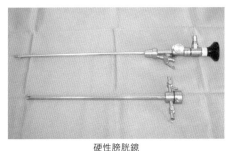
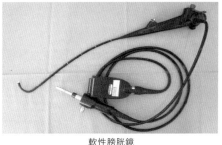

硬性膀胱鏡　　　　　　　　　　　　　　　軟性膀胱鏡

図3-26　膀胱鏡の種類

4 ｜ 内視鏡の種類

❶膀胱鏡（硬性鏡, 軟性鏡）

　従来は，金属の棒状の硬性膀胱鏡が主体であったが，近年では，先端に小型電子カメラ
の付いた柔軟性のある軟性膀胱鏡（ぼうこう）が普及し，男性でも苦痛が少なく検査を受けられるよう
になってきている（図3-26）。また，患者に与える恐怖心・羞恥心の軽減にも役立っている。
ただし，欠点として，血尿が強い場合は観察が困難であることがあげられる。

❷腎盂鏡（図3-25）

　手術室で麻酔下に腎瘻（じんろう）から直接挿入する内視鏡。主に結石の砕石・摘出に用いられる。

❸尿管鏡（図3-25）

　手術室で麻酔下に経尿道的に尿管内に挿入する内視鏡で，硬性鏡と軟性鏡がある。

❹切除鏡（レゼクトスコープ）

　前立腺肥大症，膀胱腫瘍（しゅよう）の手術に用いられる。内視鏡先端に電気メスが付いていて，カ
メラで確認しつつ組織を切除し，凝固させることが可能である。

3. 内視鏡検査の目的と操作方法

　内視鏡検査には，膀胱鏡検査や腎盂鏡・尿管鏡検査がある。

　内視鏡は約130年前にほぼ現在と同じ形で完成したが，当時は内視鏡の先端に豆電球
を取り付けたもので，視野も暗く，拡大率も不十分であった。現在では外部の光源装置か
ら光を誘導し，膀胱内を照らすことで，極めて鮮明な画像が得られる。

❶膀胱鏡検査

（1）膀胱鏡検査の目的

　尿路疾患のほとんどが**膀胱鏡検査**の対象となる。特に，血尿を呈する場合には欠かすこ
とのできない検査である。血尿や排尿障害の原因検索（前立腺肥大症，尿道狭窄など）のため
に行われるのみならず，子宮がん，大腸がんなどの隣接臓器の疾患の尿路浸潤の評価のた
めに行われることも多い。

Ⅱ検査　　103

第1編

構造と機能

症状と病態生理

3 診察・検査・治療

疾患と診療

症状に対する看護

検査と治療に伴う看護

疾患をもつ患者の看護

事例による看護過程の展開

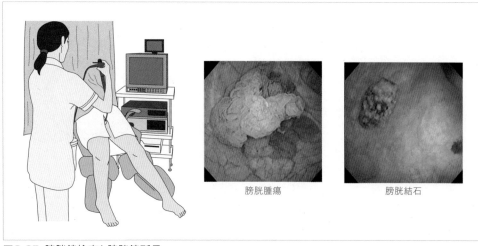

図3-27　膀胱鏡検査と膀胱鏡所見

（2）操作方法（図3-27）

①尿道より滅菌された内視鏡を無菌的操作で挿入する。

②女性の場合は通常，無麻酔で行うが，男性の場合は，尿道よりゼリー状の局所麻酔薬を注入して行うことが多い。

③観察は滅菌水，または生理食塩水を膀胱内に注入しつつ行う。

❷ 腎盂鏡検査, 尿管鏡検査

腎盂鏡，尿管鏡ともに手術室で，麻酔下，無菌的操作で行われる。

▶腎盂鏡検査　腎盂鏡は，背中から腎盂に腎瘻を造設し，そこから内視鏡を挿入して腎盂内を観察する。大きな腎結石の破砕・摘出のために用いられることが多い。

▶尿管鏡検査　尿管鏡は，尿道から膀胱内に至り，さらにそこから尿管口より直接，尿管に挿入して，尿管内を観察する。尿路腫瘍の診断，尿路結石の砕石などを行う。

F 尿流動態検査

尿流動態検査，すなわちウロダイナミックスタディ（urodynamic study：**UDS**）は，下部尿路の排尿蓄尿機能を調べる一連の検査のことを指す。主に下記の検査が行われる。

1 膀胱内圧測定法

膀胱内圧測定法（cystometry，シストメトリーともいう）とは，膀胱内に，圧センサーに接続されたカテーテルを留置し，滅菌水または二酸化炭素を徐々に注入して，膀胱容量と膀胱内圧を連続的に記録する検査である。

膀胱の蓄尿機能や尿意，膀胱のコンプライアンス（膀胱壁の伸びやすさ）などを測定する。

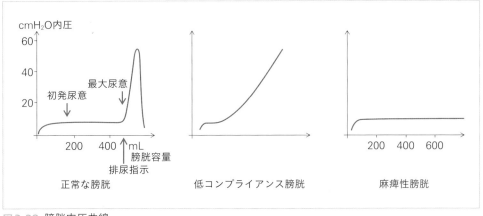

図3-28 膀胱内圧曲線

❶膀胱内圧の変化

　通常，150mL 程度の注水で最初の尿意（初発尿意）を自覚する。さらに注入し続けると，300 〜 500mL で尿意を我慢できなくなる（最大尿意）。この時点で，カテーテルを留置したまま排尿指示をすると，内圧が著明に上昇し，カテーテル周囲から注入された滅菌水または二酸化炭素が漏れ出てくる。膀胱内圧は，最大尿意まではほとんど変化はないが，萎縮膀胱などでは，注入量に応じて内圧が著明に上昇する。

❷膀胱内圧曲線でみる膀胱の状態

　膀胱内圧曲線（図3-28）では，次のように膀胱の状態を見分けることができる。

（1）正常な膀胱

　正常では，膀胱内圧は初めに少し上昇した後，ほとんど変化しない。最大尿意の時点で排尿を指示すると，排尿筋の随意収縮が起こり，膀胱内圧は上昇する。つまり，低圧蓄尿，高圧排尿ということである。

（2）低コンプライアンス膀胱

　萎縮膀胱などでは膀胱壁が伸びにくくなっており，注入量に応じて膀胱内圧が上昇する。蓄尿時に高圧になるため，尿路感染や腎機能障害の原因になりやすい。

（3）麻痺性膀胱

　糖尿病や子宮がん，直腸がんの術後などで神経障害がある場合は，膀胱に多量の水を注入しても尿意を感じず膀胱内圧も低く保たれる。排尿筋の収縮も弱く内圧が上昇しない。

2 ｜ 尿流量測定法

　尿流量測定法（uroflowmetry，ウロフローメトリーともいう）とは，排尿状態を調べる最も簡単な検査で，泌尿器科外来では必須の検査である。

　便器型の尿流量測定器（図3-29）に向かって排尿し，その排尿する量（排尿量）や勢い（最大尿流率），かかった時間（排尿時間）を記録する。

　前立腺肥大症や尿道狭窄などで排尿障害がある場合は，最大尿流率が低下し，排尿時間

第1編

構造と機能

症状と病態生理

3

診察・検査・治療

疾患と診療

症状に対する看護

検査と治療に伴う看護

疾患をもつ患者の看護

事例による看護過程の展開

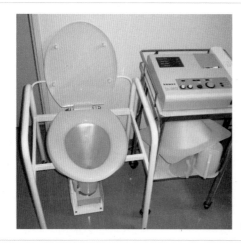

排尿量や最大尿流率，排尿時間を測定・記録する。

図3-29 尿流量測定器

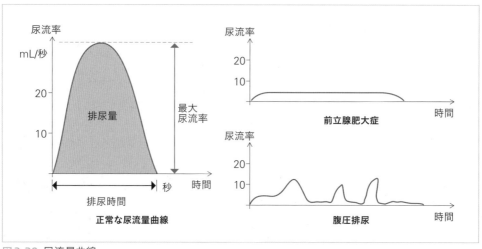

図3-30 尿流量曲線

も長くかかる。通常，成人では1回排尿量は200〜400mL，最大尿流率20mL/秒以上，
排尿時間は20〜30秒程度である。

　排尿直後に，超音波検査などで残尿測定を併せて行うと，排尿機能の評価に有用である。
尿流量曲線（図3-30）でみると，正常な尿流量曲線では，排尿の中間またはそれより前の
時点を頂点とする放物線状の曲線を描く。

　前立腺肥大症などで排尿障害がある場合は勢いが悪く，頂点の位置が下がり，時間がか
かる。排尿障害が強い場合，腹部に力を入れることで排尿する腹圧排尿となり，流量曲線
が安定しない。

3 ｜ 尿道内圧測定法

　尿道内圧測定法（urethral pressure profilometry；**UPP**）は，特別なカテーテルを用いて，

カテーテルに滅菌水または二酸化炭素を注入しつつ徐々に尿道から引き抜き，尿道全長にわたり圧力を測定することである。神経因性膀胱や尿失禁などの検査に用いられる。

4 尿道外括約筋筋電図

膀胱内圧測定と同時に測定する。会陰部に針電極またはシール状の電極を装着し，外括約筋筋電図を記録する。通常，蓄尿時には筋電図の振れを認めるが，排尿時には筋電図は消失する。すなわち，排尿時には外括約筋の筋肉が弛緩する。膀胱内圧と同時に測定することで，外括約筋と膀胱収縮との協調運動の有無を確認することができる。

Ⓖ 生検

1. 腎組織検査

診断や治療効果判定のために臓器の一部を採取することを生検という。腎生検による組織診断は，診断，治療方針の決定や腎予後の推定に利用される。成人の場合は，通常，超音波ガイド下で自動生検針（バイオプシーガン）を用いる経皮的腎生検を行う（図3-31）。

❶注意点

腎生検は，血流の豊富な腎臓を穿刺する，侵襲性の高い検査である。したがって，腎生検を施行する前に，患者に検査の有用性と危険性を十分に説明し，同意（インフォームドコンセント）を得ておく。また，出血傾向，貧血，感染症，重篤な高血圧の有無，腎形態などについて，あらかじめ把握しておく必要がある。

❷腎生検の適応

検尿異常（たんぱく尿や血尿），ネフローゼ症候群，腎性の急性腎障害（AKI），全身性疾患に伴う腎病変，移植腎などがあげられる。

❸腎生検の禁忌

出血傾向，片腎，萎縮腎，指示どおりに息止めができない人，生検後の安静を保つのが難しい人などは，原則として経皮的腎生検は禁忌となる。出血傾向は最も注意すべきポイントである。経皮的腎生検を安全に実施するのは困難だが腎生検の必要性が高い場合は，全身麻酔下で外科的に腎臓を直接見える状態にして行う開放腎生検や鏡視下腎生検を検討する。

❹腎生検の手順

尿の性状などがすぐにわかるように尿道カテーテルを留置し，またバイタルサインがモニターできるように準備をしておく。患者を腹臥位とし，腹部の下に枕を当てて穿刺部位を伸展させる。左右の腎のどちらを穿刺するか決め，穿刺部位周囲の皮膚を消毒した後，超音波（エコー）装置のプローブを背部に当てて穿刺部位を決定する（図3-31 a）。穿刺部位は，太い血管や腎盂，腎杯を避けるべく腎下極部を選択する（図3-31 b）。穿刺予定部位

第1編

構造と機能

症状と病態生理

3 診察・検査・治療

疾患と診療

症状に対する看護

検査と治療に伴う看護

疾患をもつ患者の看護

事例による看護過程の展開

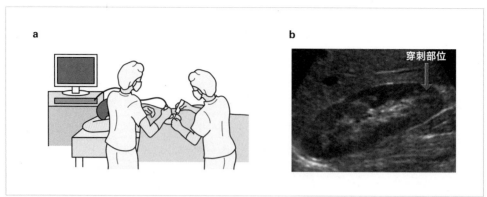

図3-31 腎生検の施術手順

の皮下組織，筋層，腎周囲脂肪組織，腎被膜周囲の順に浸潤麻酔を行う。呼吸で腎臓の位置が移動するので，患者に呼吸してもらいながら穿刺に適切な位置を決める。エコーの画面で穿刺針の先端を確認しながら，適切な位置で腎が動かないように患者に息止めをさせる（図3-31a）。腎表面まで針を進め，自動生検針を作動させると腎組織が採取される。

穿刺後は，止血のために患者の背部を用手的に強い力で圧迫する。十分な量の検体を採取できるまで数回穿刺することが多い。出血については，腎臓周囲の血腫の有無をエコーで確認し，尿道カテーテルからの内眼的血尿の有無を観察し，問題がなければ終了とする。

穿刺部を消毒した後，圧迫止血のために砂嚢を乗せ，ベッド上で腹臥位のまま帰室する。帰室後，通常30分～1時間で砂嚢を除去，医療者の手で仰臥位に変更する。

❺ 生検後の観察

穿刺後12～24時間は仰臥位のままでベッド上安静が必要である。超音波で血腫の有無を確認し，血腫がなければ安静解除とする。生検後，1週間前後で再出血することもあるので，検査後2週間ほどは重いものを持つ仕事や運動は避けるよう指導する。

❻ 合併症

頻度的に多いのは腎周囲血腫である。軽度であれば無症状であり，自然に吸収・消失するのを待てばよいが，強い腰背部痛や腹痛，血圧低下，脈拍上昇，肉眼的血尿，尿量減少などがみられた場合は，大量出血による血腫増大が疑われる。血液検査で貧血の状況を確認するとともに，（造影）CTや血管造影で出血部位と程度を評価し，輸血や塞栓術の適応を考慮する。

❼ 血栓塞栓症の予防

ベッド上安静が長時間になると，静脈に血栓・塞栓が生じる場合がある。高齢や肥満，脂質異常症，下肢静脈瘤，ネフローゼ症候群，抗リン脂質抗体症候群などがある場合は，特に注意する。予防として十分な補液や下肢弾性ストッキング，下肢のフットポンプの使用などがある。

2. 膀胱組織検査

膀胱腫瘍，間質性膀胱炎などが疑われる場合に行われる。手術用内視鏡を用いて経尿道的に組織を採取する。

3. 精巣組織検査

男性不妊症における原因の検索，不妊治療における精子の採取を目的に行われる。

麻酔下で陰囊皮膚を切開し，精巣組織を一部摘出する。閉塞性無精子症の場合は，同時に精巣内で精子を回収し，人工授精に用いることもある。

4. 前立腺組織検査

腫瘍マーカーである前立腺特異抗原（prostate specific antigen：PSA）が高値であり，そのほかの所見を含め前立腺がんを疑う場合に行われる。

前立腺針生検には，経直腸的針生検法と経会陰的針生検法とがある（図3-32）。いずれも肛門より挿入した超音波断層装置で前立腺を確認しつつ，6か所以上を穿刺して，検体を採取する。

合併症には，血尿や直腸出血，血精液症，感染症などがある。なかでも感染による急性前立腺炎は，重症化すると敗血症に移行し，生命の危険をきたすこともあるので，十分な抗菌薬の投与，検査後の状態の観察が必要である。

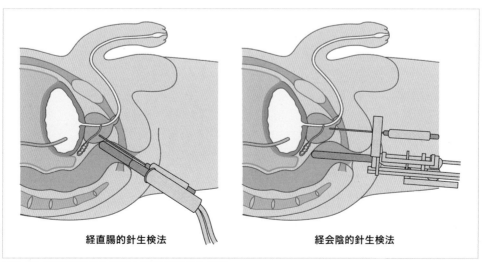

経直腸的針生検法　　　　経会陰的針生検法

図3-32 経直腸的針生検法と経会陰的針生検法

第1編

構造と機能

症状と病態生理

3 診察・検査・治療

疾患と診療

症状に対する看護

検査と治療に伴う看護

疾患をもつ患者の看護

事例による看護過程の展開

1. 男性生殖機能検査

1 | 身体所見

　陰毛の視診，陰茎や陰嚢内容の視診および触診，前立腺の触診を行う。精巣容積は造精機能の予測に有用である。

2 | ホルモン検査

　視床下部－下垂体－精巣系（せいそう）のホルモン調節を確認するために，一般に血清黄体形成ホルモン（luteinizing hormone；LH），卵胞刺激ホルモン（follicle stimulating hormone；FSH），男性ホルモン（テストステロン）を測定する。

3 | 精液検査

　男性不妊症に対する中心的な検査である。採取方法は，禁欲期間を 2 日以上 7 日以内として，マスターベーションで精液を採取する。精液量の基準は 1.5mL 以上で，主に精子濃度（精子数）や精子運動率，精子形態などを調べる。それぞれの基準は，精子濃度が 15×10^6/mL 以上，運動率が 40% 以上，正常形態率が 4% 以上とされている。そのなかで，精子数が造精機能障害を最も反映した指標となる。

4 | 精巣生検

　精巣の造精機能を直接的に診断するための検査である。これまで主に無精子症に対して行われてきたが，侵襲的な検査であり精巣組織障害を引き起こす可能性があるので，最近は行われることが少なくなっている。

2. 男性性機能検査

1 | 問診

　勃起障害（ぼっき）（erectile dysfunction；**ED**）の診断は問診が重要で，発現時期や発現状況，基礎疾患，常用薬，喫煙・飲酒歴などを聴取する。心因性 ED にはパートナーとの関係性や家庭的環境の確認も大切である。問診票は国際勃起機能スコア（international index of erectile function；IIEF）を使用する。

夜間勃起（nocturnal penile tumescence：NPT）検査は，夜間に勃起が生じるかどうかをみる検査である。健常成人男性では，レム（REM）睡眠時に一致して周期的に勃起現象が認められるため，簡易的な検査方法として睡眠前に陰茎（いんけい）に切手シートや専用のバンドを巻き付けて，翌朝にその切手シートのミシン目が切れたり，バンドがはずれたりしていないかを確認する方法がある。また，NPTの状態を詳細に観察する装置として，リジスキャン（夜間の陰茎の硬度および周径を同時に連続的に測定する装置）がある。この装置を用いる際は，通常3晩連続で測定し，少なくとも60％以上の硬度が10分以上持続する勃起現象が認められれば正常である。NPT検査に異常を認めた場合は，器質性EDを強く示唆する。

Ⅲ 治療

Ⓐ 薬物療法

腎疾患治療薬としては，主にステロイド（糖質コルチコイド）や免疫抑制薬があげられる。泌尿器疾患治療薬としては，主に抗がん剤や抗菌薬，排尿改善薬，選択的バソプレシン受容体阻害薬があげられる。

1. 副腎皮質ステロイド

（副腎皮質）ステロイドとは副腎皮質で産生されるホルモンの一つである糖質コルチコイドのことで，免疫を抑制するはたらきのある代表的な薬剤である。「ステロイド」とは，「ベンゼン環」のように化学構造を指す言葉で，ステロイド構造をもつ物質は，ほかにも女性ホルモンなどいろいろあるが，臨床で「ステロイド」といえば糖質コルチコイドのことを指す。

▶ 適応疾患　ネフローゼ症候群（微小変化群，膜性腎症，巣状分節性糸球体硬化症，膜性増殖性糸球体腎炎など），急速進行性糸球体腎炎，抗好中球細胞質抗体（anti-neutrophil cytoplasmic antibody：ANCA）関連腎炎やループス腎炎など膠原病（こうげんびょう）に伴う腎疾患，間質性腎炎などが主な適応となる。

▶ 投与法　十分な初期量を投与した後，漸減（ぜんげん）する（ゆっくり減量する）方法が基本となる。初期投与量は疾患やその重症度によって異なり，1日量としてプレドニゾロン0.5〜1.0mg/kg（体重60kgなら30〜60mg）を2〜4週間投与する。その後，2週間ごとに5〜10mgずつ減量していくが，治療効果，疾患の再発しやすさ，感染症などのステロイドの副作用のリスクを総合的に考慮し，漸減する量や速さを調整する。

第1編

構造と機能

症状と病態生理

3 治療 診察・検査・

疾患と診療

症状に対する看護

検査と治療に伴う看護

疾患をもつ患者の看護

事例による看護過程の展開

▶ 副作用　感染症，糖尿病，高脂血症，高血圧，精神症状，消化性潰瘍，骨粗鬆症，小児の成長抑制，白内障，緑内障，浮腫，低カリウム血症，骨頭壊死，中心性肥満（体幹の肥満）・満月様顔貌，創傷治癒の遅延，皮膚萎縮，ざ瘡（にきび），多毛，脱力・筋痛（ステロイドミオパチー），無月経など，様々な副作用があげられる。

2. ステロイドパルス療法

　副腎皮質ステロイドを短期間に大量投与する治療法である。

▶ 適応疾患　重度のネフローゼ症候群，急速進行性糸球体腎炎や半月体形成性糸球体腎炎など，活動性の高い腎炎などに対し，速やかで十分な治療効果を期待する場合や，IgA腎症に対して扁桃摘出術と併せて実施する治療法（扁摘パルス）などで用いられる。

▶ 投与法　メチルプレドニゾロンコハク酸エステルナトリウム（ソル・メドロール®）500〜1000mgを，5％ブドウ糖液または生理食塩水250〜500mLに溶解し，2〜3時間かけて点滴静注する。1日1回，3日間連続で投与する。大量急速静注すると不整脈などが起こることが報告されており，少なくとも30分はかけて点滴静注するように注意する。

3. 免疫抑制薬

　副腎皮質ステロイド以外の免疫抑制作用をもつ薬剤を「免疫抑制薬」とよぶ。

1 ｜ シクロスポリン（ネオーラル®）

　カルシニューリン阻害薬の一つ。リンパ球の一種であるT細胞のはたらきを抑制することで，免疫を抑制する。

▶ 適応疾患　ネフローゼ症候群，移植による拒絶反応の抑制
▶ 副作用　感染症，高血圧，腎障害，高カリウム血症

2 ｜ ミゾリビン（ブレディニン®）

　代謝拮抗物質の一つで，核酸合成を阻害してリンパ球の増殖を抑えることにより免疫を抑制する。

▶ 適応疾患　ネフローゼ症候群，ループス腎炎，腎移植における拒絶反応の抑制
▶ 副作用　感染症，骨髄抑制（血球減少）

3 ｜ タクロリムス（プログラフ®）

　カルシニューリン阻害薬の一つ。リンパ球の一種であるT細胞のはたらきを抑制することで，免疫を抑制する。

▶ 適応疾患　ループス腎炎，移植における拒絶反応の抑制
▶ 副作用　感染症，高血圧，腎障害，高カリウム血症

4 ｜ シクロホスファミド（エンドキサン®）

　細胞増殖を抑制するアルキル化薬である。抗がん剤としても用いられるが免疫抑制薬としても使われ，その効果は高いが，細胞を障害する薬剤であり副作用に注意が必要である。

▶ 適応疾患　ステロイド抵抗性ネフローゼ症候群，ループス腎炎，全身性血管炎，難治性の膠原病などの治療に用いられる。連日内服する場合と，大量点滴投与を定期的（2 週間ごとや 1 月ごと）に回数を限定して行う（エンドキサンパルス療法）場合がある。

▶ 副作用　感染症，骨髄抑制（血球減少），卵巣機能不全（不妊），出血性膀胱炎，膀胱がん

5 ｜ リツキシマブ（リツキサン®）

　CD20 に対する抗体薬で，リンパ球の一つである B 細胞表面の CD20 に結合し，強力に B 細胞を抑制する。

▶ 適応疾患　顕微鏡的多発血管炎，多発血管炎性肉芽腫症，小児期発症のステロイド抵抗性難治性ネフローゼ症候群（海外では成人発症でも用いられ有効性が確認されており，日本でも厳密には保険適用外であるが成人発症でも用いられることは少なくない），CD20 陽性の B 細胞リンパ腫やリンパ増殖性疾患。

▶ 副作用　Infusion reaction（投与中や投与後 24 時間以内に発熱，悪心，頭痛，疼痛，かゆみ，発疹，咳などの症状が出現する），B 型肝炎ウイルス再活性化，感染症。Infusion reaction の予防のため，投与前に抗ヒスタミン薬や解熱鎮痛薬を投与したうえで，ゆっくりとした投与速度で投与を開始し，問題がなければ徐々に投与速度を早めていく。

▌ 4. 抗がん剤

　泌尿器進行がんにおける治療法は，病期，悪性度などにより様々である。化学物質によってがんの増殖を抑える化学療法や，がん細胞の増殖にかかわる体内のホルモンを調節して増殖を抑えるホルモン療法，体内の免疫を強めるサイトカイン療法が標準治療であったが，近年の分子生物学的研究の進歩を背景に，がん細胞だけがもつ特徴を分子レベルでとらえ，それを標的にした分子標的薬や，体内の免疫の活性化を持続する免疫チェックポイント阻害薬は標準治療となっている。

1 ｜ 化学療法

　シスプラチン（CDDP）を中心とした多剤化学療法が主体となる。

　M-VAC 療法（メトトレキサート，ビンブラスチン，アドリアマイシン，シスプラチン）や GC 療法（ゲムシタビン，シスプラチン）は，尿路上皮がんに行われる。副作用には，白血球減少や血小板減少などの骨髄抑制，食欲低下や嘔吐などの消化器症状などがある。

　BEP 療法（ブレオマイシン，エトポシド，シスプラチン）は，精巣がんに用いられる。副作用には，腎機能障害や白血球減少，血小板減少などの骨髄抑制，食欲低下や嘔吐などの消化

器症状，間質性肺炎，脱毛，色素沈着などがある。

　ドセタキセルやカバジタキセルは，ホルモン療法が効かなくなった前立腺がんに対して用いられる。主な副作用には，疲労や骨髄抑制，発熱性好中球減少，間質性肺炎，脱毛などがある。

2 ホルモン療法（内分泌療法）

　精巣や副腎から分泌されるアンドロゲン（男性ホルモン）の分泌や効果を妨げる薬を使用することで，前立腺がんの進行を抑える治療である。主に LH-RH（黄体形成ホルモン放出ホルモン）アゴニストや抗アンドロゲン薬，LH-RH アンタゴニスト，エストロゲン（女性ホルモン）が使用される。

▶ 適応疾患　根治切除不能の前立腺がん
▶ 副作用　のぼせ，ほてり，急な発汗，性機能障害，女性化乳房，骨粗鬆症，疲労など

3 サイトカイン療法

❶インターフェロンα（IFNα）

▶ 適応疾患　転移性腎細胞がん
▶ 投与方法　500 ～ 1000 万 IU（国際単位）を週 3 回程度，筋肉内注射または皮下注射する。
▶ 副作用　発熱，倦怠感，食欲不振，関節痛などのインフルエンザ様症状，不眠，抑うつなど

❷インターロイキン -2（IL-2）

▶ 適応疾患　転移性腎細胞がん
▶ 投与方法　50 ～ 210 万 IU を 14 日静注するのを 1 サイクルとして，2 サイクルを 1 コースとしていることが多い。
▶ 副作用　低血圧，肺浮腫，体重増加，腎機能障害など

4 分子標的薬

❶スニチニブ（キナーゼ阻害剤）

▶ 適応疾患　転移性腎細胞がん
▶ 投与方法　1 日 1 回 50mg を 4 週間服用し，2 週間休薬する。
▶ 副作用　高血圧，疲労感，下痢，味覚障害，手足症候群，血小板減少など

❷ソラフェニブ（キナーゼ阻害剤）

▶ 適応疾患　転移性腎細胞がん
▶ 投与方法　400mg を 1 日 2 回服用する。
▶ 副作用　手足症候群，下痢，高血圧，食欲不振，リパーゼ上昇など

❸テムシロリムス（mTOR 阻害剤）

▶ 適応疾患　転移性腎細胞がん

構造と機能

症状と病態生理

3

治療　診察・検査・

疾患と診療

症状に対する看護

検査と治療に伴う看護

疾患をもつ患者の看護

事例による看護過程の展開

▶ 投与方法　1回25mgを1週間に1回，30〜60分かけて点滴静注投与する。

▶ 副作用　口内炎，高コレステロール血症，食欲不振，爪の障害，ALT（GPT）増加など

❹ エベロリムス（mTOR阻害剤）

▶ 適応疾患　転移性腎細胞がん

▶ 投与方法　1日1回10mgを空腹時に服用する。

▶ 副作用　口内炎，感染症，疲労，下痢，ヘモグロビン減少など

❺ アキシチニブ（キナーゼ阻害剤）

▶ 適応疾患　転移性腎細胞がん

▶ 投与方法　1回5mgを1日2回服用する。

▶ 副作用　下痢，高血圧，疲労，発声障害，手足症候群など

❻ パゾパニブ（キナーゼ阻害剤）

▶ 適応疾患　転移性腎細胞がん

▶ 投与方法　1日1回800mgを食事の1時間前か2時間後に服用する。

▶ 副作用　下痢，高血圧，食欲不振，発声障害，ALT/AST上昇など

❼ オラパリブ（PARP阻害剤）

▶ 適応疾患　*BRCA*遺伝子陽性の転移性去勢抵抗性前立腺がん

▶ 投与方法　300mgを1日2回服用する。

▶ 副作用　骨髄抑制，疲労，食欲減退，嘔吐，下痢，悪心など

❽ カボザンチニブ（キナーゼ阻害剤）

▶ 適応疾患　転移性腎細胞がん

▶ 投与方法　60mgを1日1回空腹時に服用する。

▶ 副作用　高血圧症，血栓塞栓症，骨髄抑制など

❾ エンホルツマブ（抗ネクチン-4抗体微小管阻害薬複合体）

▶ 適応疾患　がん化学療法後に増悪した根治切除不能な尿路上皮がん

▶ 投与方法　1.25mg/kg（体重）を週1回，3週連続点滴静注し，1週休薬する。

▶ 副作用　脱毛症，末梢性感覚ニューロパチー，皮膚障害，高血糖など

5 ｜ 免疫チェックポイント阻害薬

❶ ニボルマブ（ヒト型抗ヒトPD-1モノクローナル抗体）

▶ 適応疾患　転移性腎細胞がん

▶ 投与方法　1回3mg/kg（体重）を2週間間隔で点滴静注する。

▶ 副作用　倦怠感，悪心，間質性肺疾患，筋炎，大腸炎など

❷ ペムブロリズマブ（ヒト化抗ヒトPD-1モノクローナル抗体）

▶ 適応疾患　化学療法後に増悪した根治切除不能の尿路上皮がん

▶ 投与方法　1回200mgを3週間間隔で点滴静注する。

▶ 副作用　疲労，瘙痒症，悪心，下痢，食欲不振など

❸ アベルマブ（ヒト型抗ヒトPD-L1モノクローナル抗体）

▶ 適応疾患　転移性腎細胞がん，化学療法後に維持している根治切除不能の尿路上皮がん

▶ 投与方法　10mg/kg（体重）を2週間間隔で点滴静注する。

▶ 副作用　間質性肺疾患，大腸炎，甲状腺疾患，副腎機能不全など

❹ イピリムマブ（ヒト型抗ヒトCTLA-4モノクローナル抗体）

▶ 適応疾患　転移性腎細胞がん

▶ 投与方法　ニボルマブと併用し，1mg/kg（体重）を3週間間隔で4回点滴静注する。

▶ 副作用　皮膚障害，心筋炎，大腸炎，神経障害，副腎障害など

5. 抗菌薬

　尿路感染症に対して，経口ないしは点滴静注のペニシリン薬やセフェム薬，ニューキノロン薬が用いられる（第4章-X-A-1-1「急性単純性膀胱炎」参照）。

6. 排尿改善薬

❶ α交感神経遮断薬

　前立腺の機能的閉塞を解除する。

▶ 適応疾患　前立腺肥大症

▶ 副作用　起立性低血圧など

❷ デュタステリド

　肥大した前立腺を縮小させる。

▶ 適応疾患　前立腺肥大症

▶ 副作用　勃起不全，リビドー減退，乳房障害など

❸ タダラフィル

　前立腺の緊張を緩和させたり，血流を増加させたりする。

▶ 適応疾患　前立腺肥大症

▶ 副作用　眩暈，消化不良，頭痛，筋肉痛など

7. 選択的バソプレシン受容体阻害薬

❶ トルバプタン

　腎容積の増大と腎機能の低下を抑制する。

▶ 適応疾患　常染色体優性多発性嚢胞腎

▶ 副作用　下痢，疲労，多尿，肝機能異常など

B 透析療法

　GFRが低下すると，尿毒症症状が出現する。この際，何らかの腎機能を代替する治療

が必要となる（**腎代替療法**）。腎代替療法の代表的なものが透析療法であり，透析療法には血液透析と腹膜透析がある。一般に，eGFR が 15mL/ 分 /1.73m² 未満で尿毒症の症状があれば，透析療法の導入が必要とされる。数値の指標では，eGFR で 8.0mL/ 分 /1.73m² 以下，血清クレアチニンで 5.0 〜 6.0mg/dL 以上で考慮される（図 3-33）。透析の回路を図 3-34 に示す。

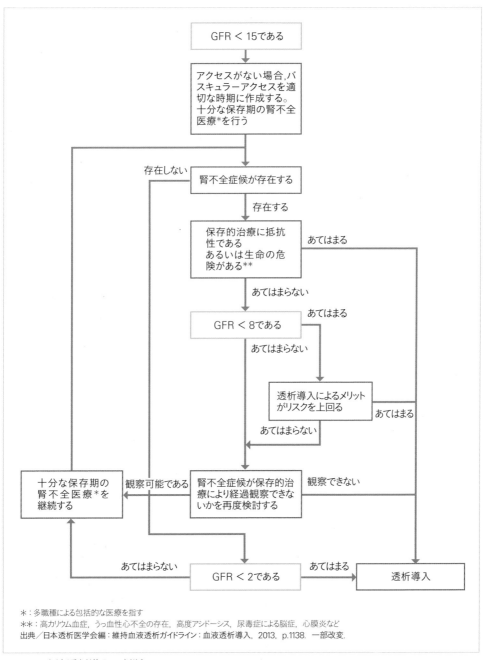

＊：多職種による包括的な医療を指す
＊＊：高カリウム血症，うっ血性心不全の存在，高度アシドーシス，尿毒症による脳症，心膜炎など
出典／日本透析医学会編：維持血液透析ガイドライン：血液透析導入，2013，p.1138．一部改変．

図3-33 血液透析導入の判断

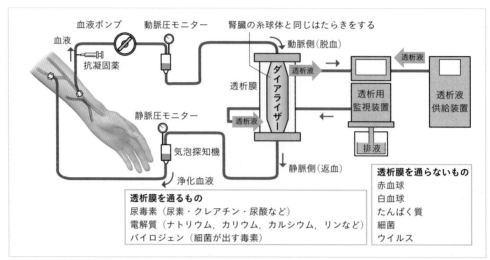

図3-34 透析回路

体外循環によって，血液から尿毒症物質，血漿成分，細胞成分などを分離することをアフェレーシス（血液浄化）という。体外循環とは，患者の血管から血液を体外に取り出し，ポンプの動力で体外回路を循環させて行う治療の総称である。血液循環は，患者の体循環と並列回路で同時に返血を行う「オンライン」治療である。

1. 血液透析

1 血液透析の疫学

血液透析（hemodialysis：**HD**）は日本で行われている腎代替療法で最も多い治療である。日本透析学会によると，統計が開始になった1960年代から毎年増加し続け，2021（令和3）年現在で，生命活動を維持するために日常的にHDを行っている症例は33.9万人を超えている。HDの原因となる疾患は，糖尿病性腎症が最多で，次いで慢性糸球体腎炎，腎硬化症である。

2 血液透析の実際

HDでは，浄化器（ダイアライザー）によって拡散と限外濾過*（図3-35）を行う。HDの効率は，ダイアライザーのサイズや性質，透析時間，単位時間当たりの脱血量（QB）によって決まる。維持HDは週3回，1回当たり4時間が標準である。

❶基礎体重

透析患者においては真の体重（身体の水分量が適切であるときの体重）を推定し，体調に応じてどこまで除水するべきかを念頭に治療を行う必要がある。この体重のことを基礎体重

***

＊ **限外濾過**：水やナトリウムなどの小分子からなる物質を，圧力により半透膜の細孔からこし出す方法である。

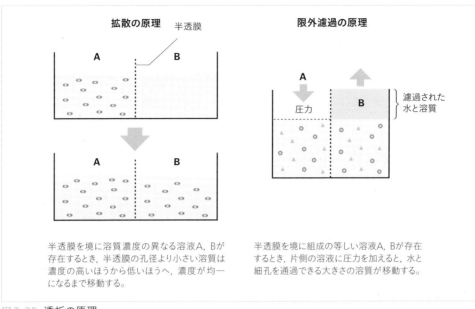

拡散の原理

限外濾過の原理

半透膜を境に溶質濃度の異なる溶液A, Bが存在するとき, 半透膜の孔径より小さい溶質は濃度の高いほうから低いほうへ, 濃度が均一になるまで移動する。

半透膜を境に組成の等しい溶液A, Bが存在するとき, 片側の溶液に圧力を加えると, 水と細孔を通過できる大きさの溶質が移動する。

図3-35 透析の原理

（ドライウェイト）という。体重が基礎体重に戻るように，除水量を設定する。

❷バスキュラーアクセス

通常のHDでは120〜200mL/分以上の脱血を必要とする。このため，血液透析回路と接続するための十分な血液量を確保できる血管を患者側に造設する必要がある。これを**バスキュラーアクセス**とよぶ（図3-36）。

最も一般的なバスキュラーアクセスは内シャントである。吻合に適した皮静脈の発達が悪い症例や心機能が不良な患者では，上腕動脈を上腕二頭筋の下から外科的に皮下へ挙上させる方法がある（上腕動脈挙上術）。また，合成繊維で作られた人工血管で動脈と近位静脈の間を吻合する方法もある（グラフト）。

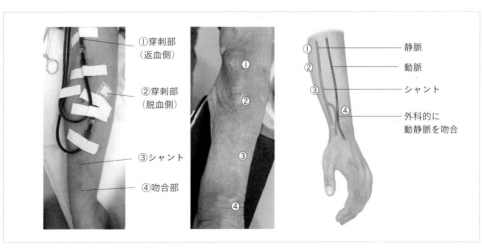

①穿刺部（返血側）
②穿刺部（脱血側）
③シャント
④吻合部

静脈
動脈
シャント
外科的に動静脈を吻合

図3-36 バスキュラーアクセス（内シャント）

第1編

構造と機能

症状と病態生理

3
診察・検査・治療

疾患と診療

症状に対する看護

検査と治療に伴う看護

疾患をもつ患者の看護

事例による看護過程の展開

❸在宅血液透析

1998（平成10）年から，在宅で行うHDが保険適用となり，透析療法全体の0.2％程度を占める。基幹病院によって，衛生教育や機器の取り扱いに関する教育を受け，その施設における一定の条件を満たした患者が行う。透析のための機器は医療機関から借りられる。回路やダイアライザーなどの医療材料や薬品については医療機関からの処方を受ける。

3 | 血液透析の早期合併症

❶不均衡症候群

HDを行うと血液のみが浄化され，血液中の尿毒素の濃度は急速に低下する。一方，細胞内液中の尿毒素は細胞外液（血液）ほど速やかに除去されないため，細胞内液と外液との間で浸透圧の不均衡が起き，細胞外液が細胞内へ流入する。これが脳で起こると一過性の脳浮腫が発症し，悪心・嘔吐・頭痛を訴えることがある。これを**不均衡症候群**とよぶ。

❷アレルギー

HDでは体外循環を行う際，血液凝固を防ぐため，ヘパリンやたんぱく分解酵素阻害薬などを血液回路に持続投与する。これにより，アレルギー反応が惹起されることがある。通常は透析開始後5分ほどの早期に，かゆみや血圧低下などの症状が発症する。

4 | 血液透析の合併症

❶透析困難症

HD患者では，しばしば透析中の血圧低下が原因で目標とする基礎体重（ドライウエイト）までたどり着けない事例が散見される。これを透析時低血圧による透析困難症とよぶ。透析困難症では，徐々に体液の貯留をきたし，心不全となることが多い。

❷透析骨症

HD患者では透析骨症をしばしば認める。末期腎不全患者では，尿中に排泄される無機リンが血中に蓄積されるため，リンの経口摂取を避け，炭酸カルシウムや塩酸セベラマー，炭酸ランタンなどのリン吸着剤を服用する。

高リン血症が長期間持続すると，血中カルシウムと結びついて，大動脈や冠動脈，末梢動脈などの血管，関節周囲に異所性石灰化がみられる。血管への沈着は血行障害をきたすことがある。また，関節周囲の沈着では疼痛や関節可動域の低下を招くうえ，しばしば感染の温床となる。さらに，高リン血症は，副甲状腺に2次的な亢進症をきたすことが知られている。

❸腎性貧血

腎性貧血は，高頻度にみられる合併症で，ほとんどのHD患者には，透析終了時にエリスロポエチン製剤（ESA製剤）の投与が行われる。

❹透析アミロイドーシス

最近では減少傾向にあるとされているが，長期HD患者ではしばしば透析アミロイドー

シスという合併症もみられる。これは β_2-MG とよばれる比較的分子量の大きい尿毒症物質が，アミロイドとして骨・関節に沈着する病態である。

最も多いのは手根管症候群で，患者は，母指から中指のしびれや疼痛を訴え，指の屈曲が困難となる。症状が進行すると，母指球の筋萎縮や手指の拘縮を生じる。

❺ 心血管系合併症

HD 患者の心臓の長期合併症としては，心拡張障害があげられる。これにより，患者は上下静脈から血流を受けても，十分に血液を送り出すことができず，右心不全徴候や低心拍出量による低血圧を呈する。

❻ 高血圧・低血圧

HD 患者では食塩摂取量が過剰になると，体液増加とともに著しい高血圧を呈する患者が多い。長期の透析や心合併症を有する患者では，著しい低血圧を呈する患者もみられる。低血圧は透析により助長されることがあり，昇圧薬を内服する症例も多い。

❼ 感染症

HD 患者の死因の第 2 位は感染症である。透析患者では，免疫機能の低下が報告されていて，肺炎や尿路感染症などの感染症がみられる。

❽ 腎細胞がん

HD 患者では，萎縮した腎臓に大小の囊胞形成が観察される。HD 導入後，10 数年以上経過すると，囊胞内に腎細胞がんの発症を認めることが多い。

2. 腹膜透析

1 | 腹膜透析の概要

腹膜透析（peritoneal dialysis：PD）は腎代替療法の一つである。HD 患者が 33 万人を超えるなか，PD の患者数は 1 万人弱と少ない。PD とは，腹腔内に留置されたカテーテルを用いて，腹腔内へ透析液を直接注入して透析を行う方法である（図 3-37）。HD では，週に 3 回の通院が必要であり，生活の中心が透析になるなど，それまでのライフスタイルの変更を余儀なくされることもある。

一方，PD では，通院は月に 1 回程度であり，仕事や趣味を継続しながらライフスタイルに合わせた透析が可能である。また，医療圏から離れた過疎地の患者や通院が困難な高齢者，運動器の障害をもった患者でも可能である。

PD は HD に比べ，除水が緩徐であるため，腎血流量が落ちにくく，残存腎機能が比較的長期に維持される。しかし，一方で衛生教育や装置の取り扱いに慣れることなど，自己管理に必要な知識や技術の習得が必要である。高齢であるなどの理由で患者自身が行えない場合には，家族や訪問看護師などの支援者が必要となる。

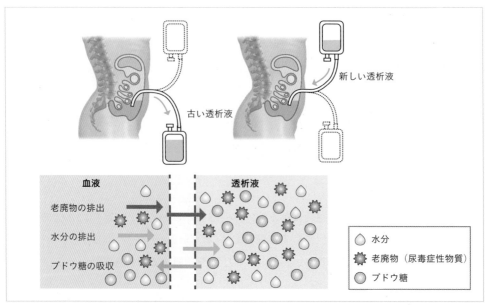

図3-37 腹膜透析

2 | 腹膜透析の実際

　腹膜での透析効率は血液透析効率に比べて劣るため，患者の予後は残存腎機能に依存している。PD の物質除去効率 PD と残存腎機能の総和である。このため，PD を開始するには腎機能が残っているほど,その後の PD 期間を十分に確保することができる。したがって，PD を希望する患者に対しては，GFR を基準として適切な時期に導入するとされているが，一般には残腎機能を期待して HD 患者より早期にカテーテルの挿入などの準備を

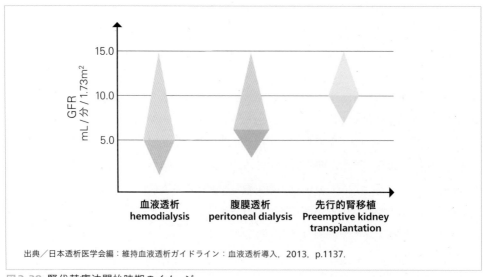

出典／日本透析医学会編：維持血液透析ガイドライン：血液透析導入, 2013, p.1137.

図3-38 腎代替療法開始時期のイメージ

始めて，開始することが望ましい（図3-38）。

　腹膜は，一種の半透膜となっており，腹腔内にPD液（高濃度のブドウ糖を含んだ電解質液）を入れると，拡散によって尿毒素が除去される。また，糖質の濃度勾配によって除水される。PDでは，1〜2LのPD液の入ったバッグを腹腔内に留置してあるカテーテルに接続し，重力による自然落下で透析液を注入後，バッグを切り離す。切り離した後は，PD液が腹腔内に貯留したまま過ごし，4〜6時間後に排液用のバッグを接続し，腹腔内に貯留されていたPD液をすべて排液する。

3　腹膜透析治療のバリエーション

　前述の行程を1日に1〜2回繰り返すのが，**間欠的腹膜透析**（intermittent peritoneal dialysis：**IPD**）である。これに対して連続して3〜4回繰り返し，1日中腹腔内にPD液を貯留する方法が**持続的携行型腹膜透析**（continuous ambulatory peritoneal dialysis：**CAPD**）である。CAPDは最も標準的なPDの方法である。腎代替療法は，原病の治療そのものを行っていないので，導入後も腎機能は徐々に悪化する。腎機能の悪化に伴い，徐々に透析条件を上げて，最終的にCAPDに至るまで数か月以上をかける方法を，段階的導入法（インクリメンタルPD）という。

　また，夜間のみのPDをNPDとよび，日中や夜間に**自動腹膜灌流装置**（サイクラー）という装置を用いて行うものをAPDとよぶ。サイクラーとは，あらかじめ時間や回数を設定した注排液のプログラムを自動で行う装置のことである。

4　腹膜透析の合併症

❶腹膜炎

　PDでは，腹膜炎が生じることがある。腹膜炎は，PD中止の理由のなかでも多く，その頻度は0.21〜0.24回/1患者・年という調査結果がある。腹膜炎の最も多い原因は，操作ミスによる汚染（タッチ・コンタミネーション）である。腹膜炎の診断は，発熱，腹痛，排液の混濁などの所見に加え，CRPなどの炎症反応高値を参考に行う。

❷出口部感染，トンネル感染

　スワンネックカテーテルは，一度，菌が付着するとなかなか除菌できないことがある。特に出口部はカテーテルの移動による機械的な刺激などで損傷しやすい。ここに菌が付着したものを出口部感染とよぶ。

　また，感染が出口部から皮下トンネルにまで至ったものは，トンネル感染とよばれる。圧痛や発赤が皮下縫合部まで到達した場合は難治であり，腹膜炎に至る危険性がある。

❸透析効率不良・除水不良

　PDでは，透析効率や除水が十分に行えない場合がある。CAPDは持続的透析で，食事がやや自由であるとされるが，腹膜の透析効率を超えた飲食や塩分，水分の過剰摂取は，データの悪化や除水不良を招く。

PD が日本に入ってきた 1980 年代前半，PD の患者は HD 患者の増加とともに増加の一途をたどってきたが，1996 年頃を境に横ばいになり，以降，今日まで 1 万人弱で推移している。これは EPS による影響であると考えられている。

EPS は変性・肥厚した腹膜が腸管を取り巻き，収縮を起こすことで，絞扼性イレウスを発症する。外科的手術を行っても，癒着を解除することは難しく，しばしば致死的である。しかし，近年では EPS 発症のリスクが解析され（PD 期間など），新たな発症はほとんどみられなくなってきている。

3. 持続的血液濾過透析法

HD では，限外濾過と拡散の両方の作用によって，血液浄化を行っている。拡散によって，浸透圧物質が急激に血中から除去されると，血圧は不安定となる。このため，重症患者に対しては，血行動態を安定化させるために，限外濾過を中心に治療を行うことがある。しかし，限外濾過だけでは，尿毒症物質・電解質などの物質が拡散されないため，患者側へ返血される血液の組成と，限外濾過された排液の組成の濃度は同じである。このため，限外濾過を行いながら，血液濾過用補充液を同時に投与するのが，**血液濾過**（hemofiltration；**HF**）である。HF は効率が悪い分，循環動態への影響が少ない状態でデータの改善が，ある程度期待できる。患者の状態が不良な場合や循環器系の大きな手術を行ったあとなど，血圧が低い状態でも施行が可能である。

HF よりも効率がよいのが，**血液濾過透析**（hemodiafiltration；**HDF**）である。これは，血液濾過用補充液を投与しながら HD を行う方法である。重症患者に対しては，循環動態を憂慮し，効率を落として HF や HDF を行う。この際に，尿毒症物質の除去と除水を行うために，6 時間以上または終日から連日にわたり，体外循環を行う方法がある。この方法を**持続的血液濾過透析**（continuous hemodiafiltration；**CHDF**）という。集中治療室などに入室中の重症例では，持続的血液濾過（CHF）が行われるが，最近では，CHF よりも効率のよい，CHDF が主流となっている。CHDF は，血圧が低く，循環動態が不安定な患者に対しても行うことができる。

Column

SDM（シェアード・ディシジョン・メイキング）

近年，血液透析，腹膜透析，腎移植などの腎代替療法の選択に，看護師や医師などの多職種で患者とともに情報を共有し，治療の特徴や患者の価値観を踏まえて決定することの重要性が注目されている。この選択法を SDM とよぶ。

構造と機能

症状と病態生理

3 治療 診察・検査・

疾患と診療

看護 症状に対する

検査と治療に伴う看護

患者の看護 疾患をもつ

過程の展開 事例による看護

C 手術療法

1. 尿路結石の手術療法

　尿路結石による尿管の閉塞が持続すると，腎機能に不可逆的な悪化を生じることがある。尿路結石での疝痛発作は患者の心身に大きな負担となるので，鎮痛薬による疼痛の処置を最初に行う。

　尿路結石の結石除去を目的とした治療で，開放手術は行われなくなっている。現在では，体外衝撃波砕石（結石破砕）術と内視鏡的治療法（endourology）による，低侵襲性手術治療法で治療を行う。

1 体外衝撃波砕石術

　体外衝撃波砕石術（extracorporeal shock wave lithotripsy：ESWL）は，体外で発生させた衝撃波エネルギーを体内の結石に収束照射し，結石を破砕する方法である（図3-39）。

　適応外症例として，コントロール不十分な出血傾向患者や妊婦，極度の肥満などの身体的な問題で焦点合わせが困難な症例などがある。

2 経尿道的尿管砕石術

　経尿道的尿管砕石術（transurethral ureterolithotripsy：TUL）は，経尿道的に，内視鏡（尿管鏡）を逆行性に尿管内に挿入し，結石を破砕あるいは取り出す（抽石）手術法である。尿管結石に対する治療法として，ESWLと並び有効な方法である。

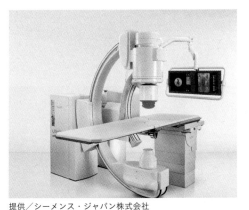

提供／シーメンス・ジャパン株式会社
X線透視や超音波で結石に焦点を合わせ，衝撃波で砕石する。

図3-39 体外衝撃波砕石器

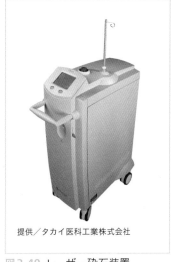

提供／タカイ医科工業株式会社

図3-40 レーザー砕石装置

尿管鏡には硬性鏡と軟性鏡がある。中部・下部尿管結石に対しては硬性鏡が用いられることが多い。一方，上部尿管結石に対しては，硬性鏡に加え軟性鏡も用いられる。砕石手段としては，レーザー砕石装置（図3-40）が主流で，ほかに超音波や電気水圧衝撃波，圧搾空気などを用いた砕石装置がある。

3 | 経皮的腎砕石術

経皮的腎砕石術（percutaneous nephrolithotripsy；PNL）は，経皮的に腎盂腎杯に内視鏡を挿入し，結石を破砕・摘出する術式である。エコーあるいはX線透視下に腰背部より腎杯を穿刺し，その穿刺孔を直径7～10mmまで拡張して，そこに内視鏡を挿入する。

PNLは腎瘻を作成する点で観血的であり，ESWLやTULと比べて侵襲性は高いが，大きな結石を除去する際には効率がよい。

■ 2. 腎・泌尿器系のがんの手術療法

1 | 腎腫瘍

腎細胞がんもしくは腎血管筋脂肪腫が疑われるが，腎がんを完全に否定できない場合，手術適応がある。

❶腎部分切除術

腎腫瘍が腎動静脈に接しておらず，かつ腫瘍径が小さい場合に適応がある。腫瘍の存在位置から，開腹手術や，腹腔鏡下手術の適応を検討する（図3-41）。近年ではロボット支援下腹腔鏡下手術（robot-assisted partial nephrectomy；RAPN）も行われている（図3-42）。

ロボット支援下手術では3D立体画像下に手術を行うことができ，また画像を最大で15倍まで拡大することで，より容易に視野を確保でき，精密な手術が可能となる。執刀する医師は患者に直接触れず，サージョンコンソールとよばれる機械に座って遠隔操作によって手術を行う。

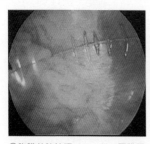 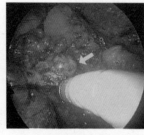 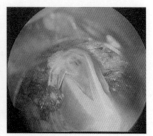

①腹膜外腔拡張バルーンで腎臓周囲に手術スペースを確保する。　②マイクロ波切開凝固装置を使用して腫瘍（→）を摘出する。　③腫瘍は，収納袋に収納して体外に取り出す。

図3-41 腹腔鏡下腎部分切除術

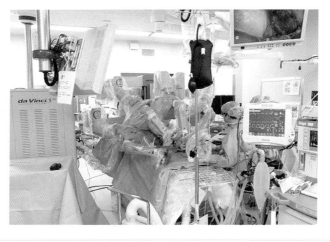

図3-42 ロボット支援下腹腔鏡下手術風景

❷根治的腎摘除術

腎部分切除術が困難な場合や，腫瘍径が大きい場合には，根治的腎摘除術を施行する。腫瘍の被膜外進展や腎静脈浸潤のないものでは，腹腔鏡下手術が一般的である（図3-43）。

2 | 腎盂尿管腫瘍

腎盂尿管腫瘍の90％以上は尿路上皮がんであるため，画像上で腫瘍が疑われる場合や，尿細胞診が陽性の場合に腎尿管全摘除術の適応がある。

膀胱壁内尿管を含む根治的腎尿管全摘除術が標準術式である。腎摘除までを腹腔鏡下手術で行い，膀胱壁内尿管摘除は開創で行う方法が一般的である。

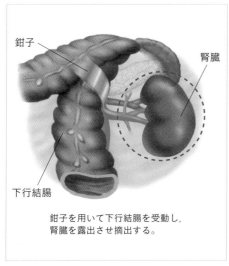

鉗子
腎臓
下行結腸

鉗子を用いて下行結腸を受動し，腎臓を露出させ摘出する。

図3-43 腹腔鏡下左腎摘除術

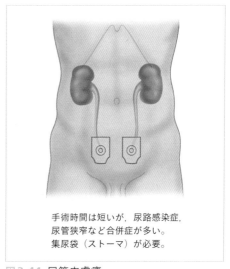

手術時間は短いが，尿路感染症，尿管狭窄など合併症が多い。集尿袋（ストーマ）が必要。

図3-44 尿管皮膚瘻

第1編

構造と機能

症状と病態生理

3 診察・検査・治療

疾患と診療

症状に対する看護

検査と治療に伴う看護

疾患をもつ患者の看護

事例による看護過程の展開

3 | 膀胱腫瘍

膀胱腫瘍の95％は移行上皮がんである。膀胱内に腫瘍を認めた場合は手術適応がある。

❶経尿道的膀胱腫瘍切除術

経尿道的膀胱腫瘍切除術（transurethral resection of bladder tumor：TURBT）は，まず表在性腫瘍に対して行う。浸潤度判定も行い，その結果で膀胱全摘除術が必要か否かを判断する。

❷根治的膀胱全摘除術

浸潤性膀胱がんに対して行う。膀胱を摘出するため，術後の排尿のための尿路変向術も同時に行う。尿路変向術は，年齢や腫瘍の大きさ，浸潤度などから，次の方法を随時検討する。

▶ 尿管皮膚瘻造設術　手技的に簡単であるが合併症を起こしやすい（図3-44）。

▶ 回腸導管造設術　回腸を使用し，その蠕動運動で開口部へ尿を排出させる（図3-45）。合併症を起こしにくい。

▶ 自己導尿型（禁制型）尿路変向術　集尿袋（ストーマ）を装着せずに，カテーテルで自己導尿を行う（図3-46）。

▶ 自然排尿型尿路変向術　回腸を袋状にして尿道と結合させた，自然排尿が可能な尿路変向術で，回腸新膀胱などがある（図3-47）。

4 | 前立腺がん

❶前立腺生検術

前立腺がんの腫瘍マーカーである前立腺特異抗原（PSA）の高値や，直腸診で硬結を触れるなど，前立腺がんが疑われる場合には前立腺生検術の適応となる。生検後の止血方法

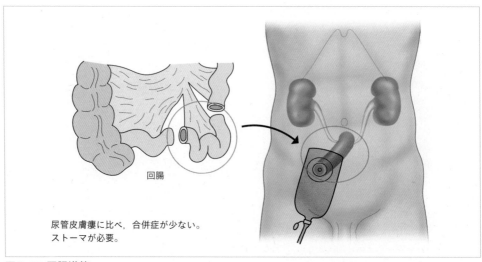

回腸

尿管皮膚瘻に比べ，合併症が少ない。
ストーマが必要。

図3-45　回腸導管

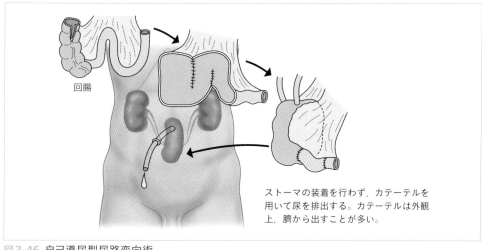

図3-46 自己導尿型尿路変向術

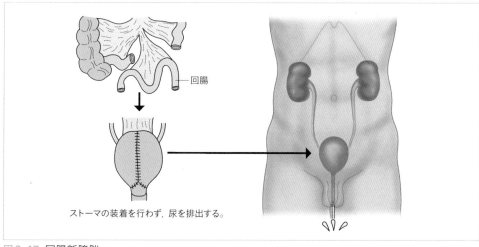

図3-47 回腸新膀胱

が限られるため，出血傾向のないことを確認してから生検術を行う。

❷根治的前立腺全摘除術

　前立腺生検で前立腺がんを認め，画像検査上，転移や浸潤がなく，限局性前立腺がんと判断された場合，手術適応がある。ロボット支援下腹腔鏡下根治的前立腺摘除術（robot-assisted laparoscopic radical prostatectomy：RALP）が主流になってきている。

D 腎移植

1. 生体腎移植と献腎移植

　腎移植は，腎不全に対する唯一の根本的治療法である。これには，生体腎移植と献腎移

植があり，腎臓を提供する者を**ドナー**，受容者を**レシピエント**という。

生体腎移植には，次のような利点がある。

- 提供される腎臓の障害が少ない。
- 移植腎の生着率（移植腎が機能している率）が高い。
- ドナーが現れるまでの待機の必要がなく，十分な手術の準備ができる。

一方，ドナーの安全性（ドナーへの麻酔，摘出手術など）や，術前の検査および術後の定期的受診が必要になるなどの問題点がある。

献腎移植は，ドナーの死後に腎臓が提供されるため，ドナーには負担がかからないが，次のような問題点がある。

- 腎臓の生着率が生体腎移植よりも低い（提供される腎臓の障害の程度による）。
- ドナーが見つかるまでの待機期間が極めて長い（腎臓の提供が不足）。
- ドナーが見つかってからの緊急手術のため，手術の検査・準備が時間的に制限される。

2. 組織適合

腎移植の際は，ヒト白血球抗原（human leukocyte antigen；HLA）系が問題となる。HLAとは，ヒトの白血球のタイプを表すものである。発熱や血圧の上昇，移植臓器の腫大などの拒絶反応を抑えるためには，ドナーとレシピエントのHLAの型を合わせることが最も重要となる。ドナーとレシピエントのHLAが完全に一致していれば，拒絶反応はほとんどなく，移植された臓器も順調に機能する。

3. 生体腎移植でのドナーからの腎摘出術

開放腎摘出術と鏡視下腎摘出術があるが，移植された腎臓の機能に差はない。

開放腎摘出術では，側腹部を切開して直視下に腎臓を摘出する。手術時間は短いが，手術創が大きく，術後の見た目がよくない，回復に時間がかかるなどの問題がある。

鏡視下腎摘出術では，3，4か所の小さな切開口より内視鏡と手術器具を挿入し，腎臓を摘出する。手術創が小さく，手術後の痛みも少なく，美容上の問題も少ない。また，開放腎摘出術より早い退院が可能というメリットがある。健常者からの腎摘出であることより，安全な手術こそが最も重要である。

4. 腎移植手術

腎移植は，右下腹部の腸骨窩で内腸骨動脈と腎動脈，外腸骨静脈と腎静脈，尿管と膀胱を吻合して終了する（図3-48）。

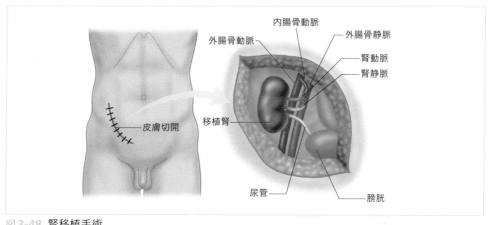

図3-48 腎移植手術

5. 腎移植後合併症

　腎移植後は免疫抑制薬を内服する。そのため，感染症に注意を要する。感染症が発症した場合は，抗菌薬や適切な抗ウイルス薬などを投与する。また，発熱や尿量減少，移植腎の腫大・疼痛，血圧上昇などがみられた場合は拒絶反応を考える。拒絶反応は発症時期により次のように分類される。

1 超急性拒絶反応

　拒絶反応が移植後24時間以内に起こるものをいう。非常に強い拒絶反応のため，治療に反応しないことがほとんどである。移植腎の摘出が治療となる。

2 促進型急性拒絶反応

　拒絶反応が移植後1週間以内に起こるものをいう。拒絶反応の進行が比較的早いため，迅速で，適切な治療が望まれる。ステロイドパルス療法やモノクローナル抗体製剤，リンパ球に対する抗体などを使用する。

3 急性拒絶反応

　拒絶反応が移植後3か月以内に起こるものをいう。移植後1週間を過ぎてから起こる拒絶反応の多くは，進行が比較的遅いため，ステロイドパルス療法で治療される。

4 慢性拒絶反応

　移植後3か月以降に起こるものをいう。免疫抑制薬は無効で，本質的な治療法はない。これにより，移植腎の腎機能が消失した後に，再移植が行われることがある。

E 放射線療法

放射線療法は，がんごとに放射線感受性が異なり，目的も異なる。

1 腎がん

腎がんの骨転移に対する放射線療法は，緩和医療の一環として実施される。また，脳転移に対しては，ガンマナイフや定位放射線療法が有効である。定位放射線療法とは，病巣に対して多方向から放射線を集中させる方法で，定位照射やピンポイント照射ともよばれる。通常の放射線治療に比較して周囲の正常組織の線量を減らすことで，副作用を軽減できる。

2 膀胱がん

膀胱がんに対する放射線療法は，膀胱出血などの原発腫瘍の局所進展による局所症状の改善や，骨転移や脳転移などの遠隔転移による症状の改善を目的として行われることが多い。

3 腎盂・尿管がん

外科治療未施行例の腎盂・尿管がんを対象とした放射線照射単独の治療成績の報告は存在しない。また，術後追加治療としての放射線療法の有用性も明らかにされていない。現時点では，症状の改善を目的とした対症的放射線療法としてのみ行われる。

4 前立腺がん

前立腺がんに対しては，放射線療法は根治治療として用いられる。一般的に行われているものには，X線などを用いた外照射と，線源を組織内に入れて内から照射する組織内照射（小線源療法）がある。

根治的X線外照射では，通常分割照射で72Gy/36fr.＊〜80Gy/40fr. 相当の線量が推奨される。最近では，専用のコンピュータを用いて正常組織の照射線量を抑えつつ腫瘍部分に放射線を集中させる，強度変調放射線治療（IMRT）が一般的になりつつある。陽子線および重粒子線治療も良好な結果が報告されているが，評価には高レベルの臨床試験が待たれている。外照射の主な有害事象は，消化管障害や尿路障害，性機能障害である。

組織内照射には，低線量率ヨウ素125シード線源を用いた組織内密封小線源療法などの方法がある。

＊ fr.：fraction（分割）の略語。Gy は，Gray（グレイ）の略語で放射線量の単位。72Gy/36fr. は，総照射量72グレイを36分割で照射することを表す。

上記以外にも，症状の改善を目的とした対症的放射線療法が行われている。

5 ｜ 精巣がん

　病期がステージⅠ（転移がない段階）の精上皮腫（セミノーマ）に対して，高位精巣摘除術後には経過観察，放射線療法，カルボプラチン単独療法の 3 つのオプションがあり，放射線療法は再発率を 4 ～ 5 ％程度に下げることができる。

6 ｜ そのほかの放射線治療

　多発性骨転移による痛みに対しては，放射性同位元素であるストロンチウム 89 の骨転移部位への取り込みを利用した治療が行われており，放射性同位元素ラジウム 223 は骨転移のある去勢抵抗性前立腺がん患者に用いられる。

F そのほかの治療法

1. 導尿法

　ここでは，一般的なフォーリー（バルーン）カテーテルでの導尿法を説明する（図 3-22 参照）。まず，外尿道口を消毒した後，カテーテルにゼリーをつける。右手で鑷子（せっし）を持ち，カテーテルを挿入していく。男性では左手で陰茎（いんけい）を腹側に引っ張るよう保持することが重要である。特に抵抗がなければ，カテーテルを根元まで挿入し，バルーンに 5 ～ 10mL の蒸留水を入れ，ゆっくりと引く。そうすることで，バルーンは内尿道口に固定される。前立腺肥大症などで尿道の角度が急峻な場合は，チーマンバルーンカテーテルを使用する。

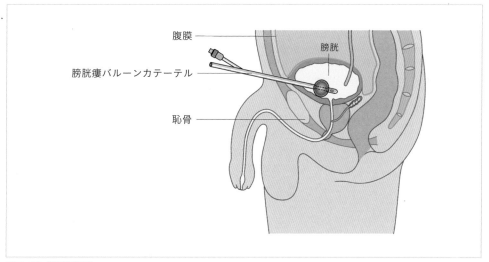

図 3-49 膀胱穿刺

2. 尿道拡張法

尿道狭窄の治療は内視鏡治療が主流だが，再発予防のためや，予期せず尿閉になった場合で，尿道狭窄が合併しているときには，尿道拡張法を行う。ブジーを細いものから順次太くしていき，尿道を徐々に拡張し，カテーテルを挿入する方法である。

3. 膀胱穿刺

導尿法や尿道拡張法を行ってもカテーテルの留置ができないときは，膀胱穿刺を行う（図3-49）。膀胱が緊満していることを超音波検査で確認し，恥骨上縁より約2横指上部で局所麻酔をする。外套がメスになっていて，内腔にバルーンカテーテルが挿入できる膀胱瘻穿刺セットを使用し，膀胱にカテーテルを留置する。

4. 膀胱洗浄

生理食塩水をバルーンカテーテルより約30～50mL注入し，排出させる手技である。日常的な膀胱洗浄は感染を誘発するため，推奨されない。カテーテル閉塞が起こった場合や，その予防の意味で行うことがある。

国家試験問題

> **1** 腎機能の指標はどれか。 (96回 AM12)
>
> 1. AST（GOT）   2. 尿ビリルビン
> 3. 尿素窒素（BUN）   4. 血清アミラーゼ
>
> **2** 慢性腎不全で透析導入を判断するときの指標となる腎機能検査はどれか。
>
> (95回 AM91)
>
> 1. PSP（フェノールスルホンフタレイン）15分値
> 2. 内因性クレアチニンクリアランス
> 3. 点滴静注腎盂造影（DIP）
> 4. 逆行性腎盂造影（RP）
>
> **3** 膀胱鏡検査で適切なのはどれか。 (93回 AM99, 98回 AM62)
>
> 1. ファウラー位で行う。   2. 全身麻酔下で行う。
> 3. 無菌操作で行う。   4. 検査後は水分摂取を控える。
> 5. 検査後は膀胱内留置カテーテルを挿入する。
>
> 答えは巻末

第 **4** 章

腎・泌尿器の疾患と診療

この章では

● 腎・泌尿器疾患の原因・症状・治療について理解する。

国家試験出題基準掲載疾患

腎炎 ｜ 膀胱炎 ｜ 腎盂腎炎 ｜ 前立腺炎 ｜ 腎・尿路結石症 ｜ 過活動膀胱 ｜ 尿失禁 ｜ 腎細胞がん（腎がん）｜ 膀胱腫瘍 ｜ 尿道腫瘍 ｜ 前立腺がん

I 1次性糸球体疾患

1. 腎炎とネフローゼ

腎臓の糸球体では血液が濾過されて原尿となるが，血液中の赤血球やたんぱくはわずかしか原尿中に漏れ出ない。しかし，糸球体の疾患では，尿中に赤血球やたんぱくが多く漏れ出し，血尿やたんぱく尿を認めることとなる。糸球体疾患は，（糸球体）腎炎とネフローゼ（症候群）の 2 つに大別される。（糸球体）腎炎では，血尿が目立ち，たんぱく尿は少ないものから多いものまで様々である。一方で，ネフローゼ（症候群）は大量のたんぱく尿を特徴とする。

糸球体腎炎はその発症・進行の速さで，急性，急速進行性，慢性に分けられる。急性は日の単位，急速進行性は週〜月の単位，慢性は月〜年の単位で発症・進行する。ネフローゼは正確には**ネフローゼ症候群**とよばれ，1 日尿たんぱくが 3.5g 以上，血清アルブミンが 3.0g/dL 以下という 2 つの基準を満たす必要がある。

2. 臨床診断と組織診断

腎疾患の病名がわかりにくい理由の一つは，腎疾患の病名の付け方には 2 つの方法があるからであり，それを区別できると理解しやすい。上記の糸球体腎炎やネフローゼ症候群は，臨床診断で，病歴，症状，血液・尿検査などの臨床的な所見から付けられる病名である。しかし，腎疾患の正確な診断は，腎生検による病理診断でなされ，それが組織診断である。そして実際には，臨床所見・組織所見を総合的に解釈して診断がなされる。

3. 1次性と2次性

糸球体疾患の場合，腎臓だけが罹患するものを 1 次性（原発性，特発性ともいう）といい，他の臓器にも及ぶ全身疾患の一部として腎臓が罹患するものや発症の原因がわかるものを 2 次性という。本項の表題は「1 次性糸球体疾患」であるが，1 次性と 2 次性の両方について記載する。

A 糸球体腎炎

1. 急性糸球体腎炎

急性糸球体腎炎（代表的疾患である溶血性連鎖球菌感染後急性糸球体腎炎）

概要	病歴	●溶血性連鎖球菌（溶連菌）感染症（扁桃炎，皮膚感染など）の1〜2週間後に，急性に（日の単位で）発症する。
	好発	●3〜10歳の小児に多く，男児に多い。
症状		●乏尿，浮腫，高血圧，血尿・たんぱく尿
検査・診断	検査所見	●血尿（顕微鏡的または肉眼的）は必発。たんぱく尿は様々。ASO↑，ASK↑，CH_{50}↓，C3↓。
	腎生検所見	●光顕：管内増殖性腎炎。蛍光：IgG，C3の沈着
主な治療		●（残っていれば）感染症の治療。基本的に自然軽快するので，対症療法で経過観察。

▶ 概念　急性に（日の単位で）発症し，血尿・たんぱく尿，高血圧，腎機能低下，浮腫などをきたすものを**急性糸球体腎炎**（acute glomerulonephritis）という。これは臨床診断名であり，この臨床診断となる代表的疾患が，**溶血性連鎖球菌（溶連菌）感染後急性糸球体腎炎**（poststreptococcal acute glomerulonephritis：PSAGN）で，血尿，高血圧，浮腫を3徴とする。小児（3〜10歳程度）に好発し，女児より男児に多い。衛生状況の改善や抗菌薬の多用のためか，以前より溶連菌感染が減少していることもあり，PSAGNの発生頻度は減少している。

▶ 原因　A群β溶血性連鎖球菌の感染後に発症するのが典型的だが，ほかに肺炎球菌や黄色ブドウ球菌などの細菌，インフルエンザ・アデノ・EBなどのウイルスによる感染でも急性糸球体腎炎が起こることがある。

▶ 病態生理　病原体由来の抗原に対する抗体が産生され，循環血中もしくは糸球体局所で免疫複合体（抗原と抗体が結合したもの）が形成される。糸球体に沈着した免疫複合体により補体*が活性化され，糸球体腎炎が起こる。

▶ 臨床所見　A群β溶連菌による感染症としては咽頭炎・扁桃炎，皮膚感染症が典型的であり，その先行感染から1〜2週間の潜伏期間を経て，日の単位で顔面・眼瞼・下腿の浮腫，血尿・たんぱく尿，乏尿，高血圧などを発症する。糸球体腎炎のため血尿は必発で，変形赤血球や赤血球円柱を伴う顕微鏡的血尿にとどまることが多いが，肉眼的血尿が認められることも少なくない。腎機能の低下も認められる。たんぱく尿は軽度から中程度のことが多い。

＊ **補体**：白血球が異物を排除する免疫反応において，様々な形で補助するシステム（補体系）を構成するたんぱくの総称である。

血液検査では，A群β溶連菌の菌体成分に対する抗ストレプトリジン−O抗体（ASO），抗ストレプトキナーゼ抗体（ASK）の上昇を認め，補体（CH_{50}, C3）の低下を認める。

　溶連菌感染後急性糸球体腎炎そのものは自然軽快することが多く，予後は一般に良好である。特に小児の予後はよく，ほとんどが完治するが，成人，特に高齢者や合併症のある患者では腎障害が残ることがある。

▶ 病理所見　光学顕微鏡では管内増殖性腎炎（毛細血管の内腔が細胞で狭窄・閉塞する）の像を認める。蛍光抗体法では毛細血管の壁にIgGとC3が沈着する像が見られる。電子顕微鏡では，毛細血管の壁の一番外側を形成する足細胞の下にhump（「瘤」の意味の英語）とよばれる巨大な瘤状の沈着物が認められるのが特徴である。

▶ 治療　治療の基本は，原因と考えられる感染が残っていれば，抗菌薬の投与などでその治療を行う。腎炎については自然軽快することが多いため，原則としてステロイドなどの免疫抑制療法は行わず，対症療法を行う。乏尿，浮腫，高血圧に対し，食事の塩分制限を行ったうえで利尿薬，降圧薬を適宜投与する。

▌2. 急速進行性糸球体腎炎

急速進行性糸球体腎炎		
概要	病歴	・週～月の単位で腎機能障害が進行。血尿・たんぱく尿を伴う。
	原因	・ANCA関連血管炎，抗糸球体基底膜病，ループス腎炎，IgA腎症・IgA血管炎
症状		・腎臓に限局しない疾患が多く，全身の症状・徴候（発熱，皮疹，神経症状，肺疾患など）が起こり得る。
初見	検査所見	・進行性の腎機能障害。血尿（顕微鏡的または肉眼的）は必発。たんぱく尿は様々。 ・ANCA↑（ANCA関連血管炎），抗GBM抗体↑（抗糸球体基底膜病）など。
	腎生検所見	・半月体形成性糸球体腎炎。
治療		・ステロイド（＋免疫抑制薬）

▶ 概念・定義　**急速進行性糸球体腎炎**（rapidly progressive glomerulonephritis：RPGN）（臨床診断名）では，糸球体腎炎の所見として血尿・たんぱく尿を認め，かつ進行性の腎機能障害が比較的短い期間（週～月の単位）で起こる。治療しなければ，もしくは治療してもそれが奏効しなければ，急速に末期腎不全に至る予後不良の疾患群である。腎生検では，ほとんどの症例で半月体形成性糸球体腎炎の所見を呈する。RPGNとなる代表的な疾患は，抗好中球細胞質抗体（anti-neutrophil cytoplasmic antibody：ANCA）関連血管炎で，これは全身の毛細血管など小型の血管に炎症が起こる疾患であり，その一つの症状として腎炎が起こる。

▶ 病態生理　糸球体の毛細血管が破れ，そこから血液が漏れ出すと，毛細血管の束である糸球体とそれを包むように存在するボウマン囊の間（ボウマン腔とよばれる場所）で，ボウマ

ン嚢の細胞の増殖（管外増殖）が起き，細胞や線維が積み重なって構造物が形成される。その形が半月や三日月に見えることから半月体とよばれる。急速進行性糸球体腎炎では，多くの糸球体に半月体を認める半月体形成性糸球体腎炎の所見を示すことが多い（図4-1）。

▶ 分類　急速進行性糸球体腎炎は腎生検の蛍光抗体法の所見によって①抗基底膜抗体型，②免疫複合体型，③ pauci-immune 型（免疫グロブリンも補体も染まらない）の３つに分けられる。代表的な疾患は，①が抗糸球体基底膜（GBM）病（旧称グッドパスチャー症候群），②がループス腎炎，IgA腎症・IgA血管炎，クリオグロブリン血症性血管炎，③が ANCA 関連血管炎に属する顕微鏡的多発血管炎，多発血管炎性肉芽腫症，好酸球性多発血管炎性肉芽腫症である。

▶ 症状・検査　上記の急性糸球体腎炎のように，乏尿，浮腫，高血圧などが急に出現することもあるが，それより緩やかに発症するものが多く，浮腫，全身倦怠感，発熱，食欲低下といった非特異的な症状を呈する。その他の症状・徴候は各疾患によって異なるが，腎臓に限局しない疾患が多いので，他の部位についても注意して検索することが重要である。受診時にはすでに腎機能が低下していることがほとんどで，尿検査では血尿（変形赤血球）は必発だが，たんぱく尿の程度は様々である。全身の所見，血液検査，腎生検の所見から，どの疾患にあたるかを診断する。

▶ 治療　疾患によって治療内容は異なるが，概略としては，発症早期であれば，ステロイドと免疫抑制薬の併用など，強力な免疫抑制療法を行うのが一般的であり，血漿交換療法を併用することもある。すでに末期腎不全に至った例では透析療法を開始する。そのような場合は，治療が奏効しない確率が比較的高いため，治療の合併症のリスクも踏まえて，免疫抑制療法を実施するかどうかを決定する。治療が奏効すれば透析を離脱できるが，治療を実施しないときや治療効果が不十分なときは，そのまま維持透析が必要となる。

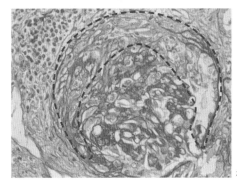

ボウマン腔を半月状に埋めているのが半月体である。

図4-1　半月体形成性糸球体腎炎の光学顕微鏡写真

第1編

構造と機能

症状と病態生理

診察・検査・治療

4 疾患と診療

症状に対する看護

検査と治療に伴う看護

疾患をもつ患者の看護

事例による看護過程の展開

3. 慢性糸球体腎炎

慢性糸球体腎炎（代表的疾患である IgA 腎症）

病歴	• 血尿・たんぱく尿が年単位で持続。
検査所見	• 血尿（顕微鏡的または肉眼的）は必発。たんぱく尿は様々。血清 IgA↑（約50％のみ）。
腎生検所見	• 光顕：メサンギウム増殖性腎炎。蛍光：IgA，C3 のメサンギウム領域の沈着。
治療	• アンジオテンシン II 受容体拮抗薬，ステロイド，扁摘パルス（重症度で内容は変わる）。

　慢性糸球体腎炎（chronic glomerulonephritis）（臨床診断名）では，血尿・たんぱく尿が年単位で持続し，その一部では経過とともに腎機能が低下する。血尿は，少なくとも変形赤血球を伴う顕微鏡的血尿が持続し，肉眼的血尿が一過性に認められる症例もしばしばである。たんぱく尿は，まったく認められないものから大量に認められるものまで幅がある。慢性糸球体腎炎で最も多い組織診断は IgA 腎症だが，ほかに膜性増殖性糸球体腎炎（本節-B「ネフローゼ症候群」参照）などの場合もある。

1 ｜ IgA 腎症

▶ 概要　**IgA 腎症**は，腎生検による光学顕微鏡所見でメサンギウム増殖性糸球体腎炎を示し（図4-2），蛍光抗体法で，メサンギウム領域に免疫グロブリンの一つである IgA の顆粒状沈着を認める（図4-3）ことで診断される。何らかの原因で糖鎖異常をもつ IgA が血中に増加し，糸球体のメサンギウム領域に沈着し，血尿やたんぱく尿をきたすという説が有力である。慢性糸球体腎炎のなかで最も多い。無治療でも腎機能低下を認めない軽症のものから，大量のたんぱく尿や急な腎機能低下を認める重症のものまで幅広く，末期腎不全になることもある疾患である。

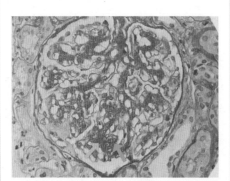

メサンギウム細胞（右➡）と基質の増生（左➡）が認められる。

図4-2 IgA 腎症の光学顕微鏡写真

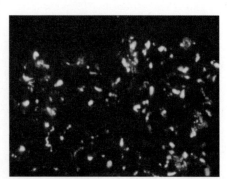

2つの糸球体が観察される。いずれの糸球体にもメサンギウム領域に IgA の沈着が認められる。

図4-3 IgA 腎症の蛍光抗体法写真

▶ 症状・検査　軽微なものは顕微鏡的血尿を認めるのみだが，扁桃腺炎後に肉眼的血尿を生じることを繰り返す場合もある（直観とは異なるが，肉眼的血尿と重症度は関係しない）。血清IgA上昇を認めるのは半数程度でしかない。ときに，急速進行性糸球体腎炎やネフローゼ症候群（大量のたんぱく尿）を呈することもある。

▶ 治療　慢性の経過をとる（臨床診断が慢性糸球体腎炎）場合，一定以上（1日当たり，またはgクレアチニン当たり，0.5g以上または1.0g以上）の尿たんぱく，腎機能低下（eGFR <60 mL/分/1.73m^2）の両者の少なくとも一つを認めるときには，尿たんぱく減少効果や腎保護作用に期待してアンジオテンシンⅡ受容体拮抗薬（ARB）やアンジオテンシン変換酵素（ACE）阻害薬を投与する。慢性の腎機能低下があれば，血圧コントロールなどの慢性腎臓病としての管理を行う。尿たんぱく量が多いとき，急速進行性糸球体腎炎となり腎機能低下が速いとき，慢性の経過でも腎生検で組織所見の重症度が高いときなどは，ステロイドを投与する。また，扁摘パルス療法とよばれる，扁桃摘出術後にステロイドパルス療法を実施する治療法がある。これは，寛解・治癒を目指すことができるという説もあるが，国際的な評価は一定していない。しかし，日本では比較的広く実施されている治療である。また，小児の重症例では，ステロイド，免疫抑制薬（ミゾリビン），レニン-アンジオテンシン（RA）系阻害薬の併用が一般的である。

B　ネフローゼ症候群

ネフローゼ症候群（nephrotic syndrome）（臨床診断名）とは，血中から尿中に大量のたんぱくが漏れ出る（大量の尿たんぱく）ことで，低アルブミン血症を生じる状態であり，浮腫や脂質異常症を伴う。たんぱく尿，血清アルブミン値の両方が診断基準を満たす必要がある（表4-1）。ネフローゼ症候群の浮腫は，水（体液）が組織にたまることで起こる。これを反映して，体重の増加を認める。浮腫は下腿・下肢に多いが，顔面や陰嚢などにも生じる。胸水・腹水の貯留やうっ血性心不全（肺水腫）が認められることもある。また，深部静脈

表4-1　ネフローゼ症候群の診断基準

❶蛋白尿：3.5g/日以上が持続する。
（随時尿において尿蛋白/クレアチニン比が3.5g/gCr以上の場合もこれに準ずる）
❷低アルブミン血症：血清アルブミン値3.0g/dL以下。血清総蛋白量6.0g/dL以下も参考になる。
❸浮腫。
❹脂質異常症（高LDLコレステロール血症）。
注：
1）上記の尿蛋白量，低アルブミン血症（低蛋白血症）の両所見を認めることが，本症候群の診断の必須条件である。
2）浮腫は本症候群の必須条件ではないが，重要な所見である。
3）脂質異常症は本症候群の必須条件ではない。
4）卵円形脂肪体は本症候群の診断の参考となる。

出典／厚生労働省難治性疾患克服研究事業 進行性腎障害に関する調査研究班 難治性ネフローゼ症候群分科会：ネフローゼ症候群診療指針，日本腎臓学会誌，53（2）：80，2011．一部改変．

血栓症，肺梗塞，脳梗塞などの血栓塞栓症が起こりやすくなるため，注意が必要である。

　臨床診断がネフローゼ症候群となる主な組織診断としては，微小変化型ネフローゼ症候群，巣状分節性糸球体硬化症，膜性腎症，膜性増殖性糸球体腎炎があげられる。

　1次性であれば，治療は，症状を軽減させるための治療（対症療法）と，疾患そのものに対する治療（根本的治療）に分けられる。対症療法は，根本的治療を実施する前から必要に応じて開始する。具体的には，以下のような治療法がある。

> ①浮腫に対する塩分制限食，利尿薬
> ②尿たんぱくを減少させるための食事のたんぱく制限，RA系阻害薬（ARBやACE阻害薬）
> ③脂質異常症に対するスタチン
> ④血栓塞栓症予防のための抗凝固薬

根本的治療は，2次性であれば，原因疾患に対する治療や原因の除去を行う。1次性の根本的治療は，ステロイドや免疫抑制薬による免疫抑制療法が中心となる。

▌1. 微小変化型ネフローゼ症候群

▶ 概要　**微小変化型ネフローゼ症候群**（minimal change nephrotic syndrome：MCNS）（組織診断名）は，急に発症し，ネフローゼ症候群のなかでも顕著なたんぱく尿と低アルブミン血症を認める。腎生検の病理組織所見で，光学顕微鏡ではほとんど異常（変化）を認めないことから，「微小変化」とよばれる（電子顕微鏡では異常を認める）。小児のネフローゼ症候群で最も多い疾患である。しかし，成人で少ないわけではなく，成人でも膜性腎症（後述）に次いで2番目に多い疾患であり，高齢者に発症することも珍しくない。

▶ 原因　何らかの免疫反応の異常が原因として想定されているが，解明されていない。1次性では，感冒などの先行感染を契機に発症することがあり，またアレルギーが関与している可能性も考えられている。2次性としては，非ステロイド性抗炎症薬（NSAIDs）などの薬剤，ホジキンリンパ腫などの悪性疾患，カビ・植物・虫刺されなどのアレルギーが原因としてあげられる。

▶ 病理所見　光学顕微鏡では明らかな変化がなく，ほぼ正常（図4-4）で，蛍光抗体法でも免疫グロブリンや補体のいずれも沈着を認めない。しかし電子顕微鏡では，上皮細胞（足細胞）に足突起の消失などの異常所見が認められる。

▶ 症状・検査　急に体重が増加し，下腿や顔面に著明な浮腫を認めるのが典型的である。高度のたんぱく尿を呈するが，尿たんぱくの選択性（大きいたんぱくが漏れにくい性質）が高い。これは selectivity index（大きいたんぱくの漏れやすさを示す指標。血中と尿中のIgG，トランスフェリンの値から算出する）が低いことからわかる。血尿はほぼ認めず，あってもわずかである。低アルブミン血症も重度であることが多い。

▶ 治療　ステロイドの効果が高い疾患である。ステロイド治療によく反応し，多くは予後良好であるが，再発は多い。ステロイドの効果が不十分な場合や，ステロイドの漸減や中止で再発する場合などは，免疫抑制薬を併用する。成人では，シクロスポリン（ネオーラル®）

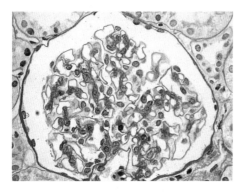

光学顕微鏡では糸球体に明らかな異常はみられない。

図4-4 微小変化型ネフローゼ症候群の光学顕微鏡写真

が投与されることが多い。小児や小児期に発症した成人の症例（保険適用あり）では，リツキシマブもよく用いられる。現在は保険適用のない成人発症の症例への応用も進んでいる。

2. 巣状分節性糸球体硬化症

▶ 概要　**巣状分節性糸球体硬化症**（focal and segmental glomerulosclerosis：FSGS）（組織診断名）は，1次性のものは成人・小児とも頻度は少なく，治療反応性の悪い疾患で，腎予後は不良である。2次性の原因としては，遺伝性，ウイルス（HIVなど），薬剤，ネフロン数の減少（先天的な片腎や腎低形成，高血圧，肥満など）があげられる。

▶ 病理所見　光学顕微鏡所見で，正常糸球体のなかに混じって一部の糸球体（巣状）で，部分的（分節性）に毛細血管がつぶれてしまう（硬化）所見を認める。蛍光抗体法では，硬化を認めない糸球体のメサンギウム領域にIgMの沈着を認めることがある。電子顕微鏡では上皮細胞（足細胞）の足突起の消失などを認める。

▶ 症状・検査　たんぱく尿は1～2g/日程度と少なめのものから，10g/日を超える大量のものまで様々である。血尿を半数程度に認め，腎機能低下，高血圧の合併はそれぞれ3分の1程度で認められる。

▶ 治療　1次性であれば，まずステロイドで治療するが，多くは治療抵抗性であり，その場合，免疫抑制薬としてシクロスポリン（ネオーラル®），ミゾリビン（ブレディニン®），シクロホスファミド（エンドキサン®）などを併用する。難治性の場合，低比重リポたんぱく（LDL）コレステロールを吸着する治療（LDLアフェレーシス）やリツキシマブの投与も行われる。

3. 膜性腎症

▶ 概要　**膜性腎症**（membranous nephropathy：MN）（組織診断名）は，緩徐な経過でネフローゼ症候群を呈することが多い。血尿はあっても軽度である。多くは30歳以降に発症する。約80％は1次性（原発性，特発性）であり，残りは2次性である。1次性の約30％が自然寛解するとされるが，治療抵抗性で予後不良のものも少なくない。

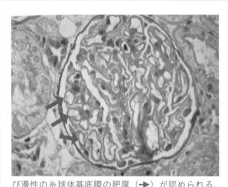

び漫性の糸球体基底膜の肥厚 (➡) が認められる。	IgG が毛細血管の壁に沿って顆粒状に沈着している。
図4-5 膜性腎症のPAS染色写真	図4-6 膜性腎症の蛍光抗体法写真

▶ 原因　糸球体の毛細血管の基底膜（特に足細胞の側）に免疫複合体（抗原に抗体が結合したもの）が沈着して発症する。1次性については，足細胞のホスホリパーゼA_2受容体（PLA2R［phospholipase A_2 receptor］）が抗原であることが最も多く，血液検査で抗 PLA2R 抗体が陽性の場合，それを診断や病勢評価に利用できる（国内では保険適用でない）。2次性については，薬剤（抗関節リウマチ薬であるブシラミン［リマチル®］など），悪性腫瘍，膠原病（全身性エリテマトーデス［SLE］など），感染症（B型肝炎など）が原因としてあげられる

▶ 病理所見　光学顕微鏡では，糸球体の毛細血管の壁の肥厚を特徴とする（図4-5）。蛍光顕微鏡では，毛細血管の壁に沿った IgG と C3 の顆粒状沈着を認める（図4-6）。

▶ 症状・検査　緩徐に発症するが，発見されるときには高度のたんぱく尿，ネフローゼ症候群を呈し，浮腫を伴っていることが多い。血尿はあっても軽度である。1次性と2次性の鑑別は，2次性の原因を検索し，何も見当たらなければ1次性と診断される。よって2次性の原因の検索は必須であり，上記にあげた原因について，特に見逃すと大きな影響のある悪性腫瘍の合併に注意して必要な検査を実施する。

▶ 治療　2次性であれば原因疾患の治療，原因の除去を行う。1次性の場合，自然に軽快することもあり，また根本的治療は免疫抑制療法なので感染症などの合併症リスクが高いため，重症でなければ対症療法のみ行いつつ，注意して経過を観察する。重症の場合は，根本的治療として免疫抑制療法を開始する。ステロイド単剤で治療することもあるが，それでは効果不十分なことも多く，シクロホスファミド（エンドキサン®），シクロスポリン（ネオーラル®），ミゾリビン（ブレディニン®）などの免疫抑制薬を併用することが多い。

4. 膜性増殖性糸球体腎炎

▶ 概要　**膜性増殖性糸球体腎炎**（membranoproliferative glomerulonephritis：MPGN）（組織診断名）は，光学顕微鏡で，膜性変化（糸球体の毛細血管の壁の異常）と増殖性変化（メサンギウム細胞増殖や毛細血管内の細胞増加による内腔の狭小化・閉塞など）の両方を認めることから名付けられている。臨床診断は，ネフローゼ症候群，慢性糸球体腎炎，急速進行性糸球体腎炎

第1編

構造と機能

症状と病態生理

治療　診察・検査・

4
疾患と診療

看護　症状に対する

検査と治療に伴う看護

患者の看護　疾患をもつ

事例による看護　過程の展開

など様々である。1次性は，小児期から若年者の発症が多い。

▶原因　膜性増殖性糸球体腎炎は一つの組織診断であるが，それが発症する機序，原因は多種多様である。機序は，①免疫複合体（抗原と抗体が結合したもの）が沈着し，補体が活性化される，②免疫複合体の沈着なしに補体が活性化される，③内皮細胞（毛細血管を内張りする細胞）の障害から起こる，の3つに大別される。1次性は少なく，多くが2次性である。①は1次性のほか，2次性としては，C型肝炎ウイルス感染（一部はクリオグロブリン血症を伴う），感染性心内膜炎，MRSA感染などの感染症，全身性エリテマトーデス（SLE）などの膠原病などが原因となる。②は原因がはっきりとしない1次性のものが多く，腎生検の蛍光抗体法でC3のみ沈着しているものはC3腎症とよばれる。③は，血栓性微小血管症（血栓性血小板減少性紫斑病，溶血性尿毒症症候群など），悪性高血圧，骨髄移植などが原因となる。

▶病理所見　光学顕微鏡では，糸球体の毛細血管の壁が肥厚し，特に基底膜が2層に割れて見える（基底膜の2重化）所見が特徴的である。また，糸球体の毛細血管がいくつかのまとまりに分かれて見える，糸球体の分葉化が観察される。増殖性変化（メサンギウム細胞増殖や毛細血管内の細胞増加による内腔の狭小化・閉塞など）も認められる（図4-7）。蛍光抗体法ではIgGやC3などの沈着が見られる（図4-8）。電子顕微鏡では，上記の①，②では様々な部位に沈着物がみられるが，③では沈着物がみられない。

▶症状・検査　中等度以上のたんぱく尿と血尿を認めることが多い。血液検査では，たんぱく尿の程度に応じて血清アルブミンの低下を認める。また，補体（C3, CH_{50}）の低下を認めるのが特徴的である。

▶治療　2次性であれば原因疾患の治療，原因の除去を行う。たとえば，C型肝炎ウイルス感染が原因のときは，抗ウイルス療法を行う。1次性であればステロイドを中心とする免疫抑制療法を行い，必要に応じて免疫抑制薬を併用する。ただし，2次性でもC型肝炎ウイルスに対する抗ウイルス療法のように治療に時間がかかり，その効果が現れるのを待つ余裕がない場合，免疫抑制療法を並行して行う。

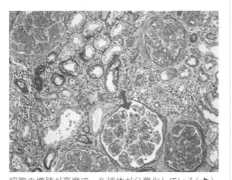

細胞の増殖が高度で，糸球体が分葉化している（➡）。毛細血管の壁が2重になっているように観察される。

図4-7　膜性増殖性糸球体腎炎の光学顕微鏡写真

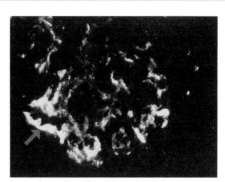

C3が毛細血管の壁に沿って強く染色されている（➡）。

図4-8　膜性増殖性糸球体腎炎の蛍光抗体法写真

Ⅱ 全身性疾患による腎障害

Ⓐ 糖尿病性腎症

▶病態生理　糖尿病では，病期が進行するとたんぱく尿が出現し，血清クレアチニンの上昇を伴って，ネフローゼ症候群を呈するのが典型的とされている。全身浮腫により，短期間に体重が増加し，10kg以上の増加となることもある。また，胸水や腹水のために患者は呼吸苦を訴える。大量のたんぱく尿の原因は糸球体病変によると考えられている。

　糖尿病に固有の糸球体病変は，**キンメルスチール-ウイルソン**（Kimmelstiel-Wilson：KW）**結節**とよばれるメサンギウム領域を中心とした分節的な糸球体硬化である。この硬化病変は終末糖化産物（advanced glycation end products：AGE）とよばれる物質の沈着と線維化であると考えられていて，結節の形成のみならず，メサンギウム領域全般にびまん性に沈着を認めるびまん性病変を呈することがある。大量のたんぱく尿は，これら結節やびまん性病変から血漿たんぱくが漏出することで，進行した糖尿病性腎症がネフローゼ症候群を呈すると考えられている。

　このような大量のたんぱく尿を認めずにクレアチニンの上昇を呈する症例を**糖尿病性腎硬化症**という。この病態では，糸球体病変よりも，糸球体に至る前の血管の硬化や尿細管間質の病変が原因となる。また，糸球体数が減少したり糸球体濾過量が減少したりすると考えられていて，糖尿病があってもたんぱく尿は認めないか，少ない。近年の高齢化に伴い，こうした症例は増えつつあり，腎硬化症との鑑別が難しくなっている。また，糖尿病があっても脂質代謝異常が主であり，コレステロール血栓などによる糸球体血管の閉塞による肥満関連腎症とよばれる病態がみられることがある。これらの疾患では，糸球体のKW結節のような糸球体病変を認めず，腎機能が悪化する。2018（平成30）年に改訂された「エビデンスに基づくCKD診療ガイドライン2018」によると，このような糖尿病を合併した様々なCKDの病態を区別せずに，**糖尿病性腎臓病**（diabetic kidney disease：DKD）とよぶことになった。KW結節を有する以前からの糖尿病性腎症や，血管病変を主体とした腎硬化症を呈する症例や，肥満関連腎症などはこの概念に含まれる。

▶治療　現在，糖尿病性腎症は，わが国の**透析導入原因の第1位**となっている。腎炎治療では，疾患活動性に従って副腎皮質ステロイド療法を行うことがあるのに対して，糖尿病性腎症の治療では，副腎皮質ステロイド療法は炎症に対する治療効果が得られないばかりか，血糖が上昇して，かえって全身の状態や腎症に悪影響を与えるおそれがあるため，原則的に禁忌と考えられている。

　糖尿病性腎症が原因となった**末期腎不全**でも腎移植は可能であるが，原病の糖尿病のコントロールが不良である場合，移植腎においても糖尿病性腎症が再発することがあるので，

厳格な血糖コントロールが必要である。

　糖尿病を呈する症例の治療の主体は，血糖コントロールと降圧薬治療である。血糖コントロールでは，腎症の進行を認めないとされる HbA1c 6.5% 以下を目標に行う。初期には経口糖尿病薬やインスリンなどが治療として用いられるが，進行したステージでは，低血糖の危険性があるため，インスリンでの治療が原則である。

　降圧目標は 130/80mmHg 未満で，治療薬は ACE 阻害薬，またはアンジオテンシン II 受容体拮抗薬を用いる。

　脂質異常症を呈する場合には HMG-CoA 還元酵素阻害薬を投与する。

　腎臓病の食事療法の原則は，一般に塩分やたんぱく質を制限し，カロリーを十分に摂取することが重要とされている。たんぱく質を制限して，カロリーを摂取するためには，脂質や糖質を中心にした治療食となる。腎症を合併した糖尿病では血糖値の上昇を防ぐために，糖質の過剰摂取を避ける必要があり，食事療法は難しい。摂取カロリーは，原則的に非糖尿病患者のカロリーより抑え，28〜33kcal/kg（標準体重）程度とする。また，喫煙習慣がある場合には禁煙指導を行う。

　腎疾患では一般に運動療法の指導が難しく，激しい運動では高血圧の悪化やたんぱく尿の増加を認める場合もあるが，標準体重を大きく上回った体格の患者には，短時間の軽い有酸素運動やストレッチなどの等尺性運動を指導する。

B 膠原病による腎障害

1. 全身性エリテマトーデスによる腎障害（ループス腎炎）

▶ 病態・分類　**全身性エリテマトーデス**（systemic lupus erythematosus：**SLE**）の臓器障害として最も頻度が高く，かつ中枢神経障害と並び予後に影響するのが腎障害である。その腎障害を総称して**ループス腎炎**（lupus nephritis）とよぶ。SLE では多彩な自己抗体が出現し，それに伴い各種の自己抗原と自己抗体が抗原抗体反応で結合して，**免疫複合体**が形成される。免疫複合体が腎臓に沈着することが，ループス腎炎の主なメカニズムである。免疫複合体が生成される際には補体が消費され，低補体血症を呈する。

　ループス腎炎は，2003（平成 15）年に提唱された国際腎臓学会と腎病理学会による分類（ISN/RPS 分類）によって 6 つの型に分類された。病変の定義や定量的な分類が明示され，2018（平成 30）年に若干改訂され，現在まで使用されている（表4-2）。しかし，同じ患者でも時期によって移行がみられるので，注意が必要である。

▶ 症状　SLE の症状は組織型によって異なり，I 型や II 型では，通常は症状がほとんどなく，予後がよい。III 型や IV 型では，重症のネフローゼ症候群や腎不全に至ることが多く，予後は最も悪い。V 型では，腎不全に至ることはそれほどなく，III 型や IV 型と比べると予後は比較的良好だが，高度のたんぱく尿がみられてコントロール不良となることもしばし

表4-2 ループス腎炎のISN/RPS分類（2018）

Class I	微小メサンギウムループス腎炎
Class II	メサンギウム増殖性ループス腎炎
Class III III（A） III（A/C） III（C）	巣状ループス腎炎 活動性病変：巣状増殖性ループス腎炎 活動性および慢性病変：巣状増殖性および硬化性ループス腎炎 糸球体瘢痕を伴う慢性非活動性病変：巣状硬化性ループス腎炎
Class IV IV-S（A） IV-G（A） IV-S（A/C） IV-G（A/C） IV-S（C） IV-G（C）	び漫性ループス腎炎 活動性病変：び漫性分節性増殖性ループス腎炎 活動性病変：び漫性全節性増殖性ループス腎炎 活動性および慢性病変：び漫性分節性増殖性および硬化性ループス腎炎 活動性および慢性病変：び漫性全節性増殖性および硬化性ループス腎炎 瘢痕を伴う非活動性病変：び漫性分節性硬化性ループス腎炎 瘢痕を伴う非活動性病変：び漫性全節性硬化性ループス腎炎
Class V	膜性ループス腎炎 　V型ループス腎炎はIII型あるいはIV型と合併することがあり，その場合には両者を診断する 　V型ループス腎炎は進行した硬化病変を示す場合がある
Class VI	進行した硬化性ループス腎炎

ばある。たんぱく尿により低アルブミン血症になると，四肢などの浮腫がみられるようになる。VI型は慢性期に至ったときの所見である。

▶ 治療　SLEの治療は，臓器障害の程度によって決められる。したがって，腎症状だけで決まるものではないが，少なくとも急速に進行する腎炎がある場合や，重度のネフローゼ症候群を呈している場合（III型やIV型，V型に多い）には，高用量の副腎皮質ステロイド薬か大量のステロイド薬を点滴静注するステロイドパルス療法が行われる。腎症状がまったく認められず，ほかにも軽度の皮疹と関節炎程度しか症状がない場合には，無治療で経過観察することもある。一方，重症で副腎皮質ステロイド薬のみではコントロールができない場合には，シクロホスファミドなどの免疫抑制薬を追加することも多い。

2. 全身性強皮症（全身性硬化症）

▶ 病態　**全身性強皮症**または**全身性硬化症**（systemic sclerosis）とは，皮膚を中心として多臓器に硬化病変が生じ，血管障害も起こして，肺血管の硬化や腎血管の狭窄などをきたす予後不良の疾患である。特に腎血管の狭窄が急激に進行する病態を**腎クリーゼ**という。腎クリーゼでは，腎血流量が低下してRA系の亢進が起こるため，多くの患者に重度の高血圧がみられる。しかし，一部に正常血圧を保ったまま腎血管病変が進行する患者がいるので，注意する。全身性強皮症の治療として副腎皮質ステロイド薬を使うことが，腎クリーゼの原因になることもある。

▶ 治療　ACE阻害薬によってRA系を抑制することで，予後が著明に改善するようになったが，副腎皮質ステロイド薬はむしろ腎クリーゼの悪化を招くこともある。最近，分子標的薬の応用により治療が飛躍的に進歩している。強力な免疫抑制薬を使用せざるを得ない

第
1
編

構造と機能

症状と病態生理

診察・検査・治療

疾患と診療

症状に対する看護

検査と治療に伴う看護

疾患をもつ患者の看護

事例による看護過程の展開

こともある。

3. 関節リウマチ

▶ 病態・分類・治療　**関節リウマチ**とは，全身の関節滑膜に炎症をきたす疾患である。適切に治療しなければ関節が破壊され，日常生活が著しく障害される。

　関節リウマチ自体による腎障害の頻度は低く，慢性炎症が長期間にわたった場合に起きるアミロイドーシスによるものがほとんどである。その場合は，全身の多臓器にアミロイドの沈着が認められることが多く，それらを取り除く治療法はない。関節リウマチの病勢コントロールにより，発症予防に努めることが重要である。

　治療薬による腎障害としては，疼痛コントロールのために使われる NSAIDs による腎障害があげられ，急性の腎不全やネフローゼ症候群，尿細管障害などを起こし得る。最近は徐々に使用頻度が減ってきたものの，メトトレキサート（MTX）に次いで使用されている抗リウマチ薬であるブシラミンによる腎障害も広く知られ，膜性腎症によるたんぱく尿が主な症状である。これらの薬剤性腎障害は，一般的には，原因薬物の投与を中止することで改善されることが多いが，改善しない場合は，副腎皮質ステロイド薬の投与が必要になることもある。

4. シェーグレン症候群

▶ 病態　**シェーグレン（Sjögren）症候群**とは，主に全身の外分泌腺が障害される疾患である。腎障害としては，リンパ球の尿細管への浸潤による**尿細管間質性腎炎**や**尿細管性アシドーシス**を起こすことが多いが，その頻度は 10％以下である。尿細管間質性腎炎では血液検査異常を認めないことも多いが，尿検査異常はしばしば認める。尿細管性アシドーシスでは低カリウム血症による筋力低下が発見のきっかけになる。

▶ 治療　一般的にシェーグレン症候群に対しては副腎皮質ステロイド薬や免疫抑制薬では病勢のコントロールはできないが，腎病変に対しては中等量以上の副腎皮質ステロイド薬や免疫抑制薬が奏効する可能性がある。

5. クリオグロブリン血症

▶ 病態　**クリオグロブリン**は 37℃以下で沈殿するたんぱくで，これが血液中に増加している病態をクリオグロブリン血症（cryogloblinemia）とよぶ。その原因となる基礎疾患としてC型肝炎や膠原病が存在することもあるが，原因疾患のない本態性クリオグロブリン血症もある。過剰なクリオグロブリンは，小血管に沈着して血管炎を引き起こすので，小血管の豊富な腎臓は，それにより障害を受ける。しかし，腎不全に至ることはほとんどなく，予後は比較的良好である。

▶ 治療　副腎皮質ステロイド薬や免疫抑制薬の投与，クリオグロブリンを除去するクリオフィルトレーション*などが行われる。

6. ANCA関連血管炎

▶ 病態・分類　**ANCA（アンカ）関連血管炎**（ANCA associated vasculitis；AAV）とは，中小型の血管に血管炎を生じる疾患で，血液中で抗好中球細胞質抗体（anti-neutrophil cytoplasmic antibody；ANCA）が陽性になることが特徴である。2012（平成24）年に血管炎の分類と名称が変更され，ANCA のタイプと病態により，顕微鏡的多発血管炎（MPA）や多発血管炎性肉芽腫症（GPA, 旧ウェゲナー肉芽腫症），好酸球性多発血管炎性肉芽腫症（EGPA, 旧チャーグ-ストラウス症候群）の3つの疾患に分類されている。日本人では MPA の頻度が高く，高齢者によくみられる。

▶ 症状　ANCA 関連血管炎では，全身に血管炎を生じることから，眼や中耳，副鼻腔，肺，末梢神経などの様々な臓器に障害をきたすが，小型血管が豊富な腎臓の障害は，全症例の8割と高頻度でみられる。ほぼ全例で血尿を認め，たんぱく尿もほぼ全例で陽性になる。腎障害を認める患者の約6割で急速進行性糸球体腎炎を呈する。

▶ 治療　ANCA 関連血管炎の治療は，寛解導入療法と寛解維持療法という考え方に基づ<ruby>寛解<rt>かんかい</rt></ruby>いて行われる。急速進行性糸球体腎炎を呈するなどの重篤な腎障害があったり，ほかの臓器障害も併発したりするような重症例では，副腎皮質ステロイド薬のパルス療法に加えて，強力な免疫抑制薬によって寛解を導入し，ステロイド薬を減量しながら寛解を維持する。近年はリツキシマブという抗体製剤を用いて B リンパ球を除去することにより，寛解導入と維持を行う治療が世界的に広く行われている。

7. IgA血管炎（ヘノッホ-シェーンライン紫斑病性腎症）

▶ 病態　小血管の血管壁に IgA を主体とする免疫複合体が沈着する血管炎であり，旧名が**ヘノッホ-シェーンライン紫斑病**（Henoch-Schönlein purpura；HSP），最新の分類では **IgA血管炎**と名称が変更された。20歳以下の若年層を中心に発症するが，成人でもみられることがある。症状としては，軽度に隆起した紫斑と腹痛などの腹部症状が特徴である。腎症状は**紫斑病性腎炎**とよばれ，IgA 血管炎の合併症として最も重要な症状である。皮膚症状出現後から約1か月以内に，尿潜血やたんぱく尿を指摘されて気づくことが多い。腎生検の病理組織所見は，軽度の細胞増殖から高度の半月体形成まで多様である。蛍光抗体法では，メサンギウム領域に IgA と補体成分（C3）の沈着がみられる。

▶ 治療　副腎皮質ステロイド薬や免疫抑制薬の投与が行われる。

8. IgG4関連疾患

▶ 病態　**IgG4 関連疾患**（IgG4-related disease）とは，もともと自己免疫性膵炎の病態解析

＊ **クリオフィルトレーション**：二重膜濾過血漿交換法の一つで，1次膜で血漿成分を濾過したのち，その血漿成分を冷却してクリオグロブリンを析出させてゲル状にして，それを2次膜で除去する方法である。クリオグロブリンを含む病因物質を除去できる。

第
1
編

構造と機能

症状と病態生理

治療
診察・検査・

4
疾患と診療

症状に対する
看護

検査と治療に
伴う看護

疾患をもつ
患者の看護

事例による看護
過程の展開

から発見された疾患で，血液中の免疫グロブリンの一種であるIgG4が増加し，多臓器に IgG4陽性形質細胞が浸潤する病変が特徴である。検査所見では，IgG4やIgG，IgEなど が高値を示し，補体は低値となることが多い。腎臓では組織学的に尿細管間質性腎炎を呈 するが，尿所見は比較的乏しい。またCTなどの画像所見も病変の広がりに偏りがある。

▶ 治療　中等量から高用量の副腎皮質ステロイド薬が著効するため，予後は比較的よいが， ステロイド薬の減量とともに再燃することも多くみられ，一定量を維持しなければならな いこともある。

9. 抗GBM病

▶ 病態　**抗GBM病**は，血液中の抗糸球体基底膜（GBM）抗体が陽性で，肺では肺胞出血， 腎臓では急速進行性糸球体腎炎を呈する予後不良の疾患であり，**グッドパスチャー** (Goodpasture) **症候群**とよばれていた。診断時に高度の腎障害を有することも多い。

▶ 治療　血漿交換療法やステロイドパルス療法，免疫抑制剤による治療を併用するのが標 準的な治療である。血漿交換療法は，連日あるいは隔日で2週間，ないしは抗GBM抗体 価が正常化するまで施行するが，生命予後は極めて不良である。

C 腎アミロイドーシス

▶ 概要　アミロイドとは，非常に細い線維状の構造（直径8〜12nm，電子顕微鏡でようやく線 維のように見えるレベル）をとるたんぱく質の総称であり，アミロイドーシス（amyloidosis） とは，そのようなアミロイドたんぱくが全身の様々な器官や臓器に沈着する疾患である。 腎臓にアミロイドーシスが沈着する疾患を**腎アミロイドーシス**（renal amyloidosis）とよび， 腎臓の中では糸球体に沈着することが多く，たんぱく尿が中心的な症状となる。

▶ 分類　腎アミロイドーシスには，アミロイドがどのようなたんぱくからできているかで 様々な種類があるが，主なものは，ALアミロイドーシス（AはamyloidのA，Lは免疫グロ ブリンの軽鎖［light chain］のL）と，AAアミロイドーシス（血清アミロイドA）である。AL アミロイドーシスは単独の疾患のこともあるが，多発性骨髄腫などに合併することもある。 AAアミロイドーシスは，慢性炎症疾患（関節リウマチ，炎症性腸疾患など）が原因で，炎症で 増加する血清アミロイドAが多い状態が長期にわたり，血清アミロイドAが臓器に沈着 することで発症する。

▶ 病理所見　光学顕微鏡所見では，主に糸球体にべったりとした無構造の沈着物を認める。 沈着したアミロイドは，コンゴーレッド染色という特別な染色法で赤橙色に染色される（図 4-9)。

▶ 症状・検査　アミロイドーシスでは，どの臓器にでもアミロイドが沈着することがある ため，様々な症状が出現し得る。腎臓では糸球体にアミロイドが沈着することが多く，た んぱく尿が主体で，ネフローゼ症候群に至ることも多い。血尿は目立たない。心臓では心

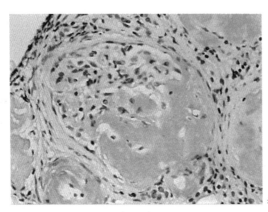

糸球体に赤橙色の沈着を認める。

図4-9　腎アミロイドーシス（コンゴーレッド染色）

機能障害や不整脈，消化管では便秘・下痢や吸収不良，神経では末梢神経障害による感覚障害などの症状がある。特に心アミロイドーシスの有無・重症度は予後に大きく影響するため，注意して確認する。アミロイドーシスが疑われた場合，診断には生検でアミロイドの存在を証明する必要がある。症状のある臓器の生検が望ましいが，リスクが高いなどの理由でそれが難しい場合は，リスクの低い部位（皮下脂肪，消化管）の生検を行い，コンゴーレッド染色が陽性となるか確認する。高度たんぱく尿を認めた場合は，腎生検を施行して診断する。AL アミロイドーシスでは，尿検査で定性では陰性だが，定量（尿生化学検査）では増加を認める性質をもつ**ベンス・ジョーンズたんぱく**（Bence-Jones protein［免疫グロブリン軽鎖］）が検出され，AA アミロイドーシスでは血清アミロイド A の高値を認める。

▶ 治療　AL アミロイドーシスに対しては，治療に耐えられそうであれば，自家末梢血幹細胞移植を行うのが望ましい。それが難しければ，メルファラン（アルキル化薬，抗がん剤）とデキサメタゾン（ステロイド）を併用する化学療法を行うが，最近では多発性骨髄腫の治療薬であるボルテゾミブを中心とする多剤併用療法の有効性が報告されている。

Ｄ　多発性骨髄腫による腎障害

▶ 概要　**多発性骨髄腫**（multiple myeloma）は，形質細胞（plasma cell，免疫グロブリン［抗体］を産生する細胞）が腫瘍性に増殖する疾患（血液細胞のがん）であり，その結果，単クローン性の（同一の）免疫グロブリンが過剰に産生される。また，この形質細胞の異常な増殖が骨髄で起こるため，骨が破壊され，骨融解性の病変や病的骨折を引き起こす。多発性骨髄腫による腎障害は主に，がん細胞によって産生される免疫グロブリンやその成分が原因で起こるものと，骨融解などによる高カルシウム血症による腎障害の2つである。

▶ 症状・検査　腫瘍細胞の骨髄・骨への影響で，貧血，骨痛，高カルシウム血症などが起こり，また腫瘍細胞による免疫グロブリンの過剰産生によって血清総たんぱく値の上昇が

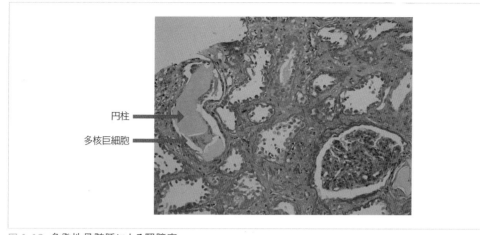

円柱

多核巨細胞

図4-10　多発性骨髄腫による腎障害

みられる。過剰産生された免疫グロブリンは，血清たんぱく分画や血清免疫電気泳動・免疫固定法で，Mたんぱくやモノクローナルたんぱくとして検出される。また，本節－C「腎アミロイドーシス」で述べたベンス・ジョーンズたんぱくもよく陽性となる。多発性骨髄腫には腎障害が合併することが多く，一つは高カルシウム血症による腎機能障害であり，もう一つは免疫グロブリンやその成分による腎障害である。後者は，免疫グロブリンやその成分が，尿細管の管腔内に円柱を形成する（原尿の通り道がつまったような状態になる）ことで腎機能障害を呈したり，尿細管の細胞を直接障害したり，糸球体に沈着してALアミロイドーシスなどが起こり，たんぱく尿の原因となったりする。

▶ 病理所見　光学顕微鏡では，糸球体や尿細管細胞への免疫グロブリンやその成分の沈着や，尿細管の管腔内に円柱が多数存在するのが観察される。円柱の周囲に多核巨細胞が認められることがある（図4-10）。

▶ 治療　高カルシウム血症が原因であれば，それに対する治療（生理食塩水の点滴投与，ビスホスホネート製剤の投与など）を行う。どのような腎障害であっても，当然，原病である多発性骨髄腫に対する治療が必要であり，化学療法や末梢血幹細胞移植などを行う。

E 感染症による腎障害

1. B型肝炎ウイルスによる腎障害

▶ 概要　B型肝炎ウイルス（hepatitis B virus；HBV）による腎症として多いのは，膜性腎症，膜性増殖性糸球体腎炎，結節性多発動脈炎の3つである。これらは，HBVの持続感染（キャリア）による発症が多い。また，HBVに感染する経路については，現在の日本では輸血によるものや垂直感染（母から子への感染）は，検査や予防処置によって大幅に減少しており，水平感染（性交渉，ピアス・入れ墨・麻薬使用時などの血液が付着した器具の使いまわしなどによる）

が主である。

▶ 症状・検査　たんぱく尿・血尿，ネフローゼ症候群，腎機能障害などが起こるため，それに伴う症状として，浮腫，乏尿，高血圧などを呈する。HBV 感染については，HBs 抗原，HBc 抗体，HBe 抗原，HBV-DNA などを検査する。腎生検で膜性腎症や膜性増殖性糸球体腎炎と診断され，HBV の検査が陽性の場合に，HBV による腎障害と診断される。

▶ 治療　治療の基本は HBV に対する抗ウイルス療法で，インターフェロンや核酸アナログを投与する。ただし，腎機能障害の進行が速い場合やネフローゼ症候群が重症である場合など，抗ウイルス療法の効果を待てない状況では，ステロイドを中心とした免疫抑制療法も行う。

▌2. C 型肝炎ウイルスによる腎障害

▶ 概要　**C 型肝炎ウイルス**（hepatitis C virus；**HCV**）感染による腎障害として多いのは，クリオグロブリン血症を伴う膜性増殖性糸球体腎炎であり，ほかに膜性腎症，結節性多発動脈炎もある。慢性の HCV 感染が原因となる。また，HCV に感染する経路は血液による水平感染（本項-1「B 型肝炎ウイルスによる腎障害」参照）が大半で，現在の日本では輸血によるものは検査などで大幅に減少している。

▶ 症状・検査　たんぱく尿・血尿，ネフローゼ症候群，腎機能障害などが起こるため，それに伴う症状として，浮腫，乏尿，高血圧などを呈する。また，特に膜性増殖性糸球体腎炎の場合，血液検査でクリオグロブリン，補体低下，リウマチ因子を認める。HCV 感染については，HCV 抗体が陽性となる。腎生検で膜性増殖性糸球体腎炎や膜性腎症と診断され，HCV 抗体陽性などを認める場合に，HCV による腎障害と診断される。

▶ 治療　治療の基本は HCV に対する抗ウイルス療法で，抗ウイルス薬やインターフェロンを投与する。肝臓の状態（慢性肝炎か肝硬変か），HCV の遺伝子型，腎機能障害の程度などで治療薬剤は変わってくる。ただし，腎機能障害の進行が速い場合やネフローゼ症候群が重症である場合など，抗ウイルス療法の効果を待てない状況では，ステロイドを中心とした免疫抑制療法も行う。

▌3. ヒト免疫不全ウイルス関連腎症

▶ 概要　**ヒト免疫不全ウイルス**（human immunodeficiency virus；**HIV**）感染が原因と考えられる腎疾患である。ウイルスが腎臓の細胞（足細胞や尿細管細胞）に感染して起こると考えられている。大量の尿たんぱくと急速な腎機能低下をきたすことが多い。

▶ 症状・検査　アフリカ系，HIV 感染のコントロールが不良だと発症しやすい。高度のたんぱく尿と急速な腎障害を認めることが多い。血尿や高血圧も合併する。腎生検では，巣状分節性糸球体硬化症の collapsing variant（collapsing ＝つぶれていく，variant ＝亜型）の像を呈する。

▶ 治療　未実施であれば，抗ウイルス療法を行う。HIV に対する抗ウイルス療法は ART

（anti-retroviral therapy）とよばれる。ステロイドなどの免疫抑制療法は通常行わない。

F 高尿酸血症による腎障害

▶ **概要・定義**　尿酸は，プリン体から合成される物質である。尿酸は水溶性物質で通常はイオン化しているが，7.0mg/dL 以上では飽和状態に達し，結晶化する。尿酸が結晶化したものを尿酸塩という。性・年齢を問わず，常温での血漿中の尿酸溶解濃度 7.0mg/dL を超える状態を**高尿酸血症**（hyperuricemia）という。尿酸塩は関節に沈着することによって急性関節炎（**痛風**）をきたす原因となる。また，尿酸の溶解度は低温になるとさらに低下するため，足趾（特に母趾）の付け根や足首，膝など体幹から遠い部位での痛風発作が多い。

　尿酸の正常値は男性で 3.8 〜 7.5mg/dL，女性で 2.4 〜 5.8mg/dL と，男性でやや高い値を示す。尿酸は肝臓においてヒポキサンチンから合成され，血中に放出される。こうして産生される尿酸は 1 日当たり 0.7g 程度であり，腸管から 0.2g/ 日が排泄され，腎臓から 0.5g/ 日が排泄される。体内プールは 2.1g 程度とされている。このため，腎機能が低下して腎臓からの排泄が低下した患者では高尿酸血症をきたしやすい。

▶ **原因**　尿酸値が上昇する原因としては，遺伝的素因や偏った食生活，薬剤の投与などがあげられる。

　プリン体を大量に摂取すると高尿酸血症をきたす。肉食や魚卵，海産物などはプリン体を高濃度に含んでいる。また，干物などの乾物は，体積に占める細胞数が多いため，高尿酸血症の原因となりやすい。果糖は代謝過程で尿酸の生成も起こすため，果物の摂りすぎや果糖を用いた食品・清涼飲料などの過剰摂取は，尿酸値を上昇させるおそれがある。一方で，野菜や乳製品は尿酸値を低下させると考えられている。また，アルコールの過剰摂取は尿酸値を上昇させる。ビールなどは，プリン体を豊富に含むため，高尿酸血症の原因とされるが，アルコールそのものが尿酸値を上昇させるため，ほかのアルコール飲料でも尿酸値を上昇させる。また，特定の薬剤も尿酸値を上昇させることが知られている。

　このほか，激しい運動やストレス，脱水などでも尿酸値の上昇が起こるため，尿酸値のコントロールには生活習慣全般を見直すことも必要である。

▶ **治療**　高尿酸血症の治療は，食事療法と内服治療が中心である。食事療法については，先述したとおり，過剰摂取などに注意する。内服治療では，尿酸合成阻害薬のアロプリノール，フェブキソスタット，プロベネシドなどの薬剤が用いられる。なお，尿酸の排泄促進薬は尿酸結石が形成されるおそれがあるため，通常はクエン酸ナトリウムなどの，尿のアルカリ化剤とともに用いられる。高尿酸血症による合併症には，尿酸塩性腎症（痛風腎），閉塞性腎症，急性尿管性腎症がある。

1. 尿酸塩性腎症（痛風腎）

　尿酸塩によって引き起こされた腎障害である。尿酸塩が腎実質内の腎髄質の尿細管腔お

第1編

構造と機能

症状と病態生理

治療　診察・検査・

4

疾患と診療

看護　症状に対する

検査と治療に伴う看護

疾患をもつ患者の看護

事例による看護過程の展開

よび間質に沈着すると，尿細管腔の閉塞や尿細管間質に炎症が生じる。これが，いわゆる**痛風腎**（gouty kidney）であり，エコーなどの画像診断では，腎皮質の菲薄化とともに，腎髄質の石灰化を認める。

2. 閉塞性腎症

　腎実質から尿路に排泄された尿酸結晶によって，尿酸結石が形成されることがある。結石が腎盂・尿管などで形成されると，小片が尿管を閉塞させて激しい疼痛を訴える（尿管結石症となる）のみならず，閉塞部位までの尿路が拡張し（水腎症や水尿管症となる），腎不全の原因となることもある。こうした病状に対しては，食事の改善や内服薬によって血中の尿酸値を低下させるとともに，尿酸の結晶化を防ぎ，尿酸結晶の溶解を促す目的で，尿のpHを 6.0～7.0 まで上昇させる尿アルカリ化製剤の投与も行われる。

3. 急性尿酸性腎症

　急激かつ高度な高尿酸血症が生じると，尿酸の結晶が大量に尿細管腔に析出し，閉塞性の急性腎疾患をきたす。これを急性尿酸性腎症という。化学療法に伴う細胞崩壊によるものがほとんどである。

III 腎血管疾患

 高血圧に伴う腎障害

1. 腎硬化症

▶ **定義・病態**　長期間高血圧が持続すると，血液を送る細動脈には圧力がかかり続けることから，血管内皮細胞が反応・増殖して細動脈の内腔が狭窄する。これを細動脈硬化という。細動脈硬化が進むと，徐々に糸球体や尿細管，間質への血流が減少して，その機能は低下する。また，高血圧では糸球体内圧も上昇しており，糸球体高血圧が長期間続くことで糸球体硬化が発生する。このように，高血圧の持続により生じた細動脈硬化や糸球体硬化に基づく腎病態を，**腎硬化症**（nephrosclerosis）という。

▶ **症状・診断（検査）**　腎硬化症は無症状に経過することが多い。尿検査では，ほぼ正常から軽度のたんぱく尿を認める程度だが，0.5g/ 日以上の顕性たんぱく尿を伴う場合には腎機能障害の進行リスクになる。腎硬化症では両側の腎萎縮を認める。腎硬化症の診断は，高血圧歴があり，尿検査や画像所見が矛盾せず，ほかの疾患の可能性を否定できた場合に，除外診断として行われることが多い。

▶ 治療　血圧 140/90mmHg 未満に維持するように降圧薬による血圧コントロールを行う。たんぱく尿を認める場合には，血圧 130/80mmHg 未満を目指す。降圧療法は腎硬化症による腎機能障害の進行を抑制するが，降圧目標の達成には複数の薬剤の併用を必要とすることが多い。レニン-アンジオテンシン（RA）系阻害薬（ARB および ACE 阻害薬）が第 1 選択薬となる。カルシウム拮抗薬や利尿薬の併用も推奨される。

2. 加速型-悪性高血圧による腎障害

▶ 定義・病態　加速型-悪性高血圧とは，拡張期血圧が 120 ～ 130mmHg 以上であり，腎機能障害が急速に進行し，放置すると心不全や高血圧性脳症，脳出血などが発症する予後不良の病態である。貧血や血小板減少を認めることがあり，血管内皮細胞障害によるものとされる。

　従来は，眼底所見により乳頭浮腫（Keith-Wagener 分類 IV 度）を伴う悪性高血圧と，出血や滲出性病変（Keith-Wagener 分類 III 度）を伴う加速型高血圧に区分していたが，臓器障害の進行や生命予後に差はなく，最近では両者をまとめて加速型-悪性高血圧とよんでいる。

　典型的な症例は本態性高血圧から加速型-悪性高血圧に移行するものであるが，腎疾患や強皮症腎，そのほかの 2 次性高血圧などの種々の病態から生じる場合もある。急激な血圧上昇に伴う細小血管障害を介してレニン-アンジオテンシン-アルドステロン（RAA）系が活性化され，その結果さらに血圧の上昇と細小血管の障害を起こし，高血圧が進展して悪循環が形成される。腎病理所見は悪性腎硬化症といわれ，細動脈のフィブリノイド壊死や増殖性内膜炎（onion skin lesion）などがみられる。

▶ 治療　急速な降圧は重要臓器の虚血をきたす危険を伴うことから，最初の 24 時間の降圧は拡張期血圧 100 ～ 110mmHg までにとどめる。その後，緩やかに降圧する。

3. 動脈硬化性腎動脈狭窄症

▶ 定義・病態　全身の動脈硬化の部分症状として，腎動脈に粥状硬化をきたしたものを**動脈硬化性腎動脈狭窄症**（arterial nephrosclerosis）という。動脈硬化は，高血圧や脂質異常症，喫煙，肥満，糖尿病など種々の要因により起こる。動脈硬化により腎動脈狭窄が起こると，腎機能低下や腎血管性高血圧の原因となることがある。腎動脈狭窄により腎は萎縮して，腎サイズの左右差を認めることがある。

　動脈硬化性腎動脈狭窄症は，無症候性の場合や高血圧を伴う場合（腎血管性高血圧），あるいは腎機能障害を伴う場合（虚血性腎症）がある。また，高頻度に脳梗塞や虚血性心疾患，閉塞性動脈硬化症などの心血管疾患を合併している。

▶ 治療　降圧治療は腎機能障害の進行抑制に有効であり，降圧薬は RA 系阻害薬や利尿薬，カルシウム拮抗薬，β 遮断薬，それらの併用が用いられる。ただし，RA 系阻害薬の使用は，両側性腎動脈狭窄例では短期間に腎機能障害が進行することがあるため，注意を要する。

動脈硬化の進行抑制のため，スタチン系薬剤による脂質異常症治療や抗血小板薬内服，禁煙指導などを行う。降圧薬治療による血圧管理が困難な場合や，RA 系阻害薬投与により腎機能障害が進行する場合には，腎血管性高血圧症に対して経皮的腎血管形成術による血行再建を検討する。

Ⓑ 腎血管性高血圧症

▶ 定義・病態　一側あるいは両側の腎動脈の狭窄や閉塞により腎血流の低下をきたすと，その結果，レニン分泌が亢進して，RAA 系を介した高血圧を起こす。これを**腎血管性高血圧症**（renovascular hypertension）といい，全高血圧患者の約 1% 程度にみられる。

▶ 原因・診断（検査）　腎血管性高血圧症の原因には，線維筋性異形成（40%）や粥状動脈硬化症（40%），大動脈炎症候群（15%）などがある。腎血管性高血圧症は，重症高血圧や治療抵抗性高血圧を示す場合が多い。確定診断のためには，形態学的診断と機能的診断の双方が必要である。形態学的診断としては，造影 CT 血管撮影（CTA）や磁気共鳴血管造影（MRA），腎動脈造影などにより，腎動脈の狭窄の有無をみることが有用である。機能的診断としては，血漿レニン活性を測定してその上昇を確認すること，腎動態シンチグラフィー（レノグラム）により，分腎機能や腎血流の左右差を確認することが有用である。

▶ 治療　腎血管性高血圧症の治療には，降圧薬治療と血行再建療法がある。

　降圧薬治療では，RA 系阻害薬が有効であり，第 1 選択となる。そのほか，β 遮断薬やカルシウム拮抗薬などが選択される。なお，RA 系阻害薬は，片側性の腎動脈狭窄症例では有効であるが，両側腎動脈狭窄症例の場合には，急速に腎機能障害が進行することがあるため，原則禁忌である。

　経皮的腎動脈形成術による血行再建療法は，比較的侵襲が少なく，繰り返し施行できる利点がある。

Ⓒ そのほかの腎血管性疾患

1. 腎梗塞

▶ 定義　**腎梗塞**（renal infarction）は，血栓・塞栓により腎動脈または分枝した動脈で血行障害が生じ，その結果，腎実質に梗塞・壊死を生じたものである。通常は一側性に発症する。

▶ 原因・病態生理　不整脈などに伴う血栓・塞栓症，移植腎，動脈瘤や動脈解離などの血管病変などが原因としてあげられる。これらは，動脈硬化性疾患の患者（高齢男性で，高血圧患者や糖尿病患者に多い）に高頻度でみられる。しかし，腎動脈に生じるものでは，血栓症によるものよりも塞栓症によるものが多く，このうち心房細動による塞栓性閉塞が最も高

頻度でみられる。

▶ 症状　急激な側腹部痛，背部痛を訴えることが多いが，無症状な例も存在する。

▶ 診断　CT や MRI などが行われる。完成された腎梗塞では，腎乳頭から皮質に至る楔状の X 線低吸収域（low density area : LDA）が特徴的である。造影 CT ではよりコントラストが強調されるが，造影剤による腎障害を起こす危険もあるため，本疾患を疑う場合には単純 CT か MRI による検査をまず行う。確定診断のためには，動脈造影が必要となる場合もある。

2. 腎静脈血栓症

▶ 原因・病態生理　**腎静脈血栓症**（renal vein thrombosis）は，一側性または両側性の血栓性閉塞で，ネフローゼ症候群（特に膜性腎症）に合併して生じる。ほかの原因としては，悪性腫瘍や凝固異常などがある。腎静脈に形成された血栓は，求心性あるいは上行性に成長し，下大静脈に至ることもある。無症状のことも多いが，腎機能障害を伴うこともある。この血栓の一部が剝離し，上行性に血流に乗ると，肺塞栓症をきたすこともあるので注意する。また，心室・心房の中隔欠損があると，脳塞栓をきたす場合もある。

▶ 治療　一般的な治療法は抗凝固療法（ヘパリン製剤の投与）であるが，血栓に対して溶解療法や腎摘出術が行われる場合もある。そのうえで，血栓症の原因となっている疾患（ネフローゼ症候群や悪性腫瘍など）の治療を行う。肺塞栓などの塞栓症の予防に対しては，下大静脈にフィルターを挿入することもある。

3. 溶血性尿毒症症候群

▶ 概念・定義　**溶血性尿毒症症候群**（hemolytic uremic syndrome : HUS）は，微小血管の血管内皮細胞障害に起因する血栓性微小血管障害症（thrombotic microangiopathy : TMA）の一つである。TMA については，2015（平成 27）年に日本腎臓学会や日本血液学会，日本小児科学会より，非典型溶血性尿毒症症候群（atypical HUS : aHUS）のガイドラインが示され，さらに翌年に改訂版が示されたことにより疾患概念が整理された。

▶ 原因　HUS の原因は，腸管出血性大腸菌（enterohemorrhagic *Escherichia coli* : EHEC）がつくるベロ毒素＊である。EHEC としては O157 が有名であるが，O26 などほかのタイプの EHEC も存在する。

▶ 治療　HUS は急性腎障害（AKI）を含めた多臓器不全を呈する。治療の際は，十分な輸液と全身状態の管理が原則である。高血圧を呈する場合には，降圧薬を使用し，腎不全を合併する場合（尿毒症状や 6.5mEq/L を超える高カリウム血症や電解質異常，代謝性アシドーシス，溢水，肺水腫，心不全など）には，速やかに血液透析を行う。脳症に対しては，対症療法が中心となるが，抗痙攣薬の使用や，頭蓋内圧の亢進が疑われる症例に対しては頭蓋内圧降下

＊ **ベロ毒素**：EHEC が細胞内で産生し，体外に放出する毒素のことである。かつて志賀博士が赤痢菌の毒素から分離した毒素と同様のものであり，別名志賀毒素，またはシガトキシンともいう。

第1編

構造と機能

症状と病態生理

診察・検査・治療

4 疾患と診療

症状に対する看護

検査と治療に伴う看護

疾患をもつ患者の看護

事例による看護過程の展開

療法を行う。小児の HUS では，ベロ毒素が原因として多いが，成人の場合には必ずしもベロ毒素の存在や EHEC の感染がはっきりしないことも多く，90% 以上はほかの原因による TMA であるとされている。このため，成人の場合は特に，まず血漿交換を選択する必要がある。

Ⅳ 尿細管機能の異常

1. 腎性尿崩症

▶ 定義　**腎性尿崩症**（nephrogenic diabetes insipidus；NDI）は，先天的あるいは後天的な要因により，集合管におけるバソプレシン（ADH）の作用が障害され，多尿をきたす疾患である。

▶ 原因と病態　先天的な原因としては，腎集合管主細胞のバソプレシン V_2 受容体の異常による1型（伴性潜性遺伝），水チャネル（AQP-2）の遺伝子異常による2型（常染色体潜性遺伝）の2つがあるが，後者はまれである。後天的な要因としては，尿路閉塞や様々な原因による尿細管間質性腎炎，電解質異常（低カリウム血症や高カルシウム血症など），薬剤（リチウムなどによる）などがある。

▶ 診断　多尿や口渇，高ナトリウム血症により判明し，デスモプレシン（ddAVP）負荷試験，血中 ADH 濃度の測定により中枢性尿崩症との鑑別診断を行う。

▶ 治療　治療は，十分な水分摂取と原因の除去である。尿量を減少させるために，サイアザイド系利尿薬や NSAIDs のインドメタシンが有効なことがある。

2. バーター症候群, ギッテルマン症候群

▶ 定義　**バーター**（Bartter）**症候群**と**ギッテルマン**（Gitelman）**症候群**は，ヘンレ上行脚の太い部や遠位尿細管で塩化ナトリウム（NaCl）再吸収にかかわるトランスポーターの遺伝子異常により，共通の臨床所見を呈する先天性疾患である。従来，新生児型と古典型に分類されてきたが，原因遺伝子と障害部位が明らかになり，現在は原因遺伝子別に病型分類がなされている（表4-3）。

▶ 診断　臨床的には，両者は広義のバーター症候群として，低カリウム血症，代謝性アルカローシス，高レニン・高アルドステロン血症を示す疾患群として診断され，血圧は正常からやや低めとなる。

▶ 治療　根治は不可能であり，対症療法が中心となる。脱水の補正や，電解質異常に対してカリウムやマグネシウム製剤の点滴または経口補給が行われる。ギッテルマン症候群では，アルドステロン拮抗薬などを用いる。

表4-3 バーター症候群とギッテルマン症候群の特徴

	1型バーター	2型バーター	3型バーター	4型バーター	4b型バーター	ギッテルマン
原因遺伝子	*SLC12A1*	*KCNJ1*	*CLCNKB*	*BSND*	*CLCNKA+KB*	*SLC12A3*
たんぱく	Na-K-2Cl 共輸送体	K チャネル (ROMK)	クロライド チャネル (ClC-Kb)	Barttin	クロライド チャネル (ClC-Ka および ClC-Kb)	Na-Cl 共輸送体
発見時の年齢	胎児期	胎児期	新生児〜乳児期	胎児期	胎児期	学童期以降
羊水過多	あり	あり	約半数であり	あり	あり	なし
成長障害	あり	あり	時にあり	あり	あり	なし
腎濃縮能障害	++	++	+	+++	+++	±〜+
腎石灰化	あり	あり	まれ	まれ	まれ	なし
末期腎不全	あり	あり	あり	あり	あり	通常なし
血清 Mg	正	正	正〜低	正〜低	正〜低	低
尿中 Ca	高	高	低〜正常〜高	低〜正常〜高	低〜正常〜高	低
合併症	新生児期高カリウム血症			難聴	難聴	

1 バーター症候群の原因と臨床所見

　バーター症候群は，ヘンレ上行脚の太い部に発現するトランスポーターの遺伝子異常による疾患である。最初に発見された Na-K-2Cl 輸送体異常をはじめ，原因遺伝子別に 1 〜 4 型に分類される。新生児からみられることが多いが，3 型は比較的軽症である。

2 ギッテルマン症候群の原因と臨床所見

　ギッテルマン症候群は，遠位尿細管管腔側に存在するサイアザイド感受性 Na-Cl 共輸送体の遺伝子異常による疾患である。臨床所見は比較的軽症であり，学童期以降に低カリウム血症，四肢の攣りやテタニー症状で発見されることが多い。低マグネシウム血症や低カルシウム尿症を呈することが特徴である。

3. 腎性糖尿

　腎性糖尿（renal glycosuria）とは，近位尿細管の Na–グルコース共輸送体などの遺伝子異常により，グルコースの再吸収ができず，尿糖が生じる状態である。血糖が正常にもかかわらず，尿糖が陽性になることにより判明する。腎性糖尿のみでは治療の必要はないが，ファンコニ症候群の部分症状である場合もあるため，注意する。

4. 家族性低リン血症性くる病・骨軟化症, 腫瘍性骨軟化症

▶ 定義・病態　**家族性低リン血症性くる病・骨軟化症**は，*PHEX* 遺伝子あるいは未知の遺伝子の異常により，線維芽細胞成長因子 23（FGF-23）が過剰に産生され，近位尿細管におけ

るリン再吸収が阻害され，低リン血症やリン欠乏をきたす疾患群である。一方，FGF-23過剰は腫瘍からの過剰分泌によって後天性に現れることがある。いずれも，低リン血症のほか，骨吸収が進んでくる病・骨軟化症となり，全身の骨痛や歩行障害が現れる。

▶ 治療　治療は，原疾患の治療，リンの補給（中性リン製剤），活性化ビタミン D 製剤の投与などである。

5. 尿細管性アシドーシス

尿細管障害により尿の酸性化が障害され，高塩素（Cl）性（アニオンギャップ正常）の代謝性アシドーシスを呈する病態を尿細管性アシドーシス（renal tubular acidosis；RTA）とよぶ。障害される尿細管部位により，近位尿細管性アシドーシス（proximal RTA，2 型 RTA）と遠位尿細管性アシドーシス（distal RTA，低カリウム血症を伴う 1 型 RTA と高カリウム血症を伴う 4 型 RTA）に分けられる。

1 | 近位尿細管性アシドーシス（2 型 RTA）

近位尿細管での重炭酸イオン（HCO_3^-）再吸収が障害された状態で，非進行性である。遠位尿細管が正常であれば尿酸性化能は保たれ，尿 pH は 5.5 以下にできる。確定診断は，重曹負荷試験により，HCO_3^- の排泄率（FE HCO_3^-）が 15% 以上であることを証明する。臨床的には，近位尿細管の全般的障害（ファンコニ症候群）の一つとして現れることが多い。アシドーシス改善には大量（10 〜 15mEq/kg 体重）のアルカリ補充を必要とする。

2 | 低カリウム血症型遠位尿細管性アシドーシス（1 型 RTA）

遠位尿細管の間在細胞における H^+ 分泌が選択的に障害されたものであり，放置すると酸血症や低カリウム血症が進行し，しばしば高度となる。原因には，シェーグレン症候群や遺伝的異常，薬剤（アムホテリシン B など）がある。臨床的には，低カリウム血症のほか尿路結石や腎石灰化の所見が特徴的である。尿路結石は主にリン酸カルシウム結石である。

> ### Column リドル症候群とデント病
>
> リドル（Liddle）症候群とは，集合管の上皮型ナトリウムチャネルの活性化変異により，ミネラルコルチコイド過剰所見（高血圧，低カリウム血症，代謝性アルカローシス）をきたす，まれな疾患である。最終的には遺伝子診断により確定する。治療はトリアムテレンが有効であり，スピロノラクトンは無効である。
>
> デント（Dent）病は，特発性尿細管性たんぱく症ともよばれ，高カルシウム尿症や尿路結石，腎石灰化，低分子量たんぱくを主体とするたんぱく尿，進行する腎機能低下などで特徴づけられる先天性近位尿細管疾患である。クロライドチャネル 5（ClC5）の遺伝子異常による。X 染色体劣性遺伝形式をとり，普通，男児のみにみられる。根本的な治療法はなく，対症療法が主体となる。

確定診断は，酸血症があっても早朝尿（通常最も酸性）の pH を 5.5 以下に下げられないことが手掛りとなり，酸負荷試験（塩化アンモニウム［NH_4Cl］負荷）で行う。治療としてクエン酸カリウム製剤が投与される。

3　高カリウム血症型遠位尿細管性アシドーシス（4型RTA）

　遠位尿細管における酸排泄とカリウム分泌がともに障害された状態である。原因は大きく分けて，アルドステロン分泌の低下，遠位尿細管の異常（アルドステロン不応）に分けられる。低レニン性低アルドステロン症や閉塞性腎症，消炎鎮痛薬などが原因となる。治療は，カリウム制限や陽イオン交換樹脂，利尿薬，ミネラルコルチコイド類似体投与により高カリウム血症の改善が主体となる。

▌6. ファンコニ症候群

▶ 定義　ファンコニ（Fanconi）症候群とは，近位尿細管の全般的障害により，この部位で再吸収されるグルコースやアミノ酸，無機リン，重炭酸，尿酸などの尿中漏出が生じる疾患群である。

▶ 原因　原因は，薬剤（カドミウム・鉛などの重金属など）やシスチン症などの遺伝疾患，多発性骨髄腫などの**ベンス−ジョーンズたんぱく**による尿細管障害などである。

▶ 診断　2型尿細管性アシドーシスや低リン血症，低尿酸血症などのほか，近位尿細管障害のマーカー（尿中 NAG：N-アセチル-β-D-グルコサミニダーゼ，β_2ミクログロブリン，α_1ミクログロブリン）の高値を認める。低リン血症が長期間続くと，くる病や成長障害，骨軟化症などの骨障害をしばしば認める。

▶ 治療　治療の際は，基礎疾患の治療と同時に，対症療法を行う。骨軟化症やくる病，中等度以上の低リン血症に対して，活性化ビタミン D 製剤や中性リン製剤を用いる。

Ⅴ　妊娠高血圧症候群

　妊娠に伴い高血圧やたんぱく尿が現れることがあり，以前は妊娠中毒症とよばれ，高血圧・たんぱく尿・浮腫が3主徴とされた。しかし，その後の研究で，この病態の中心は高血圧であることが明らかとなり，**妊娠高血圧症候群**と名称された。血圧が正常であるかぎり，たんぱく尿や浮腫がみられたとしても母体や胎児に急激な変化が及ぶ危険性は低い。しかし，血圧が高い妊婦は，より慎重な妊娠管理が必要となる。

　2017（平成 29）年には，日本妊娠高血圧学会により妊娠高血圧症候群の病型分類が新しく改訂され，それまでの妊娠高血圧，妊娠高血圧腎症，加重型妊娠高血圧腎症，子癇（痙攣と昏睡を起こす状態）という4つの病型から，①妊娠高血圧腎症，②妊娠高血圧，③加重型妊娠高血圧腎症，④高血圧合併妊娠の4つに変更されている。これまで病型分類の1項

目だった子癇は削除され，高血圧合併妊娠が新設された。また高血圧と全身の臓器障害を認める場合は，たんぱく尿がなくても妊娠高血圧腎症と診断すること，早発型の定義を海外に合わせて妊娠34週未満に発症するものとすることが明記された。英文名称は，pregnancy induced hypertension（PIH）から，国際的に使われている hypertensive disorders of pregnancy（**HDP**）となった。

1 | 概念／定義

❶妊娠高血圧腎症

改訂前は，「妊娠20週以降に初めて高血圧が発症し，かつたんぱく尿を伴うもので分娩後12週までに正常に復する場合」と定義されていた。2017（平成29）年の改訂により母体の臓器障害（基礎疾患のない肝腎機能障害，進行性腎障害，脳卒中，子癇などの神経学的障害，肺水腫，血液凝固障害のいずれか1つ）を合併していれば，たんぱく尿がなくても妊娠高血圧腎症と診断されるようになった。妊娠34週以降に発症することが多いが，10％は妊娠34週以前にみられ，5％は分娩後にみられる。

❷妊娠高血圧

「妊娠20週以降に初めて高血圧を発症し，分娩12週までに正常に復する場合で，かつ妊娠高血圧腎症に当てはまらないもの」と定義されている。

❸加重型妊娠高血圧腎症

定義は次の3項目である。

①高血圧が妊娠前あるいは妊娠20週までに存在し，妊娠20週以降に高血圧の増悪，たんぱく尿，もしくは基礎疾患のない肝腎機能障害，脳卒中，神経学的障害，肺水腫，血液凝固障害のいずれかを伴う場合
②高血圧とたんぱく尿が妊娠前あるいは妊娠20週までに存在し，妊娠20週以降にいずれかまたは両症状が増悪した場合
③たんぱく尿のみを呈する腎疾患が妊娠前あるいは妊娠20週までに存在し，妊娠20週以降に高血圧が発症する場合

②と③は改訂以前からそのまま引き継がれている。

❹高血圧合併妊娠

高血圧合併妊娠は新設されたもので，「高血圧が妊娠前あるいは妊娠20週までに存在し，加重型妊娠高血圧腎症を発症していない場合」と定義される。つまり，単純に高血圧を合併している妊婦で，特に異常な経過をきたさないものである。該当する妊婦は多く，約8％とされる。

妊娠高血圧は，収縮期血圧が140mmHg以上（重症では160mmHg以上），あるいは拡張期血圧が90mmHg以上（重症では110mmHg以上）になった場合，診断される。たんぱく尿の程度での重症度分類は廃止された。発症時期による亜分類では，これまで32週で区切っていたが，早発型が妊娠34週未満，遅発型が妊娠34週以降の発症とされ，欧米のガイドラインに合わせられた。

2 | 病態生理

図4-11に妊娠高血圧症候群の要因を示す。今のところ機序は完全には明らかになっていないが，最も有力な説は，妊娠の初期（妊娠15週まで）に胎盤の血管が正常とは異なって形成されてしまうというものである。通常，妊娠後につくり直される子宮側の血管（らせん動脈）が，妊娠高血圧症候群では発達が不十分になっている可能性が指摘されており（胎盤局所の血管発達障害），この結果，胎盤で母体から胎児への酸素や栄養の移行がうまくいかなくなり，胎児の発育が悪くなる。そこで母体は胎児に必要な栄養や酸素を多く与えようとして高血圧が生じる，という仮説である。高血圧が進行すると，母体の血管内皮細胞の機能障害により，全身臓器（腎臓や脳など）に微小循環障害が生じる。さらに，血管の攣縮の関与や，低酸素状態となった胎盤から放出される異常物質（抗血管新生因子：可溶性 fms 様チロシンキナーゼ1［sFlt-1］など）により，血管内皮細胞障害が引き起こされる説なども考えられている。しかし，胎児の発育に問題のない妊娠高血圧症候群の例もあり，現在も研究が進められている。

もともと糖尿病，高血圧，腎疾患を患っている場合や，肥満，母体年齢（40歳以上），初産，双子などの多胎妊娠，妊娠高血圧症候群の既往があるなどの要因をもつ妊婦は，妊娠高血圧症候群になるリスクが高いとされる。

3 | 検査

妊娠において，腎血流量は妊娠前と比べて約30％，糸球体濾過量は約50〜60％増加

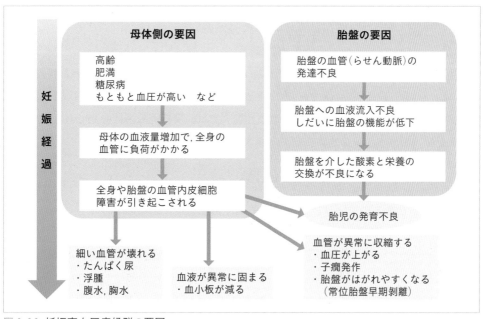

図4-11 妊娠高血圧症候群の要因

する。この腎機能亢進により，妊娠中は血中尿素窒素，クレアチニンは低値となる。また尿酸排泄も増加し，血清尿酸値が低下する。したがって，腎機能悪化時は，血清クレアチニン値とともに血清尿酸値も上昇する。特に血清尿酸値は，早期に上昇してくるので注意する。

4 │ 治療

　根本的な治療は妊娠終結，すなわち出産である。通常，出産後は母体の症状は急速に改善する。そのため，症状が非常に重篤な場合を除き，安易に人工中絶をすすめるべきではない。出産までの保存的治療としては入院安静や降圧治療が主体となる。塩分制限や摂取カロリー制限などの食事療法も行う。降圧薬による急な血圧低下は，胎盤への血流低下から胎児を危険にさらす可能性があるため，過度に降圧しないように慎重に投与する。

　妊娠中の降圧薬については，安全性が確認されているメチルドパやヒドララジン，ラベタロールが第1選択薬とされている。1剤で効果不十分な場合，メチルドパとヒドララジン，あるいはラベタロールとヒドララジンの組み合わせが推奨される。妊娠20週以降では，前述3剤に長時間作用型ニフェジピンを加えた4剤が第1選択薬となる。ACE阻害薬とARBは禁忌である。

5 │ 予後

　妊娠高血圧症候群を発症した妊婦は，腎糸球体疾患や心血管疾患のリスクが高く，腎不全となるリスクが高い。

Ⅵ　尿細管間質性腎炎

▶ 概要　**尿細管間質性腎炎**（tubulointerstitial nephritis）とは，尿細管細胞障害と間質（主に尿細管どうしの間）の炎症が起こる（炎症細胞が増える）疾患である。糸球体の疾患では腎機能が低下しないこともあるが，尿細管間質性腎炎では，腎機能障害は必発である。主にその腎機能障害の経過から急性と慢性に大別される。

1. 尿細管間質性腎炎の原因

　尿細管間質性腎炎の原因は，大きく，薬剤，自己免疫，感染の3つに分けられる（表4-4）。

▶ 薬剤　アレルギーを含む免疫学的機序，あるいは腎臓の細胞（主に尿細管の細胞）に対する毒性（中毒）によって尿細管間質性腎炎をきたす。前者は抗菌薬やNSAIDsによるものが多く，後者としては，アミノグリコシド系やバンコマイシンなどの抗菌薬，白金製剤などの抗がん剤があげられる。

第
1
編

構造と機能

症状と病態生理

診察・検査・治療

疾患と診療

症状に対する看護

検査と治療に伴う看護

疾患をもつ患者の看護

事例による看護過程の展開

表4-4 尿細管間質性腎炎の原因

薬剤	免疫学的機序・アレルギー	抗菌薬（ペニシリン系，セフェム系，リファンピシン，サルファ剤，キノロン系） 非ステロイド性抗炎症薬（NSAIDs） メサラジン（メサラミン，5-アミノサリチル酸） プロトンポンプ阻害薬（PPI），ヒスタミン H_2 受容体拮抗薬 免疫チェックポイント阻害薬
	中毒（細胞毒性）	アミノグリコシド系抗菌薬 バンコマイシン（抗 MRSA 薬） 白金製剤（シスプラチン，カルボプラチン，オキサリプラチン） 非ステロイド性抗炎症薬（NSAIDs） ヨード造影剤 重金属（鉛，水銀，カドミウム，など） アリストロキア酸（漢方の成分）
自己免疫疾患		シェーグレン症候群 サルコイドーシス IgG4 関連疾患 TINU 症候群
感染	一般細菌	尿路感染による慢性腎盂腎炎
	細胞内寄生菌	結核菌，レジオネラ，レプトスピラ，ヒストプラズマ
	ウイルス	サイトメガロ，ハンタ，アデノ，BK，EB

▶ 自己免疫疾患　シェーグレン症候群（本章Ⅱ-B-4「シェーグレン症候群」参照），サルコイドーシス（肺やリンパ節を中心に多臓器の非乾酪性肉芽腫を認める疾患），IgG4 関連疾患（本章Ⅱ-B-8「IgG4 関連疾患」参照），TINU（tubulointerstitial nephritis with uveitis）症候群（尿細管間質性腎炎にブドウ膜炎が合併する疾患）により尿細管間質性腎炎が起こる。また，抗がん剤である免疫チェックポイント阻害薬は，免疫を活性化し，がんに対する免疫力を上げて抗がん作用を発揮する薬剤だが，副作用として自己免疫疾患を発症することが知られており，その一つとして尿細管間質性腎炎がある。

▶ 感染　通常の腸内細菌などによる尿路感染が慢性化して生じる慢性腎盂腎炎により慢性尿細管間質性腎炎が起こり，また，細胞内寄生菌やウイルスが尿細管細胞に直接感染，傷害し，急性・慢性尿細管間質性腎炎を引き起こす。

2. 急性尿細管間質性腎炎

▶ 概要　急性尿細管間質性腎炎では，急性〜亜急性に腎機能が低下する。急性腎障害の10 〜 20％を占めるといわれる。原因は薬剤（特に抗菌薬や NSAIDs）が多いが，自己免疫疾患，感染症も原因となる。

▶ 症状・検査　特異的な症状はないが，腎機能障害によって，乏尿，浮腫，2次性の高血圧などを生じることはある。発熱，皮疹，好酸球増多が古典的3徴とされるが，3つがそろうことは少なく，実用的でない。尿中の好酸球が増加するという記載も教科書などによく見かけるが，これも実は認められる頻度は少ないことがわかっており，あてにならない。実際によくみられる症状は，全身倦怠感，食欲不振，悪心などの非特異的なものである。

また，自己免疫疾患が原因の場合，腎臓以外の臓器（重要臓器だけでなく，眼，皮膚なども）にも症状が現れるので，注意して確かめる必要がある。

　検査では，血清クレアチニン上昇や eGFR の低下，近位尿細管障害マーカーである尿中 β_2 ミクログロブリン（β_2-MG），N-アセチル-β-D-グルコサミニダーゼ（NAG）の上昇を認める。糸球体疾患とは異なり，尿所見（血尿・たんぱく尿）は乏しい。しかし，一部の糸球体疾患のように大量の尿たんぱくを認めることはないものの，1日または g クレアチニン当たり 2 g 以下程度までの中等度のたんぱく尿を認めることはある（尿細管のたんぱく再吸収作用が障害されるため）。近位尿細管障害によるファンコニ（Fanconi）症候群や，遠位尿細管以下の障害による尿濃縮障害（多尿）や，塩類喪失を認めることがある。超音波検査や CT での腎腫大，ガリウムシンチでの取り込み増加なども認められるが，特異的ではない。腎生検では，尿細管の萎縮・脱落，間質の多数の炎症細胞を認める。

▶ 治療　原因として疑われる薬剤があれば，その薬剤を中止して腎機能が回復するか経過を見る。回復しない場合や回復が不十分な場合，中毒ではなくアレルギーが原因と考えられるならステロイドを投与する。原因が自己免疫疾患の場合もステロイドによる免疫抑制療法を行う。

3. 慢性尿細管間質性腎炎

▶ 概要　慢性尿細管間質性腎炎では，比較的緩徐に腎機能が低下する。慢性的に発症するものだけでなく，急性間質性腎炎が慢性に移行する場合もある。

▶ 原因　慢性尿細管間質性腎炎の原因は表4-4のように多彩であるが，NSAIDs の常用，シェーグレン症候群やサルコイドーシスなどの自己免疫疾患，慢性腎盂腎炎などが代表的である。

▶ 症状・検査　比較的緩徐な腎機能低下を認める。他の症状や尿所見は急性尿細管間質性腎炎と同様である。シェーグレン症候群による慢性間質性腎炎では，遠位尿細管性アシドーシス，低カリウム血症（筋力低下や四肢麻痺の原因にもなる），腎結石・石灰化，尿濃縮障害による多尿などを合併することもある。腎生検では，尿細管の萎縮・脱落，間質の多数の炎症細胞，線維化（急性と最も異なる所見である）を認める。

▶ 治療　原因として疑われる薬剤があれば，その薬剤を中止して腎機能が回復するか経過を見る。原因が自己免疫疾患の場合，ステロイドによる免疫抑制療法を行う。

Ⅶ　急性腎障害

1. 概念・定義

　急性腎障害（acute kidney injury：**AKI**）とは，数時間から数日の間に急激に腎機能が低下

する状態のことである。近年では高齢化や慢性腎臓病・糖尿病などの増加に加えて，これらのハイリスク群に対しても高度で侵襲的な処置が積極的に行われるようになったことなどにより，AKIの頻度は増加している。AKI発症の原因は様々であるが，重篤な全身的異常の発生に関連してAKIを発症している場合が多くあり，腎機能低下の軽微な初期の段階から注目する必要がある。

わが国で2016年に策定されたAKI診療ガイドラインでは，血清クレアチニン（Cr）の変化と尿量を用いた国際腎臓病ガイドライン機構（Kidney Disease Improving Global Outcomes：KDIGO）の診断基準が生命予後予測に優れることから，AKIの診断にこれを用いることが提案されている。KDIGOでは，AKIの定義と，AKIと診断されたものに対しての重症度分類を定めている。

AKIは多様な病態を含む疾患概念であり，発症する場所も様々で，内科病棟やICUだけでなく，外科病棟や小児科病棟，さらには病院外で発症することもある。AKIでは，それに至る原因を治療することにより腎機能の回復が期待できる。疾患の急性期治療においてAKIを併発した場合の長期予後が著しく悪化することから，AKIの早期診断と早期介入による予後改善を目指すことが必要である。AKI発生を早期に診断し，原因を鑑別して治療可能な可逆的因子を速やかに取り除く治療が必要である。

2. 原因

AKIの原因は，**腎前性腎不全**や**腎性腎不全**，**腎後性腎不全**の3つに分類され（表4-5），腎前性腎不全と，腎性腎不全のうちの急性尿細管壊死が，約70%を占める。腎前性腎不全および腎後性腎不全は，早期に診断して適切な治療介入を行えば，腎不全は進行せずに速やかに回復させることができる。しかし，治療介入が遅れると腎性腎不全である急性尿細管壊死に進行し，腎機能の回復には長期間を要する。AKIの治療と予後は原因疾患により異なることから，その原因の鑑別は非常に重要である。

1 腎前性腎不全

腎前性腎不全とは，有効循環血漿量の減少や血圧低下によって腎血流量が減少し，腎機能が急速に低下した状態をいう。原因には，脱水や出血による循環血漿量の減少や，心筋梗塞と心不全による心臓のポンプ作用の低下，ショックなどがある。

2 腎性腎不全

腎性腎不全とは，腎の虚血や薬剤，腎炎などの種々の原因により，腎実質組織（血管・糸球体・尿細管・間質）が障害されて腎機能が急速に低下した状態をいう。急性尿細管壊死が腎性腎不全の原因の多くを占める。急性尿細管壊死は，ショック状態などによる腎臓の虚血，シスプラチンやアミノグリコシド系抗菌薬や造影剤などの腎毒性のある薬剤，横紋筋融解症などで発生するミオグロビン尿などにより起こる，急性の尿細管の障害である。

表4-5 急性腎障害の原因

腎前性腎不全	有効循環血漿量が減少し，腎血流量が低下することで，腎機能が低下する	・循環血漿量の減少（脱水症，出血，肝硬変など） ・心臓のポンプ作用の低下（心筋梗塞，心不全など） ・ショック
腎性腎不全	腎実質に障害が起こり，腎機能が低下する	・急性尿細管壊死（ショック状態などによる腎の虚血，横紋筋融解症によるミオグロビン尿症，シスプラチンやアミノグリコシド系抗菌薬や造影剤などの腎毒性物質など） ・糸球体病変（急性糸球体腎炎，急速進行性糸球体腎炎〔ANCA関連血管炎，抗GBM病，ループス腎炎など〕，強皮症腎クリーゼ，溶血性尿毒症症候群，妊娠高血圧症候群，悪性高血圧症など） ・尿細管間質性腎炎（薬剤，感染症，高カルシウム血症，骨髄腫腎，腫瘍崩壊症候群など）
腎後性腎不全	腎臓以降の尿閉	・後腹膜線維症や後腹膜への悪性腫瘍の浸潤などによる尿閉 ・前立腺肥大や前立腺がん，神経因性膀胱などによる尿閉

AKIの原因となる糸球体病変としては急性糸球体腎炎や種々の疾患により起こる急速進行性糸球体腎炎，強皮症腎クリーゼ，溶血性尿毒症症候群，妊娠高血圧症候群，悪性高血圧症などがあげられる。AKIの原因となる尿細管間質性腎炎としては，薬剤や感染症，高カルシウム血症，骨髄腫腎，腫瘍崩壊症候群などがある。

3 ┃ 腎後性腎不全

　腎後性腎不全とは，腎からの尿流が体外に排泄されず水腎症をきたし，水腎症による腎盂内圧の上昇のため尿が産生されなくなった状態をいう。腎後性腎不全は腎臓以降の尿路閉塞によって生じるもので，両側の尿管の閉塞や尿道の閉塞が原因である。後腹膜線維症や後腹膜への悪性腫瘍の浸潤などによる尿管閉塞，前立腺肥大や前立腺がんによる尿道閉塞，神経因性膀胱などが原因としてあげられる。

▌3. 症状

　AKIの症状は，腎機能低下の重症度や進行の速さ，AKIを発症した原因によって異なる。AKIの初期では症状を伴わないことが多い。腎機能低下が進行してその状態が持続すると，体液バランスの異常やミネラルバランスの異常，老廃物の蓄積による症状が出現する。高カリウム血症は致死的不整脈を誘発するため，特に注意が必要である。

1 ┃ 体液バランスの異常

　尿量低下からの体液過剰により，浮腫や体重増加，労作時息切れ，心不全，肺水腫，高血圧などを起こすことがある。また，AKIの原因疾患によっては尿量が減らないものがある（非乏尿性AKI）。逆に腎前性腎不全では脱水となる場合もある。

第
1
編

構造と機能

症状と病態生理

診察・検査・治療

4
疾患と診療

症状に対する看護

検査と治療に伴う看護

疾患をもつ患者の看護

事例による看護過程の展開

2 | ミネラルバランスの異常

高カリウム血症とそれによる不整脈や代謝性アシドーシスなどがみられる。

3 | 老廃物の蓄積

高尿素窒素血症を認める。尿毒症症状として食欲低下や吐き気，かゆみ，全身倦怠感，意欲の低下，意識障害，痙攣，出血傾向，心外膜炎などが起こることがある。

4. 診断（検査）

1 | AKIの診断

血清Cr値と尿量を測定する。次の①～③のうち1つでも満たした場合にAKIと診断する。さらにAKIと診断されたものに対しての重症度分類を行う（表4-6）。

①48時間以内に血清Cr値が0.3mg/dL以上上昇した場合
②7日以内に測定したCr値，または過去のCr値もしくは年齢や性別を考慮した正常値などをもとに7日以内のCrを予想した数値（予想される基礎値）を基準として1.5倍以上の増加があった場合
③尿量が6時間にわたって0.5mL/kg/時に減少した場合

2 | AKIの原因の鑑別診断

AKIは，その原因を早期に治療することにより腎機能の回復が期待できることが多い。一方で，治療介入が遅れると腎機能の回復には長期間を要することになる。このため，AKIの原因疾患に対する鑑別診断は重要である（図4-12）。

AKIと診断した場合は，まずは腎後性腎不全や既存の慢性腎臓病（CKD）の存在を確認

表4-6 KDIGO診療ガイドラインによるAKI診断基準と病期分類

定義	1. 血清Cr値が≧0.3mg/dL上昇（48時間以内） 2. 血清Cr基礎値から1.5倍上昇（7日以内） 3. 尿量<0.5mL/kg/時が持続（6時間以上）	
	血清Cr基準	**尿量基準**
ステージ1	血清Cr値>0.3mg/dL or 血清Cr基礎値から1.5～1.9倍上昇	<0.5mL/kg/時（6時間以上）
ステージ2	血清Cr基礎値から2.0～2.9倍上昇	<0.5mL/kg/時（12時間以上）
ステージ3	血清Cr基礎値から3倍 or 血清Cr値>4.0mg/dLまでの上昇 or 腎代替療法開始	<0.3mL/kg/時（24時間以上） or 12時間以上の無尿

注）定義1～3の1つを満たせばAKIと診断する。
血清Crと尿量による重症度分類では重症度の高い方を採用する。
出典／日本腎臓学会編：AKI（急性腎障害）診療ガイドライン2016，東京医学社，2016. p.3.

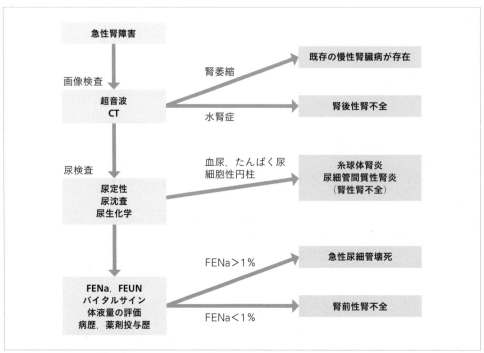

図4-12 AKIの原因の鑑別

するために，超音波やCTなどの画像検査にて腎形態の異常の有無を確認する。両側水腎症を認める場合には，腎後性腎不全と診断し，さらに尿路のどの部位での閉塞なのかを確認する。腎萎縮を認めた場合は，既存のCKDの存在が示唆される。

　腎後性腎不全が否定的であった場合は，尿定性や尿沈渣，尿生化学検査を行う。血尿やたんぱく尿，細胞性円柱を認める場合は，糸球体腎炎や尿細管間質性腎炎が示唆される。この場合は，原因疾患の確定のために腎生検による組織診断を考慮する。また，原因疾患に特異的な自己抗体などの検索のために，MPO-ANCAやPR3-ANCA，抗GBM抗体，抗核抗体，補体などを測定する。

　腎前性腎不全と急性尿細管壊死を鑑別する場合は，**尿ナトリウム排泄分画**（fractional excretion of sodium；FENa）の測定が有用である。FENaとは，糸球体で濾過されたナトリウムのうち，尿中に排泄される割合が何％であるかを表す値で，尿細管でのナトリウム再吸収率の指標となる。FENa（％）＝（尿ナトリウム×血清Cr/ 血清ナトリウム×尿Cr）×100で示される。健常者では糸球体で濾過されたナトリウムの99％が再吸収されているため，FENaは1％である。腎前性腎不全では，腎血流量の低下を反映してナトリウム再吸収が亢進し，FENaは低値（FENa＜1％）を示す。一方，急性尿細管壊死では，ナトリウム再吸収障害によりナトリウムの排泄が上昇し，FENa＞1％となる。

5. 治療

　AKIの治療は，AKIを起こした原因に対しての治療を可能な限り行い，腎不全に伴う症

第
1
編

構造と機能

症状と病態生理

治療 診察・検査・

4
疾患と診療

看護 症状に対する

伴う看護 検査と治療に

患者の看護 疾患をもつ

過程による看護 事例による

状や合併症を管理しながら，腎機能の回復を待つことである。

1 AKIの原因に対する治療

AKI発症の原因となった病態を治療することで，腎不全からの回復が期待できる。

❶腎前性腎不全の治療

出血や脱水など，循環血漿量の減少による腎前性腎不全では，輸液や輸血などにより循環血漿量の不足分を速やかに補正する。一方，心不全や敗血症では，体液量減少がないかもしくは過剰であっても，全身血圧低下により腎血流が保てなくなっている場合がある。心筋梗塞や心不全，ショックなどによる腎血流（腎灌流圧）低下が原因の腎前性腎不全では，原因疾患の治療を行うとともに，血圧などの循環動態の維持を行う。

❷腎性腎不全の治療

急性尿細管壊死による腎性腎不全では，その原因を取り除くことが重要となる。薬剤が関連するものでは原因薬剤を中止する。感染症やショックによるものでは，それぞれ，ないし原疾患の治療を行う。急性尿細管壊死に至った原因が早期に取り除かれれば，数週間かけて尿細管上皮は再生して腎機能は回復する。透析になっても，急性期を乗り切れば治療できることがある。一方，AKIが重症な場合や急性尿細管壊死に至った原因の治療に時間がかかった場合には，その後の腎機能の回復がなく，維持透析を必要とすることもある。

❸腎後性腎不全の治療

腎後性の腎不全では，閉塞した尿の通り道に対して，尿道カテーテルや尿管ステントの挿入，腎瘻増設などの泌尿器科的処置により尿路閉塞の原因を解除する。尿路閉塞が解除されれば，速やかに腎機能は回復する。解除後はすぐに利尿期となり多尿となる場合もある。多尿の程度は尿路閉塞の程度や期間により異なるが，輸液による水および電解質の補正を要することも多い。腎後性腎不全は，尿路閉塞の解除を行えば腎機能の可逆性が高い疾患であるが，症状が長期に続いた場合には，腎機能低下は不可逆的となる。

2 腎不全期の管理

AKIに至る原疾患の治療とともに，腎不全に伴う症状や合併症を管理し，必要時には**血液浄化療法**を行う。AKIから回復するまでの期間は，腎機能障害悪化の要因となるものをできる限り排除して腎保護に努める。

AKIが発症し，腎機能が低下して尿量が減少する時期を乏尿期という。AKIの原因疾患などによっては，腎機能は低下するが尿量は減少しない非乏尿性のAKIも存在する。治療によりAKIが回復期に入ると尿量が増加して，40mL/kg/日以上の多尿となる傾向を示す。これを利尿期という。AKIが回復期に入ると，血清Crや尿素窒素は徐々に低下し，尿毒症状態は改善される。利尿期をすぎて安定期になると，尿量も正常範囲となり，水電解質バランスは安定化する。

❶水電解質バランスの管理

AKIでは，その原因や時期により，体液量が不足している場合と過剰となっている場合がある。AKIでは，尿量や体重，中心静脈圧測定，エコー所見，X線所見などを参考にして体液バランスを是正して一定に保つよう，輸液量の調節や利尿薬を使用する。

乏尿期のAKIでは，必要に応じて水分制限やナトリウム摂取制限，カリウム摂取制限を行う必要がある。代謝性アシドーシスを認める場合には，重曹投与による補正も考慮する。体液過剰な状態に対しては，利尿薬の投与も行われる。

AKIの利尿期では，時として多尿のために脱水傾向となり，尿への塩類喪失による低カリウム血症や，低ナトリウム血症などの電解質異常を呈することがある。安定期になると尿量も正常範囲となり，水電解質バランスは安定化する。

❷血液浄化療法

体液過剰による肺水腫やうっ血性心不全，尿毒症症状，また薬剤による，管理困難な高カリウム血症や代謝性アシドーシスなどが出現した場合には，血液浄化療法を開始する。

血液浄化療法には，通常の血液透析のように間欠的に行う間欠腎代替療法（intermittent renal replacement therapy；IRRT）と，24時間持続的に行う持続的腎代替療法（continuous renal replacement therapy；CRRT）がある。CRRTとして**持続血液濾過透析**（continuous hemodiafiltration；**CHDF**）や持続血液濾過（continuous hemofiltration；CHF）などがあり，現行では主にCHDFが行われている。IRRTには**血液透析**（hemodialysis；**HD**）や血液濾過透析（hemodialysis filtration；HDF）などがある。IRRTでは，体液量や電解質異常の急速な是正が可能で，患者の拘束時間が短く抗凝固薬の使用量が少ない，さらにコストが安いといったメリットがある。通常はHDが選択される。しかし，循環変動が比較的大きいことがデメリットであり，循環動態の安定しない患者ではIRRTは施行しにくい。CRRTは長時間かけて緩やかに血液浄化を施行するため，循環動態が安定して生体恒常性を維持しやすいことがメリットである。しかし，体液異常の是正が遅いことや，持続的に抗凝固薬の投与が必要でその使用量が多くなること，長時間患者を拘束すること，コストが高く24時間監視可能な人的資源と設備が必要であることがデメリットとなる。IRRTとCRRTを比較して予後の差はなく，循環動態などの全身状態を考慮して施行する血液浄化療法を選択する。

❸栄養管理・食事管理

どの病期のAKI患者に対してもエネルギー摂取量20〜30kcal/kg/日が推奨される。可能であれば経口もしくは胃管などにより消化管経由での栄養投与を行い，高度の電解質異常などを伴わなければ，厳しいたんぱく質制限は行わない。患者では0.8〜1.0g/kg/日のたんぱく質投与が推奨されているが，血液浄化療法施行中には一定量のアミノ酸の喪失が起こる。このため，特に持続的腎代替療法中には，たんぱく喪失量を考慮して1.7g/kg/日のたんぱく質投与が推奨されている。

第1編

構造と機能

症状と病態生理

診察・検査・治療

4 疾患と診療

症状に対する看護

検査と治療に伴う看護

疾患をもつ患者の看護

事例による看護過程の展開

❹腎の保護

AKIの治療中には，腎臓の負担になるような状況を極力避ける。AKIと診断された場合には，造影剤やNSAIDsなど，腎毒性を有する薬剤の使用を避ける。腎血流を保つように体液バランスを考えた輸液管理を行い，適正な血圧管理を行う。

3 AKI回復後のフォローアップ

慢性腎臓病への移行の有無を確認するため，AKI発症3か月の時点で全身状態や合併症の有無を含めて評価する。

VIII 慢性腎臓病

1. 概念・定義

慢性腎臓病（chronic kidney disease：**CKD**）は，2002（平成14）年に米国腎臓財団によって初めて提唱された。これを受けて，2007（平成19）年，日本腎臓学会からCKDガイドラインが発表され，翌年には，CKD診断のための腎機能評価に，日本における推算糸球体濾過量（eGFR）の推算式が発表され，腎臓内科をはじめ多くの内科・外科の臨床現場での本格的な導入が始まった。表4-7にCKDの定義とeGFRの推算式を示した。

CKDとは，腎臓の働きが低下した状態，またはたんぱく尿が慢性的に持続する状態のことを指す概念である。この概念を用いることによって，様々な原因疾患による腎疾患がたどる腎機能低下患者に共通した症状や経過，合併症が浮き彫りになってきている。また，eGFRにより，腎機能が正常な健常者から末期腎不全患者までの間をステージに分類することによって，腎機能障害が老化やがんなどほかの疾患と同様に，連続的に進行するという認識が，医療従事者を含め一般にも広まってきている。CKDが存在する場合，薬剤の投与量を程度に応じて調節しなくてはならないことや，心血管病変の合併頻度が増加すること，高血圧への治療と塩分制限が重要であること，そのほか食事療法の重要性などが広く認識されている。

CKDの重症度は，eGFRによる腎機能による分類のほかに，たんぱく尿量も分類に加えられている。腎疾患では，たんぱく尿や血尿がみられる。このうち，たんぱく尿は腎機能の悪化よりも先に起こる。

また，病歴の聴取も重要である。明らかな腎臓病があっても，採血検査と検尿だけではわからない場合もあるので，表4-7の定義において「尿異常」に「画像診断，血液，病理で腎障害の存在が明らか」という文言がつけ加えられている。さらに，「慢性」の定義として，「3か月以上持続」となっている。

表4-7 CKDの定義とeGFRの推算式

CKD の定義
1）尿異常，画像診断，血液，病理で腎障害の存在が明らか
　　特に 0.15 g/gCr 以上のたんぱく尿（30mg/gCr 以上のアルブミン尿）の存在が重要
2）GFR<60mL/ 分 /1.73m^2
※ 1）と 2）のいずれか，または両方が 3 か月以上持続する。

成人 eGFR の推算式
eGFR（男性）＝194×Cr（血清クレアチニン）$^{-1.094}$×（年齢）$^{-0.287}$
eGFR（女性）＝194×Cr（血清クレアチニン）$^{-1.094}$×（年齢）$^{-0.287}$×0.739

2. 原因

　わが国における CKD 患者は 1300 万人を超えていることが知られている。日本透析医学会の統計では，透析導入となる腎疾患は糖尿病性腎症が最多，続いて腎硬化症，慢性糸球体腎炎であり，これらが三大原因疾患とされている。このうち，腎硬化症は，加齢による長期間にわたる高血圧が原因で，腎動脈から分岐する細小動脈および糸球体血管が障害されることにより，GFR が低下する病態を示す。高齢になるほど高血圧の罹病期間も長くなるため，急速に高齢化が進行するわが国では，今後も腎硬化症は増加することが予想される。

　CKD の原因疾患は若年・中高年と高齢者では異なっていることも示されている。若年・中高年では慢性腎炎症候群が多く，高齢者では虚血性腎症，腎硬化症や急速進行性腎炎症候群が多いことが示されている。

3. 病態生理

　CKD では，GFR の低下によりナトリウムの排泄量が減少するため，塩分感受性の高血圧（少量の塩分摂取に対して，血圧上昇の反応が大きい）をきたす。多くの患者にとって，複数の降圧薬を使用しないと血圧のコントロールが難しく，食塩の摂取制限は重要となる。また，過剰な食塩摂取は浮腫の原因となる。高血圧が持続することによって，糸球体内圧も上昇し，さらに腎機能の悪化につながる。

　腎機能が低下している患者では，尿の濃縮力も障害されるため，多くの場合，腎機能が低下するに従って，夜間尿の頻度も増加する。

　CKD の多くの症例はたんぱく尿や血尿を呈する。特にたんぱく尿が多い症例では，腎機能の低化が早いとされている。微量アルブミン尿を呈する患者は，心血管病が増加する。顕性たんぱく尿を示す患者では，さらに心血管病と総死亡率が増加する。

　腎間質の細胞で産生されるエリスロポエチンは，腎機能の低下の程度に応じて，分泌量が減少する。これにより，骨髄に存在する前赤芽球以降の細胞の成熟が起こらなくなるため，患者は貧血をきたす（腎性貧血）。この貧血は，正球性の貧血で，エリスロポエチンの

第
1
編

構造と機能

症状と病態生理

診察・検査・治療

4
疾患と診療

症状に対する看護

検査と治療に伴う看護

疾患をもつ患者の看護

事例による看護過程の展開

投与およびエリスロポエチンの産生を増加させる薬剤によってのみしか改善しないが，同時に鉄欠乏性貧血を合併している症例もみられる。また，CKD の患者では，赤血球の寿命が短縮していて，貧血が助長される。

さらに，腎不全患者では，カルシウム・リン代謝異常に基づく電解質・骨の異常がみられる場合が多い。これらの病態を，CKD に伴う骨ミネラル代謝異常（CKD-MBD）とよぶ。

4. 分類

CKD では，GFR による分類（G1 ～ 5）と尿中たんぱくの多寡による分類（A1 ～ 3）を組み合わせた重症度分類表が示されている（表 4-8）。GFR のステージが進行するほど，すなわち，たんぱく尿の量が多くなるほど，悪化による透析が必要となるリスクが高まる。同時に心血管病のリスクも高まり，一般に透析患者では健常者に比較し，心血管病の発症頻度は約 3 倍に上昇することが示されている。CKD の重症度分類表では，この心血管病のリスクによって色分けがなされていて，ヒートマップとよばれている。

表4-8 CKDの重症度分類（CKD診療ガイド2012）

原疾患	蛋白尿区分		A1	A2	A3
糖尿病	尿アルブミン定量（mg/日）尿アルブミン/Cr 比（mg/gCr）		正常	微量アルブミン尿	顕性アルブミン尿
			30 未満	30～299	300 以上
高血圧 腎炎 多発性嚢胞腎 移植腎 不明 その他	尿蛋白定量（g/日）尿蛋白/Cr 比（g/gCr）		正常	軽度蛋白尿	高度蛋白尿
			0.15 未満	0.15～0.49	0.50 以上
GFR 区分（mL/分/1.73m²）	G1	正常または高値 ≧90			
	G2	正常または軽度低下 60～89			
	G3a	軽度～中等度低下 45～59			
	G3b	中等度～高度低下 30～44			
	G4	高度低下 15～29			
	G5	末期腎不全（ESKD）<15			

重症度は原疾患・GFR 区分・蛋白尿区分を合わせたステージにより評価する。CKD の重症度は死亡，末期腎不全，心血管死亡発症のリスクを緑　　のステージを基準に，黄　　，オレンジ　　，赤　　の順にステージが上昇するほどリスクは上昇する。
（KDIGO CKD guideline 2012 を日本人用に改変）
出典／日本腎臓学会編：CKD 診療ガイド 2012，東京医学社，2012，p.3.

5. 症状

　早期のCKDでは明らかな症状を呈さない。GFRの低下に伴って徐々に症状が出現する。GFRの低下に伴ってみられる早期の症状は，濃縮障害による夜間頻尿などである。その後，高血圧や不眠などの症状が現れ，たんぱく尿や，高血圧の程度に併せて浮腫がみられる。さらに進行すると，血中電解質の異常や貧血，食欲低下，皮膚の瘙痒感などの症状がみられる。症状は多岐にわたり，末期になると様々な症状がみられるようになる（表4-9）。

6. 検査

　CKDでは，腎機能の低下に応じて様々な検査に異常値を認めるようになる。血中で低下するものは，カルシウム値やヘモグロビン値などで，高値となるのは，Cr値や尿素窒素などの窒素化合物値，リン値，カリウム値などである。Cr値は腎機能の低下に応じて上昇するため，腎機能を知るうえで重要である。腎機能の評価には，eGFRを用いる。

　たんぱく尿の状態を厳密に測定するためには，24時間尿の測定が必要であるが，簡便性に欠けることや，CKD患者の多くが外来患者であることを配慮し，尿たんぱく／クレアチニン比（グラムクレアチニン，g/gCr）を用いてもよいことになっている。すなわち，成人では，Crは通常1日に1.0g程度尿中に排泄されているため，随時尿のたんぱくを尿中Cr濃度によって除した値は，1日の尿たんぱく排泄量に近似した値をとる。よって，随時尿であってもおよその尿たんぱく量を知ることができる。

表4-9　末期腎不全にみられる症状

消化器系	心血管系	呼吸器系	神経系	造血器系
悪心・嘔吐	息切れ・呼吸困難	尿毒症肺	不随意運動	腎性貧血
食欲低下	起座呼吸	胸水貯留	集中力低下	出血傾向
味覚異常	高血圧	肺石灰化沈着症	易疲労感	
口臭（アンモニア）	うっ血性心不全		記銘力障害	
消化性潰瘍	心外膜炎		睡眠障害	
	動脈硬化症		レストレスレッグス症候群	
	虚血性心疾患		筋萎縮	
	脳血管障害		筋力低下	
	閉塞性動脈硬化症		腱反射減弱	

水・電解質	内分泌系	骨・関節	眼	皮膚
多尿・脱水	月経異常・不妊	線維性骨塩	網膜浮腫	瘙痒感
乏尿・溢水	性欲減退	アミロイド骨症	白斑	乾燥性湿疹
浮腫	成長障害	関節周囲への異所性石灰化	出血（尿毒症性網膜症）	色素沈着
低ナトリウム血症	エリスロポエチン産生低下		結膜炎	尿素結晶析出
低カリウム血症	活性型ビタミンD低下			
高リン血症				
高マグネシウム血症				
代謝性アシドーシス				

7. 治療

　治療内容は原疾患によって異なり，糖尿病では血糖管理，高血圧では降圧療法，腎炎では副腎皮質ステロイド薬や免疫抑制薬などを投与する。喫煙や肥満，高血糖，脂質異常症，高尿酸血症などは CKD 悪化の危険因子となるため，生活習慣を改善し，内服加療を行う。特に禁煙指導や血糖・脂質管理，肥満の是正，尿酸管理，貧血治療などは重要である。

▶ 食事療法　食事療法の原則は，CKD のステージによって若干異なるが，食事の食塩摂取制限（3 〜 6g/ 日），たんぱく質摂取制限（0.6 〜 0.8g/kg 標準体重 / 日），適切なエネルギーの摂取（33 〜 36kcal/kg 標準体重 / 日，糖尿病の場合には 28 〜 33kcal/kg 標準体重 / 日）である。CKD では高カリウム血症を呈することが多いため，多くの場合カリウムの摂取制限が行われるが，CKD のステージが早期で高カリウム血症がなければ，カリウムはナトリウムの排泄量を増やすことから，制限をしない。血清カリウム値は 5.5mEq/L 未満を目標として治療を行うことが望ましい。

▶ 血圧管理　高血圧は CKD の進行を助長するため，血圧コントロールは極めて重要である。2018（平成 30）年に発表された「エビデンスに基づく CKD 診療ガイドライン」で，CKD 患者への降圧療法の新たな基準が制定された。

　75 歳未満では，CKD ステージに関係なく糖尿病および尿たんぱくの有無で高血圧の基準を判定することとなった。糖尿病の場合，130/80mmHg 未満が目標となる。糖尿病ではない場合，尿たんぱくが検出されれば 130/80mmHg 未満が目標となり，尿たんぱくが検出されなければ 140/90mmHg 未満が目標となる。

　降圧薬として，たんぱく尿が多い場合には，RAA 系薬が用いられることが多い。

　75 歳以上では，起立性低血圧や AKI などがなければ，140/90mmHg 未満を目標とする。

　血圧が低いほど，GFR の低下速度が小さくなり，たんぱく尿の減少効果もある。しかし，急速かつ極端な降圧は腎皮質の血流量を減らし，腎機能の悪化や心血管病変をきたすおそれがある。

▶ 薬物療法　CKD 患者では合併症のため，様々な薬剤を内服している場合が多いが，GFR の低下に伴い，一部の内服薬では薬物・排泄代謝が遅延することにも注意が必要である。糖尿病患者では厳格な血糖管理が必要であるが，経口の糖尿病薬はその蓄積性から低血糖を生じさせるおそれがあるため，禁忌となっているものが多い。

▶ 患者教育　CKD の管理では，治療を行うために定期的な受診行動が重要となる。特に患者教育は重要で，正確かつ必要な情報提供と食事や内服の指導によって，患者の腎機能の低下の進行を抑制することが期待でき，高カリウム血症や高血圧，ほかの生活習慣病，心血管病変の進展を防ぐことができる。

　基本的に，CKD を根本的に治療する薬剤は存在しないが，CKD が進行した末期腎不全患者（GFR<15mL/分/1.73㎡）では，腎代替療法の準備を行うことが重要である。待機的あるいは計画的に透析導入とした患者は，尿毒症やそのほかの合併症で緊急入院から透析

構造と機能

症状と病態生理

診察・検査・治療

4 疾患と診療

症状に対する看護

検査と治療に伴う看護

疾患をもつ患者の看護

事例による看護過程の展開

導入となった患者よりも，生命予後・入院期間ともに良好である。CKD 管理と患者教育のためには，医師や看護師，薬剤師，管理栄養士，メディカルソーシャルワーカー，透析<ruby>透析<rt>とうせき</rt></ruby>スタッフなどからなる多職種のチームでの介入が望ましい。

IX 遺伝性腎疾患

1. ファブリー病

▶ 概要　**ファブリー**(Fabry)**病**は，α−ガラクトシダーゼ A（α-GLA）という酵素の遺伝子の異常により発症する遺伝性疾患（X 連鎖遺伝*）である。α−GLA は，細胞の中で不要な物質を分解するライソゾームという場所（細胞小器官［オルガネラ］の一つ）で分解作用を発揮するが，α−GLA に異常があり酵素活性が低下すると，分解されるべき物質（グロボトリアオシルセラミド）が分解されずに蓄積するため，様々な組織・臓器に障害が起こり，多彩な症状を呈する。国の指定難病である「ライソゾーム病」の一つである。

▶ 症状　男性患者の典型例では，幼児期・学童期より四肢末端痛，発汗障害を初発症状として発症する。四肢末端痛は手と足の激しく耐え難い痛みで，ファブリー病で最も苦痛を伴う症状である。しかし，四肢末端痛，発汗障害とも，理由は不明だが 30 歳以降に自然軽快する傾向がある。腎臓については，20 歳以降にたんぱく尿を発症し，徐々に腎機能障害が進行し，40 歳以降，末期腎不全に至る。他には心疾患（左室肥大，不整脈），脳梗塞（こうそく），皮膚の異常（被角血管腫とよばれる毛細血管拡張症），眼の異常（角膜混濁（こんだく））などを認める。女性は男性よりも軽症で，症状の出現も遅い。

▶ 検査・診断　上記のような症状が家族性に認められファブリー病が疑われる場合，血中白血球の α−GLA 活性を測定し，低下していれば確定診断となる。女性患者は α−GLA 活性の低下を認めないことが多く，遺伝子検査を行う。尿中マルベリー細胞（内部に渦巻状の構造物が観察される）はファブリー病に特異的な所見であり，有用である。腎生検所見では，光学顕微鏡で糸球体足細胞（あし）の泡沫状変化を認める。また，電子顕微鏡所見では糸球体足細胞内に zebra body（zebra ＝シマウマ，body ＝体）とよばれる同心円状または層状の縞柄の構造物を認め，ファブリー病に特徴的である。

▶ 治療　治療の中心は酵素補充療法であり，α−GLA 製剤を点滴で定期的に（2 週間に 1 回）補充する。腎障害が進行したものについては，腎臓に対する効果は限定的となる。また，変異により変形した酵素の構造を整える作用をもつ経口治療薬もあり，一部の症例で効果

＊**X 連鎖遺伝**：性別を決定する性染色体には X と Y があり，女性は XX を，男性は XY をもつ。遺伝性疾患の原因となる遺伝子が X 染色体上にあるのが X 連鎖遺伝である（以前は伴性遺伝とよばれていた）。男性は X 染色体を 1 本しかもたないため，それに異常があれば通常発症するが，女性は X 染色体の片方の遺伝子に異常があっても，もう片方の X 染色体には正常な遺伝子をもつため，発症しないことも多く，発症したとしても男性より軽症であることが多い。

がある。各症状には対症療法も行う。四肢の疼痛には抗てんかん薬が有効である。

2. アルポート症候群

▶ 概要　**アルポート**（Alport）**症候群**は，血尿や進行性の腎機能障害，難聴，眼病変などをきたす遺伝性疾患である。IV型コラーゲンのα3，α4，α5鎖のいずれか（複数のこともある）の遺伝子変異が原因である。X染色体上にあるIV型コラーゲンα5鎖の変異が最も多く，よってX連鎖遺伝のものが最多の約80％を占める。α3，α4鎖の遺伝子は常染色体上にあり，顕性（優性）遺伝（15％）と潜性（劣性）遺伝（5％）の両者がある。

▶ 症状・検査　病初期には血尿が唯一の所見である。幼少期より認められ，持続性の顕微鏡的血尿で，発熱時などに肉眼的血尿を伴うことが多い。加齢とともにたんぱく尿を伴うようになり，思春期以後，徐々に腎機能が低下して，X連鎖型の男性患者では約70％が30歳までに末期腎不全に至る。X連鎖型の女性患者では一般に進行は遅いが，15〜30％は中年期以降に末期腎不全へと至る。難聴は両側性の感音性難聴で，7〜10歳頃に発症し進行する。男児に多く，女児にはまれである。前円錐水晶体，後嚢下白内障，後部多形性角膜変性症，斑点網膜などの眼病変もみられる。難聴と眼病変は特徴的であり，診断に有用である。腎生検では，電子顕微鏡で糸球体基底膜の不規則な肥厚と緻密層（基底膜の中央の層）の網目状変化が認められ，その所見でアルポート症候群と診断できる。また，腎・皮膚生検で，IV型コラーゲンα5鎖の蛍光染色を行い，糸球体基底膜や皮膚基底膜が染まるか否かを観察する。

▶ 治療　根本的治療法はないため，慢性腎臓病としての治療を行う。末期腎不全に至った症例では腎代替療法（透析や腎移植）を行う。腎移植の成績は良好だが，数％に抗糸球体基底膜腎炎を発症する点に注意が必要である。

3. 菲薄基底膜病

▶ 概要　**菲薄基底膜病**は遺伝性疾患の一つで，腎生検の電子顕微鏡所見にて糸球体基底膜の広汎な菲薄化（うすくなること）がみられる。症状は顕微鏡的血尿のみで，通常，たんぱく尿，腎機能障害は認めず，予後は良好である。良性家族性血尿ともよばれる。

▶ 治療　通常，治療の必要はないので，経過観察のみ行う。

X　腎・泌尿器の感染症

Ⓐ　腎・尿路感染症

▶ 定義　腎臓や上部尿路（腎盂，腎杯，尿管），下部尿路（膀胱，尿道）に生じる細菌感染症を

尿路感染症（urinary tract infection：UTI）とよぶ。尿路粘膜は感染防御機構を有しているが，何らかの病変などにより防御能が低下し，細菌が定着して増殖すると感染症が成立する。

▶分類　腎・泌尿器の感染症は発症様式や症状により，**非特異性感染症**と**特異性感染症**に分類される。尿路感染症の起因菌の多くは腸内細菌であり，グラム陰性桿菌やグラム陽性球菌など，いわゆる一般細菌である。一般細菌による尿路感染症の病像は，発症部位の違いはあっても同様の症状を呈し，起因菌による違いはみられない（非特異性）。このため非特異性感染症とよぶ。一方，尿路性器結核や性感染症などは，特定の病原微生物（ウイルスや細菌，寄生虫）が起因となり特有の症状を呈して，特異性感染症とよばれる。

　尿路感染症は，発症様式により急性と慢性に分けられ，基礎疾患の有無によって単純性と複雑性に分けられる。通常，基礎疾患のないものが単純性尿路感染症である。悪性腫瘍や血液疾患，全身性疾患（糖尿病や代謝性疾患など），尿路損傷，尿流の停滞（先天性尿路奇形や膀胱尿管逆流，尿道狭窄，尿路結石，残尿の存在，尿道カテーテル留置など）といった基礎疾患があるものを複雑性尿路感染症と分類する。

　尿道カテーテルの挿入や留置に関連するものを，カテーテル関連尿路感染症という。留置期間が長いほど感染のリスクは増加し，30日以上では細菌尿は必発である。カテーテルの屈曲や汚染は尿の停滞を招き，血尿や発熱の原因となる。カテーテルの管理や水分摂取の励行で尿量を保つよう留意する。血尿や発熱などの症状がみられる場合に，抗菌薬による治療を行う。抗菌薬の予防投与は，多剤耐性菌の発生を防ぐためにも行わない。

▶感染経路　尿路感染症の感染経路には，次の4つがある（図4-13）。

①**上行性（逆行性）感染**：外尿道口より起因菌が侵入し，尿道から膀胱，尿管，腎の尿路へ，

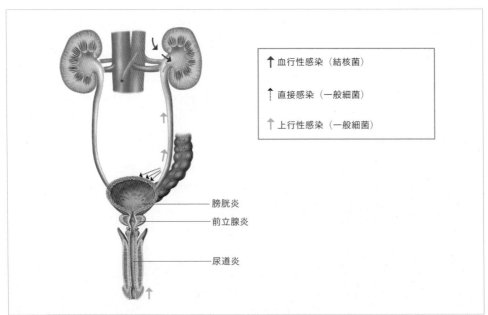

図4-13　主な尿路感染経路

また，前立腺，精巣上体_{せいそう}などの生殖器へ上行性に進展する。尿流に逆行しているため，逆行性とも称される。この型による尿路感染が最も一般的であり，起因菌は腸内常在細菌が主である。小児や女性に多い。

②**血行性感染**：身体に感染巣があり，起因菌が血中に移行し，尿路や生殖器に病巣を生じる。結核菌は肺の初期感染巣から血行性に腎や生殖器へ進展する。

③**直接感染**：大腸憩室炎_{けいしつ}や腸管に生じた腫瘍やダグラス窩膿瘍_{か のうよう}などから，連続して尿路に感染が波及する経路である。

1. 膀胱炎

膀胱炎		
概要	定義	● 主に細菌感染による膀胱の炎症性疾患であり，急性単純性膀胱炎と慢性膀胱炎に分けられる。 ● ほかにも細菌感染に起因しない間質性膀胱炎や放射線治療に伴う放射線性膀胱炎，ウイルスや抗がん剤による膿尿を認めない出血性膀胱炎などがある。
	好発	● 性的活動期の女性に多い。 ● 男性では，基礎疾患や前立腺肥大症などの排尿障害があることが多く，複雑性膀胱炎が多い。
	原因	● 排尿を我慢したり，からだが冷えたりして膀胱粘膜の防衛機能が低下することによる。 ● グラム陰性桿菌の上行性感染による。
症状		● 排尿痛（特に排尿終末時痛）や残尿感，頻尿，膿尿。発熱はない（微熱程度）。
検査・診断	尿沈渣	● 膿尿や細菌尿を認める。
	細菌検査	● 起因菌を同定する。
	抗菌薬の感受性検査	● 抗菌薬治療の前に行う。
主な治療	基本治療	● 尿量を増やすための水分補給。
	薬物治療	● 経口抗菌薬（ペニシリン系やセフェム系，ニューキノロン系など）の投与。

▶ 分類　大きく急性単純性膀胱炎と慢性膀胱炎に分けられ，そのほかに細菌感染による膀胱炎と細菌感染に起因しない間質性膀胱炎，放射線療法に伴う放射線性膀胱炎，ウイルスや抗がん剤による膿尿を認めない出血性膀胱炎などがある。

1 急性単純性膀胱炎

▶ 原因・病態生理　排尿を我慢したり，からだが冷えたりすることで，膀胱粘膜の防衛機能が低下して，発症することが多い。多くはグラム陰性桿菌の上行性感染によるものである。性的活動期の女性に多くみられる。男性では，基礎疾患や前立腺肥大症などの排尿障害があることが多く，複雑性膀胱炎であることが多い。

▶ 症状　排尿痛（特に排尿終末時痛）や残尿感，頻尿を伴い，時に肉眼的血尿がみられるこ

第1編

構造と機能

症状と病態生理

診察・検査・治療

4

疾患と診療

症状に対する看護

検査と治療に伴う看護

疾患をもつ患者の看護

事例による看護過程の展開

ともある。通常発熱はなく，あっても微熱程度である。発熱がある場合は，急性腎盂腎炎<ruby>腎盂腎炎<rt>じんうじんえん</rt></ruby>や急性前立腺炎，急性精巣上体炎<ruby>精巣<rt>せいそう</rt></ruby>などの合併を疑う。

▶ 検査・診断　前述の症状があり，尿沈渣<ruby>沈渣<rt>ちんさ</rt></ruby>で膿尿（尿中の白血球）または細菌尿を認めれば，膀胱炎と診断される。尿の細菌検査で起因菌の同定や抗菌薬に対する感受性検査をしておくとよい。

▶ 治療　水分を多く摂取して尿量を増やすことにより，自浄作用を働かせる。経口抗菌薬（ペニシリン系やセフェム系，ニューキノロン系など）を 3 日（薬剤によっては 7 日）程度投与する。治癒<ruby>治癒<rt>ちゆ</rt></ruby>しない場合は，耐性菌や基礎疾患を有する複雑性膀胱炎を疑い，精査を要する。

2 | 慢性膀胱炎

ほとんどが基礎疾患のある複雑性膀胱炎である。

▶ 症状　明らかな自覚症状がなく，尿の混濁や尿検査で膿尿を認めることによって発見されることが多い。起因菌が耐性菌であることも多く，難治性であることも多い。

▶ 検査　抗菌薬投与開始前に尿培養検査や薬剤感受性を検査する。基礎疾患についても検索を要する。

▶ 治療　発熱や肉眼的血尿などの自覚症状があれば，抗菌薬を 7 〜 14 日投与する。基礎疾患がはっきりしていて，自覚症状がなければ，通常，抗菌薬の投与は必要ない。抗菌薬を長期間投与することは耐性菌を誘導することになるので，極力避ける。近年では基質特異性拡張型 β ラクタマーゼ（ESBL）産生菌などの多剤耐性菌が問題になっている。

2. 腎盂腎炎

Digest

腎盂腎炎

概要	定義	・細菌感染により腎実質，腎盂，腎杯に感染を生じた炎症性疾患。 ・急性単純性腎盂腎炎と慢性複雑性腎盂腎炎に大別される。
	好発	・急性単純性腎盂腎炎は，性的活動期の女性に多い。 ・慢性複雑性腎盂腎炎は，男女の区別なく小児や高齢者に多い。
	原因	・主に大腸菌などグラム陰性桿菌の膀胱からの上行性（逆行性）感染。 ・尿路に基礎疾患のある患者に起こる。
症状		・悪寒戦慄，発熱（高熱），腰背部痛や下腹部への放散痛，叩打痛
検査・診断	尿検査	・膿尿，細菌尿を認める。
	血液検査	・CRP ↑，白血球数 ↑ を認める。
	尿培養検査	・起因菌の同定と薬剤感受性を検査する。
	腎盂尿路造影検査	・水腎症や尿路結石の診断。
	超音波検査	・水腎症や尿路結石の診断。
	CT 検査	・水腎症や尿路結石の診断，腎周囲脂肪織の濃度 ↑，毛羽立ち像などを呈する。

主な治療	基本治療	● 安静，尿量を増やすための水分補給，輸液，抗菌薬の投与。
	外科的処置	● 尿路に基礎疾患がある場合は，経皮的腎瘻造設や尿管ステント留置などで閉塞を解除して腎盂内圧を下げる。

▶ 定義・病態生理　細菌感染により腎実質や腎盂，腎杯に感染が生じた状態である。膀胱炎が先行し，膀胱から尿管，腎盂と細菌が上行することによって生じることが多い。急性単純性腎盂腎炎と慢性複雑性腎盂腎炎に大別される。慢性複雑性腎盂腎炎は，時に急性増悪し，急性腎盂腎炎と同様の症状を呈することがある。

▶ 分類　次の2つがある。

● **急性単純性腎盂腎炎**：女性に多く，**グラム陰性桿菌**の膀胱からの上行性感染によるものがほとんどである。悪寒戦慄を伴う高熱（38℃以上），特に夕方に発熱する弛張熱が多い。患側の腰背部痛や下腹部への放散痛を自覚することが多く，叩打痛を伴う。女性に多くみられるのは，尿道が短く腟が菌の停滞場所となりやすいためと考えられる。

● **慢性複雑性腎盂腎炎**：男女の区別なく小児や高齢者に多い。症状は，急性腎盂腎炎に比べ軽微で，微熱や軽度の腰背部痛を呈する。時に腎盂腎炎の症状を欠くこともある。尿流障害の増悪などにより急性増悪すると，急性腎盂腎炎と同様の症状を呈する。

▶ 診断　尿検査で膿尿や細菌尿がみられる。血液検査では，C反応性たんぱく質（C-reacted protein：CRP）亢進や白血球増多（好中球増多）などの炎症反応の増悪がみられる。一過性の腎機能障害を呈することもある。尿培養検査で，起因菌の同定と薬剤感受性を検査する。尿路通過障害など基礎疾患の有無を調べるために，静脈性腎盂造影（IVPやDIP）が有用である。慢性化した腎盂腎炎では腎杯の鈍化・拡張や腎実質が菲薄化する。腎実質が瘢痕化すると，腎表面は陥凹して（wedge shaped lesion），凹凸を呈する。さらに進行すると患側腎は萎縮腎となる（図4-14）。

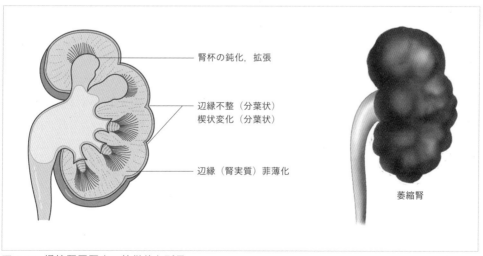

　　　　　　　　　　腎杯の鈍化，拡張

　　　　　　　　　　辺縁不整（分葉状）
　　　　　　　　　　楔状変化（分葉状）

　　　　　　　　　　辺縁（腎実質）菲薄化

　　　　　　　　　　萎縮腎

図4-14　慢性腎盂腎炎の特徴的な所見

超音波検査やCT検査は，水腎症や尿路結石の診断などに役立つ。CT検査では，腎周囲脂肪織の濃度上昇や毛羽立ち像などの特徴的な所見を呈する。逆行性腎盂造影は尿流の逆流や停滞を助長し，感染を増悪させる因子となるため，禁忌である。

▶ 治療　安静と尿量を増やすための水分補給や輸液，抗菌薬の投与が治療の基本となる。

　尿管狭窄や尿路結石など，尿路の閉塞が原因の場合は，抗菌薬による治療のみでは不十分なこともある。上部尿路閉塞を伴う腎盂腎炎が慢性化すると，停滞した尿が膿と化し，膿腎症に進展する。腎実質の破壊が急速に進行し，患側の腎機能が廃絶したり，敗血症を併発したりすることがある。このような場合は，経皮的腎瘻造設や尿管ステント留置など，閉塞を解除し，腎盂内圧を下げるための外科的処置を要する。通常，基礎疾患に対する根治的な治療は，炎症の改善後に行う。

3. 腎膿瘍，腎周囲炎，腎周囲膿瘍

▶ 定義　**腎膿瘍**は，腎の感染が局所に進展し，腎実質に膿瘍を形成した状態である。慢性的な尿路閉塞や尿路の上行感染によることが多い。まれに，黄色ブドウ球菌の皮膚病変から，血行性に生じることがある。基礎疾患として，糖尿病を有していることが多い。

- **腎周囲炎**：腎周囲脂肪織に炎症が生じた状態である。尿の尿路外溢流や血行性感染により発症する。

- **腎周囲膿瘍**：腎筋膜内に膿瘍を形成した状態である。慢性的に経過した腎感染からの進展が多い（図4-15）。

▶ 症状　悪寒戦慄や発熱，腎叩打痛など急性腎盂腎炎同様の症状を呈する。側腹部腫瘤や患側凹の側彎を呈することもある。

▶ 診断　腎尿管膀胱部単純撮影（KUB）や静脈性腎盂造影，超音波検査，CT検査などを行う。血液培養を行い，原因菌を確かめる。

▶ 治療　膿瘍のドレナージと抗菌薬の投与を行う。腎機能が低下したり，失われたりしたものは，腎摘除術や腎部分切除術を行う。

4. 膿腎症

▶ 定義　長期間の尿路閉塞が水腎症を引き起こし，さらに感染が加わると，腎実質は破壊され，膿が貯留した状態になる。この状態を**膿腎症**とよび，患側の腎機能は急激に低下し，短期間で廃絶する（図4-16）。

▶ 症状　急性腎盂腎炎と同様に，悪寒戦慄を伴う高熱など，重篤な全身症状を呈する。敗血症を併発すると，敗血症性ショックを呈する。

▶ 治療　迅速に診断し，早期に治療を行わないと敗血症に至ることがある。経皮的腎瘻造設などによるドレナージを行い，全身状態を改善してから，原疾患の治療を行う。腎機能が廃絶している場合は，腎摘除の適応となる。

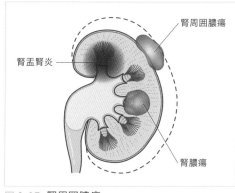

図4-15 腎周囲膿瘍

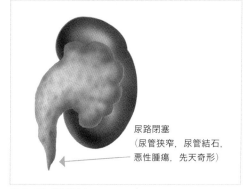

尿路閉塞
（尿管狭窄，尿管結石，
悪性腫瘍，先天奇形）

図4-16 膿腎症

第1編

構造と機能

症状と病態生理

診察・検査・治療

4 疾患と診療

症状に対する看護

検査と治療に伴う看護

疾患をもつ患者の看護

事例による看護過程の展開

5. 尿道炎

▶ 定義・分類　尿道炎は尿道の細菌感染によるもので，性感染症（sexually transmitted infections：STI，本節-C「性感染症」参照）によるものと，性感染症とは関連のないものがある。後者の主な起因菌は，グラム陰性桿菌とグラム陽性球菌（ブドウ球菌）である。経過により急性尿道炎と慢性尿道炎に分類される。慢性尿道炎は，尿道カテーテルの留置や尿道狭窄，憩室，結石，異物，損傷など，基礎疾患のある複雑性尿路感染である。

▶ 症状　排尿初期にみられる排尿痛や膿分泌が主たる症状で，発熱は通常みられない。性感染症による尿道炎は，起因菌により膿の性状や症状の強さによって予測がつきやすい。

B 男性性器感染症

1. 前立腺炎

Digest

前立腺炎

概要	定義・分類	・前立腺に炎症が生じた状態で，細菌感染によるものと細菌が認められないものがあり，様々な病態を呈する炎症性疾患である。 ・急性細菌性前立腺炎，慢性細菌性前立腺炎，慢性非細菌性前立腺炎，前立腺痛症（プロスタトディニア）に分類される。
	好発	・青壮年期の男性に多い。
	原因	・グラム陰性桿菌による感染，前立腺肥大症や尿道狭窄，神経因性膀胱などを基礎疾患とする残尿。 ・微生物の関与，骨盤底筋の過度な緊張，精神的な要因。
症状		・急性では排尿痛や残尿感，頻尿，悪寒戦慄を伴う発熱（高熱），炎症による前立腺腫脹に伴う排尿障害，尿閉。 ・慢性では主に前立腺関連領域の不定愁訴がある。ほかに排尿痛や頻尿，残尿感，射精痛，下腹部・会陰部・鼠径部の鈍痛・不快感，血精液症など様々な症状を生じる。発熱は認めない。 ・前立腺痛症では前立腺関連の不定愁訴。

検査・診断	直腸診	●圧痛を伴う腫れた前立腺を触知する。軽度から中等度の圧痛がある。
	血液検査	●CRP↑，白血球数↑を認める。
	尿検査	●膿尿や細菌尿を認める。
	尿培養検査	●起因菌と薬剤感受性を調べる。
	前立腺マッサージ	●急性前立腺症では禁忌である。そのほかの場合は前立腺圧出液の細菌の有無を確認する。
主な治療	化学療法	●経口抗菌薬や抗菌薬の経静脈的投与。
	行動療法	●生活習慣の改善や適度な運動など。

▶ 定義・分類　前立腺に炎症が生じた状態で，細菌感染によるものと細菌が認められないものがあり，様々な病態を呈する。以下のように分類される。

①急性細菌性前立腺炎　　　　　　　　③慢性非細菌性前立腺炎
②慢性細菌性前立腺炎　　　　　　　　④前立腺痛症（プロスタトディニア）

1 | 急性前立腺炎

　急性前立腺炎とは，尿道から射精管を通じて，上行性（逆行性）に，前立腺に炎症が生じた状態をいう。起因菌としては大腸菌などのグラム陰性桿菌によるものが多い。前立腺肥大症や尿道狭窄，神経因性膀胱などが基礎疾患として存在し，残尿の存在が発症と関連する。重症化すると菌血症や敗血症に至ることもある。

▶ 症状　排尿痛や残尿感，頻尿などの膀胱刺激症状と，悪寒戦慄を伴うような高熱，炎症による前立腺腫脹に伴う排尿障害がある。時に尿閉を呈することもある。

▶ 診断・検査　直腸診を行うと，圧痛を伴う腫れた前立腺を触知する。急性期には菌血症をきたす可能性があり，前立腺マッサージや経尿道的検査は禁忌である。血液検査で白血球増多やCRP増加などの炎症反応の上昇がみられ，しばしば著明な上昇を呈する。尿検査では，膿尿や細菌尿を認める。尿培養で起因菌と薬剤感受性を調べる。

▶ 治療　抗菌薬による化学療法が主体となる。程度に応じて経口抗菌薬や抗菌薬の経静脈的投与を選択する。慢性化を避けるため，抗菌薬の投与はしっかりと行う。

2 | 慢性前立腺炎

▶ 分類　慢性前立腺炎は，細菌の有無で細菌性と非細菌性に分けられる。急性前立腺炎から慢性症へ移行するものと，最初から慢性症として発症するものがある。

▶ 症状　慢性前立腺炎に特徴的な症状はなく，排尿痛や頻尿，残尿感，射精痛，下腹部・会陰部・鼠径部の鈍痛・不快感，血精液症など様々な症状が生じる。全身状態は保たれ，発熱は認めない。前立腺関連領域の不定愁訴が主体となる。

▶ 診断・検査　直腸診では軽度から中等度の圧痛を認める。急性前立腺炎を呈しているような腫れた様子はない。前立腺マッサージを行い，前立腺圧出液に細菌を認めることで細菌性と非細菌性を診断する。

▶治療　細菌が証明されれば抗菌薬による化学療法を行う。細菌感染を疑う際にも抗菌薬を使用するが，効果に乏しいこともある。薬剤投与のほか，生活習慣の改善や適度な運動などの行動療法を併用する。

3 ｜ 前立腺痛症

慢性前立腺炎と同様の前立腺関連の不定愁訴を訴えるが，前立腺炎とはまったく別の病態で精神的な要因が強い。精神身体症候群の一種である。

2. 精巣上体炎

▶定義　尿道炎や膀胱炎，前立腺炎などから，尿路・精管を通じて逆行性に波及して生じる。若年者では，クラミジアや淋菌など性感染症によるものが多く，高齢者では大腸菌など，一般細菌によるものが多い。尿道カテーテル留置，経尿道的手術後に発症することもある。

▶症状　急性精巣上体炎（せいそう）では，悪寒戦慄を伴う高熱や陰嚢（いんのう）内容の硬結，有痛性腫大，排尿時痛などがある。比較的急激に発症することもあり，精巣捻転症との鑑別を要する。

慢性精巣上体炎では精巣上体の硬結と軽度の圧痛を認める。細菌性のほか，結核性精巣上体炎も鑑別を要する（図4-17）。

▶検査・診断　尿検査で膿尿を認めることが多い。尿培養検査で起因菌を同定し，薬剤感受性も検査する。クラミジアや淋菌の検査には，抗原反応やポリメラーゼ連鎖反応（polymerase chain reaction；PCR）法が有用である。血液検査では炎症反応を認める。慢性精巣上体炎を呈する場合は，結核菌の検査も考慮する。鑑別診断として，精巣捻転症や精巣腫瘍（しゅよう），外傷に伴う陰嚢内血腫や精巣破裂が重要で，陰嚢内容の超音波検査などが有効である。

▶治療　急性の場合は，安静や冷罨法（れいあんぽう），抗菌薬による化学療法を行う。疼痛（とうつう）が強い場合は，

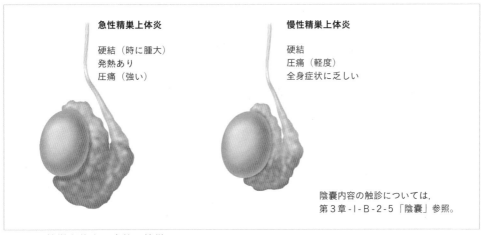

急性精巣上体炎

硬結（時に腫大）
発熱あり
圧痛（強い）

慢性精巣上体炎

硬結
圧痛（軽度）
全身症状に乏しい

陰嚢内容の触診については，
第3章-I-B-2-5「陰嚢」参照。

図4-17　精巣上体炎の症状の特徴

陰嚢内容の挙上・固定や消炎剤の投与も考慮する。精巣上体炎では精管に炎症が波及することがあり，続発性の精管通過障害を発症し，男性不妊の原因となることもある。

3. 精巣炎

▶ 原因　精巣上体炎からの波及のほか，流行性耳下腺炎（ムンプス感染症）から続発することが多い（ムンプス精巣炎）。

▶ 症状　流行性耳下腺炎から数日後に，高熱や急激な陰嚢内容の腫脹・疼痛がある。精巣の腫大は，精巣腫瘍や精巣上体炎のように硬い腫瘤と異なり，弾性を有するやや軟らかな腫瘤として触知する。片側性にも両側性にも生じ得る。

▶ 検査・診断　通常，ムンプス精巣炎では尿検査異常を呈することは少なく，血液検査でも，炎症反応の上昇は，細菌感染と比較して軽度のことが多い。血清抗体価の上昇は，発症から遅れて上昇するので診断には役立ちにくく，臨床経過などで診断する。

▶ 治療　ムンプス精巣炎は，ウイルス感染であり，対症療法が主体となる。疼痛などの症状の軽減には，安静や精巣の挙上・固定，冷罨法が有効である。約半数程度に精細管の萎縮が生じ，男性不妊の原因となる。

C　性感染症

▶ 定義　**性感染症**（sexually transmitted infections：**STI**）は性交によって感染する疾患の総称である。一般に性病ともいわれる。男性尿道炎や性器ヘルペス，尖圭コンジローマ，梅毒などがあげられる。また，トリコモナス症などの寄生虫疾患も，性行為で感染する。性感染症では，パートナーの治療も重要である。

　性感染症としての尿道炎は，淋菌性尿道炎と非淋菌性尿道炎に分けられる。尿道炎の診断には初尿を用いる。約30%に淋菌とクラミジアによる混合感染がみられる。

1. 淋菌性尿道炎

▶ 定義・病態生理　淋菌による接触感染で，尿道炎から前立腺や精巣上体，膀胱へと進展する。尿道以外に，子宮頸管や内膜，眼，咽頭，直腸などの粘膜にも感染する。淋菌の潜伏期は2～6日と短い。淋菌性尿道炎は，尿道の不快感から始まり，灼熱感を伴う排尿痛など，比較的強い症状を呈する。発熱などの全身症状はあまりみられない。外尿道口からの膿性の尿道分泌液を認める。

▶ 診断　尿道分泌液内の多核白血球内に淋菌（グラム陰性双球菌）がみられる。尿や膿性分泌物からPCR法によって，淋菌のDNAを検出する。

▶ 治療　近年，淋菌のなかには耐性化したものが増加し，経口抗菌薬では難治性を示すことがある。経静脈的にセフェム系抗菌薬の単回投与が推奨されている。

2. 非淋菌性尿道炎

▶ 定義・病態生理　淋菌以外の細菌による尿道炎で，約6割が**クラミジア・トラコマチス**による。クラミジア尿道炎から精巣上体炎に至ることもある。女性のクラミジア感染症は，卵管狭窄などの後遺症を起こすことがあり，不妊の原因となる。クラミジアの潜伏期は2週間程度であり，症状は淋菌性尿道炎より軽く，不顕性感染のこともある。尿道分泌液は透明から白色調で漿液性を呈する。

▶ 診断　尿や尿道分泌液から，PCR法によってクラミジア抗原を検出する。

▶ 治療　テトラサイクリン系やマクロライド系抗菌薬を用いる。近年では，アジスロマイシンの単回投与が推奨される。

D　尿路性器結核

▶ 定義・病態生理　尿路性器結核は，肺結核からの血行性感染により，菌が腎臓に感染することで発症する。腎臓に到達した結核菌が微小膿瘍を形成し，腎結核となる。腎結核を生じると，結核菌は尿を介して尿路（尿管，膀胱，尿道）へと感染を拡げる（尿路結核）。さらに，前立腺や精管，精巣上体へ拡がり，結核病巣を生じる（性器結核）。性器結核は，ほかの部位の結核病変から血行性に感染を起こすこともある（図4-18）。

1. 尿路結核（腎・膀胱結核）

▶ 定義・病態生理　腎結核から尿路を通じて膀胱まで広がると，膀胱結核となる。通常，

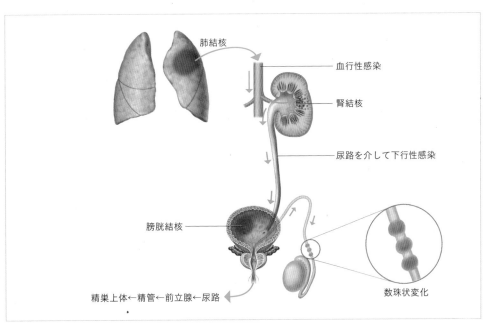

肺結核

血行性感染

腎結核

尿路を介して下行性感染

膀胱結核

精巣上体←精管←前立腺←尿路

数珠状変化

図4-18　結核菌の腎・尿路への波及経路

構造と機能

症状と病態生理

診察・検査・治療

4

疾患と診療

症状に対する看護

検査と治療に伴う看護

疾患をもつ患者の看護

事例による看護過程の展開

腎結核のみでは症状に乏しく，血尿や無菌性膿尿を呈する。病状の進行によって，微熱や倦怠感，体重減少などの全身症状がみられる。尿路閉塞が生じると，腎部痛や腫瘤触知などの症状がみられる。膀胱結核に発展すると，排尿痛や頻尿，残尿感などの膀胱刺激症状が出現する。

▶ **検査・診断**　尿検査では，無菌性膿尿が特徴的である。抗酸菌染色による結核菌の同定やPCR法による検出は短時間での診断に有効である。また，尿の結核菌培養を行うと同時に，薬剤感受性も検査する。

排泄性尿路造影やCTなどの尿路造影検査では，腎盂・腎杯の変形，尿管狭窄，石灰化，萎縮膀胱などがみられる。腎結核が進行して終末期になると，腎臓全体に石灰化をきたし，漆喰腎とよばれる特徴的な像を呈する。

▶ **治療**　肺結核に準じて，抗結核薬の併用療法で治療する。尿中結核菌の陰性化を確認する。腎機能が廃絶している場合には，腎摘除術の適応となる。

▌2. 性器結核

尿路結核に続発し，精路を介して前立腺や精管，精巣上体に結核菌の感染が拡大すると性器結核を呈する。ほかの臓器からの血行性で生じることもある。精管に結核結節を生じると，硬い硬結を多数触知して，数珠状（念珠状）変化とよばれる特徴的な所見を呈する。精巣上体結核では，結核結節や乾酪壊死，空洞化から潰瘍形成や陰嚢皮膚の瘻孔が生じる。抗結核薬の投与で治療する。

XI 腎・尿路結石症

Digest

腎・尿路結石症

概要	定義	● 腎臓や，尿管，膀胱，尿道といった尿路に結石が存在し，様々な症状を引き起こす疾患。 ● 結石の存在部位により，上部尿路結石（腎結石，尿管結石）と下部尿路結石（膀胱結石，尿道結石）に区別される。
	好発	● 30～40歳代，男性が女性より約2.5倍多い。
	原因	● 尿路閉塞により尿流が停滞する。尿路感染により尿がアルカリ性に傾く。不動により骨脱灰*が促進されて尿中カルシウム排泄量が増加する。代謝障害により尿中に結石成分となる物質が多量に排泄される。
症状		● 疼痛，血尿，結石の排出，下部尿管結石の場合は，頻尿，残尿感，排尿痛，尿閉，排尿障害，尿線途絶

＊ **骨脱灰**：骨からカルシウムが遊離すること。骨にある程度の力がかからないと骨からカルシウムが遊離し血中カルシウムは増加する。これらは糸球体濾過され，最終的には尿中のカルシウム増加を招く。

第
1
編

構造と機能

症状と病態生理

診察・検査・治療

4
疾患と診療

症状に対する看護

検査と治療に伴う看護

疾患をもつ患者の看護

事例による看護過程の展開

検査・診断	尿検査	● 血尿や膿尿を認める。
	画像診断	● 腎尿管膀胱部単純撮影（KUB），排泄性尿路造影，単純ヘリカルCT，超音波検査
	内視鏡検査	● 膀胱鏡や尿道鏡で結石を確認する。
主な治療	内科的治療	● 非ステロイド性消炎鎮痛薬（NSAIDs）の坐薬（インドメタシンなど），α遮断薬（保険未収載），結石成分によりクエン酸製剤，アロプリノール，チオプロニン
	外科的治療	● 体外衝撃波破砕術，尿管鏡手術（経尿道的尿管砕石術），腎盂鏡手術（経皮的腎砕石術），経尿道的膀胱砕石術，抽石術

　尿路結石症（urolithiasis）は腎臓や尿管，膀胱，尿道といった尿路に**結石**が存在し，様々な症状を引き起こす疾患である。結石は存在部位により，**上部尿路結石**（腎結石，尿管結石）と**下部尿路結石**（膀胱結石，尿道結石）に区別され，この2者は臨床症状において大きな違いがある（図4-19）。

　近年では，上部尿路結石は下部尿路結石より高頻度にみられる。下部尿路に閉塞や感染があり，下部尿路結石が原発的に発生することもあるが，多くは上部尿路結石が排石される過程で下部尿路結石になることが多い。病態の点では，上部尿路であれば患側腎の腎機能の悪化を，下部尿路であれば排尿障害から両側腎機能の低下（腎不全）を招くことになる。これが臨床症状の差や治療を考える際の差につながる。

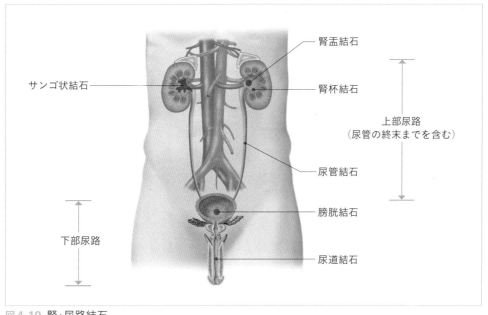

図4-19　腎・尿路結石

尿路結石症概論

1. 尿路結石症の疫学

　わが国では 1965（昭和 40）年以降，10 年間隔で全国尿路結石疫学調査が行われている。上部尿路結石と下部尿路結石の比率は近年ほぼ一定で，上部尿路結石が約 95% を占める。男女比では，男性が女性より約 2.2 倍多い。年齢的には 40 〜 50 歳代と働き盛りの年齢層に多くみられる。地域的には東海や近畿，中国，四国地方に多く，東北東部や関東北部，九州地域で少ない。2015（平成 27）年の年間罹患率は，人口 10 万人対で男性 191.9 人，女性 86.9 人としだいに増加してきており，それぞれ 1965 年と比べて 3 倍，3.6 倍であった。2015 年の年間有病率（人口 10 万人対）は男性 339 人，女性 139 人であった。

　結石は，成分別にみていくと多いものから，シュウ酸カルシウムやリン酸カルシウムといったカルシウムを含む結石（カルシウム含有結石）が約 90% を占め，以下，尿酸結石や尿路感染が契機で発生するリン酸マグネシウムアンモニウム結石，遺伝性疾患で発生するシスチン結石が続く。

2. 結石の原因

　結石の原因は，尿路閉塞，尿路感染，不動，代謝障害（尿中物質の異常排泄）に大別される。

1 ｜ 尿路閉塞

　尿路閉塞により尿流が停滞すると，結石が発生しやすくなる。小児における先天性水腎症に伴う腎結石や，高齢者における前立腺肥大症や神経因性膀胱に伴う膀胱結石がこれにあたる。

2 ｜ 尿路感染

　尿路感染の起因菌が，尿素を分解するウレアーゼを産生する細菌（尿素分解菌）であると，尿中の尿素が分解されてアンモニアが発生し，尿がアルカリ性に傾く。これにより，リン酸塩の沈殿が促進され，リン酸マグネシウムアンモニウム結石が形成される。尿素分解菌には，プロテウスやクレブシエラ，緑膿菌などがある。

3 ｜ 不動

　不動や長期臥床は，骨脱灰を促進して，尿中カルシウム排泄量を増加させる。その意味では，後述する高カルシウム尿症の一つの型となるが，尿流停滞も起こしやすくなる。また尿路感染も合併しやすくなり，多くの要因から容易に結石形成が起こる。

代謝障害によって尿中に結石成分となる物質が多量に排泄されると，結石形成が起こりやすくなる。また，結石形成を抑制する物質が少なくても結石形成は促進される。以下に，代謝障害が生じる疾患を示す。

❶高カルシウム尿症

尿路結石の90％はカルシウム含有結石である。尿中へのカルシウム排泄量の多い人は，尿路結石になる確率が高い。高カルシウム尿症をきたす病態は大きく3つの型があるが，その型とは別に重要なのは，原発性副甲状腺（上皮小体）機能亢進症と，遠位型腎尿細管性アシドーシス，グルココルチコイド過剰状態（クッシング症候群，およびステロイド長期内服）である。

原発性副甲状腺機能亢進症では，その原因になっている副甲状腺腺腫を摘出すると，結石再発を抑制できる。

❷高シュウ酸尿症

カルシウム含有結石の多くはシュウ酸カルシウム結石である。尿中シュウ酸の増加は結石形成に大きく関与する。一般にシュウ酸とカルシウムが結合すると，難溶性のシュウ酸カルシウム結晶を形成する。

消化管の中でシュウ酸カルシウム形成が十分に行われると，吸収されるシュウ酸量が減少する。逆に，消化管内でシュウ酸と結合するカルシウムが減少すると，消化管内で吸収されるシュウ酸量が増加し，最終的に腎臓からのシュウ酸排泄量が増加する（高シュウ酸尿症）。そのため，シュウ酸カルシウム結石を予防するためには，カルシウム摂取を増加させることが推奨される。逆に，脂肪便や広範な小腸切除後では，カルシウムが脂肪酸と結合し，大便中に多量に排泄される。それにより，結合の相手を失ったシュウ酸が多量に吸収され，結石形成が起こりやすくなる。

❸高尿酸尿症

高尿酸尿症は，尿酸結石だけでなくシュウ酸カルシウム結石の発生も促進する。痛風患者では，高尿酸血症だけでなく高尿酸尿症も併発し，尿酸結石やカルシウム含有結石をしばしば合併する。痛風や高尿酸血症の治療薬であるベンズブロマロンは，尿酸排泄を増加させて血中尿酸値を下げるため，尿路結石患者には使用禁忌となっている。一方，尿酸合成阻害薬のアロプリノールやフェブキソスタットは高尿酸尿症を是正し，結石の発生を抑制する。

❹低クエン酸尿症

クエン酸はカルシウムと容易に結合し，可溶性の塩を形成する。このため，尿中にクエン酸が多いと，シュウ酸と結合するカルシウム量が減少し結石形成が抑制される。

低クエン酸尿症を呈する代表的な疾患が遠位型腎尿細管性アシドーシスであり，本症では高カルシウム尿症と低クエン酸尿症が結石発生の原因となる。

❺ シスチン尿症

　常染色体劣性遺伝形式をとる疾患で，尿中への難溶性シスチンの排泄（はいせつ）が増加する。小児期より結石の形成をみることがある。

B 上部尿路結石（腎結石症，尿管結石症）

▶ **症状**　上部尿路結石の3主徴は，疼痛（とうつう）（疝痛（せんつう）），血尿，結石の排出である。

- **疼痛**：結石が腎内にとどまっているときは，激しい疼痛が起こることはまれであり，一般には疼痛がないか，あったとしても腎部（肋骨脊柱角）の鈍痛であることが多い。尿管に結石が下降すると，尿の通過障害が起こり，腎部や側腹部の激しい疼痛（疝痛発作）を引き起こす。疼痛は，結石の部位だけでなく，側腹部から尿管の走行に沿って下方にみられ，これを放散痛という。またこれとは別に，疼痛の部位は，結石の下降に伴い膀（ぼう）胱側の方向に移動する。尿管の下端近くに結石が存在するときには，陰嚢（いんのう）や外陰部に疼痛が放散する。疝痛発作時には，悪心（おしん）・嘔吐，冷汗などの自律神経症状を伴うこともある。

- **血尿**：疼痛に伴い，肉眼的ないし顕微鏡的血尿を認めることが多い。しかし，完全に上部尿路が閉塞（へいそく）した場合などには血尿を認めないこともあり，結石の診断をこれのみに頼ることには問題がある。

- **結石の排出**：長径5mm以下の結石は自然排石されることが多い。結石排出の確認は，結石の診断を確実なものにする。また，今後の再発予防のために，排出された結石の成

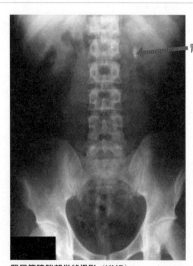

→腎盂尿管移行部結石

腎尿管膀胱部単純撮影（KUB）：
第1腰椎の左側に結石陰影（➡）を認める。

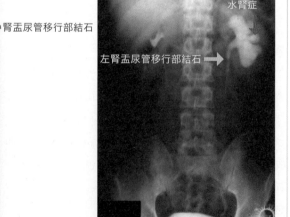

水腎症↓

左腎盂尿管移行部結石➡

排泄性尿路造影：
左腎盂尿管移行部結石（➡）と水腎症（➡）を認める。

図4-20 カルシウム含有結石の腎尿管膀胱部単純撮影（KUB）と排泄性尿路造影

分分析を行うことは重要である。

- **そのほかの症状**：尿管下端近くに結石が存在すると，結石自体が膀胱壁を刺激して，頻尿，残尿感，排尿痛などの膀胱刺激症状を呈することがある。膀胱炎や膀胱結石との鑑別が必要になる。

▶ 検査・診断　上部尿路結石の診断には，尿検査，画像診断を用いる。

- **尿検査**：多くの場合，血尿を認める。感染結石の場合には膿尿も認めるが，感染を伴わない一般の結石でも軽度の膿尿を認めることがある。尿中にみられる結晶は結石成分とは必ずしも一致しないが，シスチン結晶（正六角形の結晶）がみられた場合にはシスチン尿症と診断できる。

- **画像診断**：従来重視されていたのは，腎尿管膀胱部単純撮影（KUB）と排泄性尿路造影であったが（図4-20），ほかの急性腹症との鑑別を含めて単純ヘリカルCTの活用が増加してきている。KUBでは尿酸結石は描出できなかったが，CTでは容易に診断でき，また造影剤を用いなくても，水腎症の有無や腎臓の大きさを評価できる（図4-21）。超

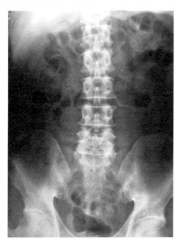

腎尿管膀胱部単純撮影（KUB）
結石陰影は認識できない。

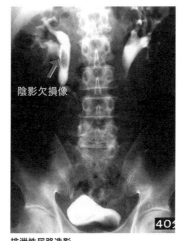

排泄性尿路造影
右尿管内に陰影欠損（➡）を認めるが，これだけでは尿管腫瘍との鑑別はできない。

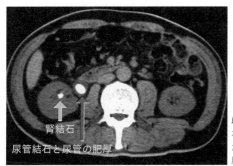

単純ヘリカルCT
右水腎症と，KUBでは認識できなかった右腎結石（➡），尿管結石と尿管の肥厚（➡）を認める。

図4-21　尿酸結石の腎尿管膀胱部単純撮影（KUB）および排泄性尿路造影，単純ヘリカルCT

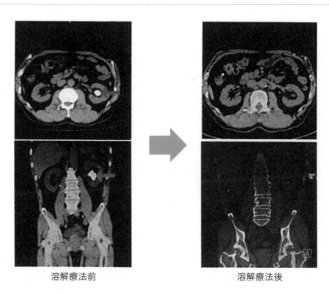

溶解療法前 → 溶解療法後

アロプリノールとクエン酸製剤投与1年3か月で，左のサンゴ状結石（腎臓のなかに白く描出されている）が外科的治療なしでほぼ溶解された。

図4-22　尿酸結石の溶解

音波検査は，腎内の結石や水腎症を容易に診断できるが，中部・下部尿管結石の診断や，小さな結石の診断は困難である。救急処置室でCTがすぐに施行できない場合には，KUBと超音波検査の組み合わせで結石の診断を行うこともある。

▶ **内科的治療**　治療の基本は，内科的治療として，疼痛除去や排石の促進，再発予防がある。

- **疝痛発作に対する治療**：第1選択薬は，非ステロイド性消炎鎮痛薬（NSAIDs）の坐薬（インドメタシンなど）である。アスピリン喘息やアレルギーに十分注意を払ってこれを使用する。また鎮痙薬が使用されることもある。これらが無効な場合には，非麻薬性鎮痛薬（ペンタゾシンなど）や麻薬が使用されることもある。

- **排石を促進する薬剤**：従来，様々な薬剤が使用されてきたが，国際的には α 遮断薬の有効性が評価されてきている。 α 遮断薬は，日本では保険未収載である。

- **再発を予防する薬剤**：腎尿細管性アシドーシスに対するクエン酸製剤投与や，高尿酸血症や尿酸結石に対するアロプリノールやクエン酸製剤の投与が行われる。また，シスチン尿症に対してチオプロニン，クエン酸製剤投与が行われる。このうち尿酸結石に対するアロプリノールやクエン酸製剤の投与は，結石そのものを溶解することが期待できることもある（図4-22）。

▶ **外科的治療**（図4-23）　外科的治療として，結石除去や基礎疾患に対する治療（尿路閉塞の解除，原発性副甲状腺機能亢進症に対する外科的治療）がある。現在では，従来行われていた開放手術の施行はまれになっている。

- **体外衝撃波結石破砕術**（extracorporeal shock wave lithotripsy；**ESWL**）：低侵襲的治療の代

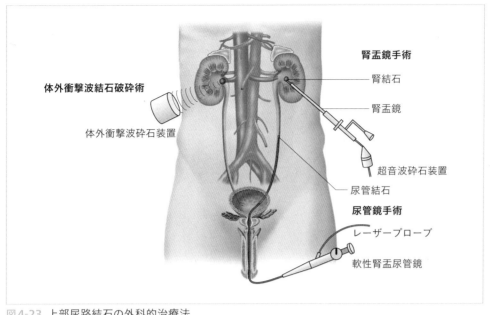

第
1
編

構造と機能

症状と病態生理

診察・検査・治療

4

疾患と診療

症状に対する看護

検査と治療に伴う看護

疾患をもつ患者の看護

事例による看護過程の展開

図4-23　上部尿路結石の外科的治療法

表だが，決して無侵襲ではない。体外で発生させた衝撃波を結石に収束させてこれを破砕する。破砕片は尿に混じって排出される。近年では，無麻酔，外来手術で行われることが増えている。大きな結石では，砕石片が尿管内に詰まってしまう Steinstrasse（石の道）を形成し，その治療に難渋することもある。一般的には長径 2cm 以下の腎結石や尿管結石に対して，第 1 選択の外科的治療法として用いられる。妊婦に対しては胎児への安全性が証明されておらず，禁忌となる。

- **尿管鏡手術**（ureteroscopy：**URS**，[**経尿道的尿管砕石術**，transurethral ureterolithotripsy：TUL とよばれていたもの]）：尿道，膀胱を経て尿管内に内視鏡を挿入し，内視鏡下に結石を観察して，これをレーザーや超音波などの様々な砕石装置で破砕して抽石する。尿管結石では第 1 選択の治療法となり，結石消失率において ESWL よりまさる。軟性腎盂尿管鏡を用いることによって，腎結石の治療も可能になった。一般には，入院で麻酔下の手術となる。

- **腎盂鏡手術**（**経皮的腎砕石術**，percutaneous nephrolithotripsy：**PNL**）：腎盂鏡が挿入可能な太さの経皮的腎瘻を作成し，ここより砕石を行う。サンゴ状結石や比較的大きな腎結石が対象となる。結石消失率は高いが，出血や感染症などの合併症の頻度は ESWL や URS より高くなる。入院で麻酔下の手術となる。

実際には，治療対象となる結石の部位や大きさ，性状，感染症合併の有無などを総合的に判断し，手術方法を選択する。現在では，従来行われていた開放手術の施行はまれになっている。

C 下部尿路結石

　上部尿路結石が下降して膀胱内に入り，下部尿路結石となる場合と，下部尿路で結石が形成され，下部尿路結石となる場合とがある。前者の場合，すぐに排石されるようであれば問題ないが，なかなか排石されない場合には，下部尿路閉塞を考える必要がある。同様に後者の場合には，下部尿路閉塞が存在するために下部尿路結石が発生した可能性がある。このような場合には，前立腺肥大症や神経因性膀胱などの基礎疾患の評価と治療も必要になる。

1. 膀胱結石症

▶ **症状**　頻尿や排尿痛，血尿がみられる。膀胱頸部に結石が存在すると，突然，尿閉になることもある。このとき体位を変えて結石の位置をずらすと，再び排尿が可能になることもある。先行して側腹部痛や疝痛発作があった場合には，上部尿路結石が膀胱内に下降してきたことが想定される。膀胱結石自体が疝痛発作を起こすことはない。

▶ **検査・診断**　画像診断では，KUB で膀胱部に一致した石灰化像を認める。また，膀胱にある程度の尿をためた状態で超音波検査を行うと，体位によって移動する結石を描出できる。内視鏡検査では，膀胱鏡で結石そのものを確認できれば確定診断となる。時に，膀胱腫瘍の表面に結石が付着していることがあるため，注意が必要である。

▶ **治療**　自然排石が不能なものに関しては，膀胱鏡を用いた経尿道的膀胱砕石術が行われる。前立腺肥大症のような下部尿路閉塞が合併しているときは，その治療のための**経尿道的前立腺切除術**（transurethral resection of the prostate；**TURP**）やホルミウムレーザー前立腺核出術（HoLEP）なども併せて，あるいは時期をずらして行う。

2. 尿道結石症

▶ **症状**　血尿，排尿障害，尿線途絶，尿閉などがみられる。

▶ **身体所見**　時に，前部尿道に存在する結石を触診できる。

▶ **検査・診断**　画像診断では，尿道部を含めた KUB を撮影し，結石陰影を確認する。内視鏡検査では，尿道鏡で結石を確認できれば確定診断となる。

▶ **治療**　外尿道口近くに結石が存在する場合には，外尿道口より挿入した鉗子で結石を把持し，抽石することもある。この場合，外尿道口切開を加えることもある。また，尿道鏡下に，尿道結石の存在部位で結石を把持し，抽石することも可能である。時には，尿道結石に尿道鏡を押し当てながら膀胱内まで押し込み，膀胱結石として経尿道的膀胱砕石術を行うこともある。内視鏡的な処置・手術を行う際には，尿道狭窄のような尿路閉塞疾患の有無も，十分に確認しておくことが必要である。

XII 尿路閉塞，排尿機能の障害

Ⓐ 水腎症

　尿路のどこかに尿の通過を妨げる事態が発生すると，その上流で尿が停滞し尿路の拡張が起こり，腎盂・腎杯が拡張する。この状態を**水腎症**（hydronephrosis）という。

▶ **原因・症状**　水腎症の原因は，先天性と後天性に分かれる。主な原因を表4-10に示す。先天性水腎症の代表的なものに，腎盂尿管移行部狭窄症がある。出生前あるいは出生後から乳児期のスクリーニングで腹部超音波検査により発見される。無症状であることが多いが，腹痛・腰痛や血尿などを契機に発見されることもある。病因は，内因性狭窄と外因性狭窄に分かれる。内因性狭窄には，腎盂尿管移行部の筋形成不全による弾性の低下および管腔の狭小化があり，外因性狭窄には，腎臓に流入する異常血管および索状物などがある。なかには，多量の水分摂取による尿量の増加や，立位での腎下垂により一時的に腎盂尿管移行部の閉塞が起こる間欠的水腎症もある。その場合には，間欠的な腹痛・背部痛を認めることがある。

　水腎症に細菌が加わり悪化すると腎実質の破壊を伴い，腎機能がほとんど廃絶した状態となる。その状態を膿腎症という。膿腎症では発熱や倦怠感，背部圧痛，叩打痛を認める。

表4-10　水腎症の原因

部位	先天性疾患	後天性疾患
腎盂，腎盂尿管移行部	腎盂尿管移行部狭窄症	腎・腎盂腫瘍，腎門部リンパ節転移，腎嚢胞，傍腎盂嚢胞，腎結石，後腹膜線維化症，など
尿管	尿管膀胱移行部狭窄症　下大静脈後尿管　尿管異所開口　尿管瘤　巨大尿管　膀胱尿管逆流症	尿管腫瘍，後腹膜腫瘍，尿管結石，尿管炎，妊娠子宮，医原性尿管損傷，腹部大動脈瘤，など
膀胱	神経因性膀胱　膀胱憩室	神経因性膀胱，膀胱結石
前立腺		前立腺肥大症，前立腺がん，前立腺炎
尿道	後部尿道弁　前部尿道弁　前部尿道憩室　包茎	尿道狭窄（外傷性，炎症性），尿道結石，外尿道口狭窄，など

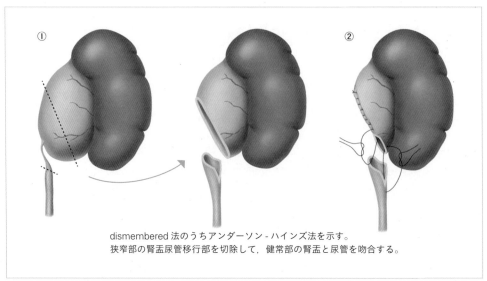

dismembered 法のうちアンダーソン - ハインズ法を示す。
狭窄部の腎盂尿管移行部を切除して，健常部の腎盂と尿管を吻合する。

図4-24　腎盂形成術

▶ 検査・診断　診断は，超音波検査により腎盂・腎杯の拡張を確認し，静脈性腎盂造影（intravenous pyelography；IVP）やCTウログラフィーにより水腎症の状態と原因を評価する。また，放射性同位元素を用いた腎シンチグラフィーなどにより，分腎機能*を評価する。

▶ 治療　軽度の無症候性水腎症では経過観察でよいが，分腎機能が低下している症例や，症状を認めている症例，結石の増大や感染を認めている症例は，治療（手術）の適応である。手術は，**腎盂形成術**（pyeloplasty）とよばれる術式になるが，これには狭窄部の腎盂尿管移行部を切除し，健常部の腎盂と尿管を再吻合する dismembered 法（図4-24）と，切離を行わずに形成術を行う non-dismembered 法がある。腎盂形成術は近年，腹腔鏡下で行うことが増えている。ほかに尿管鏡などを用いた狭窄部切開術（endopyelotomy）もあるが，術後の再狭窄が問題となっている。

　膿腎症に対しては，まず抗菌薬投与を行うが，改善しない場合は尿管ステント留置術や経皮的腎瘻造設術，腎摘除術が必要となる。

Ⓑ 膀胱尿管逆流症

　腎臓で産生された尿は，腎盂から尿管，膀胱へ排泄され，正常では逆方向に流れることはない。しかし，膀胱の尿が，何らかの原因で尿管や腎盂に逆流することを，**膀胱尿管逆流症**（vesicoureteral reflux）といい，尿の逆圧負荷と繰り返す腎盂腎炎によって腎実質障害をきたしたものを逆流性腎症（reflux nephropathy）という。

---

* **分腎機能**：左右個別の腎臓の機能。腎シンチグラフィーなどの核医学検査などで評価できる。Cr，GFR などの基本的な腎機能の指標は，両腎を合わせた機能を評価している。

▶原因・症状　原発性膀胱尿管逆流症の原因は，膀胱尿管接合部自体の脆弱にあり，膀胱尿管接合部の膀胱壁内尿管が短いことが多い。続発性膀胱尿管逆流症の原因には，下部尿路通過障害（前立腺や尿道の閉塞性疾患）による膀胱機能障害などがある。

　膀胱尿管逆流症の発見の契機は，急性腎盂腎炎（発熱，腰背部痛）や出生前後の超音波検査での水腎症の発見によることが多い。膀胱尿管逆流症は，実際には，小児の有熱性尿路感染症の原因として最も多い。前述したように，腎盂腎炎や逆流により腎瘢痕や水腎症を発症し，腎機能障害（逆流性腎症）を呈することもある。

▶検査・診断　膀胱尿管逆流症の診断は，排尿時膀胱尿道造影によって行われる（図4-25）。逆流の程度によって，Grade Ⅰ～Ⅴに分類される（図4-26）。逆流による腎機能障害は腎シンチグラフィーによって判定される。

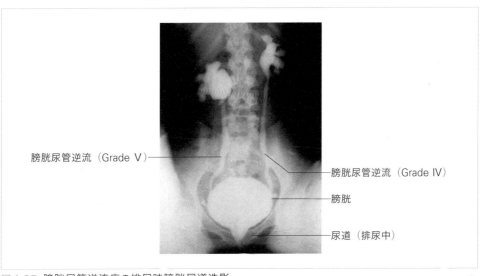

膀胱尿管逆流（Grade Ⅴ）

膀胱尿管逆流（Grade Ⅳ）

膀胱

尿道（排尿中）

図4-25　膀胱尿管逆流症の排尿時膀胱尿道造影

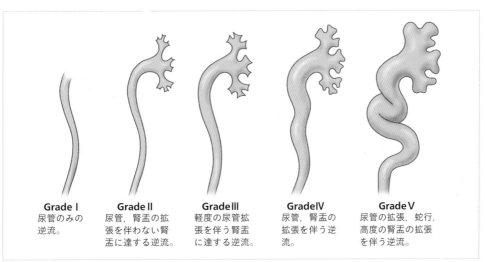

Grade Ⅰ
尿管のみの逆流。

Grade Ⅱ
尿管，腎盂の拡張を伴わない腎盂に達する逆流。

Grade Ⅲ
軽度の尿管拡張を伴う腎盂に達する逆流。

Grade Ⅳ
尿管，腎盂の拡張を伴う逆流。

Grade Ⅴ
尿管の拡張，蛇行，高度の腎盂の拡張を伴う逆流。

図4-26　膀胱尿管逆流症の国際分類

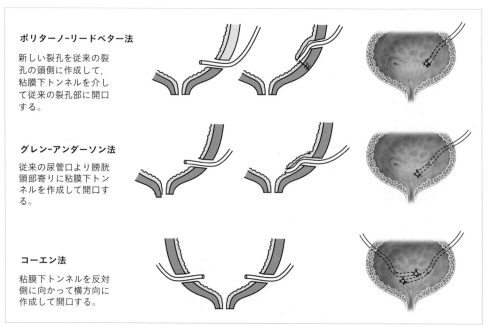

ポリターノ-リードベター法

新しい裂孔を従来の裂孔の頭側に作成して，粘膜下トンネルを介して従来の裂孔部に開口する。

グレン-アンダーソン法

従来の尿管口より膀胱頸部寄りに粘膜下トンネルを作成して開口する。

コーエン法

粘膜下トンネルを反対側に向かって横方向に作成して開口する。

図4-27 膀胱尿管逆流症の手術

▶ 治療　原発性膀胱尿管逆流症は，Grade が低く，年齢が若いほど自然消失する可能性が高い。また，片側性は両側性より自然消失の可能性が高い。特に，排尿機能の発達が著しい乳児期では，高度の症例でも自然消失が期待できる。小児の Grade Ⅰ，Ⅱ症例では，抗菌薬の予防投与による保存的治療が基本である。Grade Ⅴ症例や保存的治療でも改善しない Grade Ⅳ症例，学童期以降の Grade Ⅲ症例，また，抗菌薬投与下でも尿路感染症を発症する症例に対しては，**膀胱尿管逆流防止手術**を行う。代表的な手術の方法として，ポリターノ-リードベター（Politano-Leadbetter）法，グレン-アンダーソン（Glenn-Anderson）法，コーエン（Cohen）法などの，いずれも膀胱粘膜下トンネルに走行する尿管を延長する方法がある（図4-27）。

C 神経因性膀胱

1. 膀胱の活動

1 ｜ 下部尿路の神経支配

　下部尿路の神経支配は，副交感神経，交感神経，体性神経からなる。副交感神経は，仙髄（$S_2 \sim S_4$）の中間外側核，交感神経は胸腰髄（$Th_{11} \sim L_2$）の中間外側核，体性神経は仙髄前角のオヌフ（Onuf）核を中枢とする。

　末梢神経は，副交感神経が骨盤神経節として，交感神経が下腹神経として，体性神経が

第
1
編

構造と機能

症状と病態生理

診察・検査・治療

4
疾患と診療

症状に対する看護

検査と治療に伴う看護

疾患をもつ患者の看護

事例による看護過程の展開

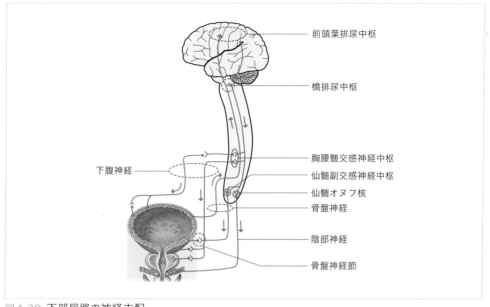

前頭葉排尿中枢

橋排尿中枢

胸腰髄交感神経中枢

仙髄副交感神経中枢

仙髄オヌフ核

骨盤神経

陰部神経

骨盤神経節

下腹神経

図4-28 下部尿路の神経支配

陰部神経として分布する（図4-28）。

2 | 排尿に関与する化学伝達物質

膀胱排尿筋に分布する副交感神経末端からは，アセチルコリンが放出され，ムスカリン受容体*に結合すると膀胱排尿筋の収縮が起こる。

膀胱排尿筋に分布する交感神経受容体は，膀胱体部では主にβ_3受容体，膀胱頸部や前立腺平滑筋では主にα_1受容体が分布する。

交感神経からはノルアドレナリンが放出され，β_3受容体を介して膀胱が弛緩し，α_1受容体を介して膀胱頸部や前立腺平滑筋の収縮に関与する。体性神経は外尿道括約筋や骨盤底筋を支配し，ニコチン様アセチルコリン受容体を介して膀胱を収縮させる。

3 | 蓄尿と排尿の機序

蓄尿期と排尿期には，前述した神経のコントロールにより，排尿筋や膀胱頸部，外尿道括約筋が協調して働く。

蓄尿期には，膀胱の遠心性神経を介して交感神経や陰部神経（体性神経）が刺激され，膀胱頸部や外尿道括約筋が収縮し，さらに副交感神経が抑制されて膀胱が弛緩している。一方，膀胱求心性神経の信号は，脊髄を上行して大脳皮質と脳幹の橋排尿中枢へ伝達され，大脳は尿意を感知しながらも橋排尿中枢を抑制し，排尿反射が起こらないようにしている。

排尿を決意したときに排尿期へ移行し，大脳による橋排尿中枢の抑制を解除する。橋排

---

* **ムスカリン受容体**：サブタイプが$M_{1\sim5}$まで同定されているが，主にM_3が排尿筋収縮に関与していると考えられている。

尿中枢からの遠心性神経により副交感神経が刺激され，膀胱排尿筋が収縮する。さらに交感神経と陰部神経が抑制されて，膀胱頸部（けいぶ）や外尿道括約筋が弛緩することにより，膀胱が空になるまで排尿を行う。

■ 2. 神経因性膀胱の病態・治療

▶ 病態　**神経因性膀胱**（neurogenic bladder）とは，種々の神経疾患により，前述の神経コントロールが障害され，膀胱機能障害を引き起こしている状態である。神経因性膀胱は，膀胱機能障害のタイプにより，排尿筋過活動蓄尿障害と排尿筋低活動排尿障害を示すものに分けられる。脊髄（せきずい）の仙髄（せんずい）にある排尿中枢より上位での神経障害では排尿筋過活動を呈し，仙髄排尿中枢より下位での神経障害では排尿筋低活動を呈する。代表的な疾患を表4-11にまとめる。

▶ 治療　排尿筋過活動を呈する神経因性膀胱には，抗コリン薬やβ_3受容体作動薬などが用いられる。

　また，排尿筋低活動を呈する神経因性膀胱では，尿路感染症を合併していれば，抗菌薬とともにα受容体阻害薬やコリン作動薬により，残尿の軽減を図る。効果がなく残尿が多い場合，腎後性腎不全となるため，間欠的自己導尿（clean intermittent self catheterization：CIC）や，膀胱留置カテーテル挿入などの処置が必要になる。

Ⓓ 前立腺肥大症

▶ 病態　前立腺は膀胱の出口（膀胱頸部（けいぶ））と尿生殖隔膜との間で尿道を取り囲むように存在し，精子の機能を保持する前立腺液を分泌する。**前立腺肥大症**（benign prostatic hyperplasia：BPH）では尿道周囲腺が腫大し，前立腺部尿道の延長，**下部尿路閉塞**（へいそく）により**下部尿路症状**が起こる。しばしば尿意切迫感や頻尿など，排尿が我慢できなくなる**蓄尿障害**を伴う。進行すると**排尿障害**をきたし，残尿による慢性的な尿路感染症や膀胱結石，膀胱壁の肉柱形成の原因となる。（図4-29）。さらに進行すると，膀胱内に尿が充満しているにもかかわらずまったく排尿ができなくなる**完全尿閉**となり，時に**腎後性腎不全**をきたすこともある。ちなみに，前立腺がんは辺縁領域から発生することが多く，移行領域から発生

表4-11　神経因性膀胱の原因，代表的な疾患

分類	原因	疾患
排尿筋過活動を呈する神経因性膀胱	脳幹部橋排尿中枢より上位での神経障害	脳血管障害（脳出血，脳梗塞），パーキンソン病，など
	脳幹と仙髄の間の神経障害（核上型脊髄障害）	脊髄損傷，多発性硬化症，など
排尿筋低活動を呈する神経因性膀胱	仙髄より下位での神経障害	糖尿病，骨盤内手術（子宮がん，直腸がん，など），二分脊椎，椎間板ヘルニア，腰部脊柱管狭窄症，外傷性脊髄損傷，など

第
1
編

構造と機能

症状と病態生理

診察・検査・治療

4

疾患と診療

症状に対する看護

検査と治療に伴う看護

疾患をもつ患者の看護

事例による看護過程の展開

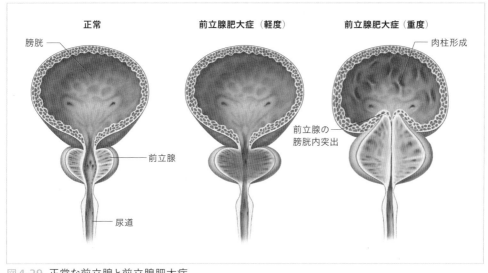

正常　　　　前立腺肥大症（軽度）　　　　前立腺肥大症（重度）

膀胱

前立腺

尿道

前立腺の膀胱内突出

肉柱形成

図4-29　正常な前立腺と前立腺肥大症

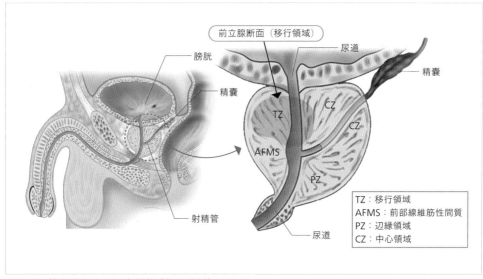

前立腺断面（移行領域）

膀胱

精囊

射精管

尿道

精囊

CZ

CZ

TZ

AFMS

PZ

尿道

TZ：移行領域
AFMS：前部線維筋性間質
PZ：辺縁領域
CZ：中心領域

図4-30　前立腺肥大の発生部位（移行領域）

する前立腺肥大組織ががん化するわけではない（図4-30）。

▶原因　危険因子として，加齢や内分泌的変化，前立腺局所の炎症，遺伝的要因，メタボリックシンドローム（肥満・高血圧・高血糖・脂質異常症），婚姻歴および性生活，既往疾患などがあげられる。

▶症状　尿排出障害の機序として，**機械的閉塞**（肥大結節による尿道の閉塞）と**機能的閉塞**（交感神経-α_1 アドレナリン受容体を介した前立腺平滑筋の収縮による尿道抵抗の増加）がある。閉塞症状には，尿が出始めるまでに時間がかかる**遷延性排尿**と，尿が出始めてから終わるまでに時間がかかる**苒延性排尿**や**尿線細小**，**尿線途絶**がある。刺激症状としては（夜間）頻尿や尿意切迫感があり，また，排尿後症状として**残尿感**がある。なお，過活動膀胱（OAB）を有

している場合も少なくない。

▶ 病期分類　前立腺肥大症は，病期により次のように分類される。

> **第1期**（刺激期）：尿道や会陰部の不快感，圧迫感，軽度の排尿困難と（夜間）頻尿などが出現する。一般に残尿は認めない。
> **第2期**（残尿発生期）：強い排尿困難を自覚するようになり，残尿（50～150mL程度）が発生する。尿路感染も合併しやすく，感冒薬服用後や飲酒後に急性尿閉をきたすこともある。急性尿閉時の特徴的な症状は，強い尿意切迫感と下腹部膨満である。
> **第3期**（代償不全期，慢性尿閉期）：残尿量が増加し（200～300mL以上），膀胱の収縮力が失われ，意識しないうちに尿が漏れてくる溢流性（奇異性）尿失禁が生じる。進行すると水腎症をきたし，腎後性腎不全となることもある。

▶ 検査・診断　以下の諸検査により，尿路の異常や排尿機能を評価する。なお，尿流動態検査や膀胱（尿道）鏡検査は侵襲的な検査であり，神経因性膀胱の精査や手術適応の評価の際に必要に応じて行う。

- **問診**：国際前立腺症状スコア（international prostate symptom score：IPSS）（表4-12）およびQOLスコア（表4-13）による評価を行う。
- **直腸診**：患者を仰臥位にしたうえで両膝を屈曲位とし，一般に第2指（示指）で行う。直腸に第2指を挿入すると，指の腹側に半球状の前立腺を触知する。正常ではクルミ大の軟らかい前立腺を触知するが，肥大症では腫大した弾性硬の前立腺を触知する。前立腺がんではしばしば表面不整で，石様硬の前立腺を触知する（図4-31）。また，神経因性膀胱では，肛門括約筋の緊張・反射が低下している。

表4-12　国際前立腺症状スコア（IPSS）

この1か月間，どの程度の割合で下記の症状がありましたか	まったくない	5回に1回の割合より少ない	2回に1回の割合より少ない	2回に1回の割合	2回に1回の割合より多い	ほとんどいつも
尿をした後に尿がまだ残っている感じがありましたか	0	1	2	3	4	5
排尿後2時間以内にもう1度しなければならないことがありましたか	0	1	2	3	4	5
排尿途中に尿が途切れることがありましたか	0	1	2	3	4	5
排尿を我慢するのが難しいことがありましたか	0	1	2	3	4	5
尿の勢いが弱いことがありましたか	0	1	2	3	4	5
排尿開始時にいきむ必要がありましたか	0	1	2	3	4	5
床に就いてから朝起きるまでに普通何回排尿に起きましたか	0回　0	1回　1	2回　2	3回　3	4回　4	5回以上　5

合計＿＿＿＿＿点

＊該当する箇所の数値は点数で，合計点が0～7点は軽度，8～19点は中等度，20～35点は重度の前立腺肥大症の症状があると評価される。

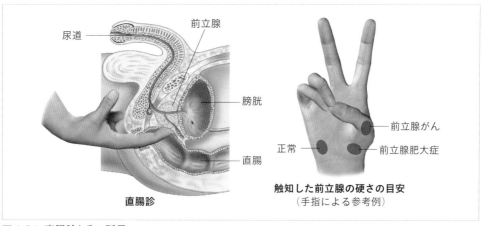

表4-13 QOLスコア

	大変満足	満足	大体満足	満足・不満のどちらでもない	不満気味	不満	大変不満
現在の排尿の状態が今後一生続くとしたらどう感じますか	0	1	2	3	4	5	6

＊該当する箇所の数値は点数で，0～1点は軽度，2～4点は中等度，5～6点は重度の前立腺肥大症の症状があると評価される。

図4-31 直腸診とその所見

- **尿検査**：尿路感染や血尿，たんぱく尿，尿糖の有無などをチェックする。
- **血液検査**：前立腺特異抗原（PSA）の測定（一般に基準値は4.0ng/mL以下）を含めた一般血液検査を行う。なお直腸診や膀胱鏡検査後，あるいは尿閉や急性前立腺炎の際にはPSA値が上昇する傾向があるので注意が必要である。
- **尿流測定**：専用の機器を用いて1秒間当たりの排尿量を連続的に記録し，排尿パターンや排尿量，最大尿流率（Qmax）などを調べる方法。前立腺肥大症や尿道狭窄症では最大尿流率が低下し，排尿時間が延長する（図4-32）。また，排尿直後に残尿測定（正常はほぼ0mL）を行い，残尿の程度を把握する。
- **超音波検査**：前立腺容量（正常は約20mL）や水腎症の有無，膀胱壁の変化（肉柱形成や憩室の有無）をみる。
- **排泄性尿路造影**：膀胱底部挙上や膀胱壁の肉柱形成・憩室の有無，尿管下端の釣り針状変化（fish hook sign）などをみる。
- **尿流動態検査**（urodynamic study：UDS）：膀胱内にカテーテルを留置して蓄尿時の膀胱機能を評価する膀胱内圧測定と，膀胱内と直腸内にカテーテルを留置したまま排尿することにより排尿時の膀胱機能と下部尿路の閉塞を評価する内圧尿流検査がある。
- **膀胱（尿道）鏡検査**：内視鏡で，直接，尿道や膀胱内を観察する。前立腺部尿道の閉塞の程度や尿道狭窄の有無，膀胱壁の肉柱形成の程度，膀胱結石の有無などを観察する。
- ▶ 治療　IPSSが7点以下で，尿流測定と残尿測定で著明な尿排出障害や残尿を認めない

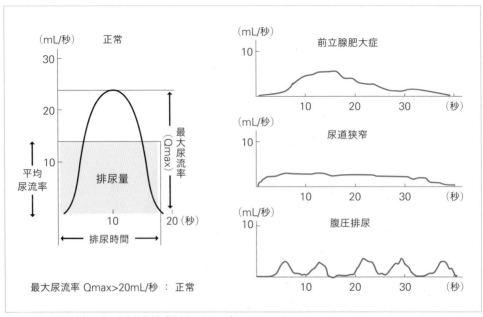

図4-32 尿流測定による尿流曲線（排尿パターン）

場合は，経過観察でよい。

▶ 内科的治療　排尿障害による腎機能低下や，尿閉といった絶対的な手術適応を除き，まず，α_1アドレナリン受容体遮断薬（α_1遮断薬）や，ホスホジエステラーゼ5（PDE5）阻害薬の一つであるタダラフィルを用いた薬物療法によって閉塞を解除する。副作用として，α_1遮断薬では起立性低血圧や易疲労性，射精障害，鼻づまり，頭痛，眠気がある。また，α_1遮断薬服用歴のある患者の白内障手術中に**術中虹彩緊張低下症**（IFIS）とよばれる「水流による虹彩のうねり」や「虹彩の脱出・嵌頓」「進行性の縮瞳」が生じることがある。白内障の手術を予定している場合，α_1遮断薬を休薬する必要はないが，事前に眼科医に連絡しておく必要がある。PDE5阻害薬は，ほてりやまれに視力・聴力障害などの副作用がある。また，狭心症で用いられる硝酸剤および一酸化窒素（NO）供与剤（ニトログリセリン亜硝酸誘導体など）と併用すると降圧作用を増強させるため，併用禁忌となっている。

　なお，排尿が困難な患者や残尿の多い患者では，抗ヒスタミン作用を有する総合感冒薬や抗アレルギー薬，腸管鎮痛鎮痙薬の臭化ブチルスコポラミン，向精神薬，抗うつ薬，過活動膀胱などに用いられる抗コリン薬などにより，急性尿閉をきたすことがあるため，注意が必要である。

▶ 外科的治療　外科的治療には，以下のものがある。

• **経尿道的前立腺切除術**（transurethral resection of the prostate；**TURP**）：前立腺肥大症の標準術式といわれている。ただし，大きな前立腺肥大症では切除しきれないことがある。合併症に，出血（血尿）や低ナトリウム血症をきたす TUR 症候群（TUR 反応または水中毒ともいう），前立腺被膜穿孔，前立腺炎や精巣上体炎などの尿路感染症や逆行性射精，尿

道狭窄，尿失禁（多くは腹圧性尿失禁）などがある。特に TUR 症候群や高度の血尿は意識障害や血圧低下によるショック状態となることがあり，注意が必要である。TUR 症候群に対しては，フロセミド投与や塩化ナトリウム投与が必要となる。この場合，フロセミド投与による血圧の低下と，急激なナトリウム補正による**橋中心髄鞘崩壊症（CPM）**の発症に注意しなければならない。

- **経尿道的生理食塩水前立腺切除術**（transurethral resection［in saline］for the prostate：**TURisP** など）：灌流液に生理食塩水を用いることができる TURis システムを用いた TURP で，TUR 症候群を回避できる。切除時間の制限はないが，手術時間が長くなるにつれ出血量が多くなるので，注意が必要である。

- **ホルミウムレーザー前立腺核出術**（holmium laser enucleation of the prostate：**HoLEP**）：近年，経尿道的手術の代表的手術として普及してきたもので，水に吸収されやすいホルミウムレーザーを用いて，経尿道的に腺腫を核出する方法である。出血が少なく，大きな前立腺肥大症でも手術可能である。灌流液に生理食塩水が使用可能なため，TUR 症候群を回避できる。合併症に，出血（比較的少ない）や前立腺被膜穿孔，膀胱穿孔，尿路感染症，逆行性射精，尿道狭窄，尿失禁などがある。

- **経尿道的バイポーラ前立腺核出術***（transurethral enucleation with bipolar：**TUEB**）：剝離用のへら（スパチュラ）のついた電極を用いて前立腺内腺を核出する方法である。前述の TURis システムを用いるため，HoLEP や TURisP と同様に，TUR 症候群を回避できる。合併症は HoLEP と同様である。

> **Column　経尿道手術での持続灌流**
>
> 　経尿道手術では，視野確保のために持続灌流を行いながら手術を行う必要がある。この灌流液は，前立腺切除の際に切除断端の血管から体内へ吸収される。経尿道的前立腺切除術（TURP）ではモノポーラ電気メスで切除を行う。これは，電流が電気メスの先端から組織（人体）を介して機器本体（ジェネレーター）へ戻るシステムである（対極板が必要）。灌流液に電気抵抗の少ない生理食塩水を用いると，組織へ電気が流れず，切開ができなくなる。このため灌流液には，電気抵抗の大きい非電解質溶液（ウロマチック®）を用いるが，手術時間が長くなると低ナトリウム血症（TUR 症候群／水中毒）をきたす。そのため一般的には，1 時間前後で切除を終わらせなければならない。このため，術者の技量にもよるが，大きな前立腺肥大症では十分に切除しきれないことがある。なお，灌流液に生理食塩水が使用できる高周波電気メスやレーザーを用いた経尿道的前立腺核出術は対極板が不要で，TUR 症候群のリスクが低く，手術時間に制限がないため，大きな前立腺肥大症患者に対しても手術が可能となっている。

* **経尿道的バイポーラ前立腺核出術**：日本工業規格（JIS）における「バイポーラ電極」とは，「2 つ以上のアクティブ電極を同一支持部に組み付けたもので，エネルギーが与えられたときに，高周波電極が主としてこれらの 2 つの電極間に流れる構造を備えた電極」となっているので，TURis システムの形状は，厳密にはバイポーラ電極とはいえない。本術式の報告書が，便宜上，バイポーラと名付けて普及されたため一般化している。

- **チタン酸リン酸カリウムレーザーによる光選択的前立腺蒸散術**（photoselective vaporization of the prostate：**PVP**），**接触式レーザー前立腺蒸散術**（contact laser Vaporization of the prostate：**CVP**）：出血が少なく，手技が比較的簡単なため，近年普及してきている。ただし，レーザー発生装置が高価で，大きな前立腺肥大症の治療に対しては限界があり，前立腺核出術に比べ，やや再発率が高い。
- **そのほかの治療**：レーザー治療としては，**ホルミウムレーザー前立腺蒸散術**や**ツリウムレーザー前立腺切除術**がある。ともに出血が少なく，手技が比較的簡単である。ただし，レーザー発生装置が高価で，前立腺蒸散術は大きな前立腺肥大症に対しては限界がある。

　開放性前立腺摘除（前立腺被膜下摘除術）は大きな前立腺肥大症に適応となるが，侵襲が大きく出血量も多いため，近年はあまり行われなくなってきている。合併症に出血や創部感染，創痛，尿失禁，尿路感染症，逆行性射精がある。尿道ステント（メモカス028）や植込み型前立腺組織牽引システム（UroLift®）は，重篤な合併症をもつ手術困難症例に適応となる。前者の合併症として出血や尿路感染，ステントのずれによる尿閉や尿失禁，ステントの膀胱内脱落，結石形成などがある。後者の合併症として，出血（骨盤内血腫）などが報告されている。

　上記治療が困難な尿閉患者では，しばしば長期にわたる尿道カテーテル管理を余儀なくされることがある。長期カテーテル留置による合併症として，精巣上体炎や前立腺炎などの尿路感染による発熱や膀胱結石，まれに尿道皮膚瘻などがある。特に寝たきりの患者ではカテーテルにより，尿道皮膚瘻や外尿道口の裂傷をきたすことがあるため，カテーテルを上方（腹部）に固定する。

▶ **手術療法（TURP）後の注意点**　出血（血尿）の程度の確認やバイタルチェックが重要である。血尿が高度になると膀胱内に血餅（コアグラ）が貯留し，尿道（または尿道カテーテル）を閉塞させる膀胱タンポナーデを引き起こすことがある。患者の強い尿意と下腹部の緊満・膨隆を認めた場合，膀胱洗浄を行い，コアグラを除去する必要がある。また，術後も出血をきたす可能性があるため，術後2〜3週間は長時間の入浴やウォーキング，スポーツ，飲酒を控えるよう指導する。

Ｅ　そのほかの尿路閉塞，排尿機能の障害

1. 過活動膀胱

Digest

過活動膀胱

概要	病態	・尿意切迫感を主症状とし，頻尿や夜間頻尿，時に切迫性尿失禁を伴う症候群。
	好発	・40歳以上

第1編

構造と機能

症状と病態生理

診察・検査・治療

4 疾患と診療

症状に対する看護

検査と治療に伴う看護

疾患をもつ患者の看護

事例による看護過程の展開

概要	原因	●神経因性の場合：中枢神経障害（脳血管障害，パーキンソン病，多系統萎縮症，脳外傷など）と脊髄障害（脊髄損傷，多発性硬化症，頸椎症，脊柱管狭窄症，二分脊椎など） ●非神経因性の場合：前立腺肥大症などの下部尿路閉塞や加齢，骨盤底筋の脆弱化，特発性
症状		●尿意切迫感，頻尿，夜間頻尿，切迫性尿失禁
検査・診断	診断基準	●1日の排尿回数が8回以上，かつ尿意切迫感が週1回以上である。
	重症度判定	●過活動膀胱症状質問票に従う。
	尿流動態検査	●尿流測定，残尿測定，膀胱内圧検査，外尿道括約筋筋電図，内圧尿流検査
主な治療	行動療法	●過剰な水分摂取やカフェイン摂取を控える。膀胱訓練を行う。骨盤底筋体操を行う。（理学療法，バイオフィードバック療法）。
	薬物療法	●抗コリン薬，α_1遮断薬，アドレナリンβ_3受容体作動薬

▶ 病態・原因　**過活動膀胱**（overactive bladder；**OAB**）は尿意切迫感を主症状とし，頻尿や夜間頻尿，時に切迫性尿失禁を伴う症状症候群である。過活動膀胱は蓄尿期に膀胱排尿筋過活動によって起こり，神経因性過活動膀胱と非神経因性過活動膀胱がある。神経因性の原因には脳幹部橋より上位の中枢神経障害（脳血管障害，パーキンソン病，多系統萎縮症，脳外傷など）と，脊髄障害（脊髄損傷，多発性硬化症，頸椎症，脊柱管狭窄症，二分脊椎など）がある。非神経因性は排尿筋過活動をもたらす明らかな神経障害が特定できない場合であり，その原因には前立腺肥大症などの下部尿路閉塞や加齢，骨盤底筋の脆弱化，特発性などがある。

▶ 症状　**尿意切迫感**が必須の症状で，さらに頻尿ないし夜間頻尿を伴う。時に**切迫性尿失禁**を伴う。これらの症状は細菌性膀胱炎や間質性膀胱炎，膀胱がん（特に上皮内がん），膀胱結石，前立腺炎などでも認めることがあるので，除外診断を行う必要がある。

▶ 診断　過活動膀胱の診断は症状が重要で，「1日の排尿回数が8回以上，かつ尿意切迫感が週1回以上」を認めることが診断基準となる。過活動膀胱の重症度判定は，これらの症状をスコア化した過活動膀胱症状質問票（overactive bladder symptom score；OABSS）を用いる。神経因性のものや下部尿路閉塞に伴うものは尿流動態検査（urodynamic study；UDS）を行う。代表的な尿流動態検査には，尿流測定，残尿測定，膀胱内圧検査，外尿道括約筋筋電図，内圧尿流検査などがある。

▶ 治療　過活動膀胱の治療には，行動療法や薬物療法，外科的治療などがある。

● **行動療法**：過剰な水分摂取やカフェイン摂取を控える。膀胱訓練として，少しずつ排尿間隔を延長して膀胱容量を増加させる。理学療法として，意図的に骨盤底筋を収縮させる骨盤底筋体操を行う。バイオフィードバック療法として，実際に骨盤底筋の収縮を確認して骨盤底筋体操の効率化を図る。

● **薬物療法**：主に抗コリン薬が使われ，膀胱のムスカリン受容体を遮断することにより膀胱排尿筋の過活動を改善させる。ただし，抗コリン薬には，膀胱排尿筋の収縮の低下による残尿の増加や，尿閉などの副作用があるので注意する。近年，アドレナリンβ_3受容体作動薬（β_3作動薬）が過活動膀胱の治療薬として登場し，膀胱平滑筋を弛緩させ膀

胱の蓄尿機能を高めることによって症状を改善させることに役立っている。β_3作動薬では抗コリン薬にみられやすい口内乾燥や便秘などの副作用がほとんどなく，排尿障害もきたしにくい。

2. 低活動膀胱

▶ 病態・原因　**低活動膀胱**（underactive bladder：**UAB**）とは，排尿時の膀胱収縮が障害され，排尿困難を主体とする症状が出現することである。膀胱を支配する末梢神経のうち，主に骨盤神経（副交感神経）の障害によって発症する。主な原因として，糖尿病による末梢神経障害や子宮がん，直腸がんに対する根治的手術による神経損傷，下位の脊髄損傷，二分脊椎などがある。低活動膀胱では，膀胱知覚を伝達する求心性神経と膀胱排尿筋を収縮させる遠心性神経が障害されるため，尿意を感じにくくなり，排尿筋の収縮も弱くなる。その結果，排尿困難をきたし，多量の残尿を呈し，場合によっては尿閉になることがある。

▶ 症状　遷延性排尿や苒延性排尿，腹圧排尿などがある。膀胱に多量に尿がたまり過ぎると，まったく排尿ができなくなり，尿意の欠如ないし低下により慢性尿閉となっている場合もある。

▶ 診断　尿流量測定で尿勢の低下や排尿時間の延長など排尿困難の程度を評価し，残尿測定で残尿量を確認する。膀胱内圧検査では尿意の有無や膀胱排尿筋の収縮力の低下を調べる。

▶ 治療　薬物療法として，膀胱排尿筋を収縮させるコリン作動薬やコリンエステラーゼ阻害薬を用いる。ただし，副作用に下痢や腹痛などの消化器症状があり，重度なものに呼吸困難を伴うコリン作動性クリーゼがあるので，特に高齢者や，腎機能・肝機能障害の患者には十分な注意が必要である。薬物療法を行っても多量の残尿を認める場合や，尿閉が持続する場合には間欠的自己導尿を行う。

3. 尿失禁

Digest

尿失禁

概要	定義	・尿禁制機構が保たれず尿が漏れ出してしまう状態。 ・器質性尿失禁（腹圧性尿失禁，切迫性尿失禁，溢流性尿失禁，反射性尿失禁，真性尿失禁など）と機能性尿失禁がある。
	好発	・腹圧性尿失禁は妊婦や中高年女性に多い。
	原因	・膀胱や尿道，その筋肉や神経の異常による。
症状		・意図しない尿の漏出がみられる。
検査・診断	問診	・咳テスト
	パッドテスト	・パッドの重量が増加する。
	鎖尿道膀胱造影検査	・腹圧性尿失禁の尿道過可動型か内因性括約筋不全型かを診断する。
	膀胱尿道内圧検査	・腹圧性尿失禁の尿道過可動型か内因性括約筋不全型かを診断する。

第1編

構造と機能

症状と病態生理

診察・検査・治療

4 疾患と診療

症状に対する看護

検査と治療に伴う看護

疾患をもつ患者の看護

事例による看護過程の展開

主な治療	保存的治療	● 骨盤底筋訓練 ● 保存的療法：交感神経α作動薬（塩酸エフェドリン）やβ作動薬（塩酸クレンブテロール），抗コリン薬
	手術療法	● 膀胱頸部挙上術，尿道吊り上げ手術（TVT手術，TOT手術），尿道周囲注入療法

▶ 病態・原因　**尿失禁**（urinary incontinence）とは，尿禁制機構が保たれず尿が漏れ出てしまう状態のことで，膀胱や尿道，その筋肉や神経の異常などが原因で尿が漏れる**器質性尿失禁**と，器質的異常がなく尿が漏れる**機能性尿失禁**に分かれる。器質性尿失禁には，腹圧性尿失禁や切迫性尿失禁，溢流性尿失禁，反射性尿失禁，真性尿失禁などがある（第2章-Ⅱ-A-5「尿失禁」参照）。

　尿失禁全体のなかで腹圧性尿失禁が最も多く，次に，腹圧性尿失禁と切迫性尿失禁が併発する混合型尿失禁が多い。切迫性尿失禁の主な病態は過活動膀胱であり，その治療は膀胱排尿筋の過活動を改善させる作用のある抗コリン薬が中心となる。以下では，尿失禁のなかで最も多い腹圧性尿失禁について述べる。

▶ 検査・診断　尿失禁の診断は問診が非常に重要であり，問診で尿失禁の種類についての診断がほぼ可能である。まず，尿がたまった状態で台上診を行い，外陰部を診察した後に，腹圧をかけ，咳き込んで尿が漏れるかを観察する（咳テスト）。次に，尿がどの程度漏れているかを測定するために，60分パッドテストを行う。

　腹圧性尿失禁のなかでは，尿道過可動型か内因性括約筋不全型かを診断することは重要で，これらを診断するために鎖尿道膀胱造影（chain cystography；chain CG）検査と膀胱尿道内圧検査がある。chain CGは，尿道内に鎖を挿入した後に，膀胱を造影剤で充満させて撮影する方法である。尿道過可動型では，腹圧負荷によって膀胱頸部が下垂し，後部尿道膀胱（posterior urethrovesical；PUV）角が開大する（図4-33）。膀胱尿道内圧検査には，腹圧下尿漏出圧（abdominal leak point pressure；ALPP）測定と尿道内圧測定（urethral

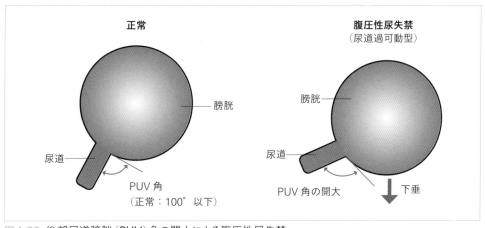

図4-33　後部尿道膀胱（PUV）角の開大による腹圧性尿失禁

pressure profilometry：UPP）がある。ALPP は腹圧をかけて尿が漏れ出す最小の膀胱内圧のことで，約60cmH$_2$O 以下の場合は内因性括約筋不全が考えられる。UPP は，圧測定センサーの付いているカテーテルを尿道に挿入し，一定のスピードでカテーテルを引きながら尿道内圧を測定する方法である。

▶ 治療　腹圧性尿失禁では，保存的治療と手術療法が行われる。

• **保存的治療**：腹圧性尿失禁は骨盤底筋の脆弱化に起因していることが多いため，脆弱化した骨盤底筋を強化する**骨盤底筋訓練**が有用である。腟と肛門を締める運動を繰り返す骨盤底筋体操は，骨盤底筋の強化により尿道の閉鎖圧を高め，尿失禁を防ぐことができる。腹圧性尿失禁に対する薬物治療には交感神経 α 作動薬（塩酸エフェドリン）や β 作動薬（塩酸クレンブテロール）などを用い，切迫性尿失禁を併発している混合型尿失禁に対しては抗コリン薬が有効なことがある。

• **手術療法**：腹圧性尿失禁に対する手術療法は，膀胱頸部挙上術と**尿道吊り上げ手術**，尿道周囲注入療法などがある。近年は，尿道下方にテープ（スリング）をとおして尿道を支える尿道吊り上げ手術が主流となっており，人工のテープ（プロリンメッシュテープ）を用いた TVT（tension-free vaginal tape）手術，あるいは TOT（trans-obturator tape）手術が行われている。

XIII　腎・尿路・男性生殖器の腫瘍

腎臓，腎盂，尿管，膀胱，前立腺，尿道，陰茎，精巣の腫瘍が主な対象疾患であり，良性腫瘍と悪性腫瘍がある（図4-34）。

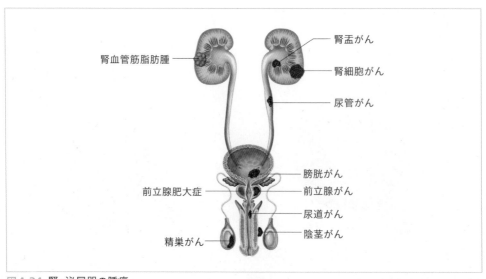

腎血管筋脂肪腫

腎盂がん

腎細胞がん

尿管がん

膀胱がん

前立腺肥大症

前立腺がん

尿道がん

陰茎がん

精巣がん

図4-34　腎・泌尿器の腫瘍

第
1
編

構造と機能

症状と病態生理

治療　診察・検査・

4

疾患と診療

看護　症状に対する

検査と治療に伴う看護

患者の看護　疾患をもつ

過程の展開　事例による看護

泌尿器科腫瘍の特徴的な症状として無症候性血尿がある。これは，痛みなどの症状がまったくない血尿で，腎実質腫瘍や腎盂・尿管腫瘍，膀胱腫瘍を疑う重要な症状である。

Ⓐ 腎実質腫瘍

腎実質腫瘍には，ほかの腫瘍と同様に良性腫瘍と悪性腫瘍がある。良性腫瘍では腎血管筋脂肪腫，腎オンコサイトーマ（renal oncocytoma）などがあり，悪性腫瘍では腎細胞がん，ウィルムス腫瘍（腎芽細胞腫）などがあるが，90％以上は悪性腫瘍の**腎細胞がん**（renal cell carcinoma）である。診断は画像診断が中心になり，一般的に生検は行われない。

ここでは，腎細胞がん，ウィルムス腫瘍，腎血管筋脂肪腫について概説する。

1. 腎細胞がん（腎がん）

Digest

腎細胞がん（腎がん）

概要	疫学	● 腎実質腫瘍の 90％ を占める悪性腫瘍。
	好発	● 50～70 歳代に多く，男女比は 2～3：1 で男性に多い。 ● 長期透析患者では，ほかの患者よりも約 30～40 倍多い。
	原因	● 肥満や喫煙をリスクとする。
症状		● 血尿，腹部腫瘤，疼痛をきたすこともあるが，無症状が多い。
検査・診断	画像診断	● 超音波検査，CT 検査
主な治療	外科的治療	● 根治的腎摘除術，腹腔鏡手術，腎部分切除術
	薬物療法	● 免疫療法，分子標的薬

▶ 概念・疫学　腎細胞がんは，腎実質腫瘍の 90％ を占める。50～70 歳代に多く，男女比は 2～3：1 で男性に多い。わが国での年間発症者は約 1 万人で，年々，増加傾向にある。長期透析患者では腎がんの発生が，ほかの患者に比して約 30～40 倍多い。初診時，約 30％ に転移（肝，肺リンパ節）を認める。

▶ 症状　血尿，腹部腫瘤，疼痛が 3 大症状といわれていたが，最近では，これらの症状がそろうことはほとんどなく，定期検診やほかの疾患の検査中に偶然に見つかることが多い（偶発がん）。

進行した腎細胞がんでは，様々なサイトカインを分泌して，貧血や発熱，高カルシウム血症といった尿路外の症状をきたすこともある。

▶ 診断　超音波検査や CT 検査が有用である。これにより，腎嚢胞や腎盂腫瘍，腎血管筋脂肪腫などと鑑別する。胸部 CT 検査や核医学検査（骨シンチグラフィー）などで，遠隔転移の有無を確認する。

腎細胞がんの病期分類を表 4-14，図 4-35 に示す。

▶ 治療　放射線療法や抗がん剤治療はほとんど効果がなく，手術治療が主体となる。

表4-14 腎細胞がんの病期分類

Stage	進展度および転移
Stage I	腫瘍は腎内に限局し，7cm 以下である。 所属リンパ節に転移していない。
Stage II	腫瘍は腎内に限局しているが，7cm を超える。 所属リンパ節への転移や，腎静脈への進展はない。
Stage III	腫瘍は腎静脈または腎周囲に進展している。 または，1 個の所属リンパ節に転移している。
Stage IV	腫瘍はジェロータ筋膜を越える。 または，2 個以上の所属リンパ節転移や遠隔転移がある。

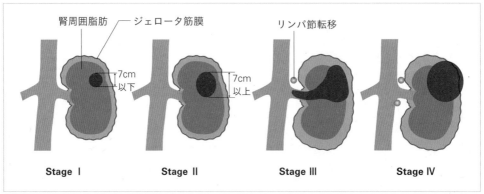

図4-35 腎細胞がんの病期

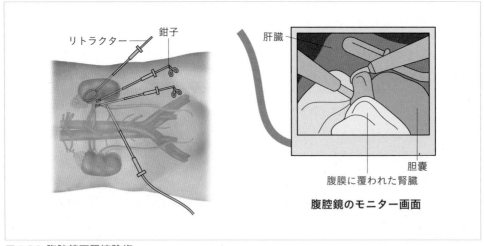

図4-36 腹腔鏡下腎摘除術

　摘出可能であれば，腫瘍のある腎臓を摘出する**根治的腎摘除術**＊を行う。最近では，皮膚を大きく切開せずに，1cm 程度の穴から内視鏡を挿入し，モニター画面で観察しながら手術を行う，腹腔鏡手術が普及している（図4-36）。

＊ **根治的腎摘除術**：腎臓はその周囲を脂肪組織，ジェロータ（Gerota）筋膜で包まれている。根治的腎摘除術とは，腎臓を包むジェロータ筋膜ごと一塊に摘出することをいう。一方，腎臓だけを摘出する手術を単純腎摘除術という。

第
1
編

構造と機能

症状と病態生理

診察・検査・治療

4
疾患と診療

症状に対する看護

検査と治療に伴う看護

疾患をもつ患者の看護

事例による看護過程の展開

　Stage Ⅰの小さな腫瘍に対しては，腫瘍部分のみを摘出する腎部分切除術も行われる。腎部分切除術は，近年ではロボット支援下腹腔鏡手術で行われることも多い。手術不能症例や転移のある場合には，免疫療法や分子標的薬による治療を行う。

▶ 予後　初期の腎細胞がんの手術後の5年生存率は80%以上と良好だが，遠隔転移のあるものは有効な治療法が少なく，20%以下と極めて不良である。また，術後10年以上経過して再発することもあり，長期にわたる経過観察が必要である。

▌2. ウィルムス腫瘍

▶ 概念　ウィルムス（Wilms）腫瘍（しゅよう）は，腎芽細胞腫ともよばれる。1〜4歳児に好発する小児の悪性腫瘍の代表疾患である。発育は早く，巨大な腫瘍を形成しやすく，10%は両側に認められる。合併奇形（無虹彩症（こうさい），停留精巣（せいそう），尿道下裂）を伴うことも多い。

▶ 症状・診断　腹部腫瘤（しゅりゅう）により，親が気づくことが多い。腎細胞がんと異なり，血尿や疼痛（とう）（つう）はまれである。診断は腎細胞がん同様に，超音波検査やCT検査が有用である。

▶ 治療　早期発見による腎摘除術が基本だが，腎細胞がんと異なり，放射線療法や抗がん剤（アクチノマイシンD，ビンクリスチン，ドキソルビシン）による化学療法が有効である。

▌3. 腎血管筋脂肪腫

▶ 概念　腎血管筋脂肪腫（angiomyolipoma）は，腎臓の良性腫瘍では最も多く，血管や平滑筋，脂肪成分からなる混合腫瘍である。腎細胞がんと異なり，1：2〜4と女性に多い。両側性・多発性に発生することがある。結節性硬化症の患者の約半数に合併する。

▶ 症状・診断　腎細胞がんと同様に，以前は血尿や腹部腫瘤，疼痛を示したが，最近では

Column　免疫療法，分子標的薬とは？

　従来からある抗がん剤治療は，薬剤の投与により，がん細胞を直接的に攻撃したり，その増殖を妨げたりして，効果を期待するものである。

　免疫療法とは，人間が本来もっている免疫反応によって，がん細胞を攻撃する治療である。従来の免疫療法は，インターフェロン投与を中心としたサイトカイン療法により免疫力を高めていたが，効果は10%程度であった。がん細胞自体が自身の免疫反応から逃れるしくみ（がんの免疫逃避）を獲得することで，効果が得られなかったためである。近年，新しい免疫療法として，免疫チェックポイント阻害薬が開発された。これは，がん細胞による免疫逃避を解除することで，人間が本来もっている免疫力を復活させてがん細胞を攻撃するものであり，腎がんのみならず，多くのがんに対する有効な治療として注目を集めている。

　分子標的薬は，従来の薬剤とはコンセプトがまったく異なるもので，がん細胞を直接的に攻撃するのではなく，がん細胞の増殖にかかわるたんぱく質のはたらきを制御することで，がん細胞の増殖を抑える効果が期待される薬剤である。

無症状のうちに偶然発見されることが多い。超音波検査や CT 検査などで，腫瘍の中に脂肪成分の存在を証明することで診断できる。

▶ 治療　良性腫瘍であり，基本的には経過観察でよいが，悪性腫瘍との鑑別が難しい場合や，サイズが大きく自然破裂の危険性がある場合には，摘出術や部分切除術が行われる。

B 腎盂腫瘍・尿管腫瘍

▶ 病態　腎盂・尿管に発生する腫瘍の大部分が上皮性悪性腫瘍（腎盂・尿管がん）であり，腎盂・尿管がんを**上部尿路がん**とよぶこともある。組織型の 90% 以上は尿路上皮がんで，10% に扁平上皮がんがみられる。尿路上皮がんの多くは乳頭状の形態を呈し，多発することも少なくなく，膀胱腫瘍も 20 〜 40% にみられる。

▶ 症状　症状の大多数は無症候性肉眼的血尿であり，なかには，腫瘍による閉塞で水腎症となり，側腹部痛を認めることもある。

▶ 診断　診断は，静脈性尿路造影や CT（図 4-37），MRI の画像診断に加えて，尿細胞診が補助的診断に有用である。最近では，細径の尿管鏡により，内視鏡的な診断（生検も含めて）が可能になっている。

▶ 治療　治療は，腎尿管と尿管口を含む膀胱壁を一塊として切除する腎尿管全摘除術が原則である。近年では，腹腔鏡下で手術を行うことが多い。術前あるいは術後の補助的治療としての化学療法や，転移性がんに対する化学療法には，M-VAC 療法（メトトレキサート，ビンブラスチン，ドキソルビシン，シスプラチンの 4 剤併用），GC 療法（ゲムシタビン，シスプラチンの併用）がある。

▶ 予後　筋層非浸潤がんであれば予後は良好（5 年生存率 80% 以上）だが，筋層浸潤がんでは予後は不良（5 年生存率 30% 前後）である。

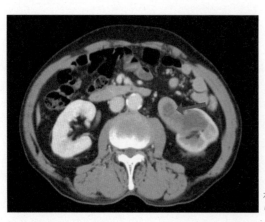

水腎症を呈している腎盂がん（➡）がみられる。

図 4-37　水腎症を伴った腎盂がんの CT

第
1
編

構造と機能

症状と病態生理

診察・検査・治療

4
疾患と診療

症状に対する看護

検査と治療に伴う看護

疾患をもつ患者の看護

事例による看護過程の展開

C 膀胱腫瘍

Digest

膀胱腫瘍

概要	定義	・膀胱に生じる腫瘍。 ・良性腫瘍と悪性腫瘍、さらに上皮性腫瘍および非上皮性腫瘍があるが、上皮性悪性腫瘍である膀胱がんが大部分を占める。
	好発	・50歳以上が全体の90%以上を占める。 ・男女比は約3〜4：1で男性に多い。
	原因	・喫煙、化学物質（4-アミノビフェニル、ビンジジン、2-ナフチラミンなど）、フェナセチン（鎮痛薬）やシクロホスファミド（抗がん剤）の長期投与、尿路感染症（特にビルハルツ住血吸虫症）
症状		・無症候性肉眼的血尿、膀胱刺激症状（排尿痛や尿意切迫感など）、水腎症による側腹部痛。
検査・診断	尿検査・尿細胞診	・血尿を確認する。
	膀胱鏡検査	・腫瘍の発生部位や数、大きさ、増殖形態などを観察する。
	生検	・経尿道的膀胱腫瘍切除術（TURBT）または生検。
	画像診断	・CT検査、MRI、骨シンチグラフィー
主な治療	TURBT	・筋層非浸潤がんに対する治療である。 ・組織型と異型度、深達度を診断する。 ・再発予防や腫瘍への直接効果を目的として、抗がん剤やBCG膀胱内注入療法を行うこともある。
	膀胱全摘除術 ＋骨盤リンパ節郭清 ＋尿路変向術	・筋層浸潤がんに対する治療である。
	化学療法	・遠隔転移に対する治療である。 ・M-VAC療法、GC療法

　膀胱腫瘍には良性腫瘍と悪性腫瘍、さらに上皮性腫瘍および非上皮性腫瘍があるが、上皮性悪性腫瘍である**膀胱がん**（尿路上皮がん）が大部分を占める。

▶ 疫学・病因（危険因子）　膀胱がんの男女比は約3〜4：1で男性に多く、年齢は50歳以上が全体の90%以上を占める。膀胱がんの危険因子には、喫煙、化学物質、尿路感染症などがある。喫煙に関しては、非喫煙者と比べて2〜10倍と、相対危険度が高くなることが知られている。また、化学物質としては、4-アミノビフェニル、ビンジジン、2-ナフチラミンなどがあり、フェナセチン（鎮痛薬）やシクロホスファミド（抗がん剤）の長期投与により発がんのリスクが上昇するといわれている。尿路感染症のなかで、エジプトなどの北アフリカや中近東に分布しているビルハルツ住血吸虫症は、膀胱扁平上皮がんの発生頻度が高い。

▶ 病理　組織型、異型度により、以下のように分類される。

・**組織型**：腫瘍の組織構築と細胞の性状から、腫瘍様病変ないし異常上皮、上皮性（良性、

悪性），非上皮性（良性，悪性）に分類される。そのうち，上皮性腫瘍が99%を占め，その90%以上は悪性の尿路上皮がんである。ほかに，扁平上皮がんや腺がん，混合がん，未分化がんなどがある。膀胱がんの発育増殖様式は，通常，乳頭型有茎性を呈するが，筋層浸潤性膀胱がんでは結節型の広基性であることが多い。隆起性病変を呈さない上皮内がんは，異型度の高いがん細胞からなる。

- **異型度**：核や細胞の大きさ，核の形状および染色性，核分裂像，細胞の多形性により判断する細胞異型と，細胞配列の乱れを中心に判断する構造異型によって，異型度が決定される。従来は，以下の3段階に分類されていた。

> **Grade1**：細胞および構造異型ともに軽度
> **Grade2**：細胞および構造異型のいずれかが中等度
> **Grade3**：細胞および構造異型のいずれかが高度

最近では，低悪性度乳頭状尿路上皮腫瘍，低異型度がん，高異型度がんの分類が使用されている。

▶ 病期分類　膀胱がんの病期分類はTNM分類によって行われる。T分類は膀胱への深達度によるもので，Tis，Ta，T1～4に分類される（図4-38）。T1以下を筋層非浸潤膀胱がんと分類し，T2以上を筋層浸潤膀胱がんと分類する。N分類は所属リンパ節転移によるもので，リンパ節転移なしがN0，単発のリンパ節転移（閉鎖，内腸骨，外腸骨リンパ節）がN1，多発のリンパ節転移（閉鎖，内腸骨，外腸骨リンパ節）がN2，総腸骨リンパ節転移がN3に分類される。M分類は遠隔転移によるもので，遠隔転移なしがM0，遠隔転移ありがM1に分類される。

▶ 症状　膀胱がんの代表的な症状は無症候性肉眼的血尿である。通常，血尿は持続的ではなく，突発性に起こり，自然消退する。ただし，肉眼的血尿が消退しても顕微鏡的血尿を認める場合が多く，80%以上の症例に血尿を認める。ほかに，上皮内がんや筋層浸潤がんの場合には，排尿痛や尿意切迫感などの膀胱刺激症状がみられる。また，がんが尿管口付近まで浸潤した場合は，水腎症による側腹部痛を認めることもある。

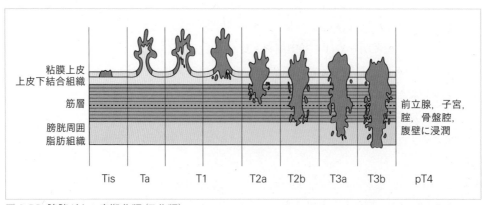

図4-38 膀胱がんの病期分類（T分類）

▶ 検査・診断　以下の検査に基づき診断される。

- **尿検査・尿細胞診**：尿沈渣（ちんさ）で血尿（赤血球）を確認する。尿細胞診は補助的診断に有用であり，異型度の高いがん細胞や上皮内がんでは陽性率が高い。

- **膀胱鏡検査**：膀胱がんの診断には必須の検査である（図4-39）。腫瘍の発生部位や，数，大きさ，増殖形態などを観察し，腫瘍の形態から深達度の推測も可能である。腫瘍の形態は，肉眼的には乳頭型（有茎性，広基性），結節型（有茎性，広基性），平坦型，潰瘍型（かいよう），混合型に分類される。一般に，乳頭型有茎性は異型度が低く，結節型広基性は異型度が高い。

- **生検**：経尿道的膀胱腫瘍切除術（trans-urethral resection of bladder tumor：TURBT）あるいは生検が行われる。膀胱腫瘍の確定診断には，経尿道的に内視鏡を膀胱へ挿入し，腫瘍を切除あるいは生検する必要がある。病理検査により，組織型や異型度，深達度を診断するが，筋層浸潤の有無は治療を決定するうえで重要なので，筋層まで十分に切除する必要がある。内視鏡上，はっきりとした病変が不明な場合や上皮内がんの場合には，膀胱粘膜の不整部や発赤部（ほっせき）の生検に加えて，膀胱の各部位と前立腺部尿道を生検する（ランダム生検）。

- **画像診断**：CT（図4-40）やMRI，骨シンチグラフィーは病期診断に有用である。骨盤部CTやMRIでは膀胱の局所診断や所属リンパ節転移を評価し，胸腹部CTや骨シンチグラフィーでは遠隔転移について評価する。膀胱がんは水腎症や腎盂尿管がん（じんう）を併発することがあるので，CT尿路造影や静脈性腎盂造影で上部尿路について評価する。

▶ 治療　膀胱がんの治療を決定するうえで重要なのは，膀胱がんの筋層浸潤の有無である。筋層非浸潤がんの場合はTURBTを主体とした治療となるが，筋層浸潤がんの場合は**膀胱全摘除術**が治療の基本となる。

- **筋層非浸潤がんに対する治療**：膀胱がんの60〜70%は筋層非浸潤がんであり，まずTURBTで，組織型と異型度，深達度を診断する。膀胱内再発の予防効果，あるいは腫瘍に対する直接効果の目的で，抗がん剤やBCG（ウシ型弱毒結核菌）の膀胱内注入療法を

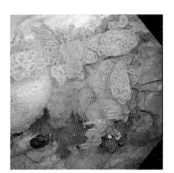

乳頭型有茎性腫瘍を認める。

図4-39 膀胱がんの膀胱鏡所見

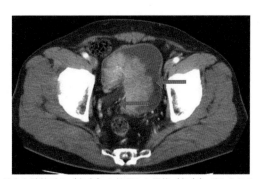

巨大な膀胱がん（右➡）と拡張した尿管（左➡）がみられる。

図4-40 筋層浸潤性膀胱がんのCT

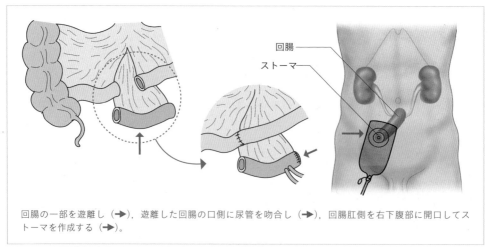

回腸の一部を遊離し（➡），遊離した回腸の口側に尿管を吻合し（➡），回腸肛側を右下腹部に開口してストーマを作成する（➡）。

図4-41 回腸導管造設

行うことがある。特に，上皮内がんの場合には BCG 膀胱内注入療法が有効である。ただし BCG には，膀胱刺激症状や，まれに萎縮膀胱，BCG 菌の全身播種などの副作用があるので注意する。

- **筋層浸潤がんに対する治療**：治療の基本は，膀胱全摘除術および骨盤リンパ節郭清である。さらに，尿道再発へのリスクが高い場合には，尿道摘除術も行う。同時に**尿路変向術**が必要で，回腸導管造設（図 4-41）や回腸（結腸）新膀胱造設術などが行われる。膀胱全摘除術が困難な場合には，放射線化学療法（通常，60 〜 70Gy）を行うが，効果は十分とはいえない。

- **遠隔転移に対する治療**：シスプラチン（CDDP）を主体とした多剤化学療法が主体となる。現在行われている主な多剤化学療法は M-VAC 療法（メトトレキサート，ビンブラスチン，ドキソルビシン，シスプラチン）や，GC 療法（ゲムシタビン，シスプラチン）である。副作用として，白血球減少や血小板減少などの骨髄抑制，食欲低下や嘔吐などの消化器症状などがある。白血球減少に対しては，顆粒球コロニー刺激因子が有効である。

　最近では，化学療法後に増悪した根治切除不能の尿路上皮がんに免疫チェックポイント阻害薬も用いられるようになった。

D 尿道腫瘍

1. 尿道カルンクル

　尿道カルンクルは女性の良性尿道腫瘍で，外尿道口付近の尿道後壁から発生することが多い。通常，大きさは小指頭大以下であり，表面は平滑で赤紅色を呈し，比較的軟らかい腫瘤である。基本的に，無症状であれば経過観察でよいが，尿道がんとの鑑別が必要な場

第
1
編

構造と機能

症状と病態生理

診察・検査・治療

4
疾患と診療

症状に対する看護

検査と治療に伴う看護

疾患をもつ患者の看護

事例による看護過程の展開

合には生検あるいは切除を行う。

2. 尿道がん

概要	定義	● 尿道に発生する悪性腫瘍。
	好発	● 50 歳以上の女性に多い。
	原因	● 慢性刺激やポリープ，ヒトパピローマウイルス感染，淋病による慢性炎症など。
症状		● 尿道出血や血尿，排尿困難，尿道腫瘤
検査・診断	確定診断	● 生検
主な治療	外科的治療	● 筋層非浸潤がんであれば，内視鏡的切除が可能。 ● 筋層浸潤がんでは，尿道部分切除や尿道全切除術が適応。

▶ 疫学・病因（危険因子）　尿道がんは女性に多く，特に 50 歳以上に多い。女性の尿道がんは，尿道遠位 2/3 では扁平上皮がん，尿道近位 1/3 では尿路上皮がんが発生しやすい。全体では扁平上皮がんが 60% で，尿路上皮がんが 15 〜 20%，腺がんは 10 〜 20% にみられる。一方，男性の尿道粘膜は前立腺部尿道が尿路上皮で，膜様部尿道と球部・振子部尿道は円柱上皮，舟状窩と外尿道口は扁平上皮からなる。男性の尿道がんは膜様部・球部尿道が最も多く，次いで振子部尿道，前立腺部尿道にみられ，扁平上皮がんが 80%，尿路上皮がんが 15%，残りが腺がんである。尿道がんの発生要因として，ヒトパピローマウイルス感染のほか，女性では慢性刺激やポリープ，男性では淋病による慢性炎症とヒ素などの化学発がん物質の曝露などが考えられている。

▶ 症状　特異的なものはないが，尿道出血や血尿，排尿困難，尿道腫瘤などを認める。

▶ 診断・治療　確定診断には腫瘍の生検が必要である。治療は外科的切除が主体となる。筋層非浸潤がんであれば内視鏡的切除が可能だが，筋層浸潤がんでは，腫瘍の部位にもよるが，尿道部分切除や尿道全切除術が適応となる。

E 陰茎腫瘍

1. 尖圭コンジローマ

　尖圭コンジローマは，ヒトパピローマウイルスの感染によって起こる良性腫瘍で，性感染症（STI）の一つである。包皮や亀頭，冠状溝に好発し，形態はカリフラワー様であることが多い。治療は液体窒素による凍結療法が有効だが，最近ではヒトパピローマウイルスを除去する作用のあるクリーム（イミキモド製剤）が導入されている。

2. 陰茎がん

▶ **病態** 陰茎がんは 60 歳前後の男性に好発する，比較的まれな悪性腫瘍であり，包茎や外陰部の不潔，ヒトパピローマウイルスの感染などが病因と考えられている。陰茎がんの大部分は扁平上皮がんで，亀頭や冠状溝，包皮内板に好発する。形態は乳頭状に発育するものや，硬結，潰瘍を形成するものがある。

▶ **症状** 陰茎がんの症状として，亀頭や包皮の硬結触知や潰瘍形成などがみられるが，包茎の場合には症状の自覚が遅れることがある。転移部位は鼠径リンパ節が多く，ほかに肺や骨などにもみられる。

▶ **治療** 陰茎がんの治療は外科的切除（陰茎部分切断術あるいは全切断術）が基本で，リンパ節転移を認める場合にはリンパ節郭清も行う。遠隔転移を認める場合には抗がん剤（ブレオマイシン，メトトレキサートなど）投与を行うことがあるが，確立した化学療法はない。

F 前立腺がん

Digest

前立腺がん

概要	定義	● 前立腺に生じる悪性腫瘍。
	好発	● 50 歳以降の男性
	原因	● 遺伝的要因により，罹患の家族歴があればリスクを約 2.4〜5.6 倍に高める。
症状		● 早期での自覚症状はない。 ● 局所で進行した場合は，排尿障害となる。
検査・診断	前立腺特異抗原（**PSA**）検査	● PSA 上昇
	直腸診	● 石様硬を認める。
	画像検査	● MRI，CT，骨シンチグラフィー
	確定診断	● 生検（経直腸的生検，経会陰的生検）
主な治療	PSA 監視療法	● 経過観察を基本として定期的に検査を受ける。
	手術療法	● ロボット支援下前立腺全摘除術
	放射線療法	● 外照射（X 線，陽子線，重粒子線），内照射（小線源療法）
	ホルモン療法	● 前立腺がんを増殖・進行させる男性ホルモンの分泌を制御する。 ● 薬物によるアンドロゲン遮断療法，精巣摘出術，ホルモン療法薬（内服薬）
	化学療法	● ホルモン療法の効果が得られない場合，抗がん剤を投与する。
	ゲノム医療	● がんの遺伝子変異に合った，分子標的薬を投与する。
	緩和医療	● 治療に反応しなくなった場合に身体の苦痛を和らげる。

▶ **疫学** 2019（平成 31 ／令和元）年に日本全国で前立腺がんと診断されたのは 9 万 4748 人で，部位別がん罹患率は男性がんで最も多かった（図4-42）。2021（令和 3）年の死亡数は

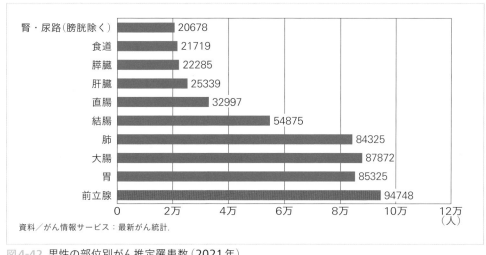

資料／がん情報サービス：最新がん統計.

図4-42　男性の部位別がん推定罹患数（2021年）

1万3217人で，肺がん，大腸がん，胃がん，膵がん，肝臓がんに次いで第6位である。前立腺がんのリスクとしては，家族歴は罹患リスクを約2.4〜5.6倍に高めることが知られている。

▶ **症状**　前立腺がんは前立腺の辺縁（尿道から離れた部位）に発生することが多いため，早期ではほとんど自覚症状はない。前立腺がんが局所で進行したときは，前立腺肥大症とほぼ同じ排尿障害の症状になる。自覚症状による早期発見が期待できないがんであるため，50歳代で前立腺特異抗原（PSA）検査を受け，自身の基準値を知っておくことが非常に重要である。

▶ **診断**　前立腺がんの診断は，PSA検査を中心としたスクリーニング，生検による確定診断，各種画像検査による病期診断という3つの段階を経て完結する。

　直腸診で石様硬に触れた場合や血清中のPSAの高値などでがんが疑われた場合，確定診断のため前立腺生検が必要である。前立腺生検としては，経直腸的生検および経会陰的生検の2種類があるが（図4-43），両者のがん検出率はほぼ同等である。

　前立腺がんの病期診断は治療方針の決定に大きく影響するため，各種画像検査によりできるだけ正確になされるべきである。TNM分類のT病期診断に関しては，MRIが最も信頼性の高い画像診断検査として位置付けられている。M病期診断では，骨転移診断には^{99m}Tc製剤による骨シンチグラフィーが依然として汎用されており，骨以外の転移巣診断にはCT，MRIなどが適宜選択されている。TNM分類では，T2は限局がん，T3は前立腺外に進展がん，T4は隣接組織に固定または浸潤がん，N1はリンパ節に転移がある転移がん，M1は骨や他臓器に転移がある転移がんに分けられる（図4-44）。

　さらに前立腺がんではグリーソンスコアによって腫瘍の悪性度を分類する。前立腺のがん細胞には，正常な細胞に近い高分化腺がん，正常細胞からかけ離れて性質の悪い低分化腺がん，その中間の中分化腺がんがあり，Grade 1から5までの5段階（Grade 5が最も悪性）

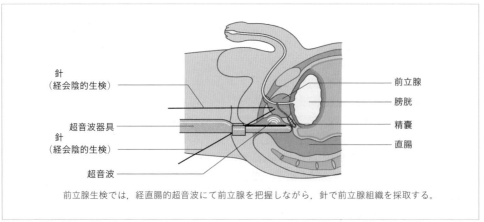

前立腺生検では，経直腸的超音波にて前立腺を把握しながら，針で前立腺組織を採取する。

図4-43　経直腸的超音波ガイド下前立腺生検

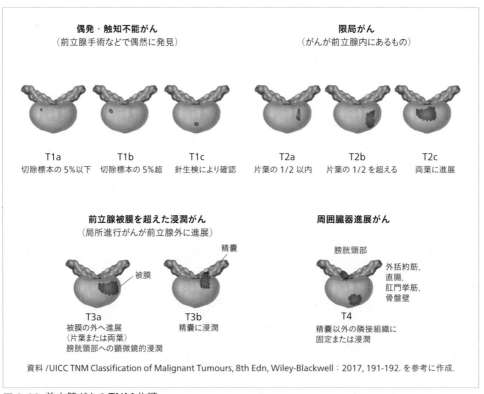

偶発・触知不能がん
（前立腺手術などで偶然に発見）

T1a
切除標本の5%以下

T1b
切除標本の5%超

T1c
針生検により確認

限局がん
（がんが前立腺内にあるもの）

T2a
片葉の1/2以内

T2b
片葉の1/2を超える

T2c
両葉に進展

前立腺被膜を超えた浸潤がん
（局所進行がんが前立腺外に進展）

被膜

精嚢

T3a
被膜の外へ進展
（片葉または両葉）
膀胱頸部への顕微鏡的浸潤

T3b
精嚢に浸潤

周囲臓器進展がん

膀胱頸部

外括約筋，
直腸，
肛門挙筋，
骨盤壁

T4
精嚢以外の隣接組織に
固定または浸潤

資料 /UICC TNM Classification of Malignant Tumours, 8th Edn, Wiley-Blackwell：2017, 191-192. を参考に作成.

図4-44　前立腺がんのTNM分類

で分類される。しかし，一般に前立腺がんのなかには，悪性度の異なるがんが混在している。そこでグリーソンスコアでは，最も面積の大きい組織型と2番目に大きい組織型のGradeを足して，スコア2〜10までの9段階に分類し，悪性度を判定する（表4-15）。

▶ 治療　前立腺がんの治療には，治療を行わず経過をみる**監視療法**，完治を目指して行われる手術療法や放射線療法，がんの進行を抑える目的で行われるホルモン（内分泌）療法や化学療法，進行したがんによる苦痛を取り除く緩和医療がある。

表4-15　グリーソンスコア

スコア	悪性度
2～6	悪性度低い
7	中間
8～10	悪性度高い

表4-16　限局性前立腺がんのリスク分類の例

リスク群	項目	D'Amico 分類	
低リスク群	PSA	≦10	かつ
	グリーソンスコア	≦6	かつ
	TNM 分類	T1～T2a	かつ
中リスク群	PSA	10.1～20	かつ／または
	グリーソンスコア	7	かつ／または
	TNM 分類	T2b	かつ／または
高リスク群	PSA	20＜	または
	グリーソンスコア	8～10	または
	TNM 分類	T2c	または

- **PSA 監視療法**（無治療経過観察）：定期的に検査する PSA 値などが病状の悪化を示さない限り，何も治療を行わず経過を観察する方法である。この方法では，手術などの治療が必要となるタイミングをいち早くとらえるために，定期的に検査を受けることが非常に重要である。前立腺がんのなかには，治療をしなくてもほとんど進行しないおとなしいものがある。病期分類が T1 ～ T2 でグリーソンスコアが 6 以下，PSA 値が 10ng/mL 以下の場合は，その可能性がある。

- **手術療法**：前立腺全摘除術は，期待余命が 10 年以上の低～中リスクの限局性前立腺がん症例に推奨される（表 4-16）。一方，侵襲的な治療法であり，周術期の合併症のリスクに加えて，尿失禁，勃起障害（ED）などの後遺症も起こり得る。

　最近では，ロボットを利用した手術が行われている。ロボット支援下腹腔鏡下前立腺全摘除術は，わが国で 2012（平成 24）年に保険適用されたダヴィンチ（da Vinci）サージカルシステムを使用し，術者はコンソールで 3 次元画像を観察しながら微細な手術操作ができる。最近では，国産の「hinotori™」など複数のロボットシステムが導入されている。わが国においても限局性前立腺がんに対する新たな標準術式として定着してきた。

- **放射線療法**：前立腺がんに対する放射線療法では，照射機器および技術の進歩などによって治療内容は変化している。一般的に行われているものには，X 線などを用いた外照射と，線源を組織内に入れて内側から照射する組織内照射（小線源療法）がある。

　根治的 X 線外照射では，低～中リスク症例において，通常分割照射で 72Gy/36fr. ～80Gy/40fr. 相当の線量が推奨される。外照射の有害事象の予防には，強度変調放射線治療を用いて直腸，膀胱，尿道球部への照射線量を低減させることが重要である。

　前立腺がん治療に用いられている組織内照射は，尿禁制などの排尿機能の保持において，前立腺全摘除術よりも優れており，外照射とは同等である。性機能の保持において，治療後早期は前立腺全摘除術よりも優れており，外照射とは同等である。

- **ホルモン**（内分泌）**療法**：前立腺がんは，男性ホルモンの影響を受けて増殖・進行するという性質をもっている。男性ホルモンは，95％ が精巣（睾丸）から，5％ が副腎から分泌されている（図 4-45）。ホルモン療法は，この男性ホルモンの分泌を様々な方法で制御することによってがんの増殖・進行を抑えている。

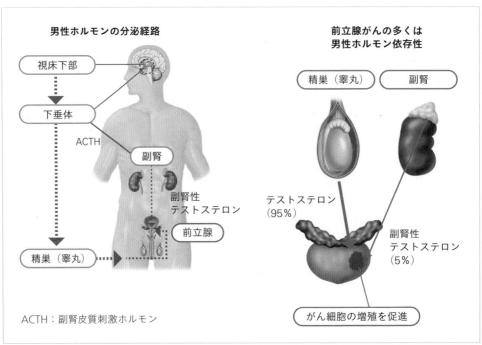

図4-45 前立腺がんと男性ホルモンの関係

　ホルモン療法の有害事象として，骨塩量の低下や骨折リスクの上昇がある。また，ホルモン療法は心血管疾患による死亡のリスクを上昇させたり，その発症に関連する糖・脂質代謝異常や体脂肪増加などの代謝異常の発症率を増加させたりする。したがって，適宜検査を行い，適切な介入が推奨される。

　ホルモン療法には以下の方法がある。

- **薬物によるアンドロゲン遮断療法**：ホルモン分泌の中枢に働きかけて，精巣からの男性ホルモンの分泌を止める薬として，**LH-RH アナログ製剤**もしくは**LH-RH アンタゴニスト製剤**を使用する。精巣を摘出するのと同じ効果がある。
- **手術によるアンドロゲン遮断**（除睾術）：手術で精巣を除去する方法である。
- **ホルモン療法薬**（内服薬）：精巣から分泌されるホルモンと副腎から分泌されるホルモンを，前立腺がん細胞に働きかけないようにする効果がある。前立腺がんのアンドロゲン受容体のシグナルを直接阻害する薬剤と，副腎から分泌されるホルモンを阻害する CYP17A 阻害薬が代表的である。

- **化学療法**：ホルモン療法の効果があまり得られないときや，効果がなくなったときは，ドセタキセルやカバジタキセルなどの殺細胞性抗がん剤を使った化学療法を行う場合がある。
- **ゲノム医療**：遺伝子を網羅的に解析して，がんの遺伝子変異に合った分子標的薬を投与する方法である。ホルモン療法の効果がなくなったときに遺伝子検査を行い，治療方針を決定する。
- **緩和医療**：前立腺がんが進行して，治療に反応しなくなった場合，身体の苦痛を和らげる治療の対象になる。骨転移巣に対する疼痛や脊椎転移による脊髄麻痺，排尿困難，血

尿, 尿管閉塞による水腎症, 腎後性腎不全などには, 緩和医療による対策が必要になる。

G 精巣腫瘍

精巣腫瘍は, 精巣の胚細胞由来の腫瘍が大多数を占め, そのほとんどが悪性腫瘍である。好発年齢は 20 ～ 40 歳代の青壮年期であり, このほかに乳幼児期にも小さなピークがみられ, 二峰性である。症状の多くは無痛性の陰嚢内腫瘤として自覚される。初診時の 30 ～ 40% に転移を認め, 転移巣の病変により, 腹部腫瘤, 腹痛, 咳嗽, 血痰などの症状で受診する場合がある。精巣腫瘍は, セミノーマと非セミノーマとに大別され, 非セミノーマはさらに, 胎児性がん, 卵黄嚢腫瘍, 絨毛がん, 奇形腫などに分類される。セミノーマと胎児性がんは, 単一組織としての頻度が高いが, そのほかはこれらの腫瘍の混合型として存在する場合が多い。精巣腫瘍の病期分類は TNM 分類を使用する。

▶ 診断・検査　精巣腫瘍とそのほかの陰嚢内病変との鑑別に, 触診や超音波・MRI などの画像検査が有用である。同時に腫瘍マーカーであるアルファフェトプロテイン（AFP）やヒト絨毛性ゴナドトロピン（hCG）, 乳酸脱水素酵素（LDH）を測定する。そのほかに転移巣の検索のため CT 検査を行う。

▶ 治療　精巣腫瘍の診断がつきしだい, **高位精巣摘除術**を行う。その後, 腫瘍マーカー（高位精巣摘除術前に施行）, 組織診断結果, 臨床病期をもとに追加治療を考慮する。セミノーマでは転移がない場合も, リンパ節転移の予防目的に化学療法や放射線照射を行うことがある。再発転移例に対しては, 標準化学療法として BEP 療法（ブレオマイシン, エトポシド, シスプラチン）を行い, さらに転移巣の摘出術を行うことがある。化学療法では, 主に骨髄抑制や消化器症状（食思不振, 悪心・嘔吐など）といった副作用に注意が必要である。転移を有する症例でも, 化学療法の感受性が高いために, 完全治癒が期待できる。

XIV 囊胞性腎疾患

囊胞性腎疾患は遺伝性と非遺伝性に区別される。遺伝性の囊胞性腎疾患の原因遺伝子はほとんど同定されており, そのたんぱくの働きについては研究が進展している。

各種の囊胞性腎疾患の病態を図 4-46 に示す。

1. 遺伝性囊胞性腎疾患

1 常染色体優性多発性囊胞腎

▶ 疫学　常染色体優性多発性囊胞腎（autosomal dominant polycystic kidney disease ; ADPKD）は, 発症の頻度が比較的高く, 約 5000 人に 1 人の割合で医療機関を受療している。

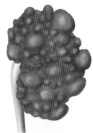

常染色体優性多発性囊胞腎

腎臓に無数の囊胞が発生する，常染色体優性遺伝疾患である。70歳までに約50％が終末期腎不全に陥る。高血圧，肝囊胞，脳血管障害，心臓弁の不全などの合併症を高頻度で伴う。頭蓋内出血の危険性が高い。

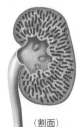

常染色体劣性多発性囊胞腎

集合管の全長にわたる拡張がある。比較的まれな疾患である。生後から呼吸不全と腎不全が問題となり，長期生存者では肝線維化症による肝機能障害が問題となる。

（割面）

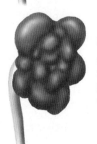

多囊腎

腎の異形成である。腎実質，腎盂腎杯は存在せず，囊胞の間には少量の基質が存在する。対側腎に尿路奇形を伴うことが多い。

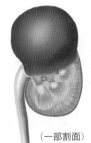

単純性腎囊胞

大きさは様々で，加齢とともに頻度は上昇する。超音波スクリーニングでは60歳代で約20％に見いだされる。悪性腫瘍の合併を否定し得たら，無症状であれば治療の必要はない。

（一部割面）

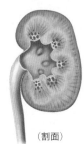

髄質海綿腎

腎乳頭集合管末端部に囊胞状の拡張がある。その中に小結石が発生しやすい。腎不全に陥ることはないが，高カルシウム尿症を伴う場合は，尿路結石の予防として，サイアザイド系利尿薬あるいはクエン酸を投与する。

（割面）

出典／石田正統，他監，東原英二：新版小児外科学，診断と治療社，1994，p.315-316．一部改変．

図4-46 各種の囊胞性腎疾患の病態

▶ 病態・症状　腎臓に無数の囊胞（のうほう）が発生し，年齢とともに数と大きさが増え，腎臓が腫大（しゅだい）する。腎機能が進行性に低下し，70歳までに約50％が腎不全になる。腫大した腎臓の影響で，腰痛や腹部膨満などが引き起こされる。

▶ 合併症　肉眼的血尿や尿路感染症，尿路結石を合併する頻度が高い。腎臓の囊胞以外に，高血圧や肝囊胞，脳血管障害（脳動脈瘤（りゅう））を生じやすい。

▶ 治療　バソプレシンV₂受容体拮抗薬であるトルバプタン（サムスカ®）は腎臓容積増大速度が常染色体優性多発性囊胞腎の腎臓容積増大と腎機能低下速度の進行を抑制するとして保険適用されている。そのほか，高血圧に対する治療・管理が重要である。

2　常染色体劣性多発性囊胞腎

▶ 疫学　常染色体劣性多発性囊胞腎（autosomal recessive polycystic kidney disease；ARPKD）はまれな疾患で，発症は2万人に1人の頻度である。

▶ 病態・症状　出生時にはすでに，腎臓の集合管が拡張し，腎臓が腫大している。医療の

第
1
編

構造と機能

症状と病態生理

診察・検査・治療

4
疾患と診療

症状に対する看護

検査と治療に伴う看護

疾患をもつ患者の看護

事例による看護過程の展開

進歩により，5年生存率は約75%になっている。生後すぐから，呼吸不全と腎不全が問題となる。

▶合併症　長期生存者では，高血圧や腎不全，肝障害（肝線維化症による門脈圧亢進症）が問題となる。

▌2. 多発奇形に伴う腎囊胞

1 ｜ フォン・ヒッペル−リンダウ病

▶病態　フォン・ヒッペル−リンダウ（Von Hippel-Lindau）病は比較的まれな疾患で，常染色体優性遺伝形式である。

▶合併症　腎臓に囊胞や腺腫，がんが高頻度で発生する。副腎の褐色細胞腫や小脳血管芽細胞腫，網膜血管腫，膵がんを伴うことがある。

2 ｜ 結節性硬化症

▶病態　結節性硬化症は比較的まれな疾患で，常染色体優勢遺伝形式である。

▶合併症　両側腎に腎血管筋脂肪腫を高頻度に合併する。囊胞を伴うことがある。また顔面鼻翼部の血管線維腫やてんかん，精神遅滞を伴う。

▌3. 非遺伝性囊胞性腎疾患

1 ｜ 単純性腎囊胞

▶疫学　年齢とともに発症頻度が増加し，高齢者ではより高くなる。男性に頻度が高い。

▶治療　がんの合併がなく，囊胞の増大による圧迫などの症状がなければ放置する。

2 ｜ 髄質海綿腎

▶病態・症状　通常は遺伝しない。集合管末端部に小さな囊胞ができ，そこに結石が発生する。腎不全には至らないが，尿酸性化能や尿濃縮能が低下している。

▶合併症　再発性尿路結石症が問題となる。

3 ｜ 多囊胞化萎縮腎

▶病態　多囊胞化萎縮腎（acquired cystic disease of the kidney：ACDK）は長期の腎不全（透析前）で発症する。長期透析患者の腎臓は萎縮し，囊胞が多数出現する。

▶合併症　囊胞の一部に腺腫や腎がんが，高頻度に発生する。

XV　腎・尿路の損傷・異物

1. 腎損傷

▶ 原因　交通事故や運動中の事故，暴力などの直接的外力が原因となることが多い。刺創のような開放性損傷はまれで，非開放性の損傷がほとんどである。

▶ 症状　血尿を認めることが多く，程度によっては出血性ショックをきたす。また，患部の疼痛や叩打痛を認める。

▶ 診断　画像診断は CT 検査が有用である。また，血管造影も行われる。外傷の程度は，日本外傷学会「腎損傷分類 2008」により，Ⅰ型：被膜下損傷，Ⅱ型：表在性損傷，Ⅲ型：深在性損傷のように分類される（図 4-47）。腎損傷の CT 画像を 図 4-48 に示す。

▶ 合併症　早期には，出血や尿溢流，尿嚢腫すなわちウリノーマ（urinoma），感染などがある。晩期には，腎血管性高血圧や腎動静脈瘻を形成することがある。

▶ 治療　約 85% は保存的治療が適応となる。腎茎血管の損傷がある場合や出血のため血圧が安定しない場合は，手術療法が行われる。

2. 尿管損傷

▶ 原因　直接的外力が原因となることはまれであり，多くは医原性である。

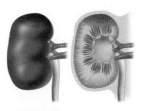
Ⅰa型　被膜下血腫　Ⅰa(rU)

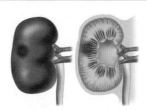
Ⅰb型　実質内血腫　Ⅰb(rM)

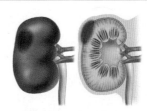
Ⅱ型　表在性損傷　Ⅱ(rU)H1

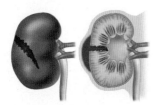
Ⅲa型　単純深在性損傷　Ⅲa(rM)H1,U1

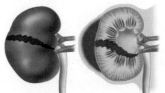
Ⅲb型　複雑深在性損傷　Ⅲb(rM)H1,U1

rU：右腎上部
rM：右腎中部
H1：血腫が筋膜内
　　とどまる
U1：尿漏が筋膜内
　　とどまる

出典／日本外傷学会臓器損傷分類委員会：腎損傷分類 2008（日本外傷学会）．日外傷会誌　2008：22：265.

図4-47　腎損傷分類 2008

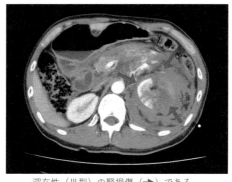

深在性（Ⅲ型）の腎損傷（➡）である。

図4-48 腎損傷

▶ 症状　血尿や腹痛，発熱などがある。

▶ 診断　排泄性尿路造影や逆行性尿路造影で，損傷部位からの尿の溢流を認める。図4-49 に尿管損傷の X 線写真を示す。

▶ 合併症　晩期に損傷部位の尿管狭窄により，水腎症や腎機能低下をきたすことがある。

▶ 治療　損傷が軽度のものは尿管カテーテルを留置して治癒させるが，尿管の完全断裂などの場合は修復手術を必要とする。

3. 膀胱損傷

▶ 原因　尿が充満しているときに直接的外力が加わって起こる場合や，手術操作などによる医原性のこともある。また，放射線性膀胱炎などによる自然破裂もある。膀胱損傷は腹腔内と交通のある腹膜内破裂と，腹腔内と交通のない腹膜外破裂に分けられる。

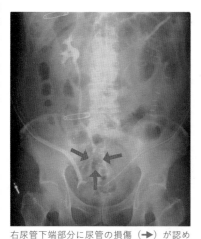

右尿管下端部分に尿管の損傷（➡）が認められる。

図4-49 尿管損傷

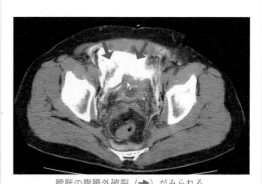

膀胱の腹膜外破裂（➡）がみられる。

図4-50 膀胱損傷

第1編

構造と機能

症状と病態生理

診察・検査・治療

4 疾患と診療

看護

症状に対する看護

検査と治療に伴う看護

疾患をもつ患者の看護

事例による看護過程の展開

▶ 症状　下腹部痛や血尿を認める。骨盤骨折を伴っていることがあり，その際はショック症状や排尿困難などを認める。

▶ 診断　膀胱造影やCT検査が有用である。腹膜内破裂では膀胱に注入した造影剤が腹腔内へ溢流するが，腹膜外破裂なら造影剤の溢流は膀胱周囲のみである。図4-50に膀胱損傷（腹膜外破裂）のCT画像を示す。

▶ 治療　腹膜内破裂では損傷した膀胱壁の縫合やカテーテル留置，腹腔内のドレナージが必要である。腹膜外破裂では，小さな損傷ならカテーテル留置で改善するが，損傷が大きい場合には修復術やドレナージを必要とする。

4. 尿道損傷

　尿道損傷は，腎・尿路の損傷では腎臓に次いで多い。女性では解剖学的特徴から，損傷を受けることはまれであり，男性がほとんどである。

▶ 原因　交通事故や転倒・転落によることが多く，まれに内視鏡やカテーテル操作による医原性のこともある。尿道損傷は部位によって，以下の2つに分けられる。

①**前部尿道損傷**：ほとんどが尿道球部損傷（騎乗型損傷）
②**後部尿道損傷**：尿道膜様部損傷（骨盤骨折に伴うことが多い）

▶ 症状　血尿や排尿困難を認める。尿道球部の損傷なら，陰茎や陰嚢，会陰部への出血斑を認める。尿道膜様部の損傷なら，骨盤骨折に伴うショック症状や下腹部膨満を認める。

▶ 診断　逆行性尿道造影が有用である。損傷部位で造影剤の溢流がみられる。尿道損傷のX線写真を図4-51に示す。

▶ 合併症　最も多いのは尿道狭窄で，そのほかに勃起障害や尿失禁がある。

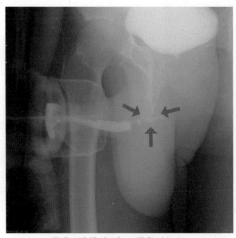

尿道の球部（➡）に損傷がある。

図4-51　尿道損傷

▶ 治療　必要であればカテーテルを留置することも可能であるが，尿道断裂の場合はカテーテル留置が困難なので，恥骨上に膀胱瘻を造設し，後日，修復術を行う。

5. 膀胱異物・尿道異物

▶ 原因　自慰目的による異物（鉛筆，体温計，箸など）の挿入が多い。挿入した尿道カテーテルの破損したものが，異物として残存することもある。周辺臓器の手術に伴う縫合糸やドレーン，ガーゼなどの迷入もある。

▶ 症状　膀胱異物なら膀胱炎症状（排尿時痛や残尿感，頻尿）などを呈し，尿道異物なら，血尿や排尿困難を認める。

▶ 診断　問診が重要であり，その後，X線検査や膀胱鏡検査を行う。

▶ 治療　経尿道的に摘出可能なら，異物鉗子を用いて摘出する。不可能な場合は，膀胱高位切開を施行して異物を摘出する。

6. 陰茎損傷・陰嚢損傷

1　陰茎折症

▶ 原因　陰茎勃起時に外力が加わり，陰茎海綿体白膜が断裂して発症する。性交時や自慰，寝返りのときなどに起きる。

▶ 診断　診断には問診と視診が重要である。

▶ 治療　手術により血腫を除去し，白膜断裂部を縫合する。

2　陰茎絞扼症

▶ 原因　性的動機や小児虐待などで，輪ゴムや糸，金属製のリング，指輪などにより，陰茎が絞扼された状態である。

▶ 症状　絞扼があると循環障害をきたし，浮腫や疼痛を認める。絞扼が長時間に及べば，尿道瘻や陰茎壊死をきたすこともある。

▶ 治療　絞扼物を除去する。

3　陰茎切断症

精神障害者や性転換希望者による自己切断がある。

4　陰嚢の損傷

挫傷や裂傷，剝皮などがある。陰嚢の皮膚は弾力性に富み，薄いため，血腫や浮腫により大きく数倍にも腫脹することがある。

7. 精巣損傷・精巣上体損傷

▶ 原因　交通事故や転落事故，スポーツ外傷，喧嘩などによるものが多い。

▶ 症状　陰嚢部から鼠径部にかけての激痛や陰嚢部腫脹，悪心・嘔吐がある。

▶ 診断　精巣の場合は，単なる挫傷か破裂かの鑑別が重要で，超音波などを用いて診断する。精巣上体は挫傷であることがほとんどである。

▶ 治療　挫傷なら保存的治療（局所の安静や挙上，冷罨）でよいが，破裂が疑われる場合には修復術が必要である。

8. 遊走腎

▶ 原因　先天的なものであり，原因は不明である。

▶ 症状　腰背部の鈍痛や血尿などがある。

▶ 診断　X線検査で行う。立位での腎臓の位置が椎体の 1.5 倍以上下垂する状態をいう。

▶ 治療　症状が強いときは，腎固定術などが施行されることがあるが，多くは無治療で，経過観察のみである。

XVI 腎・泌尿器の形態異常・先天異常

Ⓐ 腎・尿路の形態異常

1. 腎臓の先天異常

1 腎の数と大きさの異常

▶ 腎無発生　腎臓の完全欠損であり，両側の場合，死産あるいは，生後すぐに死亡する。

▶ 腎低形成　大きさが正常の半分以下の腎臓。

▶ 腎異形成　肉眼的には腎低形成と同じであるが，組織学的に原始集合管異所性軟骨形成を認める。

2 変位腎

　胎生期に腎臓は骨盤内から腰部へと上昇し，同時に前面を向いていた腎盂が内側を向くように回転する。その上昇の異常により，種々の変位腎が生じる。骨盤腎は，上昇不全の結果，骨盤内に腎臓がとどまるものをいう。

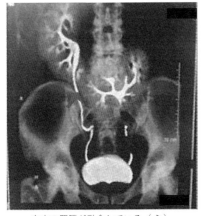
左右の腎臓が融合している（➡）。

図4-52 融合腎（CTウログラフィー）

3 ┃ 回転異常

腎茎部が腎臓の内側に来ないで，腎臓の前面に来るものである。

4 ┃ 融合腎

　融合腎（図4-52）は，両側腎の下極が，脊柱および腹部大血管の前で峡部により融合し，馬蹄形をなしたものである。峡部離断術や腎盂形成術が行われることがある。

5 ┃ 囊胞性腎疾患

　本章 - XIV「囊胞性腎疾患」を参照とする。

▍2. 腎盂・尿管の先天異常

1 ┃ 重複腎盂尿管

　それぞれの腎盂（上腎盂と下腎盂）に連なる尿管が，そのまま独立して膀胱に開口する完全型と，途中で1本の尿管となる不完全型（図4-53）とがある。完全型の場合は，上腎盂からの尿管は，下腎盂からの尿管に比べ下方で膀胱に開口する（ワイゲルト-マイヤーの法則）。

2 ┃ 下大静脈後尿管

　下大静脈の発生異常により，右尿管が，下大静脈の後方を迂回して走行するようになっているものである（図4-54）。

第
1
編

構造と機能

症状と病態生理

診察・検査・治療

4 疾患と診療

症状に対する看護

検査と治療に伴う看護

疾患をもつ患者の看護

事例による看護過程の展開

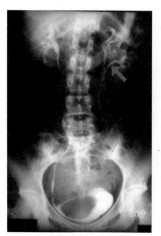

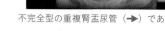
不完全型の重複腎盂尿管（➡）である。

図4-53 不完全重複腎盂尿管

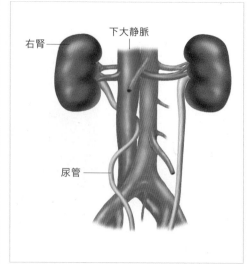

図4-54 下大静脈後尿管

3 腎盂尿管移行部狭窄

腎盂尿管移行部における壁自体の構造異常や，異常血管の圧迫などの理由により生じるものと考えられており，小児の水腎症の原因疾患として重要である。腎盂形成術を行う場合がある。

4 膀胱尿管逆流

膀胱内の尿が尿管に逆流する現象であり，尿管膀胱移行部の逆流防止機構の不全により生じる。腎盂腎炎の原因疾患として重要なものである。保存的治療のほか，逆流防止術などの外科的治療も行われる。

5 尿管異所開口

尿管が膀胱三角部以外に開口することをいう。男性では，膀胱頸部や前立腺部尿道，精嚢，精管に開口し，尿道括約筋の上部であるため，尿失禁をきたさない。女性では，膀胱頸部や尿道，腟，腟前庭，子宮，卵管に開口し，腟や腟前庭に開口する場合には，尿失禁をきたす。腎機能が残存していれば，尿管膀胱新吻合術が行われる。

6 尿管瘤

尿管の開口部が針穴状に小さく，尿管下端が囊状に拡張する。尿路通過障害のために，尿管拡張や水腎症，尿路感染症が起きる。腎機能が残存していれば，尿管瘤切開術や尿管膀胱新吻合術が行われる。

第
1
編

構造と機能

症状と病態生理

診察・検査・治療

4
疾患と診療

症状に対する看護

検査と治療に伴う看護

疾患をもつ患者の看護

事例による看護過程の展開

7 | 巨大尿管

尿管が拡張した状態である。先天性巨大尿管は尿管膀胱移行部狭窄や下部尿管蠕動不全，膀胱尿管逆流によって発生する。後天的には種々の原因で発生する。

3. 膀胱の先天異常

1 | 膀胱憩室

先天性のものは，尿管が膀胱を通過する部位にある。膀胱憩室の多くは後天性のものであり，下部尿路通過障害に起因する。

2 | 膀胱外反症

尿生殖洞の腹側部と腹壁筋肉の完全欠損により，膀胱後壁が，下腹部に露出する。尿管口が露出し，持続的な尿失禁がみられる。腹壁膀胱再建術や尿路変更術が行われる。

3 | 尿膜管遺残

発生段階で，膀胱頂部と臍の間には尿膜管が形成されるが，正常では胎生5か月くらいまでにこの尿膜管は閉鎖し，正中臍索となる。しかし，何らかの要因で尿膜管が閉鎖せず残存してしまうのが本症である。尿膜管遺残のある膀胱頂部からは，尿膜管がんが発生することがある。

B 男性生殖器の形態異常

1. 尿道の先天異常

1 | 尿道下裂

外尿道口が正常よりも近位に位置する。しばしば，停留精巣・二分陰嚢などの奇形を合併する。余剰包皮を用いた尿道形成術が行われる。

2 | 尿道上裂

男児は，尿道が陰茎の背面に開口しているが，発生の最終段階で腹側の融合が起こらず，亀頭部に外尿道口が開口しない状態である。治療は，尿道形成と括約筋の再建である。

3 | 尿道弁

尿道の一部に弁様構造が認められ，排尿困難の原因となっていることがある。弁の部位

により，前部尿道弁あるいは後部尿道弁といわれる。前部尿道弁の尿道憩室は，一般の尿道憩室と同一疾患とされている。後部尿道弁は，男児の下部尿路通過障害の代表的な疾患として重要である。

2. 陰茎および陰嚢の先天異常

1 矮小陰茎

　年齢に対して明らかに発育不良な陰茎を，**矮小陰茎**（図4-55）という。典型的には視床下部・下垂体系の障害を伴う疾患でみられる。男性ホルモン補充療法などが行われる。陰茎の大きさは十分にあるが，皮下脂肪に埋没して矮小陰茎のようにみえる場合は，埋没陰茎といい矮小陰茎とは区別する。

2 包茎

　陰茎の亀頭が，包皮に覆われている状態をいう。包皮輪に余裕があり亀頭の露出が可能な場合を仮性包茎，包皮輪が狭小で亀頭が露出できない場合を真性包茎という。小児の場合，初診時に真性包茎様にみえても，成長とともに軽快することもある。亀頭包皮炎を繰り返す，亀頭を露出できない，露出した際に陰茎が絞扼されるような場合は，手術（背面切開や環状切除）を行う。

3. 精巣の異常, 位置の異常

　胎生期に腹腔上部に発生した精巣はしだいに下降し，鼠径管を形成しながら陰嚢内に入る。**停留精巣**とは，この途上で下降が停止しているものである。停留精巣の場合，精巣の温度環境が通常よりも高温となるため，造精機能が障害されることがある。また，悪性腫

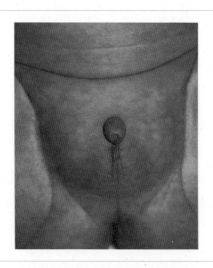

図4-55　矮小陰茎

瘍の発生が通常より高率であるといわれているため，精巣固定術や精巣摘除術が行われる。

C 性分化疾患

　性分化は，胎生期に男女共通の未分化性腺から，Y染色体に存在する精巣決定因子の作用により決定する。精巣決定因子がない場合は卵巣になる。精巣から分泌される男性ホルモンは，ウォルフ（Wolf）管を分化させ，精巣上体と精囊，精管が発達してくる。精巣からは，ミュラー（Muller）管抑制物質も分泌され，ミュラー管が退縮する。女性の場合，ミュラー管から卵管や子宮，腟上部が発達してくる。また外性器原基から陰核や小陰唇，大陰唇が発達してくる。

　性分化異常は，染色体構成をもとにした分類が広く用いられるため，本書では，以下の文中カッコ内に（染色体数，性染色体構成）として記載した。

1. 性染色体異常に伴う性分化異常症

1 ターナー（Turner）症候群

　低身長や翼状頸，外反肘，性腺発育不全などの特徴をもつ。女性性器をもち，染色体は，X染色体が1つ欠損していることが多い（染色体数45，性染色体構成XO）。

2 クラインフェルター（Kleinfelter）症候群

　思春期遅発や精巣萎縮，無精子，女性化乳房などを呈する。男性性器をもち，染色体は，X染色体が過剰となっている（47，XXY）。

2. 46, XY性分化異常症

1 性腺分化異常

　染色体は（46，XY）であるが精巣の分化がみられず，内・外性器とも女性型となる。

2 アンドロゲン合成障害・作用異常

　外性器の男性化が阻害され，中間型の外性器を示す（程度は様々である）。

3. 46, XX性分化異常症

1 46, 卵精巣性性分化異常症

　同一個体に精巣組織と卵巣組織を同時にもつものをいう。

染色体は（46，XX）で，卵巣形成は正常であるが，男性ホルモン効果の過剰により外陰部の男性化を呈する。

XVII 男性の性・生殖器に関する疾患

1. 男性不妊症

▶ 病態・原因 避妊をしない通常の性行為を 1 年以上行ったにもかかわらず，自然妊娠に至らない場合を不妊症という。不妊症の原因が，男性側のみに存在するものが約 20%，男女両方に存在するものが約 30%，残りの 50% は女性側のみに存在するとされている。男性不妊症では，造精機能障害（乏精子症や無精子症）が大半を占め，その多くは，原因が特定されない特発性である。

▶ 診断 問診，身体所見，ホルモン検査などの血液検査，精液検査などにより行われる（第3 章 – II – H「性・生殖機能検査」参照）。

▶ 治療 不妊症の診察や治療では，女性の婦人科受診の有無も重要となる。また，不妊症では，カップルの年齢や環境も考慮しながら治療を進める必要がある。

- **薬物療法**：特発性造精機能障害に対してビタミン製剤や漢方薬，カリクレイン製剤などが使われるが，現状ではまだ効果を証明されたものは少ない。

- **内分泌療法**：低ゴナドトロピン性性腺機能低下症に対してゴナドトロピン補充療法（ゴナドトロピン製剤間欠投与）が行われる。

- **生殖補助療法**：最近，生殖補助技術の進歩により，非閉塞性無精子症患者でも挙児が期待できるようになっている。閉塞性無精子症では通常，局所麻酔下で陰嚢皮膚を小切開して精巣内精子採取を行うが，非閉塞性無精子症は精巣内の造精機能が不均一であるので，顕微鏡下精巣内精子採取が行われる。採取した精巣内精子を使って，**顕微授精**（卵細胞質内精子注入法）を行う。

- **外科療法**：精索静脈瘤の手術では，原因となる静脈瘤を結紮することで静脈の逆流やうっ滞を改善させる。近年では腹腔鏡下で行うことが多い。停留精巣の場合は，造精機能の低下を避けるため，2 歳前後までに精巣固定術を行う。精路・精管の閉塞・狭窄疾患に対しては，閉塞狭窄部の精路再建術を行う。

第
1
編

構造と機能

症状と病態生理

診察・検査・治療

4
疾患と診療

症状に対する看護

検査と治療に伴う看護

疾患をもつ患者の看護

事例による看護過程の展開

2. 男性性機能障害

1 勃起障害

勃起障害（erectile dysfunction：**ED**）は，満足な性行為を行うために十分な勃起が得られないか，勃起を維持できない状態で，それが少なくとも3か月以上持続する状態である。

▶ 分類　EDはその原因から以下のように分類される。

- **心因性（機能性）ED**：勃起機能そのものは正常であるが，性交ができない状態で，主たる原因が精神的な要素やパートナーとの関係にある。

- **器質性ED**：血管性や神経性，解剖性，内分泌性に分類され，危険因子には加齢や喫煙，高血圧，糖尿病，脂質異常症，うつ症状，睡眠時無呼吸症候群，薬剤などがある。たとえば，糖尿病性EDに関しては**糖尿病性自律神経障害**（神経性）や動脈硬化（血管性）などが影響し，単一の要因というより複数の要因でEDを発症していることが多い。

- **混合性ED**：心因性と器質性が混在した状態。

▶ 診断　問診，国際勃起機能スコア（international index of erectile function：IIEF），身体所見，ホルモン検査などの血液検査などにより行われる（第3章-Ⅱ-H「性・生殖機能検査」参照）。

▶ 治療　以下の治療法がある。

- **心因性EDに対する治療**：患者とパートナーの教育とカウンセリングを行う。薬物療法も併用し，うつ病などを合併している場合は精神科などにて専門的治療を行う。

- **器質性EDに対する治療**：基礎疾患や生活習慣が原因として考えられる場合には，基礎疾患の治療や生活習慣の改善指導を行う。若年者の外傷後の動脈性EDに対しては，動脈バイパス術を行う。低テストステロン（内分泌性）EDに対してはテストステロン補充療法を行うが，これは前立腺がん患者には禁忌である。

- **薬物療法**：ホスホジエステラーゼ5阻害薬の投与を行う。代表的なものにシルデナフィルクエン酸塩（バイアグラ®）があり，性的刺激に反応して起こる陰茎海綿体平滑筋の弛緩を促進し勃起させる。ただし，ニトログリセリン併用は禁忌であるので，患者の服薬状況を確認する必要がある。

- **局所療法**：薬物療法が無効であった場合に，プロスタグランジンE_1の陰茎海綿体注射や陰圧式勃起補助具を使用する。

- **外科的治療**：あらゆる治療が無効な場合に，陰茎海綿体内プロステーシスを挿入する方法がある。

2 射精障害

射精障害には，自慰・腟内射精とも不能な逆行性射精，腟内射精のみの不能，射精までの時間の異常（早漏・遅漏），オルガズム（極致感）の欠如，射精時の頭痛，射精痛がある。治療として対症療法や様々な薬物療法が試されているが，治療に難渋することが多い。

3 | 持続勃起症

持続勃起症は比較的まれな疾患で，性欲や性的刺激に関係なく，意図しない勃起が長時間続く状態である。病態から虚血性と非虚血性に分類される。虚血性は白血病や鎌状赤血球症などの全身疾患，過量のホスホジエステラーゼ5阻害薬，特発性などにより発症し，陰茎海綿体内の血流がほとんどなくなるので，速やかな治療が必要である。非虚血性の原因の多くは会陰部の打撲で海綿体動脈の流入がコントロール不良となり，陰茎海綿体内の血流が増加することにより発症する。経過観察し，自然に軽快することも少なくない。

4 | ペイロニー病

ペイロニー（Peyronie）病は，陰茎海綿体白膜が線維化し，板状の硬結性病変を形成するもので，勃起時の疼痛や陰茎の変形，屈曲変化を起こす。治療はいまだに有効な保存的治療法はなく，長期間病変に変化がみられない場合は外科的治療を検討する。

▌ 3. 加齢男性性腺機能低下症

▶ 病態　加齢男性性腺機能低下症（late-onset hypogonadism syndrome；LOH症候群）は，男性ホルモン（テストステロン）の低下により出現する症状症候群である。テストステロンは筋肉や脂肪，骨，脳，心血管などの様々な臓器に作用し，加齢によってテストステロンが低下することにより，筋力の低下や脂肪の増加，骨密度の低下，うつ，心血管系疾患の増加などを引き起こす。

▶ 診断　主に自覚症状の評価と血中テストステロン測定で行う。

● **自覚症状の評価**：自覚症状は身体症状（関節・筋肉症状や発汗，ほてり，睡眠障害，記憶力・集中力の低下，肉体的消耗感など）・精神症状（落胆や抑うつ，いらだち，不安，神経過敏，生気消失，疲労感など）・性症状（性欲低下や勃起障害，射精感の消失など）に分かれ，AMS（aging males' syndromes）スコア（表4-17）によって評価する。

● **血中テストステロンの測定**：テストステロンは，血中では性ホルモン結合グロブリンとの結合型（35〜75%），アルブミンとの結合型（25〜65%），遊離型（1〜2%）として存在する。日本人男性の場合，遊離型テストステロンが加齢とともに有意に減少するため，わが国ではLOH症候群の診断には遊離型テストステロンが使用されている。

● **そのほか**：外陰部の視診や触診，血液一般検査，ホルモン検査（黄体形成ホルモンや卵胞刺激ホルモン，プロラクチンなど），前立腺特異抗原（PSA）検査などを行う。

▶ 治療　LOH症状および徴候を有する40歳以上の男性で，血中テストステロン値が低下していれば，男性ホルモン（アンドロゲン）補充療法の適応となる。ただし，前立腺がんやPSA高値，多血症などには男性ホルモン補充療法は禁忌である。性症状が強い場合はED治療薬（ホスホジエステラーゼ5阻害薬）を投与し，精神症状が強い場合は精神神経科や心療内科にて抗うつ薬や抗不安薬を投与する。

第 1 編

構造と機能

症状と病態生理

診察・検査・治療

4 疾患と診療

症状に対する看護

検査と治療に伴う看護

疾患をもつ患者の看護

事例による看護過程の展開

表4-17 LOH症候群の問診票（AMSスコア）
以下のそれぞれの質問について，一番よくあてはまるものに印 ☑ をつけてください。

	なし	軽い	中程度	重い	非常に重い
	1	2	3	4	5
1. 総合的に調子が思わしくない	☐	☐	☐	☐	☐
2. 関節や筋肉の痛み	☐	☐	☐	☐	☐
3. ひどい発汗	☐	☐	☐	☐	☐
4. 睡眠の悩み	☐	☐	☐	☐	☐
5. よく眠くなる，しばしば疲れを感じる	☐	☐	☐	☐	☐
6. いらいらする	☐	☐	☐	☐	☐
7. 神経質になった	☐	☐	☐	☐	☐
8. 不安感	☐	☐	☐	☐	☐
9. からだの疲労や行動力の減退	☐	☐	☐	☐	☐
10. 筋力の低下	☐	☐	☐	☐	☐
11. 憂うつな気分	☐	☐	☐	☐	☐
12. 「絶頂期は通り過ぎた」と感じる	☐	☐	☐	☐	☐
13. 力尽きた，どん底にいると感じる	☐	☐	☐	☐	☐
14. ひげの伸びが遅くなった	☐	☐	☐	☐	☐
15. 性的能力の衰え	☐	☐	☐	☐	☐
16. 早朝勃起（朝立ち）の回数の減少	☐	☐	☐	☐	☐
17. 性欲の低下	☐	☐	☐	☐	☐

訴えの程度　17〜26点：なし，27〜36点：軽度，37〜49点：中等度，50点以上：重度
出典／日本泌尿器科学会・日本 Men's Health 医学会「LOH 症候群診療ガイドライン」検討ワーキング委員会：加齢男性性腺機能低下症候群 診療の手引き，株式会社じほう，2007. を参考に作成.

4. 精巣水瘤（陰囊水腫）

▶ 概念　精巣は精巣固有鞘膜に覆われるが，この鞘膜腔に漿液が貯留したものが精巣水瘤である。無症状で患部は透光性があり，ペンライトの光を当てると透けて見える。一見したところ精巣水瘤と同様にみえる精液瘤*という疾患があるので，鑑別には注意する。

▶ 診断　超音波検査が非常に有用であり，腫大した陰囊内容が液体であることを確認できればよい。

▶ 治療　乳幼児の精巣水瘤の多くは，自然治癒するので，経過観察でよい。成人の場合は，穿刺吸引するが，再発する場合は，手術を行うこともある。

5. 精索静脈瘤

▶ 概念　静脈系の機能異常により起こる静脈瘤で，健常男性の 5〜15% にみられ，左側に多い（図 4-56）。ほとんど無症状で経過しているが，思春期を過ぎると左陰囊部の不快感や鈍痛を訴えることもある。また男性不妊症の原因となることもあり，その検査の際に

---

* **精液瘤**：精巣上体もしくは精索周囲に精液が貯留したもので，穿刺により精液を含んだ乳白色の液体が得られる。治療は，精巣水瘤と同様に穿刺または手術になる。

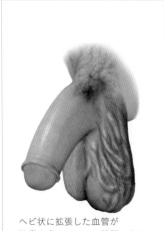

ヘビ状に拡張した血管が
陰嚢皮膚をとおして確認できる.

図4-56 精索静脈瘤

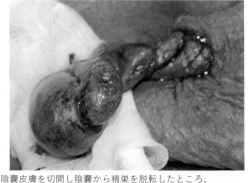

陰嚢皮膚を切開し陰嚢から精巣を脱転したところ。
精索が720°ねじれて精巣の血流が途絶え，黒く変色している。

図4-57 精巣捻転症の手術所見

発見されることもある。

▶ 診断　触診やエコー検査で診断される。

▶ 治療　症状を認める場合は，静脈を結紮する手術を行うこともある。

6. 精巣捻転症（精索捻転症）

▶ 概念　精索がねじれて精巣に血流障害を生じ，虚血や梗塞をきたす疾患である。

▶ 原因　先天的に精巣とそれを包んだ鞘膜との固定が不十分であり，鞘膜内で精巣自体が捻転して起こる。

▶ 症状　突然の陰嚢痛と陰嚢腫脹により発症する。小児の場合は，腹痛が主訴のことも多く，消化器疾患と誤診される場合もあるので，注意が必要である。

▶ 治療　本疾患を疑い，用手整復を試みても成功しない場合は，速やかに手術が必要である。捻転後4時間後には虚血による壊死に陥り，萎縮するといわれている（図4-57）。手術は，陰嚢を切開し，回転した精巣を元に戻し固定する。対側も捻転をきたすことが多いため，同時に固定する。

7. 血精液症

▶ 概念　精液に血液が混入する状態である。

▶ 原因　前立腺または精嚢に起因すると考えられるが，多くの場合は，原因不明である。

▶ 症状　血液の混入は，1回限りの場合や数か月持続する場合もあるが，自然止血する。泌尿器科でよく行われる前立腺生検後に血精液症をきたすことが多い。

▶ 治療　原因不明の場合は，経過観察で十分である。

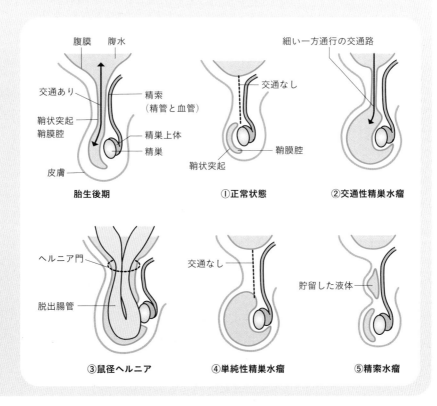

Column

精巣下降時の異常による疾患

精巣は胎生後期に，後腹膜腔より鼠径部をとおり，陰嚢まで下降してくる。この過程のどこに異常があるかで，以下のように疾患が変わってくる。

①正常状態：精巣は自然下降してくる際に腹膜の一部を伴って下降し，鞘状突起，鞘膜腔を形成する。鞘状突起は，精巣下降に伴い，精巣周囲の鞘膜腔を残して閉鎖する。これが正常の状態である。

②交通性精巣水瘤（交通性陰嚢水腫）：鞘状突起の閉鎖が不十分であり，腹膜と交通したままで陰嚢に腹水が流入するものである。陰嚢は，圧迫することで大きさが変わったり，日によって大きさが異なったりすることも多い。

③鼠径ヘルニア：鞘状突起の交通が広く，大網や腸が，陰嚢まで脱出してくる状態をいう。

④単純性精巣水瘤（単純性陰嚢水腫）：精巣周囲の鞘膜腔のみが過大で，液体がたまる状態である。成人の精巣水瘤のほとんどがこれにあたる。

⑤精索水瘤（精索水腫）：鞘状突起が閉鎖するときに一部が残り，精索周囲に液体が貯留したものをいう。

---

1 腎盂腎炎について正しいのはどれか。 （103 回 AM34）

1. 両腎性である。
2. 初尿を用いて細菌培養を行う。
3. 肋骨脊柱角の叩打痛が特徴である。
4. 原因菌は Gram （グラム）陽性球菌が多い。

2 ネフローゼ症候群で必ずみられるのはどれか。 （99 回 AM33）

1. 血 尿
2. 体重減少
3. 低蛋白血症
4. 低コレステロール血症

3 前立腺癌に特徴的な腫瘍マーカーはどれか。 （102 回 AM14）

1. AFP
2. CA19-9
3. CEA
4. PSA

▶ 答えは巻末

第 **1** 章

腎・泌尿器疾患の
主な症状に対する看護

この章では

- 浮腫に対する看護について理解する。
- 脱水に対する看護について理解する。
- 電解質バランスの異常に対する看護について理解する。
- 貧血, かゆみに対する看護について理解する。
- 排尿困難, 尿閉, 尿失禁に対する看護について理解する。
- 頻尿, 残尿, 血尿, 膿尿に対する看護について理解する。

Ⅰ 浮腫

1. 浮腫の成因と関連要因

　人体の体組成は，成人では体重の約60％が水分である。そのうちの40％が細胞内液，20％が細胞外液となる。さらに細胞外液は間質液と血漿からなっており，**浮腫**は皮下結合組織における間質液が増加した状態を示す。この間質液の増加は毛細血管静脈圧の上昇もしくは，血漿膠質浸透圧の低下によって生じる(図1-1)。毛細血管静脈圧の上昇の原因には，水分やナトリウム貯留による循環血流量の増加や血管圧の亢進，リンパ管閉塞などがある。また膠質浸透圧の低下は，低栄養や炎症，たんぱく尿の出現などにより血漿たんぱく質が減少することで生じる。

　浮腫は原因によって，全身性に生じるものと局所的に生じるものがある。全身性浮腫では腎性浮腫などの糸球体濾過機能の低下によるナトリウムや水分の排泄障害，たんぱく質の喪失による低アルブミン血症や心性浮腫などの循環血漿量増加，肝性浮腫のようなたんぱく質合成能力の低下によるもの，内分泌異常や低栄養，薬剤の副作用などを原因とする。局所性浮腫では静脈性浮腫やリンパ性浮腫のような，血管やリンパ管の炎症や閉塞・狭窄によるもの，炎症性浮腫のように感染やアレルギー反応によるものなどがある。

　浮腫の原因を明らかにするとともに，浮腫によって生じる症状やトラブルを軽減，改善，予防する必要がある。

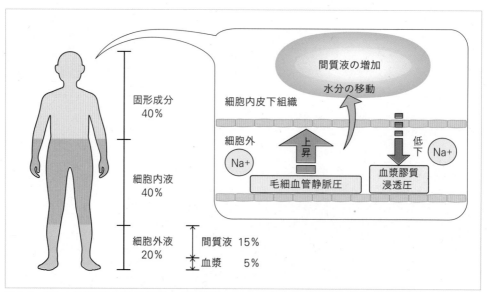

図1-1 成人の体組成と浮腫発生時の水分移動

2. 浮腫のある患者のアセスメント

浮腫の原因によって症状発生の部位が異なり，症状改善や軽減の方法を検討する必要がある。症状発症の時期，部位，程度のほかにも栄養状態や電解質バランス，スキントラブルの有無，浮腫が強いときには胸水や腹水が生じていないかをアセスメントする。

1 症状の部位

全身性浮腫では顔面，眼瞼，下腿から全身にかけて，症状が左右対称に生じる。間質液の主成分は水分であるため，重力の影響を受ける。そのため立位や座位を多くとる患者では著明に下腿に症状が現れる（図 1-2）。しかし，仰臥位が多い患者では背部など浮腫の好発部位が異なる。

2 程度

浮腫が生じている部位を指で押し，圧痕の状態を確認する。下肢に浮腫が生じている場合には，脛骨上を母指で圧迫するとよい。深さ 2mm 程度の圧痕を認める場合を + 1，4mm 程度の圧痕では + 2，6mm 程度の圧痕では + 3，8mm 程度以上を + 4 と表現する（表1-1）。ただし，甲状腺機能低下症による浮腫では圧痕を生じない場合がある。

3 体重

皮下組織に貯留した間質液の主な成分は水分であることから，体内に水分が貯留すると体重の増加がみられる。体重変化の有無を確認する方法は簡便であるが，皮下脂肪や筋肉量の増加でも体重変化は起こるため，どのくらいの期間で体重変化があったかや体成分を計測して確認すると，より正確なアセスメントが可能となる。

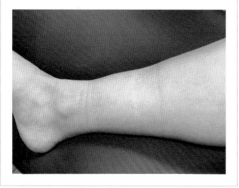

図1-2 下腿の浮腫

表1-1 浮腫の程度

表記	圧痕の深さ
+ 1	2mm 程度
+ 2	4mm 程度
+ 3	6mm 程度
+ 4	8mm 程度以上

構造と機能

症状と病態生理

治療　診察・検査・

疾患と診療

1
看護　症状に対する

検査と治療に
伴う看護

患者をもつ
患者の看護

過程の展開　事例による看護

4 ┃ 水分のin-outバランス

食事や飲水による水分摂取量や代謝水*と，排泄される水分である尿量，便，汗，不感蒸泄のバランスをアセスメントする。排泄される水分量よりも摂取する水分量が多いと，体内に水分が過剰に残留していることを示す。排泄については腎機能や炎症所見によって変化するため，身体の状況を踏まえる必要がある。

5 ┃ 栄養状態と検査所見

浮腫は膠質浸透圧の影響を受けるため，血液や尿の検査所見から総たんぱく値やアルブミン値の変化はないか，変化がある場合はどの程度なのかなど，食生活を含めた栄養状態のアセスメントを行う。また，体液中のナトリウム濃度も浮腫との関連性が強いため，過剰摂取になっていないかを確認する。

6 ┃ 胸水，腹水貯留による呼吸苦・苦痛の有無

可視的に観察できる皮膚だけでなく，体内においても過剰な水分が体腔に生じている可能性がある。胸腔では胸水，腹腔では腹水が相当する。これらは呼吸苦や安楽の障害を生じさせるため，自覚症状や**フィジカルイグザミネーション**（視診，触診，聴診，打診）による観察，画像所見などを組み合わせながら観察していく。

7 ┃ スキントラブルの有無

浮腫が生じることで皮膚は伸展し，脆弱になる。下肢に浮腫が生じた場合，靴がきつくなり，無理に履こうとしてスキントラブルを生じることがある。そのほか，脆弱になった皮膚に摩擦や圧がかかることで，褥瘡や**スキン−テア**（皮膚裂傷）が起こる可能性がある。これらのスキントラブルがないか観察する。

8 ┃ 活動への影響

浮腫の出現により，下肢に重さを感じたり倦怠感が増強し，歩きづらさから転倒・転落のリスクが増大する。また，体動の困難さから日常生活動作（ADL）の低下をきたすことがある。症状が活動にどのように影響しているか，アセスメントを行う。

9 ┃ 服薬アドヒアランス

体液量のコントロールのため利尿薬などを使用している患者では，尿回数が頻回となり，生活に支障をきたすことがある。内服の自己中断や減量をしていないかを確認する。

＊ **代謝水**：体内における代謝で生じる水分のこと。

第2編

構造と機能

症状と病態生理

診察・検査・治療

疾患と診療

1 看護

症状に対する看護

検査と治療に伴う看護

疾患をもつ患者の看護

事例による看護過程の展開

3. 看護の視点

1 看護問題

- 体内の水分量過剰もしくは栄養状態不良による浮腫の出現。
- 浮腫によるスキントラブルや転倒・転落の予防。

2 看護目標

- 浮腫が軽減する。
- 浮腫によるスキントラブルや転倒・転落がない。

3 看護の実際

❶浮腫が軽減する
❷浮腫によるスキントラブルや転倒・転落がない

(1) in‒out バランス管理

　食事や飲水量を合わせた水分摂取量と排泄量のバランスが適切になるよう援助する。水分摂取量が排泄量を上回っている場合は水分量の調整を図る。ペットボトルから直接飲むと摂取量を把握しづらいため，目盛りのついたカップに移し替えて飲むとわかりやすい。

(2) 栄養状態の改善

　血漿アルブミン量が増加するよう，栄養状態を改善する。食事摂取量を確認し，たんぱく質を優先的に摂取できるよう食事形態やタイミング，量を調整する。ただし，高たんぱく食は腎臓へ負担がかかるため，腎疾患患者には注意が必要である。

(3) 塩分摂取量の調整

　塩分の過剰摂取により口渇が出現し，過剰な水分量摂取につながるため，減塩の必要性や方法を教育する。慢性腎臓病患者における塩分摂取量は 6g/日が目標値である。患者の味の好みや，日常的な塩分摂取のほか，外食の頻度や，食事の用意を誰が行っているか確認し，患者の食生活に合わせた教育が必要となる。

(4) 胸水・腹水への対処

　浮腫が高度に生じている場合には，同時に体腔内に過剰な水分が貯留していることが考えられる。胸水や腹水の出現により呼吸苦や咳嗽，腹部緊満などの症状が生じていれば，体位の工夫などにより安楽が図れるよう援助する。

(5) 内服介助・薬剤投与

　内服薬では患者が正しく服用できるかをアセスメントし，薬剤の効果，タイミング，量，副作用を伝え，服薬アドヒアランスが向上するよう援助する。

(6) スキンケア

　浮腫のある皮膚は脆弱となるため，乾燥が起こるとさらにスキントラブルへ発展する可

能性がある。また末梢循環が滞ることで浮腫が増強することもあるため，手浴や足浴を行い，体循環を促す。その後，保湿剤を用いて皮膚の乾燥を防ぐ。

(7) マッサージ

マッサージを行う場合は末梢から中枢へ行うが，急激な循環血流量の増加により心負荷がかかる場合があるため，注意が必要である。リンパ管閉塞（へいそく）による限局的な浮腫に対しては，リンパ還流を目的にマッサージを行う。

(8) 転倒・転落の予防

下肢に浮腫が出現と靴のサイズが適さず，かかとを踏むなど立位が不安定な状態となる。無理にサイズの適さない靴を履くことでスキントラブルも発生しやすくなる。スリッパやサンダルは着脱が簡便であるが，歩行状態が不安定な場合には適していない。安定感があり，患者の足に合った靴の選択や靴下を履くことを促す。

Ⅱ 脱水

1. 脱水の成因と関連要因

脱水とは体内に必要な体液が不足している状態を示す。体内から水分を喪失（そうしつ）するだけでなく，ナトリウムなどの電解質も喪失するため，生体にとって有効な循環血液量が保持できない。脱水の分類には主として水分の喪失が起こり，高ナトリウム血症状態となる**高張性脱水**，水分の喪失よりもナトリウムの喪失が多く，低ナトリウム血症状態となる**低張性脱水**，水分もナトリウムも同等に喪失する**等張性脱水**がある。

炎症による発熱や炎天下での活動による不感蒸泄の増加，尿崩症などの疾患により体内の水分が喪失する場合や，食欲低下，過度の飲水制限など水分の摂取が困難な場合に脱水が生じやすい。そのほかにも利尿薬の使用や透析（とうせき）治療による過除水，嘔吐（おうと）や下痢などの消化器症状による体液の喪失でも脱水が生じる。

2. 脱水のある患者のアセスメント

基本的には水分出納の状態をアセスメントする。軽度の脱水は大きな問題にならないが，重度の脱水は有効な循環血液量の低下により生命維持に問題が生じる。そのため迅速な対応が必要となる。水分出納が崩れたことによる症状の観察や環境（in-out バランス，図 1-3）などをアセスメントし，適切な援助を提供する。

1 │ 自覚症状

口渇，めまい，ふらつき，倦怠感（けんたいかん），脱力感の有無を確認する。軽度の脱水では口渇のみが症状である。

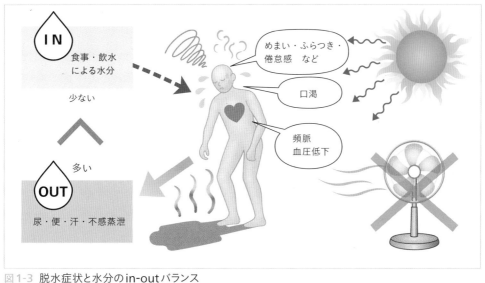

第
2
編

構造と機能

症状と病態生理

診察・検査・治療

疾患と診療

1

症状に対する看護

検査と治療に伴う看護

疾患をもつ患者の看護

事例による看護過程の展開

図1-3　脱水症状と水分のin-outバランス

2 他覚症状

　バイタルサインでは発熱，頻脈，血圧低下，呼吸数の増加の有無，意識レベルの変化を観察する。血圧が低下している場合は循環不全が生じているため，早期対応が必要となる。

　水分摂取が可能な状況か，水分摂取量はどの程度か，尿・便・汗や不感蒸泄を含めた排泄量がどの程度増加しているか，体液のin-outバランスをアセスメントする。体液の喪失により口唇・口腔内や皮膚の乾燥が生じる。皮膚の観察では**ツルゴール反応**の低下がないかを観察する（図1-4）。

　また，体液の喪失により循環血液量の低下が起こっているため，腎血流量の低下から尿量の減少，乏尿，高度濃縮尿の出現が起こる。ただし，慢性腎臓病のような腎疾患をもつ患者では尿の排泄自体が困難な場合があるため，原疾患・既往症の確認も重要である。

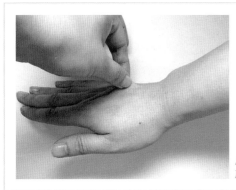

皮膚の張りのことを指し，皮膚をつまんで2秒以上元の状態に戻らない場合，脱水と判断する。

図1-4　ツルゴール反応の確認

3 | 検査所見

　高ナトリウム血症や低ナトリウム血症の有無から脱水の分類を行い，治療法の検討がされるため，血液検査での血清ナトリウム値は重要な項目となる。体液の喪失ではナトリウム以外の電解質の喪失も症状に関連していることがあるため，その他の電解質バランスも確認する。血液検査以外に尿中ナトリウム値も重要となる。

4 | 環境

　脱水が生じた日時や場所を把握する。炎天下での運動や，夏場にエアコンを使用せずに屋内で過ごすなど，気温の高い場所での活動，体温調整が困難な衣服を選択していないか，脱水が生じた環境について問診する。

5 | 治療による影響

　慢性腎臓病（CKD）やうっ血性心不全などでは，体液が体内にうっ滞しやすい状況となる。そのため，利尿薬などの体液量のコントロールにかかわる薬剤を服用している可能性がある。このような体液コントロールに関連する薬剤の投与がないかだけでなく，服薬アドヒアランスの低下による過剰服用や，発熱などの体調の急激な変化を反映した投薬がされているかをアセスメントする。

　また，CKDの病期において末期ステージとなると，自己の腎機能では排尿による体液コントロールができない。腎代替療法である透析療法では，過除水やドライウエイト設定が適切かどうかもアセスメントの視点である。

3. 看護の視点

1 | 看護問題

• 体液喪失による脱水。

2 | 看護目標

• 適切な体液管理ができる。

3 | 看護の実際

❶適切な体液管理ができる

（1）水分・電解質の補正

　軽度の脱水では，経口から水分摂取を促す。中等度以上の脱水では水分の経口摂取だけでは補正できないため，輸液による補正を行う。意識レベルの低下や消化器症状により，経口による水分摂取が困難な場合にも輸液による補正が有効である。脱水の分類により，

生理食塩水などの等張電解質輸液剤と，ナトリウム濃度調整を行いやすい低張電解質輸液剤が用いられる。脱水ではナトリウム以外の電解質や嘔吐（おうと）・下痢などの腸液の喪失などによる水素イオンや重炭酸イオンの喪失を同時に起こしている場合があり，アシドーシス・アルカローシスの補正を同時に行うことも珍しくない。患者の症状を確認しながら，適切な投与量・速度・経路で輸液が投与されるよう援助が必要である。脱水の改善により循環血液量が補正されると症状が緩和される。経口による水分摂取が可能か，排尿があるかなど，水分出納（すいとう）状況をモニタリングする。

（2）脱水の再発予防

脱水を繰り返すことがないよう，日常生活における水分摂取量と，運動量や不感蒸泄を含めた排泄量を患者がコントロールできるよう教育する。外気温が高い屋外のみならず，屋内でも脱水を起こすことがあるため，活動や水分摂取，休息，空調による室温のコントロール，体温調整しやすい衣服などについて教育をする。

尿崩症や糖尿病の多尿など脱水を呈しやすい疾患がある場合は，原疾患の治療や検査が適切に受けられるようコーディネートが必要となる。

また，脱水の原因が利尿薬などの薬剤過剰投与や透析治療による過除水にある場合には，治療の見直しが必要な場合があるため，多職種間で情報を共有し，体液コントロールが適切に図れるよう援助する。

III 電解質バランス

1. 電解質バランス異常の成因と関連要因

脱水や嘔吐，下痢などによる体液の喪失や，ホルモンバランスの異常，腎機能低下による尿細管や集合管での電解質の再吸収・排泄機能の低下が代償機能を超えた場合，電解質バランスの異常が起こる。CKDでは合併症として**骨ミネラル代謝異常**（CKD-MBD）があることや，透析療法を受ける患者に電解質バランス異常が起こりやすいなど，疾患や治療の特徴と電解質バランスが関連しているものも多い。

原因をアセスメントし，電解質補正のための治療方法が有効に行われるような援助が必要である。また，電解質バランス異常を繰り返さないよう，患者教育をしていく。

2. 電解質バランス異常のある患者のアセスメント

電解質バランス異常により，どのような症状が出現しているのか，どの電解質がどの程度過不足を起こしているかを，症状と血液データを併せてアセスメントするほか，なぜ電解質バランスが崩れたか，症状によって日常生活への影響はどのようなことが生じるかをアセスメントする。

第2編

構造と機能

症状と病態生理

診察・検査・治療

疾患と診療

1

症状に対する看護

検査と治療に伴う看護

疾患をもつ患者の看護

事例による看護過程の展開

表1-2 電解質バランス異常による主な症状

状態	血清値	主な症状
低ナトリウム血症	Na<130mEq/L	全身倦怠感，ふらつき，めまい
	Na<120mEq/L	頭痛，悪心・嘔吐，食欲低下，意識障害，痙攣
高カリウム血症	K>6.5mEq/L	悪心・嘔吐，血圧低下，テント状T波・PQ時間延長・QRS幅拡大などの心電図変化
低カルシウム血症	Ca<7.0mg/dL	全身痙攣，意識消失，呼吸困難，テタニー
高マグネシウム血症	Mg>4mg/dL	脱力感，悪心，めまい
	Mg>7mg/dL	頭痛，便秘，腱反射低下
	Mg>12mg/dL	血圧低下，徐脈，PR延長などの心電図変化，心停止

1 自覚症状

　疲労感や倦怠感，感覚の変化の有無について問診する。また，ナトリウムバランスの異常は口渇を生じることがあり，脱水症状がないかも確認する。

2 他覚症状

　発熱や脈拍の変化，呼吸数，呼吸パターンとリズム，血圧低下や頸静脈の怒張はないか，意識レベル，体重変化，発汗，尿量，尿比重，浮腫，眼球の凹み，テタニー*，腱反射を確認する。ナトリウムバランスの異常では溢水や脱水との関連性があるため，循環血液量に関連した観察も行う。主な電解質バランス異常の症状を表1-2に示す。

3 既往症と治療

　電解質バランスが崩れやすい既往症や治療内容，薬物の投与の有無を確認する。急性腎不全のように急激に発症し，症状を呈する疾患による影響のほか，CKDや横紋筋融解症，透析療法や利尿薬の使用などの影響を検討する。疾患の増悪の有無や治療が効果的にされているかをアセスメントする。

4 食事状況

　電解質の排泄にかかわるアセスメントだけでなく，摂取・吸収に関する状況を確認する。経口摂取が可能な患者では，食事の量や内容，タイミング，嗜好や偏食の有無を確認する。治療により食事療法を実施している患者では，特定の電解質の摂取を制限している場合がある。血液透析患者では塩分やカリウム，リンが過剰になりやすいため，摂取量が少なくなるようコントロールする。しかし，過度な制限によりこれらの電解質が不足することがある。患者の食行動や制限食に対する考え方をアセスメントする。

＊**テタニー**：四肢のしびれや筋攣縮・感覚異常，顔面の痙攣，全身の筋肉痛などの症状のこと。

3. 看護の視点

1 看護問題

• 電解質バランス異常による症状の出現。

2 看護目標

• 電解質バランスを補正，症状を改善し，電解質バランス異常を繰り返さない。

3 看護の実際

❶電解質バランスを補正，症状を改善し，電解質バランス異常を繰り返さない

（1）食事療法

　バランス異常が生じた電解質を多く摂取し過ぎている，もしくは少ない場合，食事による摂取量の増加・制限を行う。適切な食材や食品の選び方や，調理方法について，患者自身が実施できるよう患者教育を行う。

　血液透析患者では尿によるカリウムの排泄が困難なため，高カリウム血症に陥りやすい。ほうれんそうなどのカリウム含有が多い食材は，電子レンジ調理よりも，湯がいてゆで汁を捨てるといった調理方法や，ドライフルーツは生のフルーツよりもカリウム含有量が高いため避けるなどの指導をする。しかし，腹膜透析患者では透析によりカリウムが多く体外に排出され，低カリウム血症を呈する場合がある。このような場合には果物を積極的に摂取する。腎機能の低下によりビタミンD活性化の低下や，排尿によるリン排出量の低下，二次性副甲状腺機能亢進症により低カルシウム血症や高リン血症に陥りやすくなる。高リン血症は血管の石灰化や動脈硬化をきたし，さらなる合併症のリスクを増大させるため，リンの摂取量を抑える必要がある。リンは加工食品の添加物に多く含まれているため，これらの摂取量を少なくできるよう援助する。

　食事療法では食事を制限されたり，何をどの程度食べてもよいかがわからず，混乱することも少なくない。その患者の食行動について十分に聞き取り，患者が実施可能な方法を検討することが重要である。

（2）服薬アドヒアランスの向上

　不足している電解質の追加，過剰な電解質の排泄促進や吸収阻害のため，薬剤の調整を行う。患者が正しく服薬できるように援助する必要がある。薬物療法の効果や副作用について指導し，患者が適切に内服薬を管理できるように援助する。電解質バランス異常により患者の意識レベルが低下している場合や，その他の理由により正しく内服を管理できない場合は，内服管理をだれが行うのかを検討し，援助者へ内服方法を教育する。

（3）症状のモニタリングと対処行動

　電解質バランス異常では，電解質の種類によって症状が異なる。患者にどのような症状

が出やすいのかを把握し，症状が出た際はどのように行動すればよいかを指導する。

重度の高カリウム血症や高マグネシウム血症では致死的不整脈から心停止に至ることや，低カルシウム血症では全身痙攣（けいれん），意識消失を引き起こすなど，重篤な症状に発展する可能性がある。動悸や息切れが生じた場合は脈拍の確認をすること，いつもは一定のリズムであるにもかかわらず，不規則なリズムが確認された際は病院へ連絡するなど，患者が判断し行動できる具体策を患者や家族と共有する。心電図変化が予測される際は看護師が症状や心電図波形のモニタリングを直接行い，不整脈への対応をすることも非常に重要である。電解質異常が起こらないよう管理する一方で，もしも異常が起こったとしても重篤な症状を引き起こさないよう，患者自身や家族・周囲が対処できるよう患者教育を行う。

（4）電解質の補正

不足している電解質を経口では十分に補充できない場合，輸液療法を実施する。患者に輸液の必要性や投与経路，時間を説明する。投与中は体内の電解質バランスの変化により症状の変化がないか，患者の体動により投与経路や時間に問題がないかを適宜観察し，調整する。

（5）症状と日常生活への援助

ふらつきや倦怠感（けんたいかん）を呈する症状がある場合は，転倒・転落を起こしやすい。さらに意識障害により判断力の低下や，脱力感がある場合はさらにそのリスクが高くなる。転倒・転落がないよう移動に注意が必要である。そのほかにも，症状が清潔行動や食事摂取にも影響を及ぼしていれば，適宜援助が必要となる。心電図の使用や点滴管理など，患者に行動を抑制するコードやチューブが付けられている場合はルート整理を行い，生活を整えるとともに適切に治療を受けられるよう援助する。

（6）排便コントロール

腎機能の低下により尿から不要な電解質を排泄（はいせつ）することが困難となるため，排便コントロールをして，便からの排泄ができるよう援助する。緩下剤として酸化マグネシウム製剤を使用すると高マグネシウム血症を助長する可能性があるため，注意が必要である。

IV 貧血

1. 貧血の成因と関連要因

生体の細胞は酸素を消費することで活動することができる。酸素の運搬は赤血球とその内に存在するヘモグロビンが担（にな）っている。**貧血**は，正常な赤血球やヘモグロビンが減少し，酸素運搬能力が低下することで生じる。

貧血は赤血球の生成障害や，赤血球崩壊の亢進（こうしん），失血によって生じる。赤血球の生成障害はたんぱく質や鉄，ビタミンB_{12}，ビタミンC，葉酸などの栄養素の不足や，化学療法

表1-3 赤血球の形態による貧血の分類

分類	平均赤血球容積 MCV（fL）	平均赤血球ヘモグロビン濃度 MCHC（%）	代表的な貧血
小球性低色素性貧血	80 以下	30 以下	鉄欠乏性貧血 腎性貧血
正球性正色素性貧血	81〜100	31〜35	再生不良性貧血 腎性貧血
大球性高色素性貧血	101 以上	36 以上	巨赤芽球性貧血 　悪性貧血 　葉酸欠乏による貧血

や放射線療法などの治療の副作用による骨髄抑制などにより生じる。また，腎臓で産生されるホルモンであるエリスロポエチンの不足によっても貧血が生じ，これを**腎性貧血**という。赤血球崩壊の亢進は，赤血球自体の膜構造の欠陥や脾臓機能の亢進が関連している。また外傷，手術，出産や月経，がん細胞などの病的な組織からの大量の出血を失血という。このように貧血の原因は栄養不良や疾患，治療など様々であり，原因に対応した治療を行う。赤血球の形態による貧血の分類を表1-3 に示す。

　失血などの急激な赤血球数の低下による貧血では症状が出やすいが，腎性貧血など，徐々に進行する貧血では生体組織が酸素欠乏に順応するため，自覚症状を感じにくい傾向がある。

2. 貧血のある患者のアセスメント

1 ┃ 自覚症状

　ふらつき，動悸，呼吸困難感，倦怠感，易疲労感，頭痛，頭重感の有無と，それらがいつから出現したか，出現は徐々にか急激にだったかを聴取する。

2 ┃ 他覚症状

　脈拍・呼吸数の増加，発熱，血圧低下，顔面・眼瞼結膜・皮膚蒼白，酸素飽和度の低下，**匙状爪**（スプーンネイル）（図1-5），出血斑や紫斑，食欲，悪心・嘔吐，尿量の低下の有無や

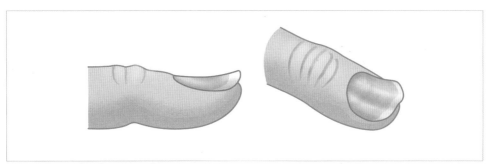

図1-5 匙状爪（スプーンネイル）

程度を観察する。貧血による症状は酸素運搬能の低下により酸素供給量が不足することで生じる。貧血に対する生体の反応として，心拍出量を増加させることで不足した酸素を細胞に供給しようとする。このように心臓機能によって酸素不足を代償するため，心負荷が増大し，それに伴う症状が出現する。また失血による貧血を考慮し，循環血流量に異常はないか，異常がある場合は緊急の対応が必要かどうかのアセスメントを行う。

3 検査所見

血液検査によって得られる情報は重要である。血中赤血球，ヘモグロビン量，ヘマトクリット値や平均赤血球容積（MCV），平均赤血球ヘモグロビン量（MCH），平均赤血球ヘモグロビン濃度（MCHC），網状赤血球数を確認する。ヘモグロビン量の低下により生じる症状が異なるため，検査値と症状を併せてアセスメントする（表1-4）。ただし，慢性的な貧血では生体組織の酸素欠乏への順応によって，ヘモグロビン値が低いにもかかわらず，症状を呈していない場合があるため，注意が必要である。また，尿・便検査や骨髄検査からも貧血を鑑別する所見が得られる。

4 食生活

赤血球生成に必要な栄養素が不足していないかをアセスメントする。食事の摂取量やタイミング，内容，食欲の有無，偏食の有無，サプリメントの使用状況を確認する。

5 既往症と治療内容

CKDや胃全摘手術後に起こる貧血などの続発性貧血，遺伝性の貧血の可能性があるため，既往症やそれにかかわる治療内容，家族歴をアセスメントする。

6 活動

貧血によりふらつきや呼吸困難感，倦怠感が強く生じることで，日常生活に影響を及ぼすことがある。歩行状態，体位変換，入浴や洗髪などのADLだけでなく，家事や仕事などの患者が生活するうえでの活動への影響をアセスメントする。

表1-4 ヘモグロビン量と症状

血中ヘモグロビン量 （g/dL）	主な症状
8~10	口腔粘膜，眼瞼結膜の蒼白
7~8	動悸，息切れ
6~7	頭痛，眩暈，思考力の低下
5~6	四肢冷感
4~5	食欲低下，悪心
2~3	心不全
2 以下	昏睡

第
2
編

構造と機能

症状と病態生理

診察・検査・治療

疾患と診療

1
看護
症状に対する看護

検査と治療に伴う看護

疾患をもつ患者の看護

事例による看護過程の展開

3. 看護の視点

1 | 看護問題

- 貧血に伴う倦怠感やふらつきによる転倒・転落や活動耐性の低下。

2 | 看護目標

- 貧血の改善や, 貧血の状態に合わせた活動ができる。

3 | 看護の実際

❶貧血の改善や, 貧血の状態に合わせた活動ができる

(1) 食事療法

造血にかかわる栄養素を多く含む食品の摂取ができるよう援助する。食欲や嗜好, 摂食嚥下状況を確認したうえで, 鉄・ビタミン B_{12}・葉酸・ビタミン B_6・ビタミン C を多く含む食事を提供する。たんぱく質も造血に重要な栄養素であるが, CKD 患者ではたんぱく質摂取を制限している場合があるため, 注意が必要である。

自宅療養においては患者が自らこれらの栄養素を多く含む食品を摂取できるよう患者教育をする。葉酸やビタミン C は加熱によって栄養が失われるなど, 調理方法に影響を受ける。どのように選択・調理すれば有効に栄養素を摂取することができるか, 患者の生活に沿った教育が必要となる。

(2) 服薬アドヒアランスへの援助

原因に応じて鉄剤やエリスロポエチン製剤 (ESA 製剤), 免疫抑制薬などを使用する。患者が薬剤の投与を正しく受けられるよう援助が必要となる。鉄剤の使用時は吸収しきれなかった鉄が便から排泄されるため, 黒色便がみられる。事前に患者へ薬剤の作用と副作用を伝え, 服薬の自己中断がないよう援助をする。

(3) 症状のモニタリングと転倒転落予防・活動への援助

貧血の症状にはふらつきやめまいなどがあり, 活動耐性を低下させることや転倒・転落の原因となりやすい。症状が活動に影響すること, 転倒・転落の原因になることを患者に説明し, どのような場合に症状が出現しやすいのか, 症状が出現しないようにどのような動作がよいのか, 症状が出現した場合はどう対処すればよいかを伝える。

また, 活動により酸素を消費し, 息切れなどの症状が生じるため, 活動と休息のバランスを図ることも重要である。特に早朝や透析治療直後などは血圧変化を起こしやすく, 症状が出現しやすい。患者の行動パターンや治療による影響を考慮し, 援助する。

かゆみ

1. かゆみの成因と関連要因

皮膚は，生体を外界の刺激や微生物類，乾燥，紫外線から守り，免疫反応により有害なものを排除し，発汗などにより体温の調整を行っている。そして温度や痛みなどの感覚を伝える器官でもある。その感覚のひとつに「かゆみ」があり，瘙痒感ともいう。

かゆみは生体の防御反応のひとつと考えられ，異常を知らせるシグナルであるが，それ自体が不快な感覚となる。かゆみは皮膚への物理的刺激や化学的刺激により発生・増悪する。皮膚の乾燥や摩擦，汚染，疾患やアレルギー反応による炎症，ダニや蚊などの虫や寄生虫，食品，薬剤，温熱・冷感刺激，洗剤，毛髪，衣服，アクセサリーのほか，自らの発汗や精神的なストレスなどが増悪因子となる。かゆみを伴う内臓疾患には CKD や肝硬変，甲状腺機能低下症などがあり，特に血液透析患者ではかゆみは患者を大いに悩ます症状となりやすい。

かゆみを感じてその部位を掻くと一時的に快感が得られるが，さらにかゆみが生じる原因となる。そして皮膚を掻き壊す（掻破）ことでスキントラブルに発展してしまうため，かゆみが生じる悪循環を断つケアが重要となる。

2. かゆみのある患者のアセスメント

かゆみのある部位を観察し，かゆみの原因や皮膚状態のアセスメントを行う。かゆみは一時的なものから，疾患に起因し長期に発生するもの，繰り返し発生するものがあり，かゆみによる身体的影響のみならず，精神的な影響も確認する。患者の訴えをよく聴取し，多方面からの情報収集，日常生活への影響を含めたアセスメントが必要となる。

1 ｜ 自覚症状

かゆみの部位，程度，いつからかゆみがあるか，生じる時間やどのような場合に症状が強まるか問診をする。

かゆみは主観的な感覚であり，個人差があり，定量的な評価は困難である。客観的評価方法として VAS や NRS（図1-6）を用いて評価する方法がある。

また精神面としてストレスの有無や不安，恐怖心，集中力の低下がないか確認する。症状が強く睡眠障害が生じている場合があるため，睡眠状況も確認する。

2 ｜ 他覚症状

かゆみのある皮膚の乾燥，炎症，湿疹，丘疹，膨隆疹の有無を観察する。また掻破による皮膚の傷や，点状・線状の痂皮形成，色素沈着を観察し，スキントラブルの悪化がない

第2編

構造と機能

症状と病態生理

治療・検査・診察・

疾患と診療

1 症状に対する看護

検査と治療に伴う看護

疾患をもつ患者の看護

事例による看護過程の展開

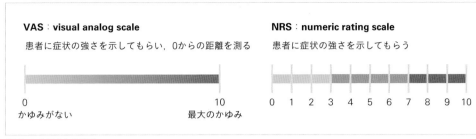

VAS：visual analog scale
患者に症状の強さを示してもらい，0からの距離を測る

0　　　　　　　　　　　　　10
かゆみがない　　　　　最大のかゆみ

NRS：numeric rating scale
患者に症状の強さを示してもらう

0　1　2　3　4　5　6　7　8　9　10

図1-6　VASとNRS

か確認する。搔破により爪間に皮膚や痂皮の一部が入り込むことがあるため，爪間の観察も行う。

3 | かゆみを伴う既往症の状況

既往症の悪化や使用している薬剤の副作用により症状が悪化している可能性があるため，それらに関連した症状や検査所見の確認もしていく。前述したようにCKD患者，特に血液透析患者ではかゆみの訴えが多くあり，透析不足になっていないかなどの治療効果もアセスメントする。

4 | かゆみが生じた際の対処行動

かゆみが繰り返し起こっている場合では，本人なりの対処行動をもっている場合がある。さっぱりしたいからと入浴温度を高く設定する，ナイロン製のタオルで洗体する，汚染を除去しようと皮脂除去作用の強い洗浄料を使用する，保湿剤や外用薬の使用頻度や量が少ないなど，患者は症状緩和のために行っている行動であっても，症状を助長している場合がある。そのような行動がないかをアセスメントする。

5 | 環境

発汗や温熱刺激がないか，衣服で化学繊維やゴムの締め付けが強い部位がないか，香辛料やアルコールなどの食品の摂取状況など，かゆみの原因となる因子の存在が日常生活上にないかを確認する。

3. 看護の視点

1 | 看護問題

- かゆみによる安楽の障害。
- 瘙痒感（そうようかん）に伴う搔破（そうは）による皮膚トラブルの発生。

2 ｜ 看護目標

- かゆみが軽減する。
- 皮膚トラブルがない。

3 ｜ 看護の実際

　皮膚の洗浄と清潔の保持，皮膚の乾燥予防，外的刺激からの保護，かゆみの原因となる因子の除去を行い，スキンケアを行う。症状を緩和し，繰り返すかゆみと皮膚トラブルの悪循環を断てるよう援助する。

❶かゆみが軽減する

❷皮膚トラブルがない

（1）クーリング

　血管の拡張はかゆみの増悪に関与しているため，クーリングによる血管収縮を促す。その際には凍傷にならないよう，保冷剤をガーゼなどでくるみ，直接皮膚に接触しないように注意する。

（2）入浴

　入浴時，熱い湯は皮膚の乾燥を助長し，かゆみの原因となる。湯温は個人により好みの差があり，熱い湯温でなければ満足できない患者もいる。患者の好みに配慮しつつもかゆみの症状緩和について説明し，かゆみの緩和にとって有効な湯温での入浴でも満足感を得られるよう援助する。また洗体ではナイロンタオルやヘチマなどの使用，皮脂洗浄能力の高いボディソープの使用により皮膚が刺激され，保湿が困難となる。タオル類を使用しない，低刺激性のボディソープを選択するなど，摩擦や過度の洗浄を回避する。

（3）掻き方

　爪を立て強く皮膚を掻くと掻破の原因となり，皮膚を損傷させてしまう。しかし，かゆみは疼痛以上に苦痛をもたらすともいわれ，単に我慢を強いることは難しい。そのため皮膚を傷つけない掻き方として，爪を立てないで掻く，爪は短く保つ，孫の手などにはガーゼを巻くなど，皮膚に鋭利な部分が直接接触しないよう工夫する。

（4）食事

　アルコールや香辛料の摂取は血管を拡張し，かゆみを助長する。症状が強いときはこれら血管拡張作用のある食品を除去する。

（5）外用薬の使用

　生活上の工夫をしてもかゆみが軽減しない場合は，外用薬を使用する。外用薬には抗ヒスタミン系など様々な種類がある。清潔にした皮膚に適量を塗布する。

（6）内服

　血液透析患者や慢性肝疾患患者では，かゆみに対しナルフラフィンが処方されている場合がある。症状が強い時間に合わせたタイミングで内服できるよう援助する。

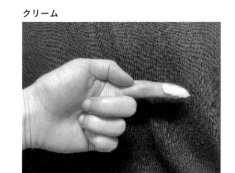
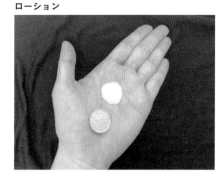

クリーム　　　　　　　　ローション

図1-7　保湿剤塗布分量の目安

（7）保湿剤の使用

　皮膚を清潔にし，保湿することで皮膚の乾燥を防ぐ。特に入浴後は皮膚が乾燥しやすい状況となるため，入浴直後に適切な量の保湿剤を使用する。保湿剤には油脂性基剤の白色ワセリンや，乳剤性基剤のヘパリン類似物質クリーム，尿素含有クリームなどがある。使用感の違いがあるため，使用部位の特徴や患者の好みを検討しながら選択する。使用頻度は1日2回以上，使用量は手のひら2枚分の面積に対し，0.5 gが適切である。0.5 gはクリーム状の保湿剤では指先から遠位指節間関節まで，ローション状の保湿剤では1円玉大の分量が相当する（図1-7）。使用頻度や量が少ないと十分な保湿ができないため，適切に使用できるよう患者教育を行う。

（8）天然素材の衣服の選択

　化学繊維が皮膚に接触することでかゆみを増強することがあるため，綿や麻などの天然素材を使用した衣服や下着の着用を勧める。

VI　排尿困難，尿閉

1. 排尿困難，尿閉の成因と関連要因

　排尿困難および尿閉は，中枢性および末梢神経性の神経障害（神経因性膀胱）による膀胱収縮不全と，前立腺の疾患などによる下部尿路の通過障害に関連して起こる。特に男性では，前立腺肥大症による排尿困難の頻度が高い。また，薬剤に起因して排尿困難が起こることもよくみられる。排尿困難・尿閉の主な成因・関連要因について，表1-5に表す。

表1-5 排尿困難・尿閉の主な成因と関連要因

機能障害の種類	主な成因・関連要因
中枢性・末梢性の神経障害（神経因性膀胱）による膀胱収縮不全	脊髄損傷，骨盤内手術（子宮・直腸），糖尿病，脳梗塞・脳出血，多発性硬化症
	薬剤起因性（抗コリン薬，抗精神薬，抗うつ薬）
下部尿路の通過障害	前立腺肥大，前立腺がん，尿道狭窄，尿道結石

2. 排尿困難，尿閉のある患者のアセスメント

1 排尿困難の進行，身体的苦痛

　排尿困難は，尿意切迫感や頻尿，残尿感，膀胱の緊満感，尿失禁といった2次的な症状を呈し，苦痛を伴う。また，排尿困難は進行すると尿閉に至り，膀胱内圧の上昇や上部尿管への尿の逆流により水腎症や腎盂腎炎といった重篤な合併症を引き起こす。尿の停滞や上部尿管への逆流により逆行性の尿路感染症を引き起こす可能性もある。症状を緩和し，合併症予防のための看護を検討する。

2 成因・関連要因

　排尿困難・尿閉の成因・関連要因（表1-5参照）に応じた看護援助を検討する。

3 症状による日常生活への影響，受け止め・感情

　排尿困難や尿閉は，夜間の睡眠を妨げ，患者を疲弊させる。また，排泄に関する問題は，羞恥心や自尊感情の低下を招くとともに，症状により社会生活に支障をきたすことも考えられる。日常生活を整え，羞恥心への配慮や精神的援助も必要である。
　尿意切迫感や頻尿の症状がある患者は，排泄への焦りから転倒・転落の可能性もある。転倒・転落を予防するための看護を検討する必要がある。

3. 看護の視点

1 看護問題

- 残尿・膀胱内圧上昇に伴う苦痛。
- 残尿・膀胱内圧上昇に伴う合併症発症の可能性。
- 排尿に必要な手技や生活管理の未修得。

2 看護目標

- 残尿・膀胱内圧上昇に伴う苦痛が軽減，消失する。
- 残尿・膀胱内圧上昇に伴う合併症の発症を予防できる。

- 排尿に必要な手技や生活管理を修得し，自己管理できる。

3 看護の実際

❶観察

▶ **バイタルサイン** 発熱，頻脈，血圧上昇の有無。

▶ **排尿困難の程度，in-out バランス** 1回尿量と残尿量，排尿回数，尿意，尿勢・排尿時間，尿閉の有無，尿の性状（血尿，尿の混濁，浮遊物の有無），水分摂取の種類と量（利尿作用のある飲料の摂取を含む），輸液量。

▶ **随伴症状** 残尿感，下腹部の緊満感，尿意切迫感，排尿時痛，下腹部痛，腰背部痛，浮腫

▶ **日常生活への影響** 睡眠障害，家庭生活や外出・就業などの活動の変化。

▶ **排尿行為に関連する身体機能・環境** ADL・排尿動作の自立度，睡眠薬の服用状況，認知機能，トイレまでの動線や周辺環境。

▶ **排尿困難・尿閉の成因・関連要因** 表 1-5 参照。

▶ **検査データ所見** 超音波検査，膀胱内圧測定，膀胱鏡検査，腎尿管膀胱部単純撮影，血液検査（WBC，CRP，Cr，BUN），尿検査，など。

▶ **症状・日常生活への影響についての受け止め・感情** 排尿困難・尿閉に関連した不安，羞恥心，自尊感情，家族の反応やサポートの状況。

▶ **薬物療法** 内服薬の種類・量，服薬管理の状況。

❷直接的援助

▶ **陰部の保清と保護** 陰部洗浄・シャワー浴などで保清を図り，清潔な下着・おむつを着用する。皮膚障害の有無を確認する。

▶ **導尿，膀胱留置カテーテル管理** 尿閉の場合は，導尿や膀胱留置カテーテルにより排尿することで，膀胱内圧を正常化する。

▶ **転倒・転落を予防するための環境調整，尿器の使用** トイレまでの動線，周辺の環境を整備する。運動機能障害や視力障害，認知障害などにも考慮し，トイレから近い場所に寝室を設けることや，ポータブルトイレの設置，尿びんや自動採尿器（図 1-8），夜間における膀胱留置カテーテルの使用を排尿困難の程度などに合わせて検討する。（本章Ⅶ「尿失禁」参照）。

▶ **羞恥心への配慮・精神的援助** 排尿・尿道カテーテル挿入時はプライベートに配慮し，肌の露出を最小に抑え，蓄尿バッグはカバーを利用する。症状への不安に対しては，現状を理解できるよう説明を行い，回復のための自己管理や生活調整に主体的に取り組めるよう，サポートする。

❸教育的援助

排尿に必要な手技や生活管理について指導する。

▶ **適切な水分摂取** 脱水や尿路感染の増悪のリスクがあるため，水分は十分に摂取し尿量

構造と機能

症状と病態生理

診察・検査・治療

疾患と診療

1
看護 症状に対する看護

検査と治療に伴う看護

疾患をもつ患者の看護

事例による看護過程の展開

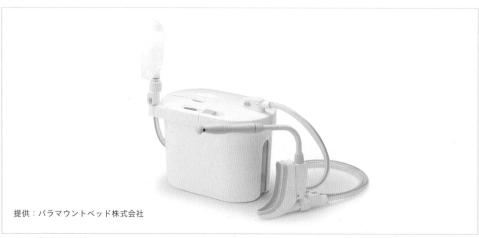

提供：パラマウントベッド株式会社

図1-8 自動採尿機

を保つように指導する。また，アルコールやカフェインを含む飲料，グレープフルーツは利尿作用があるため，尿意切迫感のある患者には避けるよう指導する。

▶ **排尿管理**　残尿量が多く排尿困難の改善が難しい場合は，水腎症や逆流性尿路感染症などの合併症を予防するために，間欠的自己導尿が必要となる。清潔操作に基づいた自己導尿の手順と留意点，使用物品の管理方法，環境整備を患者と家族に指導する。

▶ **骨盤底筋の強化**　直腸がんや子宮がんなど，骨盤内手術後の神経因性膀胱に対しては，残尿量が比較的少ない場合，随意筋である骨盤底筋を強化する運動を指導する（第2章Ⅲ-B-5-2「骨盤底筋訓練」参照）。

VII　尿失禁

1. 尿失禁の成因と関連要因

尿失禁には，腹圧性，切迫性，溢流性，反射性，機能性などの種類があり（第1編第2章Ⅱ-A-5「尿失禁」参照），各種類ごとに様々な成因・関連要因がある。腹圧性尿失禁は，骨盤底筋群の機能が低下する40歳以上の女性に多くみられ（図1-9），切迫性尿失禁も多くは女性である。また，高齢者の尿失禁は，複数のタイプが合併することが多い。尿失禁に伴う症状と成因・関連要因から病態を把握し，鑑別してそれぞれに応じた看護援助を実施する。

尿失禁の種類と成因・関連要因について，表1-6に表す。

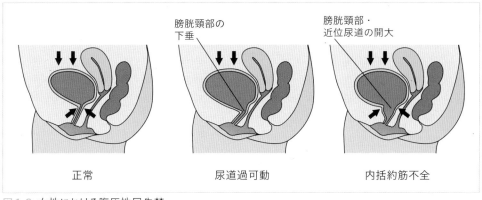

第
2
編

構造と機能

症状と病態生理

診察・検査・治療

疾患と診療

1 症状に対する看護

検査と治療に伴う看護

疾患をもつ患者の看護

事例による看護過程の展開

図 1-9 女性における腹圧性尿失禁

表 1-6 尿失禁の種類と主な成因・関連要因

種類	機能障害	主な成因・関連要因
腹圧性尿失禁	骨盤底筋群の機能低下に伴う膀胱頸部下垂（腹圧から尿道への伝達不良），外尿道括約筋の機能低下	加齢，妊娠・出産，閉経による女性ホルモンの低下，肥満，便秘，子宮がん・直腸がんなどの骨盤内手術，前立腺手術
切迫性尿失禁	排尿筋の過活動（過活動膀胱）	加齢，急性膀胱炎，子宮脱などによる骨盤内臓器下垂，脳血管障害やパーキンソン病・認知症などによる神経因性膀胱（中枢型神経因性膀胱）
溢流性尿失禁	排尿筋の低活動，下部尿路閉塞	子宮がん・直腸がんなどの骨盤内手術，糖尿病性神経障害，腰椎椎間板ヘルニアなどによる神経因性膀胱（末梢型神経因性膀胱），前立腺肥大症・尿道狭窄，抗コリン薬や抗ヒスタミン薬
反射性尿失禁	排尿反射の障害	頸椎・胸椎などの高位脊髄損傷
機能性尿失禁	排尿行動の阻害（排尿機能は正常）	体動困難，認知症，脳血管疾患後の高次機能障害・身体機能障害

2. 尿失禁のある患者のアセスメント

1 | 尿失禁の程度，関連する症状

　尿失禁は，前駆症状として尿意切迫感や頻尿，膀胱緊満感といった症状を呈することが多く，身体的苦痛を伴う。また，尿失禁により，アルカリ性の尿を吸収した尿取りパッドや紙おむつが長時間皮膚に触れると皮膚炎（失禁関連皮膚炎）を起こし，かゆみや痛みなどの不快な症状も生じる。尿失禁に関連した様々な症状を緩和し，不快感を軽減できるよう，尿失禁の程度に応じた看護を検討する。

2 | 尿失禁の種類，成因・関連要因

　尿失禁の種類と成因・関連要因について検討し（表 1-6），成因・関連要因に応じて看護援助を検討する。溢流性尿失禁は，高度な尿排出障害により膀胱内圧が高まり尿があふれ出て起こる失禁であるため，上部尿管への逆流による水腎症や腎盂腎炎といった重篤な合

併症を引き起こす可能性がある。溢流性尿失禁（いつりゅうせい）の場合は，間欠的自己導尿などの早期の対応が必要である。

3 | 排尿行動を阻害する要因

排尿行動を阻害する要因の把握は，機能性尿失禁に限らず，尿意切迫感や頻尿の症状がある切迫性尿失禁や溢流性尿失禁でも必要になる。認知機能や身体機能，トイレまでの距離・動線といった周辺環境について，排尿行動を阻害する要因はないかを査定し，尿失禁を回避する看護援助を検討する。

4 | 症状による日常生活への影響，受け止め・感情

尿失禁や尿意切迫感，頻尿，膀胱緊満感（ぼうこう）などにより，睡眠や休息が妨げられることも考えられる。また，尿失禁により患者は羞恥心や罪悪感，自責の念などを感じるとともに，また失禁するかもしれないなどの不安も重なり，様々な精神的問題を抱える。さらには，外出や就業，他者との交流を避けるなど社会生活に支障をきたす可能性もある。患者の自尊感情が著しく低下したり，身近な家族の言動で患者の羞恥心や罪悪感，自責の念などを強くする場合もあり，家族のサポート状況も含めて，尿失禁による日常生活への影響を広く査定し，看護援助を検討する。

3. 看護の視点

1 | 看護問題

- 尿失禁に伴う不快感や精神的苦痛。
- 尿失禁を回避する自己管理の未修得。
- 陰部に皮膚トラブルを生じるリスク。

2 | 看護目標

- 尿失禁に伴う不快感を軽減し，精神的苦痛を軽減できる。
- 尿失禁を回避するための自己管理ができる。
- 陰部に皮膚トラブルを生じない。

3 | 看護の実際

❶観察

▶ バイタルサイン

▶ 関連症状の有無・程度　尿意切迫感，頻尿，膀胱緊満感，残尿感，尿意の有無，排尿間隔，尿の流出量・尿勢，尿混濁・排尿時痛の有無，飲水状況や輸液量，外陰部の皮膚トラブルの有無・程度

▶ **鑑別，成因・関連要因との関連**　表 1-6 参照。

▶ **排尿行動を阻害する要因**　認知機能障害の有無・程度，歩行や衣服の着脱動作・排尿動作の自立度，視力障害・末梢神経障害・言語障害の有無，トイレまでの距離と移動方法，トイレまでの動線の周辺環境，睡眠薬の服用状況など。

▶ **薬物療法**　内服薬の種類・量，服用・服薬管理の状況（睡眠薬や抗コリン薬など）。

▶ **日常生活への影響**　睡眠障害の有無・程度，家庭生活や外出，就業，他者との交流などの活動の変化，症状や症状への対処に関する患者の認識。

▶ **症状や日常生活への影響についての受け止め・感情**　羞恥心，罪悪感，自責の念，自尊感情など。

▶ **家族によるサポートの状況**　家族の受け止め・対応（言動），家族による介助・介護の状況，サポート体制。

▶ **尿失禁に関した自己管理の状況**　セルフモニタリング・自己管理方法。

❷**直接的援助**

▶ **保清，皮膚の保護**　尿取りパッドや紙おむつを着用する場合は，皮膚のかぶれやかゆみが生じないように留意し，毎日，保清（入浴，シャワー浴，陰部洗浄）を行う。また，臥床患者は紙おむつの浸潤環境による褥瘡を誘発しやすいため，仙骨部の皮膚の観察を行い，褥瘡予防を図る。

▶ **尿汚染物の処理**　衣服や周辺環境を汚染した場合，放置すれば悪臭を放つため，速やかに保清を図る。更衣をし，汚染した衣服は洗浄し，周辺環境の清掃を行う。また，リネン類の交換が容易なように，横シーツの使用を検討する。

▶ **トイレまでの動線・周辺環境の整備，尿器の設置，尿取りパッドや紙おむつの使用**　尿失禁を回避するために，トイレから近い場所に居室・寝室を設け，トイレまでの動線の環境を整備する。トイレまで移動が難しい場合は，ポータブルトイレの設置，尿びんや自動採尿器（図 1-8 参照）の使用，尿取りパッドや紙おむつの着用について，患者と十分に話し合い，効果的な方法を検討していく。

▶ **排尿訓練・膀胱訓練**　排尿パターンの記録から，排尿のタイミングを予測してトイレ誘導を行うことも効果的である。また，膀胱訓練は少しずつ排尿間隔を延長することにより膀胱容量を増加させる訓練法で，切迫性尿失禁に対して効果がある。短時間から始めて徐々に 15 〜 60 分単位で排尿間隔を延長し，最終的には 2 〜 3 時間の排尿間隔が得られるように訓練を行う。

❸**教育的援助**

（1）生活指導

　排尿日誌は，尿失禁のタイプの鑑別や成因・要因の査定，治療計画の立案に役立つ。排尿時刻とそれぞれの排尿量，さらに尿失禁の有無などについて患者自身または介護者が記録するよう促す。

　腹圧性尿失禁の場合は，生活習慣における危険因子である肥満，便秘，飲水過多などの

改善について指導を行う。切迫性尿失禁では，排尿パターンをもとに早めにトイレに行く習慣，速やかに着脱可能な着衣の工夫，トイレ環境の整備など，日常生活での一般的な指導を行う。

尿失禁を避けようと水分摂取を抑える患者がいるが，特に高齢者は脱水症や尿路感染のリスクがあるため，尿量を維持できるよう適量の水分を摂取するよう指導する。また，尿意切迫感のある患者には，利尿作用のあるアルコールやカフェインを含む飲料，グレープフルーツは避けるように指導する。

尿取りパッド，紙おむつなどの使用は，あくまで補助的なものであり，特に高齢者におけるおむつや尿道留置カテーテルの安易な使用は，治療の機会を失うことにつながるため，適用については慎重に検討する。

(2) 骨盤底筋訓練

腹圧性尿失禁や切迫性尿失禁，骨盤内手術後の神経因性膀胱による膀胱排尿筋の収縮不全などで排尿障害があり，残尿量が比較的少ない場合は，随意筋である骨盤底筋を強化する運動を保存的治療の中心として行う（第2章Ⅲ-B-5-2「骨盤底筋訓練」参照）。電気刺激療法などの併用を検討し，骨盤底筋運動を効率よく適切に習得・継続できるようにする。また，腹圧性尿失禁では，骨盤底筋，特に肛門挙筋を腹圧上昇時にタイミングよく収縮させるコツを会得することが重要となる。

(3) 社会資源の活用

介護保険やおむつの費用に関する医療費控除など，利用可能な社会資源を紹介する。

Ⅷ 頻尿

1. 頻尿の成因と関連要因

一般的な1回排尿量は250〜350mLで，1日尿量は1000〜1500mLであるが，様々な原因で尿の回数が増えた状態が**頻尿**である。排尿回数は個人差があるものの通常4〜7回/日である。それよりも排尿回数が多くなった状態を頻尿といい，一般的に8回/日以上を指す。

頻尿の成因は様々であるが，①器質的に膀胱容量が減少した場合，②一定の膀胱容量に達する前に尿意を感じる，あるいは機能的膀胱容量の減少，③膀胱容量が正常でも1日の尿量が増加した場合などがある（表Ⅰ-7）。

2. 頻尿のある患者のアセスメント

頻尿をきたす疾患として，尿路感染，腫瘍，結石，膀胱炎などがある。まず，頻尿の程度と原因について以下の情報収集を行い，頻尿によって患者の日常生活にどのような支障

表1-7 頻尿の成因, 病態, 代表的な疾患, 自覚症状

頻尿の成因	病態	疾患	自覚症状
器質的膀胱容量の減少	膀胱の萎縮	妊娠 間質性膀胱炎	失禁 排尿時痛
機能的膀胱容量の減少	膀胱粘膜への刺激	膀胱炎, 尿道炎, 前立腺炎膀胱結石, 下部尿路結石	排尿時痛, 残尿感 肉眼的血尿
	残尿	前立腺肥大症 前立腺がん	排尿困難 残尿感
	膀胱の無抑制収縮	脳出血, 脳梗塞, パーキンソン病, 脊髄損傷 過活動膀胱*	排尿困難 残尿感 尿意切迫感
1日尿量の増加	心因性	心因性多尿	緊張・不安に伴う尿意
	ADHの異常	尿崩症, 糖尿病, 慢性腎不全	口渇, 多飲多尿

＊**過活動膀胱**：膀胱に尿が十分にたまっていないのに，膀胱が自分の意思とは関係なく収縮し，強い尿意切迫感と頻尿を伴う症候群。

があるのかについてアセスメントする。

- 頻尿以外の排尿に関する症状（尿意切迫感，排尿時痛，肉眼的血尿，排尿困難，尿失禁，残尿感）の有無
- 尿量（1回量，1日量），排尿回数，排尿時刻などの排尿パターンを把握する。
- 症状の受け止めと対処法の確認
- 既往歴（表1-7），妊娠歴，薬剤歴（利尿薬）
- 水分摂取量
- 検査データ

3. 看護の視点

1 看護問題

- 自覚症状と苦痛の程度。
- 頻尿による夜間の睡眠不足や，尿意切迫感により外出や就業などの社会活動への影響。
- 尿意切迫感に伴う不安や，失禁に伴う自尊心が傷つくなどの精神的苦痛。

2 看護目標

- 症状による苦痛が最小となるよう，自分なりの対処法を確立できる。

3 看護の実際

❶症状による苦痛が最小となるよう，自分なりの対処法を確立できる

　アセスメント内容を踏まえて医師にコンサルテーションを行い，原疾患の治療を検討する。治療には薬物療法，干渉低周波療法，行動療法がある。ここでは行動療法における看護の実際について述べる。

（1）生活指導

適切な水分摂取量を説明し，嗜好品（カフェイン，アルコールなど）の摂取量を調整するよう生活指導を行う。グレープフルーツには利尿作用があることも併せて説明する。

（2）転倒・転落および失禁予防のための援助

頻尿や尿意切迫感，夜間の排尿時の転倒・転落を予防するため，トイレまでの導線には物を置かないよう指導する。また，眠剤の服用が中止できない患者の場合は，転倒リスクについて説明したうえで，尿器やポータブルトイレの設置を検討するよう説明する。また，自尊心が傷つかないように，外出時はあらかじめトイレの設置場所の確認を行うことや，尿取りパッドやリハビリパンツの活用についても患者・家族に説明する。

（3）膀胱訓練

少しずつ排尿間隔を延長することで膀胱容量を増加させる膀胱訓練は，医師の許可を得て実施する。

Ⅸ　残尿

1. 残尿の成因と関連要因

残尿とは，何らかの原因により排尿後も尿が膀胱内に残る状態をいい，尿が残っていると感じる状態と，実際に残尿測定で 50mL 以上の尿が膀胱内に残っている状態を指す。

残尿感の成因は，細菌感染により膀胱に炎症が起きた急性単純性膀胱炎と，炎症を伴わない他の疾患によるものがある。前者は，20 ～ 40 歳代の女性に多く，残尿感の症状のほかに，排尿時痛，頻尿を主訴とする。起炎菌は大腸菌が約 80 ％を占め，末梢白血球増加や CRP 高値を認めない。

炎症を伴わないものには，前立腺肥大症，前立腺がんなどの，膀胱から尿道出口までの通過障害による排尿障害を伴う疾患や，糖尿病，腰部椎間板ヘルニア，子宮がん・直腸がんの手術などで膀胱を収縮させる神経が障害され，膀胱がうまく収縮できない排尿障害によって残尿が発生する場合がある。

2. 残尿がある患者のアセスメント

残尿の症状出現に至る過程について，以下の内容に関して情報収集を行い，症状の原因となる疾患の存在を確認し，残尿によって患者の日常生活にどのような支障があるのかについてアセスメントする。

- いつから残尿が出現したのか。
- 残尿以外の排尿に関する症状（排尿時痛，排尿困難，肉眼的血尿，肉眼的膿尿）の有無と感染徴候の有無
- 尿量（1回量，1日量），排尿回数，排尿時刻などの排尿パターンを把握する。
- 既往歴（膀胱・前立腺の疾患，脳・脊椎の疾患），手術歴（骨盤内手術），薬剤歴（向精神薬，抗パーキンソン薬，抗コリン薬など）
- 水分摂取量
- 検査データ（WBC, CRP, BUN, Cr）
- 症状の受け止めと不快感などによる不安の確認

3. 看護の視点

1 看護問題

- 自覚症状と苦痛の程度。
- 残尿感による夜間の睡眠不足や，外出や就業などの社会活動への影響。
- 残尿感に伴う不快感や，残尿に伴う失禁により自尊心が傷つくなどの精神的苦痛の有無。

　残尿による膀胱内での細菌感染と，頻尿，失禁などの症状を誘発し，日常生活に支障をきたすおそれがある。

2 看護目標

- 症状による苦痛が最小となるよう，症状への対処ができる。

3 看護の実際

❶ 症状による苦痛が最初となるよう，症状への対処ができる

　アセスメント内容を踏まえて医師にコンサルテーションを行い，急性単純性膀胱炎が考えられる場合には，尿検査で細菌による炎症の判別を行う。症状の原因となる疾患が特定されれば治療を開始する。

　急性単純性膀胱炎以外の疾患の存在が考えられる場合には，腹圧をかけやすい排尿時の工夫や，自己導尿法を検討し，膀胱内の残尿による細菌感染を予防する。

（1）急性単純性膀胱炎における生活指導

　処方された薬の服用方法を説明するほか，利尿による自浄作用を働かせるため，十分な水分摂取量を説明する。また，再発予防の観点から，日頃から小まめな水分摂取の習慣をつけるよう指導する。

　生理中や性交渉時に細菌感染しやすいため，陰部の清潔を保つよう指導する。また，膀胱に長時間尿がたまることで細菌が増殖しやすくなるので，尿は我慢しないよう，排尿後の拭き取りは，女性の場合，大腸菌が尿道に入らないよう前から後ろに拭くように指導する。

　睡眠不足やストレスの蓄積は免疫力を低下させることから，バランスの良い食事を心が

け，十分な睡眠とストレス対処などの生活指導を行う。

（2）急性単純性膀胱炎以外の残尿感における生活指導

残尿感があることで水分摂取を控える傾向になりやすいが，適切な水分摂取量を説明し，尿量が減少しないよう指導する。

（3）残尿による失禁予防のための援助

残尿による失禁を予防するため，尿器やポータブルトイレの設置を検討するよう説明する。ほかにも，自尊心が傷つかないように，外出時はあらかじめトイレの設置場所の確認を行うことや，尿取りパッドやリハビリパンツの活用についても，患者・家族に説明する。

（4）排尿時の体位の工夫

排尿時の体位は，腹圧をかけやすい座位を指導する。

X　血尿

1. 血尿の成因と関連要因

血尿とは，尿中に赤血球が存在する状態を指す。肉眼的に血尿と判別できる**肉眼的血尿**と，顕微鏡により赤血球を認める**顕微鏡的血尿**に区別される。

血尿の成因は，腎臓の糸球体から外尿道口までの尿路での出血が考えられ，非糸球体性血尿もしくは，糸球体性血尿を判別する必要がある（図1-10，表1-8）。

2. 血尿のある患者のアセスメント

血尿をきたす疾患として，尿路組織の損傷，尿路結石，悪性腫瘍^{しゅよう}，腎炎などがある。まず，血尿の症状出現に至る過程について以下の内容の情報収集を行い，症状の原因となる疾患の存在を確認する。血尿の持続は貧血を起こし，大量の血尿は血圧低下を起こすこと

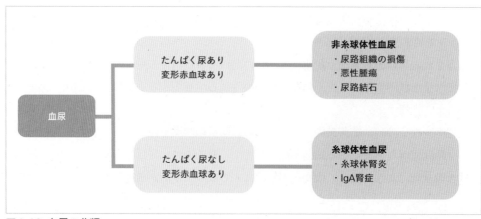

図1-10 血尿の分類

第
2
編

構造と機能

症状と病態生理

診察・検査・治療

疾患と診療

1
看護　症状に対する

検査と治療に伴う看護

疾患をもつ患者の看護

事例による看護過程の展開

表1-8　血尿の分類と成因と代表的な疾患

血尿の分類	血尿の成因	疾患
非糸球体性血尿	尿路組織の損傷	・尿管内へのカテーテルの挿入など異物による粘膜の損傷 ・尿路結石（血尿のほかに疝痛発作などの疼痛を認める）
	悪性腫瘍の浸潤による組織の破壊	膀胱腫瘍，前立腺がん，腎細胞がん
糸球体性血尿	糸球体にあるメサンギウム細胞と基質の増殖	急性糸球体腎炎，急性進行性糸球体腎炎，慢性糸球体腎炎，IgA腎症

から，安静を保ち，継続的な観察と併せてアセスメントする。

- いつから血尿が出現したのか
- 血尿以外の排尿に関する症状（排尿時痛，排尿困難，頻尿，残尿感，発熱，腰背部痛，凝血塊）の有無と貧血症状の有無
- 尿量（1回量，1日量），排尿回数，排尿時刻などの排尿パターンを把握する
- 既往歴（尿路感染症，糸球体腎炎，結石，腫瘍など），薬剤歴（抗血栓薬）
- 水分摂取量
- バイタルサイン，検査データ（RBC, Ht, Hb, 凝固系など）
- 症状の受け止めと不安の確認

3. 看護の視点

　血尿が持続することにより貧血や血圧低下を起こすリスクがある。さらに凝血塊の形成により尿路が閉鎖されると，水腎症や腎機能低下などの合併症を起こすおそれがある。血尿の程度によっては重篤な状態となるため，早急な診断と処置が必要である。また，肉眼的血尿は患者の不安を増大させるため，患者の思いを受け止め不安の軽減を図る。

1 │ 看護問題

- 血尿に関連した出血のリスク状態。
- 凝血塊の形成に関連した合併症のリスク。
- 血尿に伴う不快感や，尿の悪臭により自尊心が傷つくなどの精神的苦痛の有無。

2 │ 看護目標

- 血尿に関連したショック症状を起こさない。
- 血尿に伴う身体的苦痛が最小となり，不安が軽減する。

3 │ 看護の実際

　アセスメント内容を踏まえて医師にコンサルテーションを行い，疾患による血尿であれば原因疾患の治療を開始する。排尿障害がある場合は，太い尿道カテーテルまたは金属カテーテルを挿入して膀胱内洗浄を行い，凝血塊の吸引を行う。症状や治療に伴う苦痛を緩和し，安静と尿路感染予防に努める。

ここでは，血尿による出血リスク状態と凝血塊の形成による尿道閉塞^{へいそく}を起こした際の看護について述べる。

❶ 血尿に関連したショック症状を起こさない

（1）血尿を軽減するための援助

　血尿の程度と循環動態をモニタリングし，安静の保持により出血の増大を予防する。また，点滴，水分摂取により必要な水分摂取量を確保し，尿の濃縮を防ぎ血尿を薄めて凝血塊を予防する。

　膀胱^{ぼうこう}留置カテーテル，持続的膀胱洗浄の管理のほか，温罨法^{おんあんぽう}などによる保温により，寒冷刺激による血圧上昇を予防する。

（2）血尿の誘因に対する援助

　安楽な体位の工夫により，膀胱留置カテーテルによる不快感や苦痛の緩和を図る。尿道留置カテーテルや，貧血に伴うふらつきによる移動時の転倒・転落を予防する。

　栄養状態を保てるよう留意し，便秘による努責^{どせき}は出血を助長するおそれがあるため，排便コントロールも行う。また，外陰部の清潔保持により尿路感染を予防する。

❷ 血尿に伴う身体的苦痛が最小となり，不安が軽減する

（1）精神的苦痛を緩和する援助

　患者は血尿に対する不安や恐怖心などから精神的なショックを受けやすいため，経過や今後の見通しなどを説明し，不安の軽減に努める。

　導尿バッグ内の血尿は適宜処理する。また，導尿バッグにカバーをかけるなどして患者の目に触れないよう工夫する。

膿尿

1. 膿尿の成因と関連要因

　膿尿は尿中に白血球が混入した状態をいい，尿路に炎症が存在する状態である。原因のほとんどは細菌感染であり，尿中に 10^4 個/mL 以上の細菌を認める場合を細菌尿とよぶ。膿尿の成因は，何らかの要因で尿道口から侵入した細菌が尿道の粘膜もしくは膀胱内に感染して炎症が起きることによる。

2. 膿尿のある患者のアセスメント

　膿尿をきたす疾患として，腎盂腎炎^{じんうじんえん}，膀胱炎，尿道炎などがある。まず，膿尿の症状出現に至る過程について以下の情報収集を行い，症状の原因となる疾患を確認する。

第2編

構造と機能

症状と病態生理

治療 診察・検査・

疾患と診療

1 看護 症状に対する

検査と治療に伴う看護

患者の看護 疾患をもつ

過程の展開 事例による看護

- 膿尿の出現時期
- 膿尿以外の排尿に関する症状（排尿時痛，排尿困難，頻尿，残尿感，発熱，血尿，腰背部痛）の有無
- 尿量（1回量，1日量），排尿回数，排尿時刻などの排尿パターン
- 尿の性状，尿混濁・臭気の有無と程度
- 既往歴（前立腺肥大症，尿路狭窄，尿路感染など），膀胱留置カテーテルの有無
- バイタルサイン
- 症状の受け止めと不安の確認
- 水分摂取量
- 検査データ（WBC,CRP,BUN,Cr）

　膿尿がみられる患者では，尿路感染に伴い発熱している場合が多く，発熱による脱水から尿量や排尿回数の減少などの排尿に関する症状と併せて全身状態をアセスメントする。また，炎症の程度に合わせて継続的な観察を行い，敗血症などの合併症に注意する。

▌ 3. 看護の視点

　膿尿が持続することにより敗血症などの合併症を起こすリスクがあり，炎症の程度によっては重篤な状態となるため，早急な診断と処置が必要である。さらに膿尿は臭気を伴うケースが多く，症状に伴う不安や，尿の臭気により自尊心が傷つくなどの精神的苦痛があることから，患者の思いを受け止め不安の軽減を図る。

1 ｜ 看護問題

- 膿尿に関連した炎症，合併症のリスク状態。
- 膿尿に伴う不安状態，臭気による精神的苦痛。

2 ｜ 看護目標

- 膿尿に関連した炎症，合併症を起こさない。
- 膿尿に伴う身体的苦痛や不安が軽減する。

3 ｜ 看護の実際

　アセスメント内容を踏まえて医師にコンサルテーションを行い，原因疾患の治療を開始する。膿尿による排尿障害がある場合は，太い尿道カテーテルまたは金属カテーテルを挿入して膀胱内洗浄を行う。また，症状や治療に伴う苦痛を緩和し，安静に努める。

　膿尿による感染リスク状態と，膿尿による排尿障害を起こした際の看護について述べる。

❶膿尿に関連した炎症，合併症を起こさない

（1）膿尿を軽減するための援助

　膿尿の程度と感染徴候をモニタリングする。点滴，水分摂取により必要な水分摂取量を確保し，尿の濃縮を防ぎ，排尿障害を予防する。また，膀胱留置カテーテル，持続的膀胱洗浄の管理のほか，温罨法（おんあんぽう）などによる保温により，寒冷刺激による血圧上昇を予防する。

（2）炎症を軽減するための援助

　外陰部清潔を保持し，尿道留置カテーテルや，発熱に伴うふらつきによる移動時の転倒・転落を予防する。また，安楽な体位の工夫により，膀胱留置カテーテルによる不快感や苦痛の緩和を図るほか，栄養状態を保てるように必要な栄養摂取を援助する。

❷膿尿に伴う身体的苦痛や不安が軽減する

　膿尿に対する不安，尿の悪臭などで精神的なショックを受けやすいため，経過や今後の見通しなどを説明し，不安の軽減に努める。導尿バッグ内の尿は適宜処理する。また，導尿バッグにカバーをかけるなどして患者の目に触れない工夫や，消臭剤などでにおいに対する配慮を行う。

参考文献

・菱沼典子：看護形態機能学；生活行動からみるからだ，改訂版，日本看護協会出版会，2006.
・河野克彬：臨床輸液の知識と実践，金芳堂，2005.
・今井正：パワーポイントで学ぶ腎臓のはたらき，東京医学社，2004.
・井上智子編：症状からみた看護過程の展開；病態生理とケアのポイント，医学書院，2007.
・香川征監，赤座英之，並木幹夫編：標準泌尿器科学，第8版，医学書院，2010.
・佐藤千史，井上智子編：人体の構造と機能からみた病態生理ビジュアルマップ3；代謝疾患，内分泌疾患，血液・造血器疾患，腎・泌尿器疾患，医学書院，2011.

演習課題

1 浮腫が起こったときの援助方法のポイントをまとめてみよう。

2 脱水の起こりやすい状況，看護の視点，予防教育について話し合ってみよう。

3 腎疾患とかかわる電解質バランスの変化や貧血について，観察や看護を行う際のポイントを話し合ってみよう。

4 腎疾患とかかわる疼痛やかゆみについて，観察や看護を行う際のポイントを整理してみよう。

5 排尿の異常の種類と，尿閉の看護のポイントをまとめてみよう。

6 頻尿，残尿，血尿，膿尿それぞれのアセスメントと看護の視点についてまとめてみよう。

第 **2** 章

腎・泌尿器疾患の
主な検査と治療に
伴う看護

I 診察時の看護

外来は定期的に受診している患者もいれば，初めて受診する患者や家族など多くの人が出入りする場所であり，様々な訴えや症状，状況にある患者が混在する場所である。診察時の看護においては，どのような症状や疾患をもつ患者が外来の看護の対象となるのかを知ることから始まる。そのためには，基本的な人体の解剖と生理に加え，病態の理解，検査や治療の内容，経過や予後について知っておくことが大切である。

外来での診察がスムーズに行われるためには，外来診察の順序や次回受診の予約，各種検査の申し込みのシステムなど院内のルールを熟知しておくこと，また診察の待ち時間が長くなることもあり，外来全体を見渡し来院患者の様子を確認すること，長時間の待ち時間が生じていれば患者への気遣いや声がけなど，看護師をはじめとするメディカルスタッフで対応し，連携することが求められる。

さらに看護師は，患者が医師に伝えにくいことやうまく伝えられていないことがあれば，患者の言葉を引き出したり，説明を加えたりすることも大切な役割である。患者が適切な診療を受けられるよう，時には患者の思いを代弁することも必要となる。

A 外来診察における看護の留意点

1 安全の確保

- 患者の氏名はフルネームで確認する。
- 患者が安全に診察室内を移動できるよう室内の環境を整える。
- 1つの行為ごとに手洗いをするなどの感染予防対策を実施する。

2 限られた時間のなかでの診察をサポート

- 問診や来院時の様子を観察することを通して患者の状態を推察する。
- 患者が診察時に伝えたいことを話せるよう援助する。
- 診察に必要な脱衣や診察台への移動を介助する。
- スムーズな診察のために必要な情報をチームメンバーと共有する。

B 腎・泌尿器疾患の外来診察時における看護

1 腎臓の機能障害の特徴と診察時の看護

腎臓の疾患では，発症や症状の進行が急激なものがある一方で，多くは慢性的な経過を

第
2
編

構造と機能

症状と病態生理

診察・検査・治療

疾患と診療

症状に対する看護

2 検査と治療に伴う看護

疾患をもつ患者の看護

事例による看護過程の展開

たどる。腎機能が徐々に低下するとともに自覚症状も出現し，ついには末期腎不全となることで腎代替療法が必要となる（第1編-第3章-Ⅲ-B「透析療法」，D「腎移植」参照）。

よって，腎疾患の外来診察時における看護には，長期にわたる療養生活を支援する視点が大切となる。現在の病状だけでなく，前回の受診時からの変化について知ることが療養生活を支援するうえで重要な情報となる。

腎臓の機能障害を伴う患者の診察時の看護の視点
❶自覚症状や検査結果などの身体の状態の観察
- 倦怠感，浮腫，息苦しさ，体重，自宅血圧の変化など
- 血液検査などの検査結果の変化と身体所見
❷衣食住を中心とした日常生活
- 食事制限（塩分やたんぱく質など）が守れているか，食事摂取量の変化
- 着衣のサイズの変化
- 運動制限への対処方法，階段の昇り降りなど活動による体調の変化など
❸仕事や役割などを中心とした社会生活
- 就労の状況，仕事上や家庭での役割の変化の有無　など

現在，慢性腎臓病（chronic kidney disease：CKD）の患者に対して，保存期の段階から病期に応じた説明や情報提供などを行う機能をもつ外来が増えつつある。CKDの進行の抑制や腎代替療法の選択などについて，医師や看護師がその支援を行っている。

2 ｜ 泌尿器の機能障害の特徴と診察時の看護

泌尿器の疾患では，尿路の狭窄や閉塞による通過障害や，神経因性膀胱や尿の逆流などの排尿機能障害を伴うことが特徴としてあげられる。これらに関連する下部尿路症状（頻尿，尿勢低下，尿線途絶，排尿遅延，残尿感，排尿後尿滴下など）（表2-1）は，人に相談しづらいことなどから受診行動を起こしにくく，治療開始の遅れにつながる。排尿機能の障害によって生じる生活への影響や心理状態も，看護介入の視点として大切である。

排尿機能障害を伴う患者の診察時の看護の視点
❶下部尿路症状に関する主観的および客観的な状況の確認
- 主観的：尿意の有無，尿意の切迫感，排尿時痛や残尿感，下腹部痛などの自覚症状
- 客観的：排尿回数，1回量，尿の色調や混濁の有無，水分摂取の状況など
❷排尿に関する心理的側面
- 症状の受け止め，尿路変向や自己導尿などによるボディイメージなど
❸日常生活への影響
- 睡眠障害や外出への不安など，症状による生活上の困難など

下腹部の超音波検査や直腸診などの診察や処置においては，プライバシーや羞恥心への配慮を十分に行う。状況に応じてこまめに声をかける，説明を加えるなど，患者が安心して検査や処置，診察を受けることができるような援助を実施する。

表2-1 下部尿路症状

- 頻尿：朝起きてから就寝までの排尿回数が8回以上の場合
- 尿勢の低下：排尿の勢いが以前より悪い
- 尿線の途絶：尿線が排尿中に飛び散る
- 排尿遅延：排尿開始までに時間がかかる
- 残尿感：排尿後も尿意を感じ続ける不快な症状
- 排尿後尿滴下：排尿直後に付随的に尿が出て滴下する

Ⅱ 主な検査に伴う看護

Ⓐ 尿検査

1 検査前の看護

　尿検査のために採取する尿には，**早朝尿**，**中間尿**，**24時間尿**などがある。早朝尿は，早朝，起床時の尿を採取するため，患者には，前日に説明を行う必要がある。自宅で採尿し，外来受診時に持参する場合は，事前に説明しておく。24時間蓄尿検査では，蓄尿の必要性と，排尿ごとに指定の蓄尿瓶（または蓄尿袋）にためるように説明する。

　尿培養検査では，滅菌カップに中間尿を採り，滅菌試験管に採取するため，中間尿の採取方法と，滅菌カップの清潔操作を説明する。また，排尿時に素早く採取する必要があるため，採尿できたらすぐに知らせるように説明する。

　女性の場合，腟などからの分泌物で汚染されると，細菌，上皮細胞や白血球などが混入しやすい。採尿の前に陰部を清拭し，中間尿を採取するように説明する。また，男性の場合は，前立腺分泌物の混入を防ぐため，前立腺触診の前に採尿する。

2 検査中の看護

　自分で採尿できない患者には，導尿で中間尿を採尿する。**膀胱留置カテーテル**を留置している場合は，ポートから採尿する（図2-1）。導尿での採尿の場合は，カーテンを閉めるなど，羞恥心に配慮する。

　尿定性試験では，カップに採取した尿に試験紙を浸す。すぐに引き上げ，試験紙の呈色度を色調表と比較し判定する。

3 検査後の看護

　採尿後は，速やかに検査部に提出する。

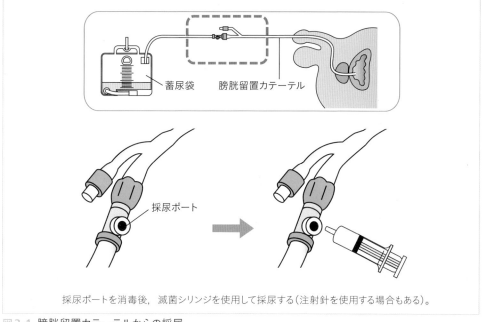

採尿ポートを消毒後，滅菌シリンジを使用して採尿する（注射針を使用する場合もある）。

図 2-1 膀胱留置カテーテルからの採尿

B 残尿測定

1 検査前の看護

　検査の目的や方法を説明し，滅菌カップに尿を全部とってもらうように説明する。その後，エコーで残尿を確認することを説明する。

2 検査中の看護

　尿は，捨てずに全部採取する。残尿測定器（図2-2）を使用し，エコー時は，下腹部にゼリーを塗布するため，ゼリーを温め，患者に不快感を与えないようにする。カーテンを閉めるなど，プライバシーの保護に努める。

3 検査後の看護

　エコー検査後は，ゼリーを拭き取り，残尿量を患者に説明する。

第2編

構造と機能

症状と病態生理

診察・検査・治療

疾患と診療

症状に対する看護

2 検査と治療に伴う看護

疾患をもつ患者の看護

事例による看護過程の展開

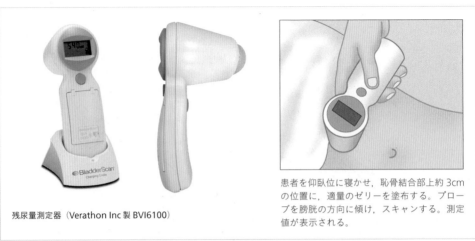

残尿量測定器（Verathon Inc 製 BVI6100）

患者を仰臥位に寝かせ，恥骨結合部上約3cm
の位置に，適量のゼリーを塗布する。プロー
ブを膀胱の方向に傾け，スキャンする。測定
値が表示される。

図2-2　残尿量測定器と使用方法

C 尿流動体検査

1. 膀胱内圧測定

1 検査前の看護

　患者に検査の説明を行う。着衣，下着は汚染しないように脱いでもらい，検査着に着替えてもらう。

2 検査中の看護

　ベッドに臥床してもらう。自分で臥床できない場合は，介助し，掛け物をかけるなど，羞恥心に配慮する。声掛けを行い，患者の緊張や不安の軽減に努める。検査中に腹圧をかけると正確に測定できないことがあるため，動かないように説明する。また，医師が膀胱内圧専用カテーテルを挿入し検査を行うので，介助を行う。

3 検査後の看護

　検査が終了したことを患者に説明し，着替えをしてもらう。自分でできない患者には，介助を行う。感染予防のため，水分を多く摂取し，排尿を促す。

2. 尿流量測定

1 検査前の看護

　患者に検査の方法について説明する。水分を摂取し，膀胱に尿を十分にためるように説

明し，尿がたまったら看護師に知らせるように説明する。

2 | 検査中の看護

尿流量測定器に座ってもらい，勢いよく排尿してもらう。声をかけながら，検査を行う。

3 | 検査後の看護

排尿が終わったら，着衣を整えてもらう。排尿量，勢い（最大流量率），かかった時間（排尿時間）を記録する。

D 腎機能検査（クレアチニンクリアランス）

1 | 検査前の看護

検査の方法を説明する。24時間の正確な蓄尿が必要であること，尿を捨てないように説明する。検査時間内に，採血があることを説明する。

排尿障害や失禁状態，採尿困難な患者には，検査時のみ，膀胱留置カテーテルを留置することもある。その場合，患者だけでなく家族にも説明し，理解，協力を得る。

2 | 検査中の看護

採尿ができているか，患者に声をかけていく。膀胱留置カテーテルを留置している患者には，カテーテルによる不快感や痛みなどの有無について観察を行う。

3 | 検査後の看護

患者に，検査が終了したことを説明する。蓄尿量を測定し，必要量を採取する。膀胱留置カテーテルを留置した患者は，必要なければカテーテルを抜去する。

E 生検

1.腎組織検査

1 | 検査前の看護

腎組織検査の目的や検査の流れについて説明し，患者の不安や疑問について確認する。痛みや検査後に安静が保てるかなど，不安があることが多い。検査時や検査後の過ごし方など，患者がイメージできるよう，具体的にわかりやすく説明する。また，検査は腹臥位で行われるので，穿刺時に呼吸を一時停止させることが可能か確認し，指導する。

第2編

構造と機能

症状と病態生理

診察・検査・治療

疾患と診療

症状に対する看護

2 検査と治療に伴う看護

疾患をもつ患者の看護

事例による看護過程の展開

抗菌薬に関する問診を行い，アレルギーの既往はないか，腎組織検査同意書の確認，家族の来院の確認などを行う。

食事は軽く済ませ，輸液を開始するため，検査30分前には排尿を済ませる。排尿障害がある場合や本人が希望する場合は，膀胱留置カテーテルを留置することもある。

2 | 検査中の看護

声掛けをし，検査の進行状況を説明しながら，患者の不安の軽減を図る。

3 | 検査後の看護

穿刺部からの出血を防ぐために，穿刺部周囲の圧迫と，仰臥位での安静が必要になること，穿刺部や腰部の痛みに対して鎮痛薬の指示があることを説明する。

排泄や食事は仰臥位で行うことになるため，床上排泄や食事の練習を行い，食事内容を摂取しやすいもの（おにぎりや骨・皮のない食べやすいもの。麺類は避ける）に変更しておく。

出血，血尿，腹痛，腰痛などに注意し，バイタルサインを測定する。穿刺部痛や腰痛などがないか確認し，鎮痛薬などを用いて苦痛の緩和に努める。検査後，抗菌薬の投与が開始となるが，内服の目的，内服方法を説明し，確実に内服されているか確認する。

長時間の安静になるため，除圧マットや体圧分散マットを使用し，褥瘡予防に努める。安静時間の終了後は，出血の有無を確認し，穿刺部の消毒を行い，安静が解除される。

検査の結果説明時は，看護師も同席し，患者・家族の理解度や受け止め状態を把握する。患者がショックを受けたり，悲観したりすることが考えられるので，患者の思いを傾聴し，治療や今後の生活をできるだけ受け入れることができるように支援する。

▌ 2. 前立腺組織検査

1 | 検査前の看護

前立腺組織検査に対する同意書があるか確認する。また，麻酔が不要であれば検査前は禁食，麻酔が必要な場合は，当日朝から禁食になることを事前に説明する。排便状況を確認し，排便がない場合は，医師の指示により浣腸を行い，排便を促す。

2 | 検査中の看護

検査時は砕石位のため，羞恥心を考慮する。患者に声をかけ，検査の進行状況を説明しながら，患者の不安の軽減に努める。

3 | 検査後の看護

バイタルサイン，肛門からの出血，血尿，尿閉，発熱がないか観察する。検査当日は安静にし，翌日からは，通常の生活に戻ることを説明する。血尿などの症状があった場合は

知らせるように説明する。

　検査後，手術や治療が行われる可能性があるので，腎組織検査と同様に支援していく必要がある。

3. 膀胱生検

1 │ 検査前の看護

生検に対する同意書があるか確認する。検査前は禁食であり，事前に説明する。

2 │ 検査中の看護

患者に声をかけ，検査の進行状況を説明しながら，患者の不安の軽減に努める。

3 │ 検査後の看護

バイタルサイン，血尿，尿閉，発熱，痛みなどがないか観察する。

　検査後，当日は安静にし，翌日からは，通常の生活に戻ることを説明する。血尿などの症状があった場合は知らせるように説明する。

　検査後に手術や治療が行われる可能性があるので，腎組織検査と同様に支援していく必要がある。

（F）画像検査

1. 点滴静注腎盂造影・静脈性腎盂造影・静脈性尿管造影

1 │ 検査前の看護

　検査についての説明を行い，同意書を確認する。造影剤を使用するため，アレルギーの有無について確認し，検査前の食事は避けるが，少量の飲水は可能であることを事前に説明する。

2 │ 検査中の看護

気分不良はないか，顔面紅潮やかゆみ，悪心などがないか観察を行う。

3 │ 検査後の看護

検査後は，水分を多く摂取するように説明する。

第2編

構造と機能

症状と病態生理

診察・検査・治療

疾患と診療

症状に対する看護

2 検査と治療に伴う看護

疾患をもつ患者の看護

事例による看護過程の展開

2. 腎動脈造影

1 │ 検査前の看護

　検査前に，目的や検査の流れを説明し，同意書を確認する。患者は，検査内容や痛み，検査後の安静などについての不安があることが多い。そのため，検査時や検査後の過ごし方などを患者がイメージできるように，具体的にわかりやすく説明する。

　また，検査後は安静臥床が必要であることを説明する。長時間の安静臥床になるため，除圧マットや体圧分散マットなどを使用し，褥瘡予防に努める。造影剤を使用するので，アレルギーの有無を確認する。

　カテーテル挿入部を絆創膏で圧迫固定するため，除毛が必要である。また，両下肢の足背動脈のマーキングを行う。

2 │ 検査中の看護

　バイタルサイン，痛み，悪心，顔面紅潮，かゆみなどを観察する。患者に声をかけながら，不安の軽減に努める。

3 │ 検査後の看護

　検査後は，大腿部のカテーテル穿刺部を圧迫固定し，検査の6時間後に圧迫を緩めるが，穿刺部より出血の可能性があるため，穿刺部側の下肢の屈曲は避け，そのまま翌朝まで安静臥床となることを説明する。翌朝，穿刺部の出血がなく，血流に異常がないことを確認し，安静を解除する。安静が守られないことが予測される場合は，家族に検査前から説明を行い，検査後の付き添いなどの協力を得る必要がある。

　疼痛時には，薬で痛みを和げることができると説明し，我慢しすぎないよう伝える。

　また，造影剤の排泄を促すため，悪心などがなければ水分摂取を勧める。食事については検査終了の2時間後に悪心などがなく，バイタルサインに異常がなければ可能で，安静のため仰臥位で摂取する。仰臥位で摂取しやすい食事内容を工夫する。

3. 超音波検査

1 │ 検査前の看護

　検査の目的と方法について説明する。ゼリーを皮膚に塗布することでの不快感を軽減するために，ゼリーを温めておく。

　経直腸的超音波検査では，患者の羞恥心や苦痛に配慮する。

第
2
編

構造と機能

症状と病態生理

診察・検査・治療

疾患と診療

症状に対する看護

2 検査と治療に伴う看護

疾患をもつ患者の看護

事例による看護過程の展開

2 検査中の看護

患者に声をかけ，不安の軽減を図りながら，検査を進める。

3 検査後の看護

終了後は，ゼリーがべたつくため，温タオルなどで拭き取る。

▍4. X線検査

1 逆行性腎盂造影

❶検査前の看護

検査の目的と方法について説明する。検査前に排尿し，下着を脱いで，検査着を着用してもらう。

検査台に上がり，砕石位〔さいせきい〕（図2-3）をとるため，羞恥心に配慮する。検査台に上がるときは介助し，転倒・転落に注意する。

❷検査中の看護

羞恥心に配慮して，カーテンを閉める。尿管カテーテルが挿入され，膀胱鏡が抜去されたら，仰臥位をとるよう介助する。検査中,造影剤の注入時に腰痛や腹部圧迫感などがあったときは，すぐ知らせるように説明する。

検査台は高さがあるため，転倒・転落に注意する。検査中，痛みや不快感がないか声掛けする。

❸検査後の看護

検査台から降りるときには，転倒・転落しないように介助する。

検査後は，造影剤の排泄を促すために，水分を十分に摂取するよう促し，血尿，排尿時痛，頻尿などの症状があれば，連絡してもらう。出血，疼痛の状態により，止血剤や鎮痛

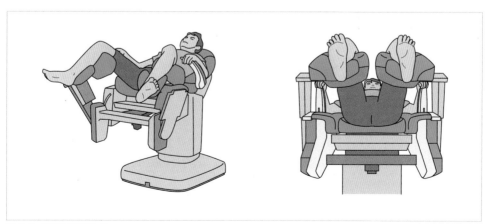

図2-3 砕石（截石）位

薬，抗菌薬が処方される場合は，内服方法を説明する。

2 | 尿道・膀胱造影

❶ 検査前の看護

検査の目的と方法について説明する。下着を脱いで，検査着を着用してもらう。

検査台で仰臥位をとるのを介助し，転倒・転落に注意する。

❷ 検査中の看護

気分不良はないか，苦痛はないか，観察し，声をかけながら不安の軽減に努める。

❸ 検査後の看護

検査後は，尿路感染予防のため，多めの水分摂取を促す。検査後，血尿，排尿時痛，頻尿などの症状があれば連絡するように説明する。

5. コンピュータ断層撮影 (CT)

1 | 検査前の看護

検査の目的，方法，検査前の禁食について説明する。ネックレスや金属類は，はずしてもらう。造影 CT の場合は，造影剤を使用するため，アレルギーの有無を確認し，同意書の確認を行う。

2 | 検査中の看護

検査中は声掛けを行い，進行状況を伝え，不安の軽減を図る。造影 CT の場合は，気分不良，悪心，顔面紅潮，かゆみなどのアレルギー症状がないか観察する。

3 | 検査後の看護

造影 CT の場合は，造影剤を排泄させるために，十分な水分摂取を促す。遅延性の副作用について説明し，症状があれば連絡してもらう。

6. 磁気共鳴画像 (MRI)

1 | 検査前の看護

検査の目的，方法，検査前の絶食について説明する。

強力な磁気が発生するため，金属類ははずしてもらう。心臓ペースメーカー，動脈瘤クリップ，人工内耳，人工関節，金属の義眼底など，体内に金属や医療材料がある場合は，医師に確認する（近年は MRI が可能なものもある）。

造影 MRI では造影剤を使用するため，アレルギーの有無を聞き，同意書の確認を行う。

第
2
編

構造と機能

症状と病態生理

診察・検査・治療

疾患と診療

症状に対する看護

2 検査と治療に伴う看護

疾患をもつ患者の看護

事例による看護過程の展開

2 検査中の看護

検査中，患者が安静を保つことができない場合は，介助が必要となる場合もある。声を
かけながら，検査を進行する。

3 検査後の看護

造影 MRI の場合は，造影剤を排泄させるために，多めの水分摂取を促す。

G 膀胱鏡検査

1 検査前の看護

検査の目的，方法について説明する。事前に排尿し，下着を脱いで，検査着を着用して
もらう。検査台に上がるときは介助し，転倒・転落に注意する。

2 検査中の看護

検査台に上がり，砕石位（図 2-3 参照）をとるため，羞恥心に配慮し，カーテンを閉める。
検査中，痛みや不快感がないか，声掛けし，不安の軽減を図る。

3 検査後の看護

検査終了時は，検査で使用した麻酔のゼリーが尿道から出てくることがあるので，陰部
を清拭し，下着の汚染，不快感を防ぐ。

検査後，2 〜 3 日は尿道からの出血，血尿，排尿時痛が生じる可能性があることを説明
し，感染予防として，利尿を促すため，多めの水分摂取を勧める。

出血，発熱，膀胱炎症状の持続がある場合は，連絡するように説明する。出血，疼痛の
状態により，止血剤や鎮痛薬，抗菌薬が処方される場合は，内服方法を説明する。

III 主な治療・処置に伴う看護

A 透析療法に伴う看護

透析療法は，腎機能を失い，体内の恒常性維持が困難な患者が，その身体面を整えるこ
とを目的としている。また医療の進歩により，透析療法は単なる「延命治療」から「生活
の質（quality of life：QOL）を尊重した治療」へと変化している。看護師は，安全で効果的

な透析治療の提供と，治癒することのない慢性疾患をもつ患者に長期的な視点でかかわり，患者がその人らしく生きるための支援を役割とする。

■ 1. 血液透析に伴う看護

透析療法には大きく分けて，体外循環を行いダイアライザーの透析膜を使用する**血液透析**と，患者自身の腹膜を透析膜として使用する**腹膜透析**の2つがある。日本では，35万人近い慢性透析患者のうち，97.0%が血液透析を行っている（2021年）。

ここでは，血液透析を中心に，安全で効果的な治療のための看護のポイントを，治療前，治療中，治療後のそれぞれについて述べる。

1 | 治療前の看護

❶体重増加量の観察

透析間の過度な体重の増加は，浮腫や呼吸苦，心不全症状を引き起こす要因となるだけでなく，除水量の増加にもつながり，透析中の患者の身体的負担を大きくする。そのため，体重管理のための患者指導は，看護師の大きな役割となる。

体重増加量とともに，浮腫の有無や程度，咳嗽や呼吸苦の有無についても観察する。また，まれに体重が減少しているような場合には，下痢や嘔吐などの消化器症状の有無や食生活の変化，過度な食事制限をしていないかの確認が必要となる。

❷バスキュラーアクセスの観察

透析治療には十分な血流量が必要であり，**バスキュラーアクセス**（vascular access；VA）を良好な状態に保つことは重要である。患者自身が観察するための指導と，透析治療前の観察により，異常の早期発見・対処に努める。

（1）シャントの観察

シャントは「見て」「聞いて」「さわって」観察する（表2-2）。透析開始前に観察し，異常があれば穿刺はせずに医師に報告する。患者のシャントの通常の状態を把握しておき，それと比較して観察することが異常の早期発見のポイントになる。

（2）カテーテルの観察

急性腎障害などにより緊急，あるいは一時的に透析治療を行う場合，内頸静脈などの太

表2-2 シャントの観察項目

視診	・皮膚の状態：テープかぶれ，発赤，腫脹，圧痛，など ・浮腫 ・血管の走行，怒張の程度 ・穿刺後の状態
聴診	・シャント音：吻合部から中枢に向けて聴取する
触診	・スリル：吻合部から血管に沿って手で触れたときのザーザーとした感覚 ・拍動 ・熱感

第
2
編

構造と機能

症状と病態生理

診察・検査・治療

疾患と診療

症状に対する看護

2
検査と治療に伴う看護

疾患をもつ患者の看護

事例による看護過程の展開

い血管に挿入したカテーテルを使用することが多い。また，シャント造設が困難な患者が，長期留置カテーテルを VA として使用する場合がある。透析開始前には，カテーテル挿入部の感染徴候や，テープ固定による皮膚障害，カテーテルの閉塞や屈曲，逸脱の有無を観察する。

❸除水量・透析条件の設定

患者の体重増加量と基礎体重（ドライウェイト：DW）から除水量を設定する。体重増加に伴う過剰な除水は，循環血漿量の急激な減少につながり，血圧を低下させる。安全で安定した透析を行うためには，血圧，浮腫の有無や程度，DW が適正か否かなど，患者の全身状態をアセスメントし，除水量を設定することが重要である。また，透析前の観察で出血傾向が確認された場合には医師に報告し，抗凝固薬の種類や投与量を調整する。

透析条件は患者個々に異なり，ダイアライザーの膜面積や血液流量，透析時間は透析量に関与する。患者の血液データ，食事量や活動量などから，患者に必要な透析量をアセスメントし，定期的に透析条件を評価，修正していくことが必要である。

2 治療中の看護

❶機器の作動の確認

治療中は患者の観察だけでなく，機器が正常に作動していること，治療が安全に行われていることを確認し，事故の防止と早期発見に努める（図2-4）。

❷穿刺針の固定と観察

抜針事故にはテープ固定不備などによる自然抜針と，患者が自分で針を抜いてしまう自己抜針がある。治療中の抜針は，出血や回路内への空気混入などの大きな事故につながる。穿刺針の確実な固定（図2-5）と，穿刺部位が容易に観察できる工夫が重要である。

また，認知症患者など，安全の必要性の理解が困難な場合でも，安易な抑制は患者を興奮させたり，透析中の苦痛を増強させるため注意する。穿刺部位が患者から見えないような固定や，透析中は頻回に声をかけるなど，慎重で細やかな対応が必要である。

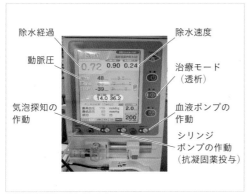

除水経過　除水速度
動脈圧　治療モード（透析）
気泡探知の作動　血液ポンプの作動
シリンジポンプの作動（抗凝固薬投与）

図2-4 透析機器の作動の確認

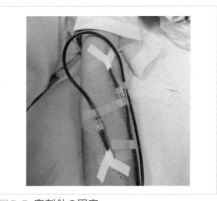

図2-5 穿刺針の固定

❸治療に伴う症状への援助

　透析治療中は，循環動態の変動に伴い様々な症状が出現し，患者は苦痛や不安を感じる。治療中の苦痛は，透析治療や透析生活そのものの受容を困難にし，患者のQOLの低下にもつながる。透析条件の調整や，症状への速やかな対処により，苦痛を最小限にとどめる援助が重要である。

(1)不均衡症候群

　おもに透析導入初期の，透析後半から終了後に生じる頭痛，悪心，筋痙攣などが特徴的である。以下に留意して援助を行う。

- 透析効率を下げる（血流量を下げる，ダイアライザーの膜面積を小さくする，透析時間を短くする，などで対処する）
- 症状が強ければ鎮痛薬や制吐薬を投与する。
- 異常な病態ではないこと，通常，翌朝までには症状は消失することを説明し，患者の不安を取り除く。

(2)血圧低下

　体外循環や除水による循環血漿量の減少による。血圧低下は悪心や動悸など，患者に苦痛を与え，治療の継続を困難にすることが多いため，その要因の除去と，患者の苦痛緩和に努め，以下に留意して予定どおりの治療ができるように援助する。

- 循環血漿量の回復を促す（除水速度を緩める，除水を休止する，生理食塩水を注入する，などの処置をとる）。
- 下肢を挙上する。
- 酸素吸入を行う。
- 昇圧薬の静脈内投与や内服を行う。
- 透析液温を下げる（35～35.5℃）。
- DWが低すぎないか見直し，適正な値に設定する。

(3)疼痛

　痛みへの援助はその要因により異なる。痛みの状況をアセスメントし，要因を取り除く。頭痛は血圧の変動や不均衡症候群によることが多いが，まれに脳血管障害を起こしていることもあるので，注意が必要である。また，血圧低下に伴う腸管虚血により腹痛が出現する。透析患者は慢性的に便秘の傾向にあることや，消化器疾患も因子となる。胸痛は，過剰な除水や血圧低下，不整脈や虚血性心疾患が要因となることが多い。透析患者は心血管系の合併症をもつことも多く，症状の出現が頻回であれば，循環器系の治療が必要になる。ごくまれにアレルギー反応の出現がある。

- 透析効率を下げる（不均衡症候群の対策に準じる）。
- 腹痛部位に温罨法（消化管出血がない場合）を行う。
- アレルギー反応があれば直ちに血液ポンプを停止し，透析を中止する。回路内の血液はからだに戻さない。
- 12誘導の実施，心電図モニター装着，不整脈の確認などを行う。
- 血圧上昇時には，頭部を挙上し，降圧薬を投与する。
- 血圧低下時には，下肢挙上や除水の休止など，血圧低下時の対策に準じて対処する。

第
2
編

構造と機能

症状と病態生理

診察・検査・治療

疾患と診療

症状に対する看護

2 検査と治療に伴う看護

疾患をもつ患者の看護

事例による看護過程の展開

❶血圧の確認

透析患者の血圧は，除水により低下する傾向にある。透析終了時の血圧を確認し，異常がないことを確認する。特に糖尿病の患者は，起立時に血圧が大きく低下することが多く，離床や歩行時にふらつき，転倒する危険性がある。透析後は段階的に離床し，座位や立位での血圧と，ふらつきがないことを確認する。

❷シャント音の観察

透析中の血圧低下や，過剰な除水により，シャント音が低下することがある。そのため，シャント音の観察は，透析の前後で行う。また，穿刺部位の止血のための圧迫は，シャントの血流を妨げ，閉塞の原因となるため注意する。止血は，血流を完全に遮断しない力で，シャント音やスリルを確認しながら行う。

2. 腹膜透析に伴う看護

腹膜透析は在宅でできる透析療法であり，社会復帰が容易という最大の利点がある。一方で，治療は患者やその家族が行うことが多い。そのため，治療の手技，カテーテルの出口部や，カテーテル感染を予防するための清潔操作の指導が重要となる。また，排液の量や性状の観察は，治療の効果や異常の早期発見に有効であり，重要な指導項目である。

在宅での治療は，慣れるに伴い不適切な手技や，誤った手技となりやすい。定期的に患者の手技を確認し，正しくできていれば褒め，修正箇所があれば繰り返し指導をする。指導は一方的に押し付けるのではなく，患者が「自分のためにやろう」と思えるように動機づけをすること，そして患者が「これならできる」と思える方法であることが重要である。

B 排尿障害に伴う看護

1. 導尿

導尿とは，カテーテルを用いて，膀胱から尿を排出させる方法をいう。ここでは，間欠導尿時（尿閉時や残尿が多いときや，無菌的に採尿する必要があるとき）に，尿道より膀胱にカテーテルを挿入して貯留している尿を排出させる方法について述べる。

1 │ 治療前の看護

❶事前の確認事項と説明

苦痛や羞恥心を伴う処置であるため，処置の必要性や方法を十分説明するとともに，導尿を実施する環境に配慮する。また，緊張や寒さにより腹圧がかかると，尿道の括約筋が収縮し，カテーテルが挿入しづらくなるため，リラックスを促し，寒さ対策を施す。男性

の場合は，事前に前立腺肥大の有無を確認する。

❷導尿の準備物品

図2-6のような準備物品を用意し，感染防止のため，器具は滅菌したものを使用する。

2 │ 治療中の看護

❶導尿の手順

①患者を仰臥位（ぎょうがい）にし，腰下に防水シーツを敷く。女性の場合は，足を開き，膝（ひざ）を曲げる。掛け物で覆う（おお）などして不必要な肌（はだ）の露出を防ぐ。

②尿を受けるコップを準備しておく。手袋を装着する。

③実施者が右利きの場合は，患者の右側に立つ。左手で陰茎（いんけい）（男性）または小陰唇（いんしん）（女性）を把持（はじ）し（図2-7），右手で尿道口を消毒する。

④右手で鑷子（せっし）を持ち，カテーテルの先端から5cmのところをつかみ，潤滑剤をつけ，尿道口から挿入する。男性は15〜20cm，女性は4〜6cmほど挿入する。直ちに尿が排出されるので，コップに受ける。流出が終了したらカテーテルを抜去する。

▌ 2. 膀胱留置カテーテル

膀胱留置カテーテルとは，持続的な導尿を意味する。尿閉時，尿量を正確に知る必要があるとき，膀胱や前立腺の術後に膀胱を空虚にする必要があるとき，動作が制限されているときなどに，カテーテルを膀胱内に留置して尿を排出させることをいう。

1 │ 治療前の看護

❶事前の確認事項と説明

苦痛や羞恥心を伴う処置であるため，カテーテル留置の必要性や方法を十分に説明する。また，可能であればカテーテル抜去時期の目安を説明する。留置中に，尿漏，膀胱や尿道，

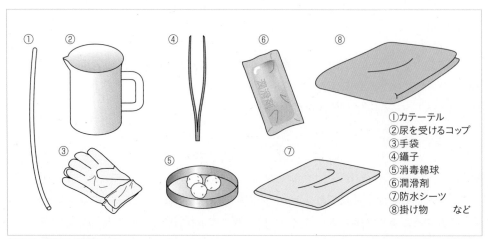

①カテーテル
②尿を受けるコップ
③手袋
④鑷子
⑤消毒綿球
⑥潤滑剤
⑦防水シーツ
⑧掛け物　　　など

図2-6 導尿の準備物品

第
2
編

構造と機能

症状と病態生理

診察・検査・治療

疾患と診療

症状に対する看護

検査と治療に伴う看護

疾患をもつ患者の看護

事例による看護過程の展開

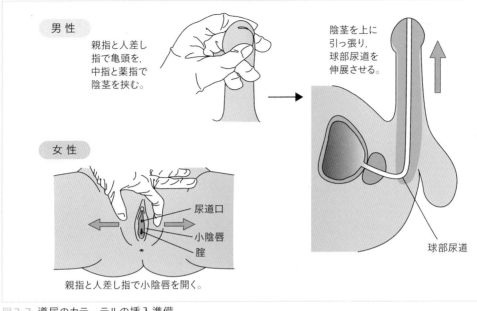

男 性

親指と人差し指で亀頭を，中指と薬指で陰茎を挟む。

陰茎を上に引っ張り，球部尿道を伸展させる。

女 性

尿道口
小陰唇
腟

球部尿道

親指と人差し指で小陰唇を開く。

図2-7 導尿のカテーテルの挿入準備

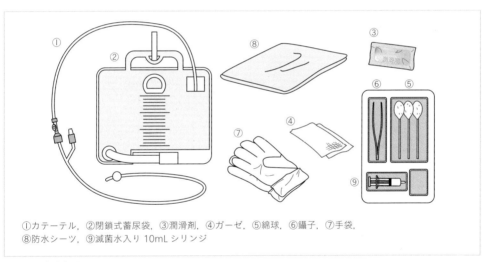

①カテーテル，②閉鎖式蓄尿袋，③潤滑剤，④ガーゼ，⑤綿球，⑥鑷子，⑦手袋，
⑧防水シーツ，⑨滅菌水入り10mL シリンジ

図2-8 膀胱留置カテーテルセット

固定部位の痛みや違和感などがあれば知らせるように説明する。

❷膀胱留置カテーテルの準備物品

　膀胱留置カテーテルセット（図2-8），固定用テープ，掛け物を準備する。

2 　治療中の看護

❶カテーテル留置の手順

　①患者を仰臥位にする。患者が女性の場合は，足を開き，膝を曲げる。掛け物で覆うなどして不必要な肌の露出を防ぐ。

②膀胱留置カテーテルセットを開き，防水シーツを患者の腰下に敷く。

③手袋を装着する。以下，無菌操作で行う。

④バルブより滅菌水を入れたとき，バルーンが膨らむことを確認する。

⑤実施者が右利きの場合は，患者の右側に立つ。左手で陰茎（男性）または小陰唇（女性）を把持し，右手で尿道口を消毒する（図2-7）。

⑥右手で鑷子を持ち，カテーテルの先端から5cmのところをつかみ，潤滑剤をつけ，尿道口から挿入する。男性は15〜20cm，女性は4〜6cmほど挿入し，尿の流出を確認後，バルーンに滅菌水を入れて留置する。

⑦カテーテルをテープでからだに固定する。

❷事故や有害事象の予防

　長期にわたるカテーテルの留置は，尿路感染（図2-9），萎縮膀胱，尿路結石などのトラブルの原因となるため，留置の目的を明確にし，不必要な留置は避ける。カテーテル留置後2週間で，ほぼ100％の患者に尿路感染を認めるので，感染制御のため，挿入時の無菌的操作，毎日の陰部洗浄や入浴，閉鎖式システムの維持，排液口の使用時ごとのアルコール消毒を徹底する。ただし，カテーテルの交換時期に決まりはなく，定期的な交換が感染予防に良いというエビデンスもない。閉塞する前に交換するのが，一つの目安となる。

　また，尿道からの尿漏があるときは，安易に太いカテーテルに変更しないよう注意する。尿漏れの原因の多くはカテーテルの閉塞であるため，まずカテーテルの屈曲，浮遊物や血塊による内腔の閉塞の有無を確認する。明らかな閉塞を認めない場合は，膀胱の異常収縮を疑い，膀胱への刺激を低減するために細いカテーテルに変更する。

　カテーテルの固定を誤った場合，屈曲だけでなく，尿道や皮膚の潰瘍形成の原因となるため，固定の状況，および痛みや違和感の有無は毎日確認する必要がある。

❸カテーテル留置中の観察と対応

　感染制御のため，蓄尿袋は膀胱より下方で，かつ排出口は床に接しない位置に設置することを説明する。また水分摂取量に制限がない場合は，尿量が1500〜2000mL/日となるように水分摂取量を調整する。膀胱の違和感や持続する尿意があれば，カテーテルの固定位置を変えたり，細いカテーテルに変更したりするなどの対応をとる。

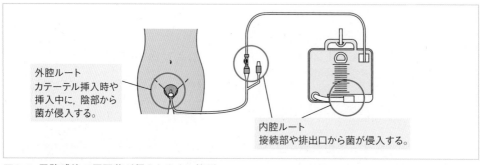

外腔ルート
カテーテル挿入時や挿入中に，陰部から菌が侵入する。

内腔ルート
接続部や排出口から菌が侵入する。

図2-9　尿路感染の原因菌が侵入しやすい箇所

3 治療後の看護

❶ カテーテル抜去後の説明

長期的なカテーテル留置の場合，萎縮膀胱により一時的に頻尿になることを説明する。

3. 腎瘻

腎瘻とは，尿路結石や悪性腫瘍などにより，水腎症で尿管や膀胱に閉塞が生じた場合に，経皮的に腎盂にカテーテルを留置し，尿の排出を図る方法をいう。

1 治療前の看護

❶ 腎瘻造設術の概要

腎盂へのカテーテルの挿入を腎瘻造設術という。手術室やX線室で，局所麻酔により行う。X線または超音波ガイド下に拡張した腎盂を穿刺し，ガイドワイヤーを挿入して，腎瘻カテーテルを留置する。留置するカテーテルには，様々な種類がある（図2-10）。

❷ 事前の確認事項と説明

腎瘻造設の必要性，腎瘻カテーテル留置は一時的か永久的か，一時的であれば抜去の目安はいつか，などについての医師からの説明に同席し，説明内容や患者の理解を確認する。また，医師の指示のもと，腎瘻造設術前の飲食制限を説明する。

2 治療中の看護

❶ 事故や有害事象の予防

腎瘻カテーテルは内腔に尿中の塩類が付着しやすいため，尿量が1500〜2000mL/日となるよう，水分摂取量や補液量を調整し，4週間を目安に交換する。

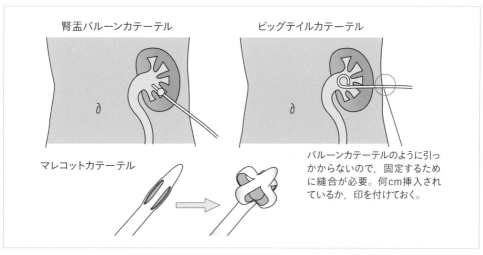

図2-10 腎盂カテーテルの種類

構造と機能

症状と病態生理

診察・検査・治療

疾患と診療

症状に対する看護

2 検査と治療に伴う看護

疾患をもつ患者の看護

事例による看護過程の展開

カテーテルが抜けてしまった場合は，瘻孔が閉塞しないよう速やかに再挿入する。また，尿の停滞や逆流，刺入部や接続部からの常在菌の侵入，蓄尿袋の長期使用などにより，尿路感染が生じやすい。尿の流れを妨げない固定方法や蓄尿袋の管理に留意し，接続部がはずれないよう注意する。刺入部からの尿漏れが長期に及ぶと，発赤やただれの原因となる。尿漏時はまず尿の停滞や，カテーテルのねじれがないか確認をする。目視で問題がない場合は，カテーテルのサイズの変更や留置位置の修正の必要があるため，医師に報告する。

腎瘻カテーテル閉塞時は，尿の流出が減る，カテーテル刺入部から尿が漏れる，腎臓や背部に張りや痛みを感じる，などの症状が出現する。その場合は，まずカテーテルから蓄尿袋までにねじれやつまりがないかを確認し，なければ腎盂洗浄を行う。腎盂洗浄は，生理食塩水または滅菌水5〜10mLをゆっくり注入・吸引する。通常，医師が施行する。

❷腎瘻造設術後の観察と対応

帰室後は，バイタルサイン，尿の流出，血尿の程度，尿の性状などを経時的に観察する。カテーテルが何cm挿入されているかを確認し，逸脱が発見できるよう印を付けておく。カテーテルが固定されているか，接続部が緩（ゆる）んでいないかを確認する（図2-11）。

❸自己管理に向けた説明

尿路感染とカテーテル閉塞の予防のため，水分摂取量の確保のしかたや蓄尿袋の管理方法を説明し，実際に練習してもらう。また，接続部がはずれてしまった際は消毒が必要であることを説明する。カテーテルが抜けたときには，本人か家族により愛護的に再挿入を試みること，再挿入の可否にかかわらず病院に連絡してもらう。

カテーテル挿入後1週間は毎日消毒するが，その後は入浴ごと，または週2回程度のガーゼ交換でよい。入浴時は，石けんなどを用いて刺入部の皮膚を洗浄すること，入浴後に清潔なガーゼを当てることを説明し，実際に練習してもらう（図2-12）。

尿流出の不良，カテーテル刺入部からの尿漏れ，腎臓や背部に張りや痛みを感じる，血尿や発熱がある，などがあれば，病院に連絡する必要があることを説明する。

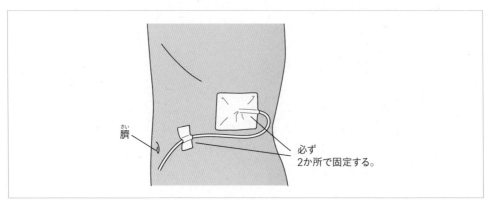

臍（さい）

必ず
2か所で固定する。

図2-11 カテーテルの固定部位

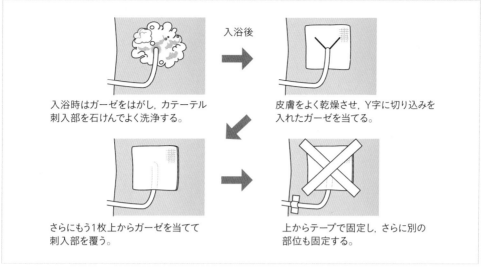

入浴時はガーゼをはがし，カテーテル
刺入部を石けんでよく洗浄する。

入浴後

皮膚をよく乾燥させ，Y字に切り込みを
入れたガーゼを当てる。

さらにもう1枚上からガーゼを当てて
刺入部を覆う。

上からテープで固定し，さらに別の
部位も固定する。

図2-12 ガーゼ交換の方法

4. 膀胱洗浄

膀胱洗浄とは，膀胱に留置したカテーテルを通じて膀胱を洗浄することである。カテーテル閉塞時の凝血塊や組織片の回収の目的で行われることが多い。通常，カテーテル閉塞時などに一時的に行う方法だが，血尿などによる閉塞を予防する目的で持続的に行う場合（**持続膀胱洗浄**）もある。ここでは，両者について順に述べる。

　不必要な膀胱洗浄は，閉鎖式システム環境を破壊し，尿路感染の原因となることがある。実施の際は目的を明確にし，感染予防に努める。尿閉により膀胱が緊満し，膀胱刺激症状や膀胱の隆起を認める場合は，膀胱タンポナーデが疑われる。膀胱洗浄により膀胱破裂などの危険があるため，洗浄は医師が実施する。

　前立腺全摘除術後や，経尿道的前立腺切除術（transurethral resection of prostate：TURP）後に膀胱洗浄を行う際，カテーテルの挿入，入れ替えは手術部位からのさらなる出血や吻合部離開の原因となり得るため，洗浄は医師が実施する。また，膀胱洗浄自体が出血を助長する可能性もあるので看護師の判断では実施しない。

1 治療前の看護

❶事前の確認事項と説明

▶ 膀胱洗浄　苦痛や羞恥心を伴う処置であるため，必要性や方法を十分に説明する。また，腹圧をかけないなどの協力を得る。膀胱洗浄中に，膀胱の痛みや緊満感などがあれば知らせるように説明する。

▶ 持続膀胱洗浄　持続膀胱洗浄中は安静臥床の必要があるため，持続膀胱洗浄の必要性や方法を十分に説明する。また，ナースコールや身のまわりの物品の配置などを適切に行い，

安全で苦痛なく過ごせるよう環境を整える。

　持続膀胱洗浄中もカテーテルが閉塞する可能性があるため，施行中に膀胱の痛みや緊満感などがあれば，すぐに知らせるように説明する。

❷準備物品

▶ 膀胱洗浄　カテーテル（内径の太いもの，金属など，必要性や用途による），生理食塩水（体温程度に加温しておく），滅菌コップ，カテーテルに接続できるシリンジ，そのほか導尿に準じる。

▶ 持続膀胱洗浄　3way カテーテル（図2-13），洗浄液（生理食塩水または灌流液。体温程度に加温しておく），輸液ライン（洗浄液に接続して使用する），点滴台，排液用の蓄尿袋，そのほか導尿に準じる。

2 ｜ 治療中の看護

❶膀胱洗浄の手順

①患者の腰下に防水シーツを敷き，不必要な肌の露出を防ぐ。

②手袋を装着する。

③カテーテルとシリンジを接続し，軽く吸引して尿の流出を試みる。強く吸引すると膀胱粘膜を損傷する危険性があるので注意する。

④尿の流出がなくなったら，カテーテルを入れ替えてから洗浄を開始する。滅菌コップに生理食塩水を注ぎ，シリンジで膀胱内に 30 〜 50mL 注入する。注入したものをシリンジで吸引して回収する。回収できない場合は，カテーテルを回転させる，深く挿入する，自然流出に任せるなどの対応をとる。これを洗浄液が透明に近くなるまで繰り返す。

❷持続膀胱洗浄の手順

①患者の腰下に防水シーツを敷き，不必要な肌の露出を防ぐ。

②手袋を装着する。

③ 3way カテーテルの洗浄液注入口に洗浄液をつなぎ，排液口に蓄尿袋をつなぐ。洗浄液の高さが，膀胱の位置から上に 30cm 以内になるように点滴台に設置する（図2-14）。

④洗浄液の注入を開始する。通常は，血尿の程度に合わせて注入速度を変更する。注入した洗浄液の量と排出量を経時的に記録し，注入された分が回収されているか，尿は流

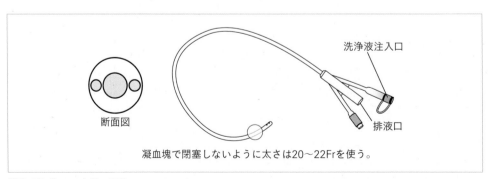

断面図

洗浄液注入口

排液口

凝血塊で閉塞しないように太さは20〜22Frを使う。

図2-13　**3way**カテーテル

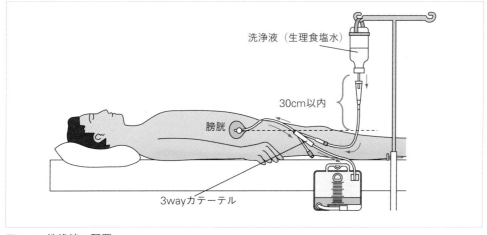

洗浄液（生理食塩水）

30cm以内

膀胱

3wayカテーテル

図2-14　洗浄液の配置

出しているかを確認する。

❸事故や有害事象の予防

　持続膀胱洗浄中も，血尿が強い，または軽減しないなどの場合は，別の止血処置が必要な可能性があるので，医師に報告する。輸液ポンプは高圧となり得るため，洗浄液の注入には決して使用しない。

❹膀胱洗浄中の観察と対応

▶ **膀胱洗浄**　注入した洗浄液が吸引できないときは，カテーテル先端が膀胱壁に当たっている，凝血塊などで閉塞している，などが考えられる。カテーテルの位置を変える，ゆっくり吸引する，少量の洗浄液を入れる，などの対応をとる。

　洗浄中に膀胱の痛みや緊満感が出現した場合は，無理に続けず，速やかに医師に報告する。

▶ **持続膀胱洗浄**　持続膀胱洗浄中は，洗浄液の注入量，排液量および尿の性状と尿量を経時的に観察する。血尿が増強した場合や，洗浄液が回収できていない場合は，医師に報告する。血尿が軽減した場合は，洗浄液の注入速度を遅くするなどの調整をする。洗浄液の注入速度が遅くなったときは，カテーテルの閉塞の可能性がある。**ミルキング***をしても改善しない場合は，医師に報告する。

　持続膀胱洗浄中，排液が不良となり，膀胱の痛みや緊満感，膀胱の隆起を認める場合は**膀胱タンポナーデ**の可能性がある。直ちに医師に報告する。

3 ｜ 治療後の看護

　再度，尿閉や膀胱留置カテーテルの閉塞が起こり得ることを説明し，苦痛が増強する前に知らせるよう説明する。

---

* **ミルキング**：蓄尿袋近くのチューブを上下させる，指で圧迫するなどの方法でカテーテル内圧を変動させて尿を蓄尿袋に誘導すること。

5. 排尿の自己管理

1 | 清潔間欠的自己導尿

❶排尿の自己管理の意義

　排尿障害の種類は多岐にわたり，尿路感染や腎障害などの原因となるだけでなく，社会生活の範囲を狭めるなど，QOLの低下に直結する。

　排尿障害をもつ患者が，自己の排尿機能を維持，または回復させる管理の方法を知り，生活に取り入れることが重要である。また，排尿の自己管理は，排尿障害の理解や管理方法の習得という一側面からではなく，身体的・心理社会的という多側面からのアセスメントを含めたものとしてとらえる必要がある。

　ここでは，**清潔間欠的自己導尿**（clean intermittent catheterization：CIC）について述べる。

❷CICの目的

　CICとは，患者自身が清潔手技（通常の手洗い）によって膀胱から尿の排出を行い，カテーテルを抜去することを指す。

　神経因性膀胱，脊椎疾患，前立腺肥大症などで尿閉や大量の残尿がある場合に，一定時間ごとに残尿を排出することで，膀胱壁の伸縮性の維持や，尿中の細菌数の増加を抑えるなどの効果が期待される。

❸CICの準備物品と指導

▶ 準備物品　カテーテル，清浄綿，必要に応じて潤滑剤，尿器など。

▶ 指導（図2-15）

①手を洗う。

②衣類や下着を下げ，トイレやベッド上で導尿しやすい姿勢をとる。

③尿道口を清浄綿で拭く。

④カテーテルを準備する。必要であれば先端に潤滑剤を塗る。

⑤鉛筆を持つようにカテーテルを持ち，尿道口に挿入する。

⑥尿の流出が止まったら，少しずつカテーテルを引き出す。完全に流出が止まったらカテーテルを抜く。

❹CIC中の観察と対応

　1日の尿量は1500mL程度を目標とするよう説明し，CICの実施回数，実施間隔は適切かを確認する。1回の残尿量が300mL以上であれば，CICの回数を増やす。また，発熱，腰痛など，尿路感染症や水腎症の徴候はないかを観察する。

　CICに対する受け止めや，CICによる日常生活の妨げ，排尿障害による睡眠の妨げはないかを確認する。

第
2
編

構造と機能

症状と病態生理

診察・検査・
治療

疾患と診療

症状に対する
看護

2 検査と治療に
伴う看護

疾患をもつ
患者の看護

事例による看護
過程の展開

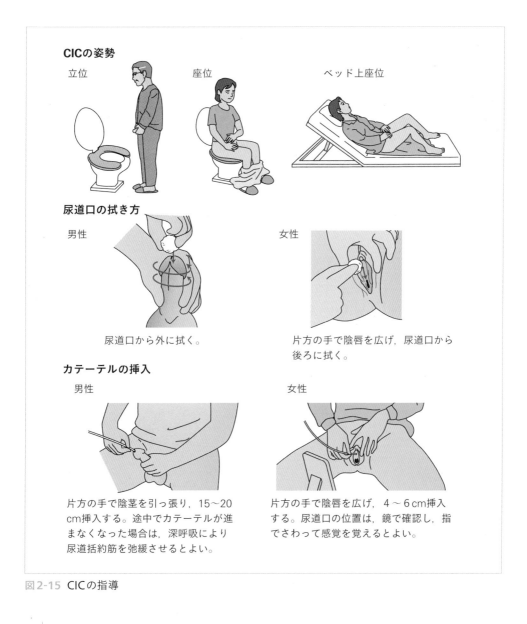

CICの姿勢

立位　　　　座位　　　　ベッド上座位

尿道口の拭き方

男性

尿道口から外に拭く。

女性

片方の手で陰唇を広げ，尿道口から
後ろに拭く。

カテーテルの挿入

男性

片方の手で陰茎を引っ張り，15〜20
cm挿入する。途中でカテーテルが進
まなくなった場合は，深呼吸により
尿道括約筋を弛緩させるとよい。

女性

片方の手で陰唇を広げ，4〜6cm挿入
する。尿道口の位置は，鏡で確認し，指
でさわって感覚を覚えるとよい。

図2-15　CICの指導

2 ｜ 骨盤底筋訓練

❶骨盤底筋訓練の目的

　骨盤底筋訓練とは，正しく骨盤底筋群を収縮させるための訓練を指し，特定の骨盤底筋
に随意的な収縮と弛緩を繰り返す理学療法である。

　重いものを持ったり，くしゃみや咳をしたときなど，腹圧がかかるときに尿意を伴わず
に尿が漏れる腹圧性尿失禁に対して，初回治療として行われることが多い。

　腹圧性尿失禁は，妊娠中や産後，または加齢により骨盤底筋群が緩む（ゆる）ことが原因で生じ
ることが多く，成人女性の20％程度にみられる。正常な状態では，腹圧がかかるときに，
骨盤底筋群が膀胱（ぼうこう）の出口や尿道を持ち上げることで尿失禁を防いでいるが，骨盤底筋群が

緩むと，膀胱の出口や尿道が下垂して骨盤底に押し付けられ，腹圧に負けやすい状態となる（図2-16）。

❷ 骨盤底筋訓練の指導（図2-17）

　骨盤底筋訓練中は，肛門を締めた後，さらに腟を締める。実際に，肛門に手を当てたり，腟に指を入れて，筋肉が動いていることを確認することが望ましい。

▶ 訓練方法　体位は，立位，臥位，座位のどれでもよい。腹筋に力を入れないことが重要である。呼吸は自然に続ける。まず，肛門を締めた後，腟を締め，5秒間保持し，弛緩させる。次に，肛門を締めた後，腟を締め，1〜2秒間で弛緩させる。

　ゆっくりする訓練とすばやくする訓練，それぞれ5回ずつを1セットとし，1日に5〜10セットを目安に生活に組み込んで行う。効果は，1か月以上の適切な実施で期待されることを説明する。

❸ 骨盤底筋訓練中の観察と対応

　1日の排尿回数，1日に使用するパッドは何枚か，いつから尿失禁があるか，どのようなときに尿失禁があるか，水分摂取量は適切かなど，尿失禁の状況を確認する。尿失禁や骨盤底筋訓練に対する受け止めや，尿失禁による活動や睡眠の妨げはないかを確認する。

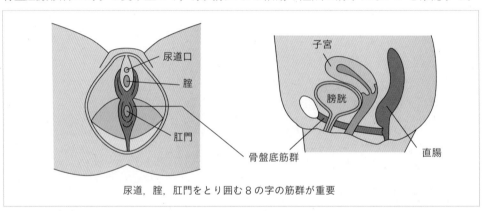

尿道，腟，肛門をとり囲む8の字の筋群が重要

図2-16　骨盤底筋群

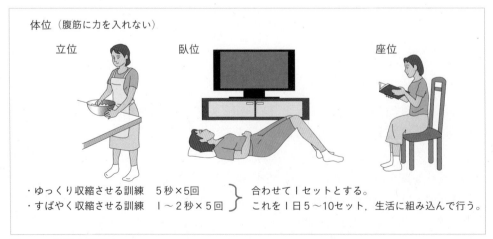

図2-17　骨盤底筋訓練

C 腎移植術に伴う看護

1　治療前の看護

❶ ドナーの臓器提供に関する意思決定支援（生体腎移植）

　生体腎移植の**ドナー**（臓器提供者）選択においては，「臓器提供を懇願された」「家族内の無言の圧力を感じて」などにより，犠牲者意識や被害者意識を抱いたままドナー候補者になる人がいる。この場合，ドナーと**レシピエント**（臓器移植を受ける者）間の関係性にとどまらず，家族など関係者全員を巻き込む問題を生じやすい。家族など関係者での十分な話し合いが重要である。看護者は腎移植の危険性や移植腎の生着率などを含む十分な情報を提供し，ドナーの自発性を確認し，意思決定過程を支援する。

❷ ドナーおよびレシピエントの手術に備えた心身の準備

　ドナーとレシピエントは全身麻酔下で移植手術を行うため，手術に備えた心身の準備が必要となる。特に，**献腎移植**は移植待機期間が極めて長く，移植の決定後は緊急手術になるため，レシピエントは心身の準備が十分できないまま手術を受けることになる。限られた時間のなかで，レシピエントの思いを傾聴し不安の緩和に努め，術前検査や移植手術までの流れ，移植手術後の経過，術後合併症の予防のための周術期管理について術前オリエンテーションを行う。

2　治療中の看護

　ドナーは腹腔鏡下ドナー腎採取術，レシピエントは開腹にて，全身麻酔下で腎移植術が行われる。採取した腎臓の阻血時間が長くなると，移植腎の機能が低下する。阻血に伴う腎障害を最小に抑えるため，採取した腎臓は細かく砕いた氷で冷却し，腎移植術中は縫合終了まで腎臓に冷却した生理食塩水をかけて温度管理を行う。腎冷却などの採取腎の処理がスムーズに行われるよう準備するとともに，レシピエントの低体温に注意し，加温式送風機を使用して体温保持に努める。

　また，術前検査においてドナーとレシピエントの間で血液型や HLA（ヒト白血球抗原）の組織適合度が低い場合は，移植腎の拒絶反応を抑えるため術前に血漿交換が行われる。血漿交換による凝固異常の副作用が生じる可能性があるため，出血傾向に注意する。

3　治療後の看護

❶ 移植腎の維持と合併症の早期発見・予防のための自己管理への支援

　移植腎は永久生着ではないため，できるだけ長く移植腎を維持するためには，移植後の自己管理が必要不可欠である。腎移植者本人だけでは自己管理が難しいことも多く，家族の協力が得られるよう支援する。

（1）免疫抑制薬の服薬管理

免疫抑制薬の血中濃度が低い場合は移植腎の拒絶反応を誘発し，高い場合は感染症や腎血管収縮作用が原因とされる腎機能障害や高血圧を誘発する。医師の指示どおりに免疫抑制薬を確実に服用するよう指導する。また，グレープフルーツは免疫抑制薬の血中濃度を上昇させ，ハーブの一種であるセントジョーンズワート（西洋オトギリソウ）は血中濃度を低下させるため，摂取を避けるよう説明する。飲酒については，過度に摂取すると免疫抑制薬の肝臓での代謝を阻害し血中濃度を上昇させるため，適量に抑えるよう説明する。そのほか，原因疾患に対する治療薬も含み，飲み忘れなく適切に服薬できるよう援助する。

（2）拒絶反応の早期発見

発熱や尿量減少，移植腎の腫大・疼痛，血圧上昇などがみられた場合は，拒絶反応を疑う。早期発見し速やかに治療を受けることが移植腎の長期生着につながる。（第1編‐第3章Ⅲ‐D‐5「腎移植後合併症」参照）。

（3）感染予防

腎移植者は免疫抑制薬を服用しているため，感染症を起こしやすく重症化しやすい。特に，免疫抑制薬の服用量が多い移植後3か月までは，サイトメガロウイルス感染症や尿路感染の発症頻度が高いため，注意が必要である。感染予防対策（手洗いの励行，人ごみを避ける，外出時のマスクの使用，傷の消毒・保護の方法，生の魚介類が摂取できるようになる時期，など）について指導する。また，ペットを飼育している場合は，動物を介した感染症の予防対策（ペットの排泄物や体液に触れた際の手洗いや洗浄，飼育場所の清掃方法，重症感染症を生じるリスクのある鳥類や爬虫類の飼育は避ける，など）を指導する。また，移植術後のワクチン接種や抗菌薬の予防投与は主治医の指示に従うように伝える。

（4）食事療法

糖尿病や高血圧，脂質異常症などの原因疾患や腎機能に応じた食事療法が継続できるように援助する。食事療法は特に継続が難しいため，家族の協力が得られるように調理を担う家族とともに指導する。また，腎血流量の確保のため水分管理が重要であり，尿量を一定量維持できるように1日2000mL程度の水分摂取が必要となる。下痢や嘔吐などで水分摂取が十分できない場合は，速やかに受診するよう指導する。

（5）運動療法

運動療法は，生活習慣病の改善による心血管疾患の予防やADL・QOLの改善，腎機能の維持・改善が期待できる。移植術後3か月で運動制限はおおむねなくなるが，移植腎に強い衝撃を与えるような接触の激しいスポーツは避けるよう指導する。腎障害の程度によっては運動制限が必要となる。

❷ 社会復帰に向けた支援

腎移植者にとって社会復帰は，自己有能感と社会との連帯感を取り戻す重要な活動である。社会制度や社会資源を活用できるように，メディカルソーシャルワーカー（MSW）と連携して支援する。就業・復学については，移植腎の維持と合併症の予防を最優先に考え，

第2編

構造と機能

症状と病態生理

診察・検査・治療

疾患と診療

症状に対する看護

2 検査と治療に伴う看護

疾患をもつ患者の看護

事例による看護過程の展開

腎機能が安定する3か月以降を目安とする。また，生殖年齢にある女性の腎移植者は，妊娠・出産が可能になるが，妊娠による腎臓への負担が大きいため，妊娠・出産計画については事前に医師に相談するように説明する。

❸病いの受容の促進，不安の緩和

腎移植患者は，拒絶反応・再透析の不安を抱えて生活の調整に奔走する。長期透析を経験した献腎移植者には，移植後も病いを受容できず無力感や孤立感を抱く者や，社会復帰の難しさに悩む者もおり，生体腎移植者には，ドナーである家族との関係性の変化に苦慮する者もいる。また，腎機能が低下すると再透析の不安を抱くことになる。腎移植者には慢性腎臓病の病いの過程にあることを念頭に，腎移植後も継続的な心理的支援が必要である。腎移植者の思いを傾聴し不安の緩和に努めるとともに，腎移植者どうしが，喜びや苦悩の体験を分かち合える場（患者会，サポートグループなど）に参加できるよう支援する。

D そのほかの手術に伴う看護

1. 膀胱の手術

膀胱の腫瘍には，膀胱がん・尿膜管がん・上皮由来の良性腫瘍などがある。なかでも，膀胱がんに対する手術が多く，がんの深達度によって筋層非浸潤がん（早期がん）と，筋層浸潤がん（進行がん）に大別される。筋層非浸潤がんは，膀胱温存が可能な**経尿道的膀胱腫瘍切除術**（transurethral resection of the bladder tumor：**TURBT**）の適応となり，筋層浸潤がんでは膀胱の摘出が必要となるため，膀胱全摘術および尿路変向術が行われる。

1 経尿道的膀胱腫瘍切除術（TURBT）

尿道より内視鏡を挿入し，灌流液を流しながら腫瘍を電気メスで切除する。手術体位は砕石位である。腰椎麻酔あるいは全身麻酔下にて実施するが，腫瘍が左右の側壁にある場合は，閉鎖神経ブロックも併せて実施する。

❶TURBTの事前説明

腫瘍の部位によって麻酔方法が異なるため，事前に麻酔方法を確認してから麻酔に関する説明を行う。灌流液は，熱喪失が大きく体温の低下をきたしやすい。保温に努め，寒さを感じたときにはすぐに伝えてもらうなど，特に意識下での手術となる場合には，事前に説明を行い，不安や羞恥心の軽減に努める。

❷TURBTの観察と対応

非電解質灌流液を用いている場合は，TUR（経尿道的切除）症候群の発生はまれではあるが，腹膜穿孔の可能性も念頭に置き，灌流液量のin-outバランス，症状の有無と血中ナトリウム濃度を確認する。術後に膀胱留置カテーテルを留置して持続膀胱灌流を行うため，排液の性状を確認し，血尿のレベルに応じて灌流速度を調整する。腫瘍切除と尿道カテー

テル留置に伴う刺激により尿意が出現することがあるため，必要に応じて消炎鎮痛薬などの使用を検討する。術中から継続して保温に努め，体温低下を防止する。

2 膀胱全摘術および尿路変向術

膀胱全摘術を実施すると排尿機能を喪失するため，尿路変向術が必要となる。合併症や腎機能の長期保持の観点から，尿管皮膚瘻，回腸導管造設（第1編図3-45参照）などが選択されることが多い。麻酔は，全身麻酔と硬膜外麻酔の併用が多く，体位は砕石位である。

❶膀胱全摘術および尿路変向術の事前説明

尿路変向術は患者のQOLを大きく左右するため，十分に話し合ったうえで術式を選択する。砕石位での長時間の手術となるため，術中同一体位に伴う皮膚・神経損傷の可能性についても十分に説明し，術前に関節可動域や皮膚の状態を観察する。

❷膀胱全摘術および尿路変向術の観察と対応

生体侵襲が大きい手術であり循環動態が不安定になりやすいため，バイタルサインの変動やドレーンからの排液を注意深く観察する。深部静脈血栓症予防のため，フットポンプの装着や弾性ストッキングの着用などを確実に実施する。膀胱全摘術の正中創は比較的長く，硬膜外麻酔だけでは術後の疼痛コントロールが困難となる場合もあるため，痛みの程度を観察し，適切な疼痛対策が行えるようにする。皮膚・神経障害の有無も観察する。

2.前立腺の手術

前立腺の手術には，前立腺の内腺が肥大する前立腺肥大症に対する**経尿道的前立腺切除術（TURP）**や，前立腺がんに対する前立腺全摘除術などがある。前立腺は男性固有の生殖器官であり，勃起・射精に深くかかわっているため，十分な配慮を必要とする。

1 経尿道的前立腺切除術（TURP）

前立腺は加齢とともに肥大化するため，前立腺が尿道を圧迫することで，頻尿や腹部不快感，残尿などが発生する。肥大した前立腺を切除するため，麻酔下で尿道から内視鏡を挿入するTURPが一般的である。しかし近年では，より安全で低侵襲に前立腺を核出できる，ホルミウムレーザー前立腺核出術も全国的に普及しつつある。麻酔は腰椎麻酔あるいは全身麻酔下にて実施，体位は砕石位で行われる。

❶TURPの事前説明

灌流液を使用して手術を実施することで，体温の低下をきたしやすいため，常に保温に努め，寒さを感じたときにはすぐに伝えるよう説明する。意識下での手術となる場合には，術中の様子がイメージできるように事前説明を行い，不安や羞恥心の軽減に努める。

❷TURPの観察と対応

前立腺は血流が豊富な臓器であるため，出血が多い場合には露出した血管から灌流液が体内に吸収され，低ナトリウム血症となり，重篤な合併症をきたすおそれがある。必要に

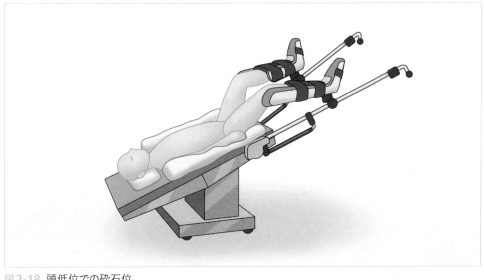

図2-18 頭低位での砕石位

第
2
編

構造と機能

症状と病態生理

診察・検査・治療

疾患と診療

症状に対する看護

2 検査と治療に伴う看護

疾患をもつ患者の看護

事例による看護過程の展開

応じて手術経過時間を術者に伝えることもある。TURBTと同様に低ナトリウム血症の症状の有無の確認や保温などを行う。

2 | 前立腺全摘除術

前立腺がんは，高齢男性で最も発生頻度の高いがんであり，今後も罹患率や死亡率がさらに上昇することが予測されている。前立腺全摘除術には，ロボット支援下腹腔鏡下前立腺全摘除術，開腹前立腺全摘除術，腹腔鏡下前立腺全摘除術などがある。麻酔は，全身麻酔と，必要に応じて硬膜外麻酔が併用される。体位は術式によって開脚位や砕石位，30°近く頭を下げた頭低位での砕石位（図2-18）など様々である。

❶ 前立腺全摘除術の事前説明

前立腺と精囊を一塊にして摘出するため，術後は射精ができない。また，前立腺の左右に勃起神経が走行しており，がんの広がりや患者の希望を考慮し，神経温存の有無を決定する。患者が納得して手術方法を選択できるよう支援する。

❷ 前立腺全摘除術の観察と対応

前立腺周囲の血管から大量出血する危険性があるため，事前に輸血の準備状況を確認し，術後もドレーンからの排液を注意深く観察する。特に，ロボット支援下腹腔鏡下前立腺全摘除術では頭低位で実施するため，肩や背中，下肢などの皮膚・神経障害の有無についても観察する。

3. 精巣の手術

精巣の手術には，精巣腫瘍に対する高位精巣摘除術や，精巣固定術，陰囊水腫に対する手術，精巣捻転に対する手術，男性に対する避妊手術である精管結紮術などがある。

精巣腫瘍は，若い男性に好発し，進行が早く，早期から転移しやすいという特徴があり，転移症状が初発症状のことも多い。精巣腫瘍の確定診断や，治療方針を立てるための組織診断，陰嚢内悪性腫瘍の局所における再発と血行性転移の防止などを目的に実施される。病期によっては，手術だけでなく化学療法や放射線療法などを組み合わせた治療が必要になる。麻酔は腰椎麻酔で行われることが多く，体位は仰臥位で実施される。

❶ 高位精巣摘除術の事前説明

進行度によって，化学療法や放射線療法などが併用されるため，長期間に及ぶ治療を想定してかかわる。また，無痛性の精巣腫瘍であるために放置されたり，あるいは羞恥心から受診の機会が遅くなったりする傾向がある。病気の受け止めや思いを確認し，状況に応じた説明を行う。

❷ 高位精巣摘除術の観察と対応

手術自体の侵襲度は低く手術時間も短いが，意識下での生殖器の手術となるため，リラックスして過ごせるように環境を整える。陰嚢内血腫予防のため，陰嚢内にドレーンを留置しガーゼを当てて圧迫固定するため，ガーゼ汚染の有無を観察する。

4. 尿路結石の手術

尿路結石に対する手術は，鏡視下での手術が主である。術式は，結石の大きさ，部位などに応じて選択されるが，アプローチする方法によって，**尿管鏡手術**（ureteroscopy：**URS**），経皮的腎砕石術（percutaneous nephrolithotripsy：PNL）と，両者を併用した治療が行われている（第1編**図4-23**参照）。

硬性尿管鏡や軟性尿管鏡を用いて逆行性に尿管内に挿入し，結石を圧縮空気による破砕システムやホルミウムレーザーを用いて破砕する。術後に尿管拡張による浮腫や砕石片によって尿管閉塞が懸念される場合は，予防的に尿管カテーテルを留置する。麻酔は，腰椎麻酔または全身麻酔で行われ，体位は砕石位で実施される。

❶ URSの事前説明

破砕の際に細かい破片が腎臓や尿管に残る可能性があるため，術後も継続して結石の状況について確認する必要があることを説明する。灌流液を用いて手術を行うため，体温低下の可能性とその対策について説明する。

❷ URSの観察と対応

手術中は腎盂に水圧がかかるため，長時間になると術後感染のリスクが上昇する。時間を正確に測定し，術者と共有する。尿路結石は再発率が高く，結石の成分によって再発予防の方法が異なる。結石を成分分析に提出し，その結果も考慮して予防策を講じる。

第
2
編

構造と機能

症状と病態生理

診察・検査・治療

疾患と診療

症状に対する看護

2 検査と治療に伴う看護

疾患をもつ患者の看護

事例による看護過程の展開

Ⓔ 食事療法に伴う看護

　食事療法は，栄養状態の維持・改善をするという意義がある。また，病気と生活を考える専門職である看護師が食事療法を患者とともに考え，患者・家族が食事療法を継続することは，QOL を高める支援となる。

　患者の生活習慣は多様であり，長年の食習慣から新たな食習慣へ変更・継続できるまでには長い時間を要する。看護師はこれまでの患者の生活習慣を把握し，管理栄養士と連携しながら，患者・家族が食習慣を変容し習慣化できるよう下記に注意し，支援する。

- 医師からの指示に基づく食事療法についてわかりやすく説明する。
- 患者の生活習慣や食習慣の情報から，現在の食生活の問題点を焦点化する。
- 食事療法の効果を伝え，患者・家族が取り入れやすい内容を提案し，意思決定できるよう支援する。
- 食事療法を実践に移した場合は，検査データ，血圧，体重など患者にわかりやすい数値でフィードバックを行い，成功体験から自信につなげて自己効力感が高まるよう支援する。
- 過度な食事療法は低栄養，モチベーションの低下を招くため，無理なく継続できる内容を提案する。
- 外食やコンビニエンスストアの食事などを手軽に選択できるよう，栄養成分表の見方や献立例を示し，説明する。宅配食情報の提供も行い，患者・家族の負担が軽減できるよう支援する。

　食事療法は，疾患に合わせてエネルギー量，塩分量，脂質量，たんぱく質量などの目安を示し，食習慣を修正あるいは変更し，継続することで治療の一環になり得る。

　疾患の現状と予後に合わせて食習慣を変容することで，疾患の進行を防ぐだけでなく，改善と合併症の予防につなげることが可能となる。ここでは，腎・泌尿器疾患における主な疾患である CKD と尿路結石症を取り上げ，在宅での自己管理が必要な食事療法の指導について述べる。

1 ｜ 慢性腎臓病（chronic kidney disease；CKD）

　糖尿病，高血圧症，脂質異常症などの主疾患がある場合は，それぞれの疾患のガイドラインに基づいた食事療法を行う。日本腎臓学会では，CKD ステージに応じた食事と生活習慣の治療指針を示している（表 2-3）。

（1）水分制限

　尿の排泄障害がない場合には，水分制限は必要ない。GFR や浮腫の程度に合わせて主治医の指示のもとに適切な摂取量を指導する。高齢者の場合は脱水になりやすいので，利尿薬の投与量，浮腫の程度，体重変動，心胸比，胸水貯留の有無，気候変動に応じて，適宜見直しが必要となる。

▶ 指導のポイント　状態変化の要因の特定と対処法が決まれば，患者の理解力に合わせて，血圧上昇・下降および体重増加・減少への対処行動がとれるよう指導する。振り返りの指導を繰り返すことにより，患者のセルフマネジメント能力が高まる。

表2-3 CKDステージ別生活・食事指導基準（成人）

CKDステージ	G1	G2	G3a	G3b	G4	G5
生活習慣改善	禁煙・BMI25%未満					
塩分制限	高血圧があれば減塩 3g/日以上6g/日未満		食塩摂取量3g/日以上6g/日未満			
たんぱく質制限	制限なし		0.8〜1.0g/kg/日	0.6〜0.8g/Kg/日		
カリウム制限	制限なし		高K血症があればK制限			
血圧管理	130/80 mmHg未満					
血糖管理（糖尿病の場合）	HbA1c 7.0%未満					
脂質管理	LDL-C 120mg/dL未満					

出典／日本腎臓学会編：医師・コメディカルのための慢性腎臓病　生活・食事指導マニュアル栄養指導実践編, CKD生活・食事指導マニュアル 指導のまとめ一覧, 2015. 一部改変.

（2）塩分制限

　腎機能が低下すると体内に塩分が貯留することから，適切な塩分制限が必要となる。塩分制限は，高血圧の改善，細胞外液量の増大を改善し，浮腫・心不全などの改善が期待できる。また，糸球体の過剰濾過を改善することにより腎障害の進行を遅延できる。

　CKD患者への塩分摂取量は，3g/日以上6g/日未満を基本としているが，CKDステージG1，G2で高血圧を認めない場合は制限緩和が可能である。また，ステージG3以降の場合は，塩分制限の強化が必要となる。このことから，CKDステージG3以降では，腎専門医への相談を推奨している。

▶ 指導のポイント　CKDの保存期では，患者の嗜好を含めて食習慣を把握する。三食の摂取時間と摂取内容（メニューのパターン），摂取量，調理担当者，加工食品の摂取頻度や外食頻度，サプリメントの摂取歴，間食の有無，BMI，家族の病歴を確認する。CKDは生活習慣病を原疾患とするため，家族の病歴は有益な情報となる。

　患者の食習慣情報が得られたら，1日の塩分摂取量を換算し，患者が実践できそうな項目について，引き算方式もしくは代替方式で具体的な方法をともに考える。香辛料，スパイス，酸味などの活用や，副菜によって塩味の強弱をつけるのもよい。さらに，加工食品や漬物，汁物は塩分を多く含む（図2-19）ことから，摂取量を減らすよう指導する。

（3）たんぱく質制限

　たんぱく質の制限は，尿素窒素の産生を減少させ腎保護効果を期待できるとして，各国のガイドラインで推奨されている。たんぱく質摂取量とリン摂取量は相関しており，加工食品に含まれるリンには，食品添加物であるリン酸塩（無機リン）が含まれていることがある。有機リンが腸管で10〜40％程度吸収されるのに対して，無機リンは約90％吸収されるため，血中のリン濃度が上昇する。

　CKDの標準的治療としてのたんぱく質制限は，表2-3のように指導する。たんぱく質を制限する場合は，体重，アルブミン，トランスサイレチン，トランスフェリンやコレステロールなどのデータを用いて評価することが重要である。高齢者は，サルコペニア，

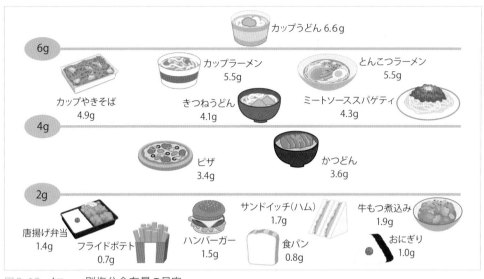

カップうどん 6.6g

6g

カップやきそば 4.9g

カップラーメン 5.5g

とんこつラーメン 5.5g

きつねうどん 4.1g

ミートソーススパゲティ 4.3g

4g

ピザ 3.4g

かつどん 3.6g

2g

唐揚げ弁当 1.4g

フライドポテト 0.7g

ハンバーガー 1.5g

サンドイッチ(ハム) 1.7g

食パン 0.8g

牛もつ煮込み 1.9g

おにぎり 1.0g

図2-19 メニュー別塩分含有量の目安

protein-energy wasting（PEW），フレイルに十分注意する。

　たんぱく質を構成するアミノ酸は，体内で合成される非必須アミノ酸と，食事から摂取する必須アミノ酸があり，良質たんぱくの多い（アミノ酸スコアの高い）食品の効果的な摂取は，老廃物が少ないため腎への負担が軽減できる。

（4）エネルギー

　CKD では，30 ～ 35kcal/kg 標準体重 / 日のエネルギー摂取量を推奨している。糖尿病や肥満が増加している場合は，25 ～ 35kcal/kg 標準体重 / 日のエネルギー摂取量を目指す。たんぱく質制限を強化する場合には，エネルギーとたんぱく質不足による体重減少に注意し，体重変動と栄養状態に合わせて適宜摂取量を見直す必要がある。高齢者のなかには，エネルギー摂取が不足している場合もあり，エネルギー摂取量を制限する際は，BMI でやせがないか評価したうえで実施する。

（5）カリウム制限

　腎機能が低下すると，体内のカリウムを十分に尿中へ排泄できず体内にカリウムが貯留することから，カリウム制限が必要となる。血清カリウム値が 5.4mEq/L 未満でコントロールできるよう食事指導を行う。血清カリウムの上昇は，不整脈を招き，7.0mEq/L 以上では生命の危険性が高くなることから，血液データの推移に気を配り季節のフルーツなどカリウムを多く含む食材が出回る時期は注意する。

2　尿路結石症

　尿路結石症とは，腎臓から尿道までの尿路に結石が生じる疾患を指す。尿路結石症の原因は，食生活の欧米化，特に動物性たんぱく質の摂取量の増加と考えられ，尿路結石の再発率は約半数で，治療後 5 年以内に 4 ～ 5 割の人が再発するといわれている。治療後の

表2-4 尿路結石症の食事療法のポイント

- 1日2L程度の水分摂取
- クエン酸の適量摂取
- シュウ酸，塩分，砂糖，リン酸を多く含む食品，脂肪分の多い食品の過剰摂取を控える
- バランスの良い食生活
- 食後から睡眠まで4時間以上空ける

再発予防のための食事療法を指導する。

　尿路結石は尿中のシュウ酸，リン酸，カルシウム，尿酸などが結晶化したもので，最も多いのがシュウ酸カルシウム結石である。シュウ酸は腸内でカルシウムと結合して便として排泄されるため，1日600〜800mgのカルシウム摂取を目安に指導する。ほかにも動物性脂肪，動物性たんぱく質，塩分，糖分の過剰摂取は結石につながる。患者の食習慣についての情報から要因を明らかにし，尿路結石症の食事療法のポイント（表2-4）に沿って，バランスのとれた食生活へ変容できるよう指導する。

参考文献
・日本排尿機能学会／日本泌尿器科学会編：女性下部尿路症状診療ガイドライン第2版，2019.
　https://www.urol.or.jp/lib/files/other/guideline/38_woman_lower-urinary_v2.pdf（最終アクセス日：2022/7/29）
・日本泌尿器科学会編：男性下部尿路症状・前立腺肥大症診療ガイドライン，2017. https://www.urol.or.jp/lib/files/other/guideline/27_lower-urinary_prostatic-hyperplasia.pdf（最終アクセス日：2022/10/17）
・喜多村定子，長弘千恵：日本人女性の尿失禁の実態とその取り組みに関する文献レビュー，徳島文理大学研究紀要第95号，51-62，2018.
・篠田俊雄，萩原千鶴子監修：基礎からわかる透析療法　パーフェクトガイド，学研メディカル秀潤社，2011.
・日本透析医学会：維持血液透析ガイドライン：血液透析処方，日本透析医学会雑誌，46（7）；606，2013.
・落合慈之監：腎・泌尿器疾患ビジュアルブック，第2版，学研メディカル秀潤社，2017.
・並木幹夫監：標準泌尿器科学，第10版，医学書院，2021.
・日本腎臓学会編：医師・コメディカルのための慢性腎臓病　生活・食事指導マニュアル栄養指導実践編2015，p44-54.
　https://cdn.jsn.or.jp/guideline/pdf/H26_Life_Diet_guidance_manual-s.pdf（最終アクセス日：2022/7/29）
・文部科学省：日本食品標準成分表2020年版（八訂）．https://www.mext.go.jp/a_menu/syokuhinseibun/mext_01110.html（最終アクセス日：2022/10/17）

演習課題

1 主な検査に伴う看護と検査後の看護について整理してみよう。
2 導尿時の看護のポイントをまとめてみよう。
3 膀胱洗浄時の看護のポイントについて整理してみよう。
4 持続導尿時の看護のポイントについてまとめてみよう。
5 排尿の自己管理を指導する際のポイントについて話し合ってみよう。
6 腎移植術を受ける患者の看護について整理してみよう。
7 腎・泌尿器疾患患者における食事療法の特徴についてまとめてみよう。

第 **3** 章

腎・泌尿器疾患をもつ
患者の看護

この章では

- 急性腎障害患者の看護について理解する
- 前立腺がん患者の看護について理解する
- 腎・尿路結石患者の看護について理解する
- 腎細胞がん患者の看護について理解する
- 膀胱腫瘍患者の看護について理解する
- 前立腺肥大症患者の看護について理解する
- 慢性腎臓病（CKD）患者の看護について理解する
- 炎症性疾患患者の看護について理解する

I 急性腎障害(AKI)患者の看護

従来，数日から数週間で腎機能が低下した状態を急性腎不全（acute renal failure；ARF）とよんでいた。しかし，早期の軽度な腎機能低下で腎不全の病態に至る前の状態も含め，**急性腎障害**（acute kidney injury；**AKI**）と呼称が変わった。

これは，わずかな腎機能低下でも早期に治療介入することで慢性腎臓病や腎不全に至る状態を防ぐことができるという概念が必要とされるようになったからである。

A アセスメントの視点

1 身体的側面

❶適切な循環血液量の評価

尿量は病期によりダイナミックに変化し，適切な対応が遅れると，脱水，溢水を招く。脱水，溢水は循環動態を悪化させ，全身の臓器にダメージを及ぼす。脱水は腎機能の悪化因子である。尿量・水分の in-out バランス，中心静脈圧，浮腫の有無，血圧などから，循環血液量は十分か，溢水により循環器に負荷が生じていないかを評価する。

水分補給により利尿が期待できるのか，水分負荷を抑え，利尿薬の使用や透析療法などが必要なのか，電解質の補給や調整が必要なのかを適切に判断する必要がある。そのため，AKI の対処には，原因と病態，臨床経過の把握が不可欠である。

❷循環不全の徴候と換気障害の有無

胸部X線による心胸比や肺うっ血像，胸水の有無などの情報，血液ガスやサチュレーションモニターによるデータなどから，心不全などの循環不全の徴候や，肺水腫などによる換気障害の有無をアセスメントする。

❸電解質異常と代謝産物（老廃物）の蓄積の状態

高カリウム血症，高リン血症，低カルシウム血症，高マグネシウム血症などの電解質異常と，代謝性アシドーシスの状態を把握する。特に高カリウム血症は，心電図波形に変化が生じ，致死性不整脈の誘因となる。

尿素窒素やクレアチニンをはじめとする代謝産物（老廃物）の蓄積により，食欲不振，悪心・嘔吐といった消化器症状や全身倦怠感が生じる。

血中尿素窒素やクレアチニン値の上昇，高カリウム血症の悪化，代謝性アシドーシスの進行は，血液浄化療法の適応の根拠となる。

❹栄養状態の評価

AKI では，たんぱく異化が亢進するため栄養状態の悪化に注意し，経時的な栄養指標の評価が必要である。

2　心理的側面

　患者は，外傷や薬物中毒，重症感染症などにより，予期しない急激な全身状態の悪化を体験する。発症期は，意識レベルの低下や，尿毒症によるせん妄などを伴うことが多いが，医療処置と時間の経過とともに意識状態は改善していく。

　患者は，臨床経過のなかで，ダイナミックに変化する体調を認識して，疾病を受け止めていくことになる。したがって，突然の病による患者の不安や反応をその都度とらえた支援が必要である。

3　社会的側面

　患者は，突然の発症により社会から引き離される。AKI の予後はおおむね良好であり，罹患以前の社会生活への復帰が可能であることが多い。しかし，仕事や家庭生活の突然の中断による影響や，腎機能障害が遷延した場合に社会生活の調整が必要となることを念頭に置き，臨床経過とともにアセスメントしていく必要がある。

B　生じやすい看護上の問題

- 脱水，溢水による循環不全や換気障害，電解質異常による不整脈や意識障害。
- 代謝産物の蓄積による消化器症状，出血傾向による代謝性アシドーシス。
- 栄養状態の悪化。
- 混乱や不安，社会的役割の中断。

C　目標と看護

看護目標
- AKI のリスクは常にあることを認識できる
- AKI の原因となる項目や数値を理解できる
- セルフモニタリングを行うことで慢性腎臓病への移行を予防できる

　高齢になると AKI の発生頻度は高くなるため，今後日本では，さらなる AKI 患者の増加が推測される。

　AKI 患者の健康状態を理解するうえで，腎前性，腎性，腎後性のどれに該当しているのか，もしくは複数の要素が絡み合っているのかを把握することが必要である。

　AKI の多くは可逆性であり，発症から早期に適切な対処が行われれば，腎機能の回復が期待できる。したがって AKI の原因となる項目や数値の推移も含めた療養指導を行い，慢性腎臓病への移行を予防することが重要である。

（1）脱水，溢水の早期発見と循環不全予防のための援助

　発症初期は，出血や高度な脱水によるショック，多量の血管内溶血，横紋筋融解症，腎毒性薬物の投与などの腎障害の原因の除去と治療が行われる。循環状態を把握し早期の血圧回復に努める。循環不全による組織の損傷や苦痛の有無を把握し，末梢の保温や血流の改善を図り，組織の保護に努める。

　臨床経過に伴う水分の in-out バランスの変化に留意し，輸液による体液量の維持調整と電解質異常の是正に努める。

　体液過剰による高血圧や循環器への負荷はないか病態を把握し，症状の軽減を図る。

（2）換気障害に対する援助

　肺水腫や心不全による換気障害に対し，酸素投与，上半身の挙上などの体位の工夫を行い，症状の軽減を図る。

（3）内部環境の恒常性維持のための援助

　電解質異常や老廃物貯留による中枢症状，消化器症状，呼吸困難やアシドーシスの進行に対し，血液データや心電図変化に留意して病態の把握と症状の観察を行い，異常の早期発見と，症状や苦痛の緩和を図る。

　また，老廃物の蓄積や栄養不良などにより，易感染状態にあることが多い。そのため，感染症を予防し，全身状態の悪化を防ぐ。

（4）栄養状態の維持・改善のための援助

　食事療法としては，たんぱく質，ナトリウム，カリウム，水分を制限し，十分にカロリーを補給する。しかし，悪心・嘔吐といった消化器症状の出現により，食欲不振を生じやすい。低栄養状態では，原疾患の治療や腎不全症状の回復を遅延させ，褥瘡のリスクや感染症を引き起こす原因にもなる。そのため経口摂取ができない場合は高カロリー輸液などを施行する。たんぱく異化の亢進を防ぐためには，十分なカロリー摂取が必要なため，栄養摂取状況の観察と援助を行う。

（5）血液透析に対する援助

　保存療法が奏効しない場合は，**血液透析**（hemodialysis：**HD**）が検討される。

　HD の際には，**バスキュラーアクセス**（vascular access：**VA**）管理，体外循環による循環動態および体温調整，感染徴候の観察，透析機器の管理などが必要となる。また，AKI から腎機能が完全に回復せず，慢性腎臓病となり，透析療法が必要な末期腎不全の状態になる場合もある。その際は，AKI の回復期を待ち，看護師からも腎代替療法の説明を行い，意思決定支援に努める。

2　回復期の看護

　臨床経過に伴う病状の変化や，次々と施される医療処置により，患者や家族が感じてい

る不安は大きい。患者や家族の不安や訴えを聴き取り，多職種による連携や社会資源を活用し，早期回復に向けた援助，安全安楽，安寧への介入を行うことで，患者および家族の精神的支援を行う。

また，患者が自らのからだの状況に関心をもつタイミングをとらえ，安静や食事療法の必要性を説明し，適切な療養生活を送ることができるように支援する。

3 在宅医療移行の看護

AKI に伴うリスクは常にある。以下のようにセルフモニタリングの重要性を説明する。

- 特に高齢者においては，水分や食事摂取量の低下により容易に脱水に陥りやすい場合がある。
- 高齢者は，関節痛などから非ステロイド性抗炎症薬（NSAIDs）の投与の対象となりやすい。そのため，市販薬を含む他の鎮痛薬との併用に気をつける。
- 日頃の血圧値を知っておく。
- 降圧薬を服用している場合は，血圧測定を行い，収縮期血圧が 100mmHg 未満の場合の対処方法を主治医と相談しておく。
- 毎日の体重測定を行う。

II 前立腺がん患者の看護

前立腺がんは，50 歳以上の男性に好発する。主な治療には，手術療法，放射線療法，ホルモン療法，化学療法などがある。本節では，手術療法と放射線療法を受ける患者の看護について述べる。

A アセスメントの視点

1 身体的側面

前立腺がんは早期ではほとんど自覚症状は出現しないが，進行すると排尿障害，血尿，膀胱刺激症状などが出現する。アセスメントでは，自覚症状の有無，程度を把握する。高齢の患者が多いので，年齢，認知機能，ADL の自立度，喫煙歴，呼吸機能，既往歴などを十分に把握し，術後の合併症のリスク，セルフケア能力などについてアセスメントする。

2 心理的側面

前立腺全摘除術を行う場合は，手術の方法，術後の状態や経過，合併症や機能障害などについての不安があり，放射線療法を行う場合は，治療の方法，治療が長期間となること，有害事象などについての不安を抱えている可能性がある。

3 | 社会的側面

　手術後は尿失禁が起こる可能性があり，退院後の生活，特に仕事に復帰する場合にはその影響について把握する。また，仕事をしながら放射線治療を受ける場合の生活について把握し，どのような問題があるかアセスメントする。家族の状況を把握し，家族から支援が受けられるかどうかを把握する。前立腺全摘除術後は勃起障害が起こる可能性があり，性生活への影響について患者がどのようにとらえているか把握し，必要な支援につなげる。

B 生じやすい看護上の問題

1 | 前立腺全摘除術を受ける患者

▶ **術後合併症**　全身麻酔下の腹部の手術に起こる一般的な合併症（出血，呼吸器合併症，創部感染，イレウス，深部静脈血栓症など）に加え，術式特有の合併症（直腸損傷，尿道・膀胱吻合部の縫合不全，鼠径ヘルニアなど），ロボット支援下腹腔鏡下手術による合併症（下腿コンパートメント症候群，皮下気腫など）がある。また，開腹手術の場合，腹腔鏡手術に比べ創部痛が強いと考えられる。

▶ **褥瘡**　ロボット支援下腹腔鏡下手術では，頭低位での砕石位による肩甲骨周囲の褥瘡リスクが特徴的である。

▶ **尿失禁**　膀胱留置カテーテル抜去後にほとんどの患者で起こる。術後 3 〜 6 か月で，多くの場合は軽快する。

▶ **勃起障害**　手術により前立腺表面の勃起神経も摘出される場合に起こる。自尊心の低下，パートナーとの関係性や性生活の変化が生じる。

2 | 放射線療法を受ける患者

▶ **急性期有害事象**　治療開始後 2 〜 3 週間で起こる。放射線性膀胱炎（頻尿，排尿時痛など），放射線性直腸炎（下痢など），放射線性皮膚炎（肛門周囲皮膚や照射部位の痛み）などがある。

▶ **晩期有害事象**　治療後半年〜数年後に起こる。直腸出血，膀胱出血，尿道狭窄，性機能障害などがある。

第
2
編

構造と機能

症状と病態生理

診察・検査・治療

疾患と診療

症状に対する看護

検査と治療に伴う看護

3
疾患をもつ患者の看護

事例による看護過程の展開

C 目標と看護

1 手術前の看護

看護目標
- 手術・後遺症について理解し，手術に対して身体・心理的に準備ができる
- 術後の経過・合併症について理解できる

　前立腺がん患者は高齢者も多く，手術当日の安静や，どのような管がからだについているか，どのあたりに術創ができ痛みが生じるかなど，事前にイメージできていないと術後にせん妄を引き起こす可能性がある。そのため，術前に身体面と心理面で十分に準備が整えられていることが必要である。

　図入りのパンフレットなどを用いて手術前の準備，当日の流れ，術後の状態・回復の過程，合併症を予防するための方法など，患者が具体的にイメージできるように説明する。看護師は医師からの手術の説明に同席し，患者の反応から理解度を確認し，必要に応じて補足説明を行う。また術後，カテーテルが抜去された後は，尿失禁が起こる可能性が高いことを理解してもらい，尿取りパッドの用意や，骨盤底筋体操の必要性を説明する。術後の排尿状況を評価するために，術前の排尿パターン（1回量，間隔など）を把握しておく必要がある。退院後の生活についても十分な情報収集を行い，仕事に復帰する場合は，尿失禁への対応など，患者が困らないような退院指導につなげる。

2 手術中の看護

　手術中の看護師は，手術中に起こり得る危険因子に予測的に対応し，患者の生命の安全が保たれ，円滑な手術遂行となるよう，医療チームのなかでの役割を果たす。

　手術室入室後は，患者の不安を軽減できるよう十分な声がけをする。ロボット支援下腹腔鏡下手術で頭低位での砕石位となる場合は肩甲骨周囲に圧がかかりやすくなるため，体位固定時に褥瘡予防具を用いて圧を低減する。また，**下腿コンパートメント症候群**は，下腿の循環障害であり下肢の痛みや感覚異常などを生じる。予防のためには，下腿への圧迫がないかを確認する。ロボット支援下腹腔鏡下手術の場合，機械の不具合が起こる可能性もあり，通常の医療チームにおける連携以上に，臨床工学技士との連携を図る必要がある。もしものときには急遽開腹手術などに変更する可能性があり，その場合の段取りなども，あらかじめチームで共有しておくことが重要である。

● 術後合併症を予防するため，血尿など異常に気付いたら看護師に報告できる
● 骨盤底筋体操を行い，尿失禁を予防できる

（1）出血

術直後から，膀胱尿道吻合部ドレーンの性状・量を観察し，血性の排液が増量していないかどうかを確認する。また，血尿の有無，血圧低下なども観察し，異常出現時には速やかに医師へ報告する。出血量が多いとドレーンから排液されずに骨盤内にたまり，腹部膨満などの症状として現れることもあるため，腹部の観察も重要である。

（2）直腸損傷

前立腺の後面には直腸が接しているため，がんの広がりや癒着によっては直腸に穴が開くことがある。ドレーンから便の流出がないかどうかを観察し，異常がみられた場合は，緊急手術となることもあるため，速やかに医師に報告する。直腸損傷がみられた場合，4〜5日間絶食となったり，ドレーンを予定よりも長く留置したりするので，患者は順調に回復していないと感じ，不安が増強する可能性がある。患者が今の状況や今後の見通しを理解し，前向きに過ごせるよう精神的援助が必要である。

（3）縫合不全

尿道・膀胱吻合部の縫合が不十分だと，吻合部からの尿漏が起こる。ドレーンから漿液性の排液が増えたときはリンパ漏の可能性もあるが，同時に膀胱留置カテーテルからの尿の流出が減少した場合には，尿漏を疑う。基本的には，膀胱留置カテーテルを留置し，時間が経過すれば自然に閉鎖するため，カテーテルからの尿の流出を確認し，カテーテルが抜けないように，しっかりとテープ固定するなどの管理が重要である。

（4）尿失禁

膀胱留置カテーテル抜去後に，ほとんどの患者で尿失禁が出現する。たいてい術後3〜6か月で日常生活に支障がない程度に軽快するため，そのことを患者に伝えて不安を軽減し，尿取りパッドの利用や，骨盤底筋訓練（本編図 2-17 参照）について指導する。

4 放射線療法時の看護

● セルフケアを実施し，治療を継続しながら日常生活が送れる
● 有害事象への対処方法について理解できる

便やガスの貯留で前立腺の形，位置が変わり，照射位置がずれる可能性があるため，あらかじめ便秘予防や，ガスが発生しやすい食物を控えるなどの指導を行う。患者が高齢者である場合には，家族にも一緒にオリエンテーションを行い，家族からの支援が得られるよう調整する。

治療開始後，急性期有害事象の出現する 2 ～ 3 週間の時期には，放射線性膀胱炎，放射線性直腸炎，放射線性皮膚炎の症状の有無や程度を把握する。尿路感染症予防のために水分を十分摂取すること，外出前に排尿すること，利尿作用のあるコーヒーや紅茶などを控えめにすること，消化の悪い食べ物や飲酒を控えること，照射部位や肛門周囲の皮膚はこすらず優しく洗うことなど，必要なセルフケアが実施できるよう，そのつど声がけする。症状は，治療終了後，1 ～ 3 か月で改善することを伝える。

晩期有害事象には，直腸出血，膀胱出血，尿道狭窄（きょうさく），性機能障害などがあり，出現するのは治療後半年～数年後であるため，治療終了時には改めてその症状や時期を説明し，異常が出現した際には病院に連絡，受診するよう説明する。

5 在宅療養移行の看護

看護目標
- 1 日 1500 ～ 2000mL 程度の水分摂取ができる
- 時間を決めて，定期的な排尿ができる
- 勃起障害の可能性について理解し，疑問や不安を表出することができる

順調な経過であれば，術後約 1 週間で退院となる。退院が決まってからだと十分な退院指導ができないため，術前から計画的に退院への準備を進めていく。就寝前の飲水は控えることなどを指導する。術後 2 ～ 3 週間はアルコールは控えてもらう。

前立腺全摘除術は，神経の損傷により勃起障害を起こす可能性が高い。デリケートな問題であるが，疑問や不安があれば遠慮なく医師に相談するよう促し，必要に応じて医師との橋渡しをするなどの援助を行う。

Ⅲ 腎・尿路結石患者の看護

腎・尿路結石は 30 ～ 50 歳代に多く，女性よりも男性に多くみられ，**上部尿路結石**（腎結石，尿管結石）が大半を占める。本節では，上部尿路結石に対する手術療法を受ける患者の看護について述べる。

Ⓐ アセスメントの視点

1 身体的側面

腎・尿路結石の症状として重要なのは疼痛であり，鈍痛から**疝痛発作**（せんつう）とよばれる激烈な痛みまで様々である。疝痛発作では，悪心・嘔吐（おしん・おうと），冷汗，腹部膨満，顔面蒼白（そうはく），血圧上昇，呼吸促迫などの症状を伴うことが多い。疼痛の部位は，腰背部や側腹部から尿管走行に沿っ

て下方にみられ，放散痛といわれる。また血尿は，疝痛発作時に多くみられる。アセスメントでは症状の有無や程度について把握する。腎機能や尿路感染症の有無，結石の原因となる食生活などについても，情報を得てアセスメントする。

2 心理的側面

疝痛発作は激しい痛みであり，患者も家族も，症状の発現に対して不安や恐怖をもっていると考えられる。また，再発率の高い疾患であり，治療をした後でも，再発に対する不安を抱く可能性がある。

3 社会的側面

腎・尿路結石は 30 ～ 50 歳代の働き盛りの年代に多く，症状や治療による仕事や家事への影響についてアセスメントが必要である。

B 生じやすい看護上の問題

1 体外衝撃波結石破砕術（extracorporeal shock wave lithotripsy；ESWL）

- ストーンストリート，上部尿路感染，血尿，腎被膜下血腫など。

2 尿管鏡手術（ureteroscopy；URS）

- 尿管損傷，尿管狭窄，血尿，高熱（腎盂腎炎，敗血症）など。

URS は腰椎麻酔で行われることが多く，血圧低下，頭痛などの合併症を起こす可能性がある。術後は患側の下腹部痛や腰背部痛，いきみ，尿道痛，尿意切迫感などが出現する可能性がある。

C 目標と看護

1 手術前の看護

看護目標 ・「Ⅱ　前立腺がん」と同様

疼痛の有無や程度，悪心・嘔吐，冷汗などの症状の有無，バイタルサインなどを観察し，痛みの激しいときには速やかに医師に報告する。鎮痛薬の指示が出た場合は，確実に迅速に準備・投与し，効果を観察する。痛みが落ち着くまでは，安楽な姿勢をとれるような援助をする。患者は激しい痛みに極度の不安を抱く可能性があるため，あらかじめ，このような痛みが出現する可能性のあること，痛みの原因などを説明し，特別危険な状態ではな

いことを伝えておく必要がある。患者が手術について十分に理解できるよう，図入りのパンフレットなどを用いて，手術前の準備，当日の流れ，術後の経過や合併症，合併症予防のための方法など，わかりやすい言葉でていねいに説明する。ESWLを外来で実施する場合には，術後に車の運転などをしなくてすむよう来院してもらう。

2 | 手術中の看護

腰椎麻酔の場合には患者の意識があるなかで手術が行われるため，手術室入室から退室まで，不安を軽減できるよう十分な説明や声がけをする。穿刺時には患者を側臥位とし，両膝を抱えるような姿勢をとり，臍をのぞき込むような体位とする。看護師は患者の腹側に立ち肩と腰をしっかりと支える。患者の背中で処置が行われるため，手順の説明などをていねいに行い，不安の軽減を図る。

3 | 手術後の看護

看護目標 ● 手術侵襲からの順調な回復過程をたどり，退院に向けた準備が整えられる

ESWL，URSそれぞれの主な術後合併症に関連する看護について述べる。

❶ESWLを受けた患者

（1）ストーンストリート

ストーンストリートは砕石片が尿管に詰まる状態であるため，尿量が保たれているか，排石や発熱の有無を観察する。砕石片は自然に消失する場合も多いが，尿流停滞が続くと，敗血症，腎機能障害が起こる可能性があるため，異常出現時には速やかに医師に報告する。患者には水分摂取を促す。

（2）痛み

疼痛の有無・程度を観察し，必要に応じて医師より鎮痛薬の指示を受け，投与する。疼痛が持続する場合は，腎被膜下血腫の可能性もあるため，血尿や発熱などの症状，血圧変動がないかを観察する。腎被膜下血腫であれば安静が必要となるため，医師からの指示に基づき，安静を保てるような援助を行う。

❷URSを受けた患者

（1）高熱，敗血症

術前から尿路感染を合併している場合には，術後に高熱や敗血症を起こすリスクが高い。38℃以上の発熱や低血圧，頻呼吸などの症状がみられた場合には，速やかに医師に報告する。

（2）痛み，努責

術後は患側の下腹部痛や腰背部痛，カテーテルの違和感などにより，いきみを感じることがある。苦痛があるときは早めに鎮痛薬を使用し，苦痛を取り除くことが大切である。患者に対し，痛みやいきみを我慢しないよう伝え，こまめに症状の確認を行い，ナースコー

第2編

構造と機能

症状と病態生理

診察・検査・治療

疾患と診療

看護 症状に対する

検査と治療に伴う看護

3 疾患をもつ患者の看護

事例による看護過程の展開

ルをわかりやすい位置に設置するなどの配慮をする。

（3）血尿

術直後から尿の状態を観察し，血尿の増強の有無を確認する。患者自身も，血尿の増強に気づき，速やかに報告できるよう指導する。

（4）腰椎麻酔の合併症

血圧低下，頭痛，嘔吐（おうと）などの腰椎麻酔の合併症の有無を観察し，異常出現時には速やかに医師に報告する。

4 │ 在宅療養移行の看護

> 看護目標 • 十分な水分摂取，適度な運動ができる
> • 注意すべき食品について理解できる

❶十分な水分摂取，適度な運動ができる

ESWL を行った場合，自然排石を促すために，ふだんより多めに水分を摂り，適度な運動を心がけるよう指導する。排石の際には，疼痛，頻尿，残尿感などがあること，鎮痛薬の服用について説明する。結石の成分を調べることで予防につながるため，自宅での結石の採取が可能であれば，次回の外来時に持参するよう説明する。

❷注意すべき食品について理解できる

結石は再発する可能性が高いため，再発を予防する生活を心がけてもらう。

まず，十分な水分摂取を行い，2L/ 日以上の尿量を保つことが有効であると説明する。また，規則正しくバランスのよい食生活を心がけ，砂糖を多く含む飲料，ビール，紅茶，緑茶の過剰摂取は避け，塩分摂取も控え目にするよう指導する。ほうれんそう，チョコレートはシュウ酸を多く含むため，過剰摂取を控えるか，または同時にカルシウムを摂取し，吸収を抑えるなどの工夫をするよう指導する。

Ⅳ 腎細胞がん患者の看護

腎細胞がんは 50 〜 70 歳代に多くみられ，男女比は 2 〜 3：1 で男性に多い。放射線療法や抗がん剤治療はほとんど効果がなく，手術療法が主体となる。本節では，手術療法を受ける患者の看護について述べる。

第2編

構造と機能

症状と病態生理

診察・検査・治療

疾患と診療

症状に対する看護

検査と治療に伴う看護

3 疾患をもつ患者の看護

事例による看護過程の展開

A アセスメントの視点

1 身体的側面

血尿，腹部腫瘤，腰背部疼痛などの局所症状があるが，最近は定期健診や他の疾患の検査中に偶然発見されるケースが多い。全身症状には，発熱，貧血，倦怠感，食欲不振などがある。まずは症状の有無，程度について把握する。また，側臥位の手術となり，術中に無気肺を起こすリスクが高いため，喫煙歴，呼吸機能などを把握する。

2 心理的側面

腎細胞がんは，症状の出現により発見される場合は，すでにがんが進行した状態であり，患者と家族は予後に対する不安や，死に対する恐怖などの心理的苦痛を抱えている。手術を受ける患者は，手術の方法，術後の状態や経過，合併症，片方の腎臓がなくなることなどについての不安を抱えている可能性がある。根治的手術を行うことができたとしても，術後10年以上たってから転移が出現することもあるため，長期にわたり転移への不安を抱えると考えられる。

3 社会的側面

腎細胞がんは，働き盛りの50～60歳代の男性に多くみられる。そのため，がんを患ったことで，これまでのように仕事が続けられない，家族を養っていけないなど，様々な面での社会的苦痛が大きいと考えられる。

B 生じやすい看護上の問題

▶ 術後合併症　全身麻酔下の腹部の手術に起こる一般的な合併症（出血，呼吸器合併症，創部感染，イレウス，深部静脈血栓症など）に加え，術式特有の合併症（腎機能低下，側臥位で行われることでの健側の無気肺，部分切除の場合の尿漏など）がある。

▶ 創部痛による苦痛　開腹手術の場合，腹腔鏡下手術に比べて創部痛が強いと考えられる。

C 目標と看護

1 手術前の看護

看護目標 ・「Ⅱ　前立腺がん」と同様

手術後の苦痛症状や合併症，麻酔，片方の腎臓がなくなることなどへの不安がある場合には，患者の思いを具体的に聞き出し，不安を軽減できるよう援助する。側臥位で手術を行う場合は無気肺を起こす可能性があるため，呼吸機能，喫煙歴，禁煙できているかどうかなどの情報を把握し，無気肺のリスクをアセスメントし，術前に呼吸訓練を指導する。

2 | 手術中の看護

手術室入室後は，患者の不安を軽減できるよう十分な声がけをする。側臥位での手術になるため，体位固定時に各関節の良肢位が保てるよう固定し，クッションなどを使用した除圧をして，神経障害や循環障害を予防する。腎部分切除の場合は，予想外に出血が多くなったり，時間が長くなったりする可能性があるため，手術に関する情報を的確に病棟看護師に引き継ぐ。

3 | 手術後の看護

看護目標 ●「III　腎・尿路結石」と同様

主な術後合併症に関連する看護について述べる。

（1）出血

腎血管損傷による出血が起こる可能性があるため，ドレーンからの排液の性状・量を観察する。術当日は血性に近い排液がみられても，日数が経過するにつれ，徐々に薄くなってくるはずなので，血性の排液が続くようであれば，速やかに医師に報告する。血圧低下や貧血，腹部膨満などの症状にも注意する。

（2）無気肺

腹腔鏡下の手術は側臥位で行うため，術中，下になる健側の無気肺を起こすことがある。呼吸音の聴診，自覚的呼吸苦の有無，SpO_2値などを観察し，異常の出現時には速やかに医師に報告する。早期離床を促し，ネブライザーを使用するなどして排痰の援助を行い，無気肺を予防する。

（3）腎機能低下

腎の予備力の低い患者，もともと片腎の患者への部分切除の場合は，腎機能の低下に注意する。十分な補液が行われるよう水分管理を的確に行い，定期的に尿量を測定し，浮腫などの症状にも注意する。

（4）創部痛

開腹手術で，横切開創となる場合は，正中切開よりも疼痛が強い。疼痛が強いと，呼吸の抑制や，離床の遅れへとつながり，ほかの合併症を引き起こす可能性もあるため，患者があまり痛みを我慢しなくてもすむような援助が必要である。頻回に疼痛の有無を確認し，必要に応じて医師より鎮痛薬の指示を受け，速やかに実施する。

第
2
編

構造と機能

症状と病態生理

診察・検査・治療

疾患と診療

症状に対する看護

検査と治療に伴う看護

3
疾患をもつ患者の看護

事例による看護過程の展開

（5）尿漏

腎部分切除の場合，尿路の縫合が不十分だった場合に，尿路が開放した部分から尿が腎臓の外に漏れ出てくることがある。腎臓の周囲に尿が貯留するのを防ぐため，カテーテルや尿管ステントの留置で自然に穴がふさがるのを待つことになる。予定外の経過となり入院期間も延びるため，仕事復帰を予定している患者の場合は特に，精神的負担が強いと考えられる。患者の訴えをよく聞き，医師から十分な説明がなされるよう配慮する。

4 在宅療養移行の看護

看護目標 ・「Ⅲ　腎・尿路結石」と同様

片腎となっても腎機能低下がなければ食事を制限する必要はないが，残った腎臓の腎機能が低下している場合，腎機能の悪化が進むと最終的に腎不全に至る場合がある。腎機能を悪化させないために，食塩を控える（1日6g未満），カリウムを控える（1日1500〜2000mg），たんぱく質を控える（1日30〜50g）などの食事指導をする必要がある。また，脱水を避け，十分な水分摂取を続けられるよう指導する。

出血や尿漏などの合併症は退院後に起こる可能性もあるため，手術部位の痛みや不快，血尿などが出現した場合には速やかに病院に連絡するよう説明しておく。

V 膀胱腫瘍患者の看護

膀胱腫瘍には上皮性と非上皮性があり，多くは上皮性悪性腫瘍の膀胱がんである。**膀胱がん**は，50歳以上の男性に多く，危険因子には喫煙，尿路感染症などがある。主な治療には，手術療法（経尿道的膀胱腫瘍切除術，膀胱全摘除術など），放射線療法，化学療法がある。本節では，膀胱全摘除術＋回腸導管造設術を受ける患者と，放射線療法を受ける患者の看護について述べる。

A アセスメントの視点

1 身体的側面

血尿，排尿痛，頻尿など症状の有無を把握する。がんの進行によっては，尿路通過障害や腎後性腎不全が起こる可能性がある。膀胱がん患者は高齢者，喫煙者が多く，膀胱全摘除術＋回腸導管造設術を行う場合には手術時間が6〜7時間と長いため，術後呼吸器合併症のリスクについては十分なアセスメントが必要である。術後はストーマ管理が必要となるため，患者の年齢，認知機能，身体機能を把握し，セルフケア能力についてアセスメ

ントする。

2 | 心理的側面

　ストーマ造設によるボディイメージや日常生活の変化，生涯ストーマの管理を行うことなどへの心理的苦痛があると考えられる。放射線療法を行う場合は，治療の方法，治療が長期間となること，有害事象などについての不安を抱えている可能性がある。

3 | 社会的側面

　ストーマ装具や管理用品を購入するための経済的負担，ストーマを管理しながら仕事を継続する場合の困難，家族のサポートなどについてアセスメントする。

Ⓑ 生じやすい看護上の問題

1 | 膀胱全摘除術＋回腸導管造設術を受ける患者

▶ 術後合併症　全身麻酔下の腹部の手術に起こる一般的な合併症（出血，呼吸器合併症，創部感染，イレウス，深部静脈血栓症など）に加え，術式特有の合併症（導管・尿管吻合不全，導管・尿管吻合部狭窄，水腎症，ストーマ合併症など）がある。

▶ 創部痛による苦痛　開腹手術の場合，腹腔鏡手術に比べ創部痛が強いと考えられる。

▶ ボディイメージの変化　尿路ストーマ造設によるボディイメージの変化は大きい。

2 | 放射線療法を受ける患者

　膀胱萎縮による頻尿などの症状，放射線性皮膚炎による照射部位の痛み，直腸からの出血などの有害事象を起こす可能性がある。

Ⓒ 目標と看護

1 | 手術前の看護

> **看護目標** ● 手術や術後の合併症，ストーマなどについて理解でき，手術に対して身体・
> 心理的準備が整えられる

▶ オリエンテーション　患者とストーマ管理に携わる予定の家族に対して，パンフレットやDVD，実際のストーマ装具などを用いてオリエンテーションを行う。ストーマそのもの，またストーマのある生活をイメージできるようにする。ストーマの受け入れ状況や，患者の能力に合わせて，術前にどの程度，具体的に説明したらよいかを考慮しながら実施する。

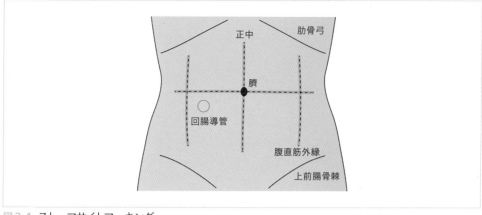

図3-1 ストーマサイトマーキング

表3-1 クリーブランドクリニックのストーマサイトマーキングの基準

❶ 臍より低い位置
❷ 腹部脂肪層の頂点
❸ 腹直筋を貫く位置
❹ 皮膚のくぼみ，しわ，瘢痕，上前腸骨棘の近くを避けた位置
❺ 本人が見ることができ，セルフケアしやすい位置

▶ ストーマサイトマーキング　ストーマ装具を装着しやすく，患者の生活パターンに合わせてセルフケアが可能となるように，ストーマの最適な位置を決める，**ストーマサイトマーキング**をする（図3-1）。回腸導管は一般的に，右下腹部に造設されることが多い。ストーマサイトマーキングの基準（表3-1）に則り，ベルトの装着が可能かどうかなども考慮して決定する。患者，担当医師とともに慎重に検討しながら行う。

▶ 回腸導管　患者の腸管を用いて尿路変更を行うため，入念な消化管の準備が必要となる。低残渣食への変更や，下剤の服用，浣腸など，医師からの指示どおりに準備が進むよう，患者への説明，声掛け，確認を行う。

2 ｜ 手術中の看護

手術室入室後は，患者の不安を軽減できるよう十分な声がけをする。術中体位は砕石位で行われることが多く，手術時間も長いため，体位固定時の神経障害予防，褥瘡予防を十分に行う。

3 ｜ 手術後の看護

看護目標　• 患者が手術侵襲からの順調な回復過程をたどり，ストーマのセルフケア能力を獲得できる
　　　　　　• 退院に向けた準備が整えられる

第2編

構造と機能

症状と病態生理

診察・検査・治療

疾患と診療

症状に対する看護

検査と治療に伴う看護

3 疾患をもつ患者の看護

事例による看護過程の展開

主な術後合併症，ストーマ管理に関連する看護について述べる。

（1）イレウス

長時間の手術であり，腸管吻合を行うため，術後の腸管蠕動の回復遅延，腸管の癒着などが原因で，イレウスを起こす可能性が高い。腹痛，嘔吐，腹部膨満などの症状に注意し，排ガス，排便の状況を観察する。異常出現時には速やかに医師に報告する。早期離床を促し，イレウスを予防する。

（2）創部感染

腸管の開放を伴う不潔手術であるため，創部感染のリスクが高い。術後数日たってからの発熱や，創部痛の増強，創部の発赤，膿汁の排出などの症状が出現した場合には，速やかに医師に報告する。

（3）導管・尿管吻合部狭窄

尿管回腸吻合部に狭窄が生じると，尿の通過障害が生じ，急性腎盂腎炎が起こる可能性がある。左右の尿管に留置されているカテーテル抜去後に尿量が保たれているかを観察し，発熱や腰背部痛などの症状に注意する。

（4）導管・尿管吻合不全

術後は，尿管回腸吻合部に余分な力がかからないように膀胱留置カテーテルが留置されているため，誤って抜けてしまうことのないよう注意が必要である。吻合不全による尿の漏出は，ドレーンからの尿の排出により確認されるため，ドレーン排液の性状を観察する。

（5）深部静脈血栓症

弾性ストッキングを着用してもらい，早期離床を促し，深部静脈血栓を予防する。術後の初回歩行時には，肺塞栓症が起こる可能性があるため，急激な呼吸困難，胸部痛などの症状に注意する。異常出現時には速やかに医師に報告し，迅速に対処できるようにする。

（6）ストーマ合併症

浮腫，血流障害，壊死，出血，感染などの合併症の有無を観察し，異常出現時には速やかに医師に報告する。

（7）ストーマ管理

ストーマ袋からの尿漏れによる皮膚障害を予防するために，ストーマの周囲を観察しながら定期的な装具交換を行う。初めは看護師が装具交換を行うが，患者の術後回復と，ストーマの受け入れ状況に合わせて，徐々に交換の様子を見てもらい，方法を説明しながら行うようにする。患者の身体的余裕ができたら，ストーマ袋から，たまった尿を排出する方法を指導し，患者自身で尿を排出してもらう。患者に合った，交換しやすい装具を選択できるよう援助することも重要である。装具の費用については，身体障害者福祉法による支給を受けることができるため，術後速やかに申請ができるよう，具体的方法を説明する。

看護目標 ・ 有害事象へのセルフケアを実施し，治療を継続しながら日常生活を送ることができる

　治療開始前にはパンフレットを用いて，放射線治療の流れ，有害事象の出現時期と症状，対処方法など，十分に理解できるよう，わかりやすくていねいに説明する。特に高齢者の場合に，QOL維持のために放射線療法を選択する場合があり，治療継続のために家族からの支援が得られるよう調整する。

　治療開始後は，膀胱萎縮（ぼうこういしゅく）による頻尿などの症状，放射線性皮膚炎による照射部位の痛み，直腸からの出血などの症状を把握する。尿路感染症予防のために水分を十分摂取すること，外出前に排尿すること，利尿作用のあるコーヒーや紅茶などを控えめにすること，消化の悪い食べ物や飲酒を控えること，照射部位の皮膚はこすらず優しく洗うことなど，必要なセルフケアが実施できるよう，そのつど声掛けする。症状は，治療終了後1〜3か月で改善することを伝える。

5 | 在宅療養移行の看護

看護目標 ・ 十分な水分摂取ができる
・ 体重コントロールができる
・ ストーマ合併症の予防・早期発見ができる

　服装，入浴方法など，患者が生活するうえで抱く具体的な疑問点を解決できるようにかかわる。退院後も定期受診が必要なことを伝え，ストーマ外来を紹介する。希望に合わせ，患者会などの情報を伝えることも有益である。

VI 前立腺肥大症患者の看護

　前立腺肥大症は，放置すると尿路感染症，腎機能障害を起こすことがある。症状に合わせて薬物療法，手術療法などが行われる。本節では，手術療法を受ける患者の看護について述べる。

A アセスメントの視点

1 身体的側面

　頻尿や，尿がすぐに出ない（遷延性排尿），排尿に時間がかかる（苒延性排尿），尿閉，水腎症などの有無と程度，患者の苦痛，日常生活への支障について把握する。手術は1〜2時間と短いが，高齢の患者が多いので，脳梗塞，心筋梗塞，高血圧などの既往歴があり，抗血栓薬の内服をしている患者は，休薬，服薬再開の指示などを確認し，出血や血栓症のリスクについてアセスメントする。

2 心理的側面

　患者は頻尿・排尿障害などの症状により，不眠になったり不安を抱えていたりする。また，尿失禁が起こることで羞恥心をもっている可能性がある。手術の方法，術後の状態，合併症などへの不安や恐怖心についても考慮する。

3 社会的側面

　高齢の患者が多く，家族の支援が得られるかどうかを把握する。手術後は尿失禁が起こる可能性があり，退院後の生活，特に仕事に復帰する場合にはその影響について把握する。

B 生じやすい看護上の問題

- 出血，尿路感染症，排尿困難，膀胱タンポナーデ，尿失禁などの術後合併症。

　近年普及してきた，**ホルミウムレーザー前立腺核出術**（holmium laser enucleation of the prostate：HoLEP）の場合，従来の**経尿道的前立腺切除術**（transurethral resection of the prostate：TURP）と比較して出血は軽度である。また，以前は非電解質の灌流液を流すことにより**TUR症候群**を起こすことがあったが，最近は灌流液に生理食塩水を用いることができるようになり，TUR症候群を回避できるようになった。HoLEPは腰椎麻酔で行われることが多く，血圧低下，頭痛などの合併症を起こす可能性がある。

- 痛み，いきみ，尿道・膀胱の不快感。
- 膀胱留置カテーテル抜去後に尿失禁が起こる可能性。

C 目標と看護

1 手術前の看護

看護目標 ●「Ⅱ　前立腺がん」と同様

　手術当日の安静が具体的にどのくらいの時間同じ体位でいるか，いきみがなぜいけないのか，これまでに経験したことのない排尿時の痛みが生じるなどについて，十分な理解を得られないとせん妄を引き起こす危険がある。

　高齢の患者が多いため，他疾患を有し，術後合併症のリスクとなる薬剤を服用している場合がある。術前から抗血栓薬の中止指示が出ている場合には，確実に中止できているかを確認する。また，便秘のある患者は，術後に，排便時の努責により血尿を増強させないために，排便を済ませてから手術に臨めるよう，下剤の服用などの処置を行う。

2 手術中の看護

　腰椎麻酔で行う場合には患者の意識のあるなかで手術が行われるため，手術室入室から退室まで，患者の不安を軽減できるよう十分な説明や声がけをする。穿刺時には患者を側臥位とし，両膝を抱えるような姿勢をとり，臍をのぞき込むような体位とする。看護師は患者の腹側に立ち，肩と腰をしっかりと支える。患者の背中で処置が行われるため，手順の説明などをていねいに行い，不安の軽減を図る。術後血尿となるケースが多く，膀胱持続灌流を行うため，3wayフォーリーカテーテルを留置する。通常よりも太いカテーテルと，大きな固定用のバルーンを使用し，血尿時には大腿部に牽引固定する。カテーテルの太さ，固定水の容量，牽引固定の状況など，病棟看護師に的確に引き継ぐ。

3 手術後の看護

看護目標 ●「Ⅲ　腎・尿路結石」と同様

　主な術後合併症に関連する看護について述べる。

（1）血尿

　術直後から尿の状態を観察し，血尿の増強の有無を確認する。膀胱内での凝血塊形成を防ぎカテーテルの閉塞を起こさないために，膀胱持続灌流が行われる。尿量を定時的に観察し，凝血塊によりカテーテルが閉塞していないか注意する。カテーテルが閉塞している状態で灌流速度を速めると膀胱破裂につながるため，注意が必要である。いったん血尿が薄くなった後でも，痛みや努責の強い場合や排便時などに，血尿が再び増強していないか確認する。患者自身も血尿の増強に気づき，速やかに報告できるよう指導する。また，排

便時の努責などにより血尿が増強することを患者に説明し，注意してもらう。

（2）痛み，努責

　麻酔が覚めると，下腹部や陰茎の放散痛や，カテーテルの違和感などにより，いきみと表現される強い尿意を感じることが多い。術後は，太めの3wayフォーリーカテーテルを留置して持続灌流を行ったり，止血のためにカテーテルを引っ張って大腿部で固定し牽引したりすることもあり，痛みが強くなりやすい。痛みや努責を感じると，さらに出血を増強させることにもつながるので，早めに鎮痛薬を使用し，苦痛を取り除くことが大切である。患者に対し，痛みや努責を我慢しないよう伝え，こまめに症状の確認を行い，ナースコールをわかりやすい位置に設置するなどの配慮をする。

（3）排尿困難感，尿閉

　膀胱留置カテーテル抜去後に，尿の出にくい感じがしたり，尿閉になったりすることがある。尿閉になった場合は，しばらく導尿が必要となる。患者は，尿を出しやすくするために手術を行ったのに排尿ができないことに精神的ショックを受けることが考えられるため，日数が経過すれば自排尿が可能になることを伝え，心理的援助を行う。

（4）尿失禁

　術後に尿失禁が出現する場合があるが，多くの患者では時間とともに消失するため，そのことを伝えて不安を軽減し，尿取りパッドの利用や，骨盤底筋訓練について指導する。

（5）腰椎麻酔の合併症

　血圧低下，頭痛，嘔吐などの腰椎麻酔の合併症の有無を観察し，異常出現時には速やかに医師に報告する。

4 ｜ 在宅療養移行の看護

看護目標
- 便秘を予防し激しい運動を避け，出血を誘発しないような生活を送れる
- 十分な水分摂取，尿量維持ができる

　排尿時痛や頻尿，尿失禁がある場合，尿回数を減らすために水分摂取を控える患者がいるが，感染予防などの点から十分な水分摂取，尿量維持が大切であることを説明する。夜間の頻尿を防ぐため，就寝前にはあまり飲水をしなくてすむようタイミングを工夫しながら，退院後も十分な水分摂取を継続できるよう指導する。排尿困難や残尿感が強くなったり，血尿がみられたりした場合は，すぐに病院に連絡し，外来を受診するよう伝える。

VII　慢性腎臓病(CKD)患者の看護

　CKD患者の看護では，透析導入前の時期である保存期の看護，透析導入期の看護，維持期・終末期の看護の3つに分けて記す。

A 保存期の看護

1. アセスメントの視点

アセスメントの視点に必要な情報を表 3-2 に示す。

1 身体的側面

❶腎機能障害の程度と身体症状を把握する

　保存期では腎機能障害の程度（第 1 編表 4-8 参照）によって身体症状は異なる。特にステージ G5 の末期腎不全に至ると尿毒症（第 1 編 - 第 2 章 - Ⅴ「尿毒症」参照）の症状がみられ，全身状態が重症化しやすい。適切なアセスメントが重要になる。

❷治療（受診・食事・薬物療法）の継続状況を評価する

　保存期では腎機能の低下の遅延と合併症の予防のため，生活習慣の改善と各ステージに応じた食事・薬物療法が行われる（第 1 編 - 第 4 章 - Ⅷ-7「治療」参照）。この治療の継続は，患者のセルフケアにゆだねられ，腎機能の低下の進展や合併症の出現に大きく影響する。患者の治療の継続状況を把握し，評価することで適切な支援につながる。

2 心理的側面

❶疾患に対して抱く思いや向き合いかたを把握する

　CKD は自覚症状の乏しい疾患である。患者は様々な思いを抱き向き合い，治療や日常生活に大きな影響を与えるため，看護師は患者の言動を細やかに把握することに努める。

❷治療を継続することで生じる負担感や葛藤を把握する

　患者は日常生活に様々な制限が課せられるために負担感や葛藤が生じやすい。特に身体症状や検査結果が変化したときや，透析療法などが選択されたとき，また退職や近親者との別れなどのライフイベントが生じた場合などは，心理状態に大きく影響する。看護師は，常に患者が率直な思いを表出できるようにかかわり，言動を細やかに察知し，心理状態の把握に努める。

3 社会的側面

　患者の治療の継続は，家庭内や職場での役割や関係性に影響を与える。特に患者が職場での協力を受けにくい場合などは受診中断にもつながる場合がある。

❶家庭内での役割と関係性を把握する

❷職場や地域社会での役割と関係性を把握する

表3-2 CKD患者のアセスメントの視点と必要な情報

アセスメントの視点	必要な情報
〈身体的側面〉 ❶ 腎機能障害の程度と身体症状を把握する (1) 老廃物の除去が適切であるか (2) 体液量が適切に維持できているか (3) 体液組成が適切に維持できているか (4) 腎性貧血が生じていないか (5) 血圧が調整できているか (6) 尿毒症の症状はどの程度であるか (7) 日常生活動作(ADL)はどの程度であるか	• 原疾患(糖尿病,慢性糸球体腎炎,腎硬化症,多発性囊胞腎など) • 血液検査値:尿素窒素(BUN),クレアチニン,糸球体濾過値(GFR),Na,K,Cl,Ca,P,重炭酸イオン,血清アルブミン値,LDLコレステロール,赤血球,ヘモグロビン,鉄 など • 尿検査:尿量,尿比重,尿たんぱく,尿潜血,尿糖 など 　＊糖尿病性腎症の場合:微量アルブミン尿,血糖値,HbA1c など • 胸部X線・体重・血圧値(起床時,就眠前)・降圧薬の種類,量 など • 第1編-第2章-Ⅴ「尿毒症」尿毒症の症状を参照 • 食事,排泄,睡眠,清潔,歩行・動作,認知・知覚 など
❷ 治療(受診・食事・薬物療法など)の継続状況を評価する (1) 受診継続ができているか (2) 食事療法が適切に継続できているか (3) 薬物療法が適切に継続できているか	• 受診日・回数,診察時間の調整の仕方など • 食事療法の指示内容,食事回数・量・時間,外食頻度,嗜好品,調理人,食事への思い など • 薬剤種類・量,服薬方法(服薬回数・時間),薬剤の形状 • 薬の管理方法,服薬している薬の理解 など
〈心理的側面〉 ❶ 疾患に対して抱く思いや向き合い方を把握する	• CKDと診断された思い • 食事や服薬,日常生活で苦労や困難と感じていること
❷ 治療を継続することで生じる負担感や葛藤を把握する	• 今後の治療や透析療法への思い • 受診時,診察時の様子
〈社会的側面〉 ❶ 家族内での役割と関係性を把握する ❷ 職場や地域社会での役割と関係性を把握する	• 家族構成,家庭内役割・関係性,キーパーソン,家族からのサポート状況(内容・程度) • 家族,仕事,友人など周囲の状況
〈身体的側面〉 導入期 ❶ 透析導入直前の全身状態(尿毒症の症状)を評価する ❷ バスキュラーアクセスの管理と透析治療による全身状態の変化を評価する (1) バスキュラーアクセスは使用可能か (2) 透析治療による全身状態の変化の程度	保存期〈身体的側面〉❶を参照 • バスキュラーアクセスの種類,作成日,透析日,透析時間,体重,除水量,透析中の循環動態(血圧,脈拍,体温),不均衡症候群の程度 など
❸ 透析治療を組み込んだ日常生活に必要な情報や知識の程度を把握する (1) 正常な腎臓との相違をどのように理解しているか (2) 透析の食事療法と水分摂取量をどのように理解しているか (3) 薬剤の変更をどのように理解しているか (4) 社会資源について理解しているか	保存期〈身体的側面〉❷に以下を加える • 透析導入までの説明や教育内容,理解力 など • 透析の食事療法の指示内容,水分摂取量 • 透析治療による新規薬剤,薬剤・服薬方法の変更 など • 現在活用している社会資源の有無,介護保険の有無 など
維持期 ❶ 自己管理(透析療法,食事,薬物,バスキュラーアクセスの管理,体調管理など)の状態を把握する ❷ 合併症の出現やADLの変化を評価する	透析導入期〈身体的側面〉❷❸に以下を加える • 血液検査値・尿検査値・画像検査 など • 長期合併症:骨代謝異常,循環器障害,透析アミロイドーシス など • 全身状態,ADLの程度 疼痛の部位・程度,苦痛 など • 終末期の治療内容,透析療法(時間,回数)など • 終末期では透析治療が全身状態に及ぼす影響を把握する
〈心理的・社会的側面〉 導入期・維持期・終末期 ❶ 透析導入までの思いや考えを把握する ❷ 透析療法を継続する負担感や葛藤を把握する ❸ 終末期では精神的苦痛,スピリチュアルな苦痛を把握する ❹ 終末期では家族など身近な人への影響を把握する	保存期〈心理的側面〉〈社会的側面〉に以下を加える • 透析療法に対しての思い(治療方法の選択までの経緯,意思決定のプロセス) • 透析療法,食事・薬物療法,体重管理,バスキュラーアクセスの管理への負担感や困難な思いや考え など • 透析療法による身体的な変化(合併症・ADL低下) • 病状の説明時などでの感情の変化(不安,恐怖,怒り,落ち込み,絶望) など

左端縦書き:保存期／透析導入期・維持期・終末期

2. 生じやすい看護上の問題

- 治療（受診・食事・薬物療法）を継続するのに困難が生じる。
- 末期腎不全に至ると急激に身体状態が変化し重症化しやすい。
- 今後の治療について意思決定が必要とされる。

3. 保存期の目標と看護

看護目標
- 治療，食事療法を継続できる
- 自ら体調管理ができる
- 透析療法について正しく理解し，意思決定ができる

1 治療（受診・食事・薬物療法）の継続を支援する

❶受診の継続を支援する

　自覚症状が乏しい患者では，受診の継続は仕事や家事の調整をわずらわしく感じる場合が多い。心理的側面・社会的側面をアセスメントしたうえで，受診の継続の大切さを説明する。また，受診日の変更などが生じた場合，変更理由や，職場（配置転換）や家庭環境などの変化を確認し，受診中断につながらないように配慮する。

❷食事療法を適切に継続できるように支援する

　患者のアセスメントをもとに，患者と一緒に実行可能を考え，必要な情報を提供する。一方的な説明は，患者の食事療法に取り組む意欲を低下させる。また，糖尿病性腎症の患者では，糖尿病食と腎臓病食の相違とその融合で混乱することも多い。看護師は，現状の病態をていねいに伝え，食品の選択の変更などを説明する。水分摂取については，尿量が維持できていれば特に制限はしない。過剰な水分制限をすると，腎血流量が減少し負担が生じ，同時に心血管疾患のリスクが高まる。ステージ G5 の末期腎不全に至ると食欲低下を起こしやすい患者の食欲や検査値，皮膚状態，体重減少などから栄養状態を把握し，管理栄養士などと連携を図り，適切な栄養を維持できるように調整する。

❸服薬状況を確認し継続できるように状況を整える

　患者のアセスメントをもとに，服薬の効果を伝え，服薬の継続を支援するともに，副作用などの症状の出現を確認する。患者が服薬に支障をきたしている場合，医師に情報提供を行い，患者が確実に服薬できるように調整（服薬回数・時間の変更，散剤から錠剤への変更，一包化）する。受診時は「お薬手帳」の持参を勧める。

2 体調管理の方法を説明し継続を支援する

　家庭血圧測定・体重測定は，目的や方法・測定値を検査値と関係づけて説明し，患者が自分の体調をモニタリングできるようにする。また，感染予防行動の実施や，できる限り

構造と機能　症状と病態生理　診察・検査・治療　疾患と診療　症状に対する看護　検査と治療に伴う看護　疾患をもつ患者の看護　事例による看護過程の展開

表3-3 血液透析と腹膜透析の相違点

	血液透析（HD）	腹膜透析（PD）
治療場所 回数・治療時間	病院・クリニック 週2〜3回，3〜5時間/1回	自宅・職場など通院は月1〜2回 バッグ交換1日4回，1回30分〜40分
手術	バスキュラーアクセスの作成が必要	腹膜カテーテルの植え込みが必要
循環動態の影響	大きい（不均衡症候群）	小さい
感染症の併発	バスキュラーアクセス感染	出口部や皮下トンネル感染・腹膜炎・被囊性硬化性腹膜炎（EPS）
長期治療	半永久的に可能	腹膜機能が低下し長期の継続は不可能
食事制限	腹膜透析より制限が多い 特に水分・カリウム制限が多い	血液透析より制限は少ない 特にカリウム制限は少ない（高カリウム血症時は必要）
入浴	透析日はシャワー浴が望ましい	カテーテル・出口部を清潔に維持 クローズ入浴とオープン入浴がある
運動	可能 シャント肢に負担をかけない	可能 腹部に負担をかけない
旅行	旅行先の近郊の透析施設で行う （事前に連絡し依頼する）	旅行先のホテルなどで行う 事前にバッグ交換などで使用する物品を準備する

規則正しい生活を行うことを勧める。尿毒症の症状の増悪の徴候がみられる場合は，体調の変化（浮腫や息苦しさなど）の確認と，緊急に受診が必要な症状や受診方法を具体的に説明する。

3 透析療法についての情報提供と意思決定への支援

患者は，身体症状の悪化時や透析療法の必要性の説明を受けると，将来への不安や透析療法への恐怖などが高まる。看護師は，患者の心理的側面を把握し，患者のペースに合わせて透析療法の種類とそれぞれの方法（表3-3）や日常生活の変化などを具体的に説明し，患者の意思決定を支援する。また，家族の思いや考えを十分に聴き，家族が患者を支えるのに必要とされる支援について，多職種を交えて十分に話し合い調整する。

B 透析導入期の看護

患者は，ステージG5の末期腎不全に至ると全身状態が重篤になりやすく，入院が必要になる。患者の入院までの経過や日常生活は様々である。事前に透析導入を決意し準備している患者や，心不全などを併発し緊急入院に至る患者もいる。透析導入後は，患者は今までの保存期での治療や日常生活から，透析療法を組み込んだ日常生活へと生活の再構築を余儀なくされる。

1. アセスメントの視点 (表3-2参照)

1 身体的側面

透析導入直前の全身状態（尿毒症の症状）および**バスキュラーアクセス**の管理（本編-第2

章 - Ⅲ -A-1「血液透析に伴う看護」参照）と透析療法*による全身状態の変化を評価する。

透析療法を組み込んだ日常生活に必要な情報や知識の程度についても把握する。

2 │ 心理的・社会的側面

透析導入までの思いや考えを把握し，透析療法を継続する負担感や葛藤を理解する。また，家庭・職場での役割や関係性の変化について把握する。

▌ 2. 生じやすい看護上の問題

- 透析導入直前は全身状態が増悪しやすい。
- バスキュラーアクセスのトラブルが生じやすい。
- 透析療法により全身状態が変化する。
- 透析療法を組み込んだ日常生活の再構築が必要になる。

▌ 3. 透析導入期の目標と看護

看護目標
- 身体状態，治療方針を正しく理解し，安楽に過ごせる
- 食事，薬物療法や体調管理を継続できる
- 社会資源を活用し，QOL を維持できる

❶ **透析導入前の全身状態をモニタリングし安楽に過ごせるようにする**

患者の全身状態をアセスメントし，モニタリングする。心不全や肺水腫（はいすいしゅ）をきたしている患者には，安楽な体位（半座位）が保持できるよう整える。また，皮膚の状態を常に把握し，褥瘡（じょくそう）予防に努める。患者の全身状態によっては，カテーテル（本編 - 第 2 章 - Ⅲ -A-1「血液透析に伴う看護」参照）を挿入して緊急血液透析を行う場合もある。患者に身体状態と今後の治療をわかりやすく説明し，カテーテル挿入後は挿入部の状態（出血，感染徴候など）や固定を確認する。

❷ **透析治療によって起こる症状の緩和に努める**

透析導入前にバスキュラーアクセスが使用可能か確認（本編 表 2-2 参照）しておく。透析導入時期に特に起きやすい**不均衡症候群**（本編 - 第 2 章 - Ⅲ -A-1「不均衡症候群」参照）や，悪心（お しん），嘔吐，血圧低下などの症状について説明し，症状出現時は速やかに対処する。

❸ **食事と水分，服薬と体調管理・バスキュラーアクセスの管理方法について説明する**

患者に正常な腎臓の機能と透析療法の相違をわかりやすく説明し，食事・薬物療法や体調管理の継続を促す。食事療法では，透析導入後はたんぱく質摂取量（0.9 ～ 1.2 g / kg / 日）[1]が保存期（0.6 ～ 0.8 g / kg / 日）より多くなるが，食塩 6g の制限は続く。管理栄養士と連携を図り具体的に説明する。

＊ 本章では透析療法は血液透析の場合とする。

また，過剰な水分摂取は透析中の徐水量が増え，循環動態を不安定にすることを説明し，飲水量などをモニタリングすることを勧める。薬剤は，中止する薬剤や服薬回数（透析日のみ服薬など）や量の変更を確認する。体調管理は，血圧・体重測定の継続とバスキュラーアクセスの管理方法を説明する。

❹社会資源の活用・退院後の生活を多職種と連携し調整する

患者は退院後の生活や仕事への影響，透析を生涯続けていくことなどによって心理的な負担を抱える。また，家族も患者の身体や透析治療を組み込んだ生活に不安を生じる。看護師は多職種と連携を図り，患者の退院後の生活を調整する。同時に患者が社会資源（身体者障害者手帳，更生医療，障害者医療費助成制度など）が活用できるよう MSW と連携する。

C 透析維持期・終末期の看護

患者は透析導入後通院透析（週2〜3回）を行う。当初は透析治療を組み込んだ日常生活（通院，治療時間，体調管理，食事，仕事，人間関係など）にとまどったりするが，徐々に身体的，心理的，社会的に安定した状態の日常生活を送る維持期に至る。

1. アセスメントの視点（表3-2参照）

1 身体的側面

自己管理（透析治療，食事，薬物，バスキュラーアクセスの管理，体調管理など）の状態を把握し，合併症の出現や ADL の変化を評価する。終末期では，透析治療が全身状態に及ぼす影響を把握する。

2 心理・社会的側面

透析治療の継続による心理的・社会的な影響を把握する。
終末期では，精神的苦痛，スピリチュアルな苦痛，家族など身近な人への影響を把握する。

2. 生じやすい看護上の問題

- 自己管理の負担や困難が生じる。
- 合併症の出現や ADL が低下する。
- 透析治療が継続できない（全身状態の悪化・苦痛などのため）。
- 終末期では身体的な苦痛に加え，精神的苦痛，スピリチュアルな苦痛が生じる。
- 終末期では家族など身近な人に予期悲嘆などが生じる。

第
2
編

構造と機能

症状と病態生理

診察・検査・治療

疾患と診療

症状に対する看護

検査と治療に伴う看護

3
疾患をもつ患者の看護

事例による看護過程の展開

3. 維持期・終末期の目標と看護

看護目標
- 自己管理を維持し，安定した透析を続けられる
- 日常生活の変化を医療者に伝えることができる
- 終末期の治療について検討することができる

❶ 安定した透析療法の継続を支援する

患者の自己管理（透析治療，食事，薬物，バスキュラーアクセスの管理，体調管理など）の状態をアセスメントし，継続していることを認め，方法などに誤りがあれば修正できるように説明する。

❷ 合併症の出現や日常生活の変化を速やかに察知し対応する

維持期では徐々に骨代謝異常や循環器障害などの合併症も生じやすくなる。また，筋力低下や関節痛のために自宅の階段が昇れないなど，ADL の変化が生じる。さらに，導入期の頃と家族構成（子どもの成長，配偶者の死）や社会生活（定年退職）の変化をきたすこともある。また，同じ透析施設で治療を受けていた患者の死などにも直面する。患者自身も様々な合併症などによって入院を余儀なくされる。患者にとって入院は身体的な苦痛だけでなく，環境の変化を伴い不安を生じる。このように患者の日常生活には，長期の治療を継続中に様々な変化が起こる。看護師は患者の日常生活の変化や，合併症の出現や程度を速やかに察知し，様々な側面からアセスメントを深め，安定した透析治療を受けられるように多職種と連携し支援する。

❸ 患者の意思が尊重される治療やケアが受けられるように支援する

終末期の患者では，透析治療が患者の全身状態を悪化させたり苦痛を与えたりする要因になる場合がある。看護師は，患者の全身状態を把握し症状の緩和に努める。同時に，患者が透析治療をどのような状態まで続けることを望んでいるのか，今後どのような治療やケアを望んでいるのかなどを，患者，家族，多職種と連携を図り十分に話し合い，患者の意志が尊重されるように調整する。

VIII 炎症性疾患患者の看護

炎症性疾患は，主に**前立腺炎，尿路感染症**（膀胱炎，腎盂腎炎）などがあげられる。基礎疾患がある場合や複雑性の場合，重症化リスクが高く，敗血症に移行し死亡する例もある。単純性の場合でも苦痛を伴うことが多いため，看護師の観察，問診や情報収集からアセスメントを行い，異常の早期発見や苦痛の緩和が看護のポイントとなってくる。

Ⓐ アセスメントの視点

炎症の部位や程度により，出現する症状や苦痛も異なるため，アセスメントが必要となる。そのためには情報収集や十分な観察（表3-4）が必須である。

❶ 前立腺炎

急性前立腺炎では前立腺が腫れ，38℃以上の発熱，排尿時痛，頻尿，排尿障害が出現する。全身的な症状が出現する場合もあるため，症状の観察や程度の把握，苦痛の緩和が必要となってくる。

慢性前立腺炎や非細菌性の前立腺炎の場合，排尿症状（頻尿・排尿時痛，残尿感），下腹部・会陰部痛，尿道や鼠径部の違和感，射精時の違和感がみられる。長期的に症状が続くため，症状の観察や生活面にも注意を向けていく必要がある。また，患者自身の受け止め方や理解度も確認する。

❷ 膀胱炎

初期症状には頻尿，排尿時痛などの膀胱刺激症状があげられる。悪化すると発熱や尿の混濁，血尿，炎症反応上昇がみられる。放置すると炎症が尿路全体に広がってくるので注意が必要である。無症状で経過する場合も少なくない。また，解剖学的な尿道の位置により女性に多く発症する。残尿をきたしやすい場合や神経因性膀胱，妊娠中，性交などもリスク因子となるため，注意深く問診する。

❸ 腎盂腎炎

感染経路は膀胱炎を伴うことが多い上行性がほとんどであるが，血行性やリンパ性も起こり得る。症状は悪寒戦慄を伴う発熱，嘔吐，腰背部痛，CVA（肋骨脊柱角）の叩打痛がある。午後から夕方にかけて39℃以上の弛張熱がみられる。重症化するリスクが高く，症状も膀胱炎や尿道炎より重症の場合が多い。苦痛の緩和，症状の観察とともに全身状態やバイタルサインの変化による重症度を確認していくことが必要である。

表3-4　炎症性疾患における観察項目

問診	・経過（いつから，症状の持続期間） ・既往歴（神経因性膀胱や基礎疾患，手術歴など） ・生活歴（水分量，性行動，ストレス，排泄習慣） ・内服薬
観察項目	・腰背部痛，叩打痛，側腹部痛，下腹部痛 ・消化器症状 ・腹部症状，腹部の状態 ・排尿時痛，残尿感，尿失禁の有無，排尿困難，尿の性状・量・比重，排尿の回数・1回量 ・会陰部の不快感，疼痛 ・バイタルサイン（熱型，発熱持続期間，血圧，脈拍，リズム，呼吸状態） ・意識レベル，水分出納，検査データ（白血球数，CRP値，尿所見など） ・表情

第
2
編

構造と機能

症状と病態生理

治療　診察・検査・

疾患と診療

看護　症状に対する

伴う看護　検査と治療に

3　疾患をもつ
患者の看護

事例による
看護過程の展開

B　生じやすい看護上の問題

　炎症性疾患患者の看護問題（表3-5）は，炎症の部位や程度によって症状が異なり，優先順位も変わる。そのため，アセスメントによる症状観察，重症度の把握が重要となる。

▶ #1体温の変調：発熱・高体温　細菌侵入による炎症や感染，生体防御反応により起こる。特に腎盂腎炎や前立腺炎は炎症が進行した状態のため，菌血症・敗血症への進行に注意が必要である。

▶ #2排尿パターンの変調：頻尿・残尿感・尿失禁　主に膀胱刺激症状と関連しているため，膀胱炎で起こりやすい問題である。前立腺炎でも起こることがある。

▶ #3安楽の変調：排尿時痛・消耗性疲労　排尿時痛は主に膀胱炎でみられるが，腎盂腎炎・前立腺炎も背部痛や下腹部痛などの疼痛を伴うことが多い。発熱による疲労や活動量の低下も起こりやすいことから，炎症性疾患全般において注意する。

▶ #4不安：身体的・精神的な不安　排尿障害や発熱などの症状による身体的なものと，健康状態の変化による精神的なものがある。

▶ #5コンプライアンス不良・セルフケア不足：非効果的治療計画管理（慢性期）　患者によっては再発により入退院を繰り返すことがある。予防行動や悪化防止に向けた行動が不足している可能性を考慮する。

▶ #6知識不足：健康行動・病気の治療（慢性期）　行動レベルに移す前に，原疾患や再発に関する知識が不足している場合がある。

C　目標と看護

　ケアのポイントや目標・評価（表3-6）は急性期・増悪期，慢性期で異なるため，病期に合った介入が必要となってくる。

表3-5　炎症性疾患患者の看護問題リスト

看護問題	関連因子	診断指標
#1体温の変調	細菌侵入による炎症，感染，生体防御反応	高体温の持続
#2排尿パターンの変調	尿路の炎症による刺激	頻尿・尿失禁
#3安楽の変調	組織・局部の炎症	疼痛・苦悶表情
#4不安	病状の進行，健康状態の弊害による	不安・心配の訴え
#5コンプライアンス不良・セルフケア不足（慢性期）	入院の長期化・入退院の繰り返し 症状の改善が乏しい	予防行動がとれていない
#6知識不足（慢性期）	疾患や予防に対する知識が乏しい	疾患，予防行動の知識がない

表3-6 炎症性疾患患者の看護ケアのポイントと評価

	看護ケアのポイント	評価
急性期・憎悪期	全身状態の観察と医師の指示による抗菌薬の管理	バイタルサインが安定しているか
	苦痛の緩和（鎮痛・解熱薬の使用，冷罨法など）	排尿時痛や発熱による苦痛が軽減したか
	陰部や皮膚の清潔保持と環境調整	排尿障害が軽減したか
	精神的な援助（不安の表出，傾聴，十分な説明）	不安が軽減した様子がみられるか
慢性期	再発防止に向けたセルフケア行動の支援 （陰部，皮膚の清潔保持・排泄行動・水分摂取）	予防行動の獲得（言語化できるか） 症状の改善がみられるか
	疾患・再発に対する知識の習得	疾患や再発時の随伴症状や受診行動が理解できているか

1 | 急性期・増悪期

看護目標
- 炎症や感染が消失し，体温が正常範囲内で維持できる
- 十分な水分摂取をし，異常があるときはすぐに看護師に報告できる
- 治療方針について理解し，不安に感じたら看護師に相談できる

(1) 症状への看護

- 熱型を観察し，発熱による脱水に注意する。水分，食事摂取を援助し，経口摂取が困難なときは医師の指示を仰ぎ，輸液も考慮する。
- 医師の指示のもと，抗菌薬を確実に投与する。
- 重症化すると菌血症や敗血症に移行する可能性もあるため，バイタルサインや水分出納を含めた全身状態の観察を行う。
- 体温調整を行う。悪寒時は保温に努め，熱感時はクーリングを行う。

(2) 安静への看護

- 安楽な体位を工夫し，発熱，疼痛出現時は冷罨法や鎮痛・解熱薬を使用する。
- 水分量の確認や患者の訴え，症状の程度を確認していく。
- 発汗が多いときは清拭・更衣を介助する。

(3) 清潔への看護

- 炎症や感染が落ち着けば症状も緩和するため，医師の指示による抗菌薬を確実に投与する。
- 陰部の清潔を保ち，排泄・清潔の援助を行う。
- 尿器の使用やトイレに近い部屋へ移動するなど，環境の調整を行う。

(4) 不安への看護

- プライバシーに十分配慮し，訴えや不安を表出させるよう傾聴する。
- 治療や療養について随時説明していく。

看護目標 ● 再発防止に向けたセルフケア行動が獲得できる
● 炎症性疾患と再発に関する知識が習得できる

　適度な水分摂取，陰部の清潔を保つ必要性，免疫力を低下させない（過労やストレスを避け，十分な食事と睡眠の確保），適切な排泄行動（排尿を我慢しない）など，生活指導全般を行う。また，随伴症状を振り返り，炎症性疾患の概要や症状について指導する。再発の可能性について説明し，症状が出たら受診するよう指導する。内服による薬物療法が継続となる場合は，服薬指導を行う。

　患者の理解が乏しい場合や指導した内容が守れない場合は，どうすれば実践できるか，患者とともに話し合い，実践方法を工夫していく。

IX　性・生殖機能障害のある患者の看護

　性・生殖機能障害とは，何らかの原因で，人が本来有している性的ないし生殖機能が阻害されたり，喪失したりすることにより，健康上の問題が生じ，日常生活に支障をきたしている状態である。男性では**勃起障害**（erectile disfunction：ED）*，女性では**不妊**や**無月経**や**性交障害**などが代表的である。避妊をしない通常の性行為を 1 年以上行ったにもかかわらず，自然妊娠に至らない場合を**不妊症**という。原因は，男性約 20%，男女両方約 30 %，残り 50% は女性にあるとされている。

Ⓐ アセスメントの視点

　性・生殖機能障害のアセスメントの視点として次の 2 つがある。
- 身体にどのような現象が起こり機能障害をきたしているのかを病態整理する。
- 患者としてだけではなく，疾患とともに生きる生活者としてとらえる。

1. 病態生理の視点

1 | 身体的側面

　性・生殖機能障害の原因は，心因性・器質性・その両方の混合性に分類される。病態生理として，性・生殖機能障害を誘発する疾患や検査，治療法が身体にどのような影響を与

＊**勃起障害**：満足に性行為を行うために十分な勃起を得られないか，勃起を維持できない状態で，少なくとも 3 か月以上継続するもの。

表3-7 性・生殖機能障害の男女それぞれの主な誘発要因

	疾患	検査	治療
男性	• 男性性機能障害 • 加齢男性性腺機能低下 • 精巣水瘤 • 精索静脈瘤 • 精神的ストレスに伴う疾患 • 放射線照射による造精障害	• 身体所見 • ホルモン検査 • 精液検査 • 精巣生検や性機能検査 • 勃起障害の問診，夜間勃起検査	• 薬物療法 • 内分泌療法 • 生殖補助療法 • 手術療法 • パートナーの教育や精神科領域など専門的な治療 • 基礎疾患や生活習慣の改善指導・外傷性・内分泌性
女性	• 性器の奇形 • 良性・悪性腫瘍 • 炎症性疾患 • 増殖性病変 • 外科的処置（切開，摘出，過度な内膜掻爬） • ホルモン分泌障害 • 骨筋群の衰え，加齢，精神的ストレスに伴う疾患	• 受精障害に関する検査 • 着床障害に関する検査 • 排卵障害に関する検査	• 卵管因子原因に対する治療 • タイミング指導⇒卵巣刺激⇒人工授精

えているのかを整理する（表3-7）。また，リスクファクターには加齢や喫煙，高血圧，糖尿病性自律神経障害，動脈硬化，脂質異常症，うつ症状，睡眠時無呼吸症候群，薬剤などがあり，機能障害は複数の要因で発症していることがわかる（第1編-第4章-XVII「男性の性・生殖器に関する疾患」参照）。

2 心理的側面

　心因性の原因から起こる性・生殖機能障害は非常にデリケートな分野であり，患者のプライバシー・羞恥心・自尊心・アイデンティティなどの複雑な心情を一番に考え，かかわることが重要である。

　原因として過去に性に関してのトラウマ体験の有無，夫婦・パートナーがいる場合は関係性や性に関しての考え方に相違はないか，妊娠・出産の希望，生活内でのストレスの有無，過度な疲労，人には話せない悩みを抱えていないかをアセスメントする。そのほかにも，疾患治療のための傷痕，体内の治療器具（腎瘻（じんろう）・血液透析の長期留置カテーテル・腹膜透析のテンコフカテーテル）などの影響を受けたボディイメージの変化を，患者自身やパートナーが気にしている可能性がある。コミュニケーションエラーが続くと本心を相手に伝えることが出来なくなり，結果的にセックスレスや心因性の勃起障害・性交障害につながる。またパートナーの反応が以前と変化してしまうと，患者の自尊心が深く傷つくことがある。

3 社会的側面

　職業・生活スタイル・社会的な地位や立場，家族間の役割や家族計画の相違，性に関しての悩みを打ち明ける相手や理解者の有無，患者の性格などを考慮し，アセスメントする。

▶ 年齢・性別　若年者と高齢者では同じ疾患に罹患（りかん）しても，将来的に患者の発達課題で及ぼす影響は大きく異なる。たとえば，もう何歳だから，男性だから／女性だからこうある

第
2
編

構造と機能

症状と病態生理

治療　診察・検査・

疾患と診療

看護　症状に対する

伴う看護　検査と治療に

3
患者をもつ
疾患をもつ

看護過程の展開　事例による

べきといった，周囲から向けられる思いや願いが患者に様々な影響を及ぼす。

▶ 人生観や価値観　患者が人生において何を大切にし価値を見出しているか，どのような人生を思い描き疾患と治療に向き合っているかを理解する視点が重要である。たとえば，将来子どもを授かりたい場合は勃起障害や不妊は重大な問題要素となる。

▶ 配偶者・パートナーの有無　昨今，結婚観や性別にとらわれず配偶者やパートナーを選ぶ時代になっている。また独身を好み選択する人も増え，レズビアン・ゲイ・バイセクシュアル・トランスジェンダーなど性の多様化も進んできた。「結婚＝パートナーは異性」とは限らないため，性・生殖器障害が及ぼす影響は人により異なることを理解し，2人の間で必要としている看護は何かを考える視点をもつことが大切である。

▶ 性・生殖器障害についての受け止め方　配偶者やパートナーの有無にかかわらず性を嗜好的に楽しむ人，まったく性に興味をもたない人など，考え方や受け止め方は様々ある。たとえば性・生殖機能障害を患い，勃起障害や無月経のように当たり前に訪れていた生理的な現象が失われる喪失感は，自信喪失・不安や自尊心の低下につながり，生活意欲が低下することもある。そのため，患者が現在の症状についてどのように受け止めているか，理解しておく必要がある。

B 生じやすい看護上の問題

- 痛みを伴う検査，羞恥心や自尊心を傷つけられる検査の拒否。
- 手術による機能障害や器質的障害に伴うボディイメージの変化，ジェンダーへの影響。
- 器質的変化に伴う否定的な行動反応。
- パートナーや家族との関係に障害が生じる。
- 健康で望ましい性について認識をもち，それを達成していくための行動がとれない。

C 目標と看護

看護目標
- 性・生殖機能障害の誘発原因やリスクファクターになる生活習慣を改善する行動がとれる
- ボディイメージの変化に対する受容，機能障害の回復訓練ができる
- 不安を緩和し，感情を表出・受容することで，社会復帰への自信がもてる
- パートナーとともに正しい知識をもつことで，良好な関係を維持できる。また，性の行動に対して自ら解決する行動がとれる

　性・生殖機能障害のある患者は，しばしば，急性期・増悪期・慢性期を繰り返す。急性期は，病気の発症後14日間以内に急激に健康が失われる。増悪期とは，もともと悪かった症状がさらに悪化することを指す。慢性期では症状が比較的安定し，再発の予防や良好な状態維持を目指した治療継続が必要である。患者によっては急性期・増悪期・慢性期を

繰り返すことで，治療に対して後ろ向きになるため，その気持ちを受け止め傾聴する。

1 身体的側面

症状を誘発・増悪させる原因の予防や治療を支え，残存機能・機能障害に対する正しい知識を得られるよう，日常生活を利用した機能回復訓練・支援を行う。性欲低下，反応抑うつが悪化しないよう患者の状況に応じて，他診療科との連携を含めた継続的な支援体制を整える。

2 心理的側面

検査や治療について十分に情報提供を行い，特に羞恥心への配慮とプライバシーの保護に十分留意する。プライバシーが保てる相談場所の確保，傾聴，人的および物的な情報の提供，問題に対する対応方法を患者とともに検討する。また，患者の不安の原因・種類・程度・身体的な症状の軽減に努め，問題解決に向けての工夫に対し賞賛する。

自身の外観の変化を見ること，触ることができるように援助する。個人差があるため患者の反応を観察したうえでの対応が必要である。ボディイメージ障害に対する患者の思いを聞き，怒りや悲しみを表出できる環境をつくる。このとき，容姿の変化をカバーできる工夫について情報を提供し，問題（疾患や治療に対する誤解や偏見・性行為の抑圧や回避の有無と程度など）に対する対処法を患者とともに検討する。

一方で，看護者の価値観でのアドバイスは避ける。

▶ **他者とのかかわり** 可能な限り重要他者の面会を許可し，心理的安定を図る。周囲（パートナー・家族）に援助と協力を働きかけ，パートナーとの関係に障害が生じないよう，必要に応じて重要他者との関係の再構築に対して援助する。患者とパートナーが現在の状況をどのように理解しているか，十分なコミュニケーションをとれているか，ニーズは何かを観察する。

X ネフローゼ症候群患者の看護

ネフローゼ症候群では，様々な原因疾患により多量のたんぱく尿が排泄され，**低たんぱく血症**となり，浮腫が主症状の様々な合併症を生じることがある。多くの患者は，浮腫が自覚症状で来院し，疾患が発見される。長期的な副腎皮質ステロイド薬による治療の継続が必要なため，患者が疾患を理解し，自己管理方法を習得し，治療に参加できるように支援する。

Ⓐ アセスメントの視点

1 | 身体的側面

以下を引き起こす原因および程度について把握する。

❶浮腫

浮腫が増大すると，胸水や腹水が貯留する。

症状として，息切れ，咳嗽があり，心不全状態では呼吸困難となる。腸管の浮腫によって，腹部膨満や便秘，下痢，食欲不振が出現する。

❷脂質異常症（高脂血症）

たんぱく喪失の代償として，肝臓でアルブミンの生合成が亢進すると，それに伴ってリポたんぱくの合成も亢進するため脂質異常症（血清総コレステロール値250mg/dL以上）を生じる。

❸血液凝固能亢進

凝固因子やフィブリノーゲンの合成が亢進することで，血液の凝固能亢進を呈し，血栓形成のリスクを上昇させる。

❹有害事象の出現，易感染のリスク

ステロイドパルス療法を行うときは，強力なステロイド薬を大量に投与するため，有害事象の出現に注意する。Tリンパ球・Bリンパ球機能抑制による免疫力低下の影響で，感染症のリスクがある。

2 | 心理的側面

検査や薬物療法などのために，安静，長期入院となることが多く，患者のストレスは大きい。また，退院後も継続して疾患のコントロールをしなければならない場合が多い。しかし，社会生活や学校生活を送りながらの治療の継続や，長期的な定期受診は，それ自体が困難な要素を多く含んでいる。健康人に交じっての生活で無理をしてしまいがちである。

ネフローゼ症候群の経過は，病態により完全寛解するものから，再発・増悪を繰り返す難治性のものまで様々である。寛解状態になっても，患者は常に予後への不安をもっていることを知っておく。

3 | 社会的側面

長期に入院し，安静を強いられることがしばしばある一方，症状が安定すれば，自宅療養しながら通院する患者が多い。そのため，家族間で家族の役割の問題が生じたり，仕事や学業の場で，経済的問題，社会的役割などの問題が生じることがあるので，それらについて理解しておく必要がある。

B 生じやすい看護上の問題

- 多量なたんぱく尿の排泄により合併症を引き起こす。
- 低たんぱく血症やステロイド療法による有害事象の出現，易感染状態。
- 再発する可能性があるため，自己管理と通院の継続が必要。
- 長期療養生活となるため，家族的・社会的役割の調整が必要。

C 目標と看護

看護目標
- 異常を早期発見し，予防のための行動がとれる
- 自己管理方法の習得と，治療に参加できる
- 自己管理を行い，安定した日常生活が送れる

1 異常を早期発見し，予防のための行動がとれる

▶ **正確な検査の実施** 患者に検査の必要性を十分に説明し，正確な検査データを得て，治療が効果的に行えるよう協力を依頼する。

▶ **症状の観察** 自覚症状である浮腫の部位と程度，体重の変化，水分摂取量，尿排泄量，血圧，脈拍，呼吸状態，検査データ（尿素窒素，クレアチニン，カリウムなどの上昇）に注意し，体液量の変化を観察する。

治療の効果をアセスメントし，また，薬物療法による有害事象の有無と，その程度を把握する。

▶ **動・静脈血栓症の予防** 弾性ストッキングを着用してもらい予防する。血液凝固亢進や長期臥床による**血流うっ滞深部静脈血栓症**および**肺血栓塞栓症**の危険性があるため，過度の安静は好ましくない。

2 自己管理方法の習得と，治療に参加できる

❶病気を理解するための援助

正確な検査や診断を行い，治療を継続するには，患者の理解と協力が必要である。医師が患者に病状説明をする際，看護師は必要に応じて補足説明を行い，検査や治療についての患者の承諾と，今後の治療についての協力を得られるようにする。

❷自己管理（観察）方法の指導

自宅で毎日，体重測定，血圧測定，自己検尿，簡易測定ペーパーを使用しての尿たんぱく測定などを行い，たんぱく制限食，塩分制限を守り，浮腫の観察などを続ける。患者に，腎機能の程度や尿たんぱく量をできるだけ詳しく伝え，自覚を促す。

第
2
編

構造と機能

症状と病態生理

診察・検査・治療

疾患と診療

症状に対する看護

検査と治療に伴う看護

3

疾患をもつ患者の看護

事例による看護過程の展開

❸服薬指導

　副腎皮質ステロイド薬，免疫抑制薬を長期間使用するため，その有害事象の観察と対処法を指導する。有害事象や症状を独自に判断し，服用中断や薬の増減を行わないよう，決められた用法と用量を守るよう指導する。不明な点は納得するまで主治医に説明を受けるよう，説明する。ステロイド薬を減量する段階では，再発する可能性もあるため，外来診察の継続を促す。

❹食事指導

　適切なエネルギー，たんぱく，塩分，水分量を維持する食事療法の重要性について説明し，理解を促す。食塩の過剰摂取は浮腫や体液量を増加させるため，3g/日以上6g/日未満の食塩摂取量とする。

3 ｜ 自己管理を行い，安定した日常生活が送れる

❶精神的な援助

　入院中は，家族のなかでの役割代行や，経済的負担，社会的立場などから問題が生じやすく，ストレスになることが多い。

　小児の場合は，長期入院により，親と離れての生活を余儀なくされる。そのため，成長・発達段階での障害をきたしやすいので，注意深く観察する。

❷日常生活と社会・学校生活の調整

　長期間の治療継続となることが多いため，患者のみならず家族の協力や，会社や学校との調整が必要である。特に小児の患者の場合は，家族への十分な説明を行い，理解してもらう。小児，成人とも，ネフローゼ期は入院加療が原則である。

　症状が安定している場合は，QOLの面でも，身体的・精神的にも，健康増進のための適度な運動は必要である。また，感染症の予防対策を指導する。

XI 糖尿病性腎症患者の看護

　糖尿病性腎症は糖尿病の慢性合併症の一つであり，ネフローゼ症候群や腎不全を経て，透析に至る可能性がある。

　糖尿病は全身の疾患であり，糖尿病性腎症の進行とともに，糖尿病網膜症や末梢神経障害，動脈硬化性疾患などの合併症が進展する例が多数を占める。これらは透析管理やADL，QOLに大きな影響を及ぼす。

　疾患の理解を促し，血糖，血圧，食事にかかわる生活習慣を見直し，きめ細かな自己管理方法を獲得するための指導や支援が必要である。

A アセスメントの視点

1 | 身体的側面

以下の症状を引き起こす原因・程度について，把握する。

❶体液貯留

糖尿病性腎症の場合，ネフローゼ症候群が出現することが多い。多量のたんぱく尿の排泄があると低アルブミン血症となり，血漿膠質浸透圧が低下し，組織間液に水分とナトリウムが移行すると浮腫が生じる。GFR が 30mL/ 分 /1.73m^2 以下になると，体重増加（体液貯留），溢水状態となり，胸水や肺水腫で起座呼吸や呼吸困難が出現する。

❷血管障害

糖尿病発症後，長い経過をたどっているため，高血糖状態が持続したことにより，動脈硬化などの血管障害を合併していることが多い。

細小血管障害には，腎症のほかに，糖尿病網膜症，末梢神経障害があり，大血管障害，動脈硬化症には，脳血管障害，虚血性心疾患，閉塞性動脈硬化症がある。虚血性心疾患は無痛性心筋虚血型があり，定期的な検査が必要である。また，び漫性，多岐病変，石灰化をもっていることが多い。

❸足病変

足病変は，血糖コントロール不良，神経障害，閉塞性動脈硬化症，感染症などの病態を背景に起こる。進行すると足壊疽となり，最終的には下肢の切断を余儀なくされ，QOL・ADL や生命予後に影響を与える。

❹視力低下

患者は，糖尿病の 3 大合併症の一つである糖尿病網膜症を合併している頻度が高い。高血糖が長期間経過していることにより，細小血管の障害が起こり，硝子体出血や網膜剥離などが出現し，また，糖尿病網膜症が進行し，視力低下が生じたり失明したりする場合には，ADL や QOL に大きな影響を及ぼす。

❺血糖コントロール困難

糖尿病患者は，血糖管理が不十分であると，末期腎不全へ至る可能性が大きい。腎不全ではインスリンの半減期が延長するため，低血糖を起こしやすい。また，糖尿病性自律神経障害による胃腸障害や，今までの糖尿病を基本とした食事からたんぱく制限を基本とした腎臓食への変更時は，必要なエネルギーの摂取不足から低血糖を起こしやすい。

❻血圧コントロール困難

多くの患者は高血圧の合併を認めるため，食事療法で塩分制限を行うとともに，薬物療法を行う。糸球体内圧を下げ，腎保護作用がある降圧薬が第 1 選択となる。糖尿病患者は，末梢血管抵抗の調節障害，自律神経障害，心機能低下や不整脈などの心疾患の合併により，

透析時血圧低下や，血液透析（HD）後の起立性低血圧が出現する。ADL，QOL に大きな影響を及ぼすため，適切なドライウェイト（水分の過不足のない適正な体重）の設定，降圧薬の検討，貧血のチェックをする。

2 心理的側面

　糖尿病性腎症は，自覚症状が乏しいことにより自己管理がしにくい。そして，自己管理行動の効果が，すぐに現れないことが無力感につながり，受診行動の中断などが起こる。また，合併症が多くなると管理する内容が多くなり，QOL，ADL が低下するため，闘病意欲を低下させることが多い。

3 社会的側面

　症状が進行すると，家族の身体的・精神的・経済的負担が生じ，家庭や職場での役割変化をもたらすことがある。また，視力障害などにより，仕事の継続や再就職が困難となり，生きることへの意欲を低下させる。

　合併症発症の時点で生活習慣の変更を余儀なくされる。それに対応するためには，疾患についての知識や自己管理の方法を学び，新たな体制で生活を立て直すことが要求される。

B 生じやすい看護上の問題

- 体液量，血糖，血圧のコントロールが困難となる。
- 多岐的で重篤な合併症が多く，ADL や QOL が低下する。
- セルフマネジメントへの意欲が低下する。

C 目標と看護

看護目標 ・ 疾患への理解を深め，腎機能の悪化を助長する生活を改善し，自己管理を継続して行うことができる

1 疾患への理解を深め，腎機能の悪化を助長する生活を改善し，自己管理を継続して行うことができる

❶セルフマネジメントへの援助

　患者に動機づけを行い，患者の生活背景や治療にどのような影響を及ぼしているかをアセスメントして，患者の実践能力や心理的状態に合わせた知識や技術について説明・指導し，継続して下記の支援をする。

（1）体液管理（体重管理）

　体液過剰になりやすいため，浮腫，体重増加，呼吸困難などの症状として現れる。自宅では，毎日同じ条件で体重を測定し，記録するよう指導する。尿量が増加しているか，指示どおりに薬を服用しているかを確認する。体重が増える原因として，塩分摂取量が多いことがあげられるため，食事管理への支援も必要である。

（2）血糖管理

　第1期（腎症前期）からの血糖管理は，糸球体硬化症の発症に影響するので，糖尿病性腎症の進展抑制には非常に重要である。そこで，患者の糖尿病に対する治療への意欲，通院状況，病識，食生活を把握しなければならない。どのような生活をしているときに血糖値が変化するかを観察し，実体験から，血糖値と食事，運動，体重などの関係に気づき，自己管理について学べるよう支援する。

（3）血圧管理

　高血圧は本症の増悪因子であるため，生活習慣を改善し，降圧薬の服用や塩分制限により血圧をコントロールする必要がある。

　夜間高血圧や早朝高血圧は，慢性腎臓病を悪化させる危険因子の一つである。この危険因子を把握するために，自宅で血圧測定を行い，血圧値を記録して，診察時に持参するように説明する。

（4）食事管理

　一般に，糖尿病食から腎臓食に変更になると患者には戸惑いが生じ，たんぱく質を減らすと同時に，エネルギー量も減ってしまう傾向があるので注意が必要である。食事療法を適切に実行するためには，治療用特殊食品の利用も検討する。

（5）生活指導，運動

　第1期（腎症前期）～第2期（早期腎症期）では，特に禁忌でなければ，糖尿病治療としての運動療法の適応となる。

　第3期（顕性腎症期）以降は，過労を避け，十分な睡眠と休養が必要である。また，身体機能の維持のため，定期的に有酸素運動を行う。血圧，尿たんぱく，腎機能の程度や自覚症状により，運動量を調節していく。禁煙指導も必須である。

❷透析患者の管理

（1）血糖管理

▶血液透析液　ブドウ糖濃度は100～150mg/dLを用いる。低血糖リスクを回避するため，随時血糖値を測定し，血糖コントロールをする。透析日と非透析日で食事時間が変更となる場合は，インスリンの種類，投与量，方法を変更する。

▶腹膜透析　使用する透析液の濃度により影響が出るため，指示変更時はインスリン量も変更する。

（2）血圧管理

　透析患者の血圧は，体液量過剰による容量依存性の高血圧が多く，除水とともに血圧が

激しく低下してくる。また，心血管系病変により，急激な血圧低下が出現するなど，血圧の管理は難しい。透析中の低血圧に対しては，透析や除水の方法を工夫する。薬物療法や透析中の食事の中止を行う。

起立性低血圧症に対しては，弾性ストッキングや腹帯を使用する。また，透析後に起立するときは，段階的に，ゆっくり起き上がるようにする。

❸視力障害者への援助

視力障害を訴える患者に対しては抗凝固薬の使用を検討し，血圧の急激な変化に注意するとともに，眼科医へコンサルテーションを行い，受診を促す。

視力障害の程度により，通院や日常生活のうえで支援が必要な場合は，社会資源を有効に活用できるよう情報提供する。

❹足病変への援助

足病変の援助は予防が第一である。視力障害，麻痺などの運動機能障害，手指の細動運動能力の低下，記銘力・記憶力の低下などがセルフケアに影響を与えるため，家族への教育も必要となる。状況により，他部門との連携をとる。

XII　IgA腎症患者の看護

A　アセスメントの視点

1　身体的側面

▶ 症状の把握　健診で尿異常（血尿やたんぱく尿）を指摘され，偶然発見される例が多い。急性上気道感染時に肉眼的血尿を生じるのが特徴である。必発所見として持続的顕微鏡的血尿を認める。血液検査で血清 IgA 上昇を認める例もある。高血圧やネフローゼ症候群を呈する場合もある。

▶ 治療に伴う副作用の把握　腎機能障害の進行抑制ならびに尿たんぱくの減少効果を有するため，治療には副腎皮質ステロイド薬を使用する場合が多い。副作用は使用量や内服期間により様々であるが，易感染性，高血糖，脂質異常症，高血圧，消化管潰瘍，骨粗鬆症，精神症状などが起こり得る。また，満月様顔貌や中心性肥満，多毛・脱毛など，ボディイメージに影響を与えるような副作用も出現する。

2　心理的側面

IgA 腎症という聞き慣れない病名や，診断に伴う侵襲的処置など様々な不安が患者を襲う。患者は先の見えない状況に落胆する場合もある。また，副腎皮質ステロイド薬を内服

している患者は，不眠症やうつ病になるケースもあるため精神状態の観察も重要である。

3 | 社会的側面

IgA 腎症は 2015 年 1 月に指定難病となり，基準を満たす場合は医療費助成の対象である。基準を満たす患者に対しては，医療費助成を受けられるよう適切なタイミングで情報提供を行う。

B 生じやすい看護上の問題

- 血圧管理。
- 副腎皮質ステロイド薬内服に伴う副作用の出現。
- 疾患による社会生活の継続困難や腎予後に関する不安。

C 目標と看護

看護目標	・ 薬物療法，減塩などで血圧コントロールができる ・ 感染症予防のための行動ができる ・ 社会生活の継続困難や腎予後に関する不安を表出できる

1 | 薬物療法，減塩などで血圧コントロールができる

IgA 腎症では，腎機能低下への進展抑制ならびに尿たんぱくの減少効果があるため，**レニン - アンジオテンシン（RA）系阻害薬**の使用が推奨されている。RA 系阻害薬服用開始後は，過剰降圧に伴う腎機能低下や高カリウム血症に注意する必要があるため，正しい血圧測定を指導する。血圧管理は薬物療法だけでなく食塩摂取制限（3 ～ 6g/ 日）も重要となる。

2 | 感染症予防のための行動ができる

看護師は患者が服用方法や副作用について正しく理解しているか確認し，患者自身が主体的に治療に参加できるよう支援する。副腎皮質ステロイド薬を内服中の患者は，易感染性であるため，日頃から感染予防行動が行えるよう正しい手洗い・マスク着用の方法，含嗽などを指導する。

また，ステロイド薬の中断により，**ステロイド離脱症候群**が出現する。自己判断で服用を中断することの危険性を伝え，医師の指示に従った内服の必要性を説明する。

3 | 疾患による社会生活の継続困難や腎予後に関する不安を表出できる

IgA 腎症は成人・小児ともに男性にやや多く，発見時の年齢は成人では 20 歳代，小児

では 10 歳代が多いが，患者層はすべての年代にわたっている。患者の発達段階に応じた発達課題や社会的背景を把握し，患者が抱えている不安に寄り添う。腎機能が悪化し腎代替療法が間近に迫った患者へは，話を傾聴し患者の思いを受け止める。

XIII 腎硬化症患者の看護

A アセスメントの視点

1 身体的側面

腎硬化症は，良性の場合は尿所見に乏しく，腎機能障害が進行するまでは基本的に無症状で経過する。末期腎不全に近づくにつれて，多彩な尿毒症症状（夜間多尿，乏尿，浮腫，倦怠感，食思不振，心不全など）を呈する。

2 心理的側面

腎硬化症を含む慢性腎臓病（CKD）は，長期的に疾患や症状の管理が必要となる慢性疾患である。食事療法，薬物療法，運動療法などが求められるが，患者にとってこれまでの生活を変更し，療養生活を送ることは容易なことではない。腎硬化症患者は高齢者が多く，新たな療養行動を獲得することは難しく精神的負担を感じやすい。

3 社会的側面

患者一人ひとりの CKD ステージ，発達段階および発達課題，生活背景を考慮し，疾患や治療により生じている生活や社会的役割の変化をとらえる。

B 生じやすい看護上の問題

- 自覚症状が乏しいため，定期受診行動を中断する可能性。
- 折り合いをつけながら療養行動を自分の生活に取り入れることに対する葛藤。

C 目標と看護

看護目標
- 治療が長期間となることを理解し，受診を継続できる
- 療養行動を生活に取り入れることができる

第2編

構造と機能

症状と病態生理

診察・検査・治療

疾患と診療

症状に対する看護

検査と治療に伴う看護

3 疾患をもつ患者の看護

事例による看護過程の展開

1 治療が長期間となることを理解し，受診を継続できる

腎硬化症は自覚症状が乏しいため，患者自身で定期受診の必要性を理解してもらえるよう疾患の正しい知識を提供する。また，腎硬化症を含む CKD は長期的に管理することが重要であることを伝えていく。

2 療養行動を生活に取り入れることができる

▶ 食事療法（減塩）　高血圧とたんぱく尿の抑制のため，塩分 3 〜 6g/ 日が推奨されている。

▶ 薬物療法　高齢者が多い腎硬化症患者は，加齢に伴う生理的な変化や複数の疾患に伴う薬剤を多剤服用している場合も多い。複雑な内服管理が求められていることを理解するとともに，患者に合った処方調整や支援方法を模索する。

▶ 血圧測定の実施・継続のための支援　腎硬化症は降圧治療が最も重要であり，ふだんの血圧状況を知ることで薬剤効果を確認でき，治療に大きな意義がある。看護師は，患者自身で正しく血圧が測定できるよう支援する。また，測定したデータを自己管理ノートなどにつけながら数値を可視化し，変化を患者自身もとらえることができるよう支援を行う。看護師はモニタリングされた測定値に興味をもって確認し，患者に具体的なフィードバックをしていくことにより双方向性のある管理を心がける。

XIV アミロイド腎症（腎アミロイドーシス）患者の看護

A アセスメントの視点

1 身体的側面

▶ 症状の把握　腎予後は不良で，多くは末期腎不全に進行し，透析療法が必要となる。アミロイドが腎臓以外にも沈着している場合は，全身倦怠感，体重減少，胃腸障害，心電図異常など様々な症状が出現する。

▶ 治療に伴う副作用の把握　AL 型アミロイドーシスの基本治療は，副腎皮質ステロイド薬の使用や化学療法，造血幹細胞移植である。AA 型アミロイドーシスでは，免疫抑制薬や分子標的治療薬も有効である。これらの治療には，骨髄抑制や易感染性が副作用として出現しやすいため，症状に合わせた看護が必要になる。

2 心理的側面

予後不良の病気に罹患した場合，自分たちではどうにもできない状況に向き合うことに

第
2
編

構造と機能

症状と病態生理

診察・検査・治療

疾患と診療

症状に対する看護

検査と治療に伴う看護

3
疾患をもつ患者の看護

事例による看護過程の展開

なり，心理的な危機状況になると考えられる。今まで聞いたこともない病名や予後に対する不安，仕事が継続できないことに対する不安，経済的不安など様々な不安が押し寄せる。また，家族や身近な人へ迷惑をかけてしまうのではないかと考え，他者に依存することへのストレスや無力さを感じる人もいる。患者の言葉に耳を傾け，精神状態を把握する。

3 | 社会的側面

長期の入院に伴い，家族間での役割の変化，経済的問題が生じることが予測される。現在，どのような社会的側面に変化が起こっているかを把握する。

B 生じやすい看護上の問題

- 進行性に腎機能が低下することへの不安。
- 生命予後も悪いため，自身の今後に対し不安や絶望を感じる。

C 目標と看護

看護目標
- 腎機能障害の程度に応じた療養行動がとれる
- 不安を表出することができる

1 | 腎機能障害の程度に応じた療養行動がとれる

本章Ⅶ-C-3「維持期・終末期の目標と看護」参照。

2 | 不安を表出することができる

患者も家族も，向き合わざるを得ない予後不良疾患を患っているという事態にがんじがらめになり，視野が狭くなることは無理もない。看護師は，多様な見方が加わるような対話を心がけることが大切である。

XV 多発性嚢胞腎患者の看護

多発性嚢胞腎（polycystic kidney disease：PKD）は，両側の腎臓に多数の嚢胞が生じ，腎機能が進行性に低下し腎不全に至る遺伝性疾患である。ほとんどが**常染色体優性多発性嚢胞腎**（autosomal dominant PKD：ADPKD）であり，以下，ADPKDに関して解説する。

A アセスメントの視点

1 身体的側面

▶ 症状の把握　ADPKD は 30 〜 40 歳代まで無症状で経過することが多い。自覚症状として，腹痛・腰背部痛，肉眼的血尿，高血圧，腹部膨満などがあげられる。

▶ 合併症の把握　ADPKD では，囊胞出血，囊胞感染，尿路結石などのほかに，脳動脈瘤，僧帽弁閉鎖不全症，大腸憩室炎，鼠径ヘルニアなどの腎外病変を合併しやすい。多くの患者が何らかの合併症を呈しており，状況に応じた患者への支援を検討する。

2 心理的側面

　患者の多くは ADPKD という診断名を下されると，病気の進行のみならず家族にも遺伝してしまうかもしれないという不安な気持ちが押し寄せてくる。

3 社会的側面

　国が定める指定難病の特定疾患である。一定の基準を満たせば申請を行うことができるため，患者の病状に応じて情報提供を行う。また，病状の進行状況や合併症出現により生活習慣の変更を余儀なくされる。

B 生じやすい看護上の問題

- 生活習慣の見直し。
- 遺伝疾患と向き合うことへの苦悩。
- 腎機能低下とともに，腎代替療法が間近に迫る不安。

C 目標と看護

看護目標
- 禁煙や食事制限など，生活習慣の見直しができる
- 腎代替療法について理解し，腎移植の可能性についても心構えができる

1 禁煙や食事制限など，生活習慣の見直しができる

▶ 減塩と肥満の是正　食塩は 1 日 3 〜 6g を目標に減塩を指導する。肥満があると腎囊胞が大きくなりやすく，腎機能が早く悪化することがわかっている。BMI が 25 未満となるように心がけてもらう。

▶ 禁煙　ADPKD では，たばこに含まれるニコチンがバソプレシンを増やし，腎囊胞を大きくする可能性が指摘[2)] されている。喫煙者には禁煙を勧める。

▶ 適切な水分摂取　飲水量を増やすことは，バソプレシンを抑え，結果として腎囊胞の増大を抑制し，尿路感染症や尿路結石の予防効果も期待できる[3)]。飲み物としては水やお茶を勧め，水分摂取量については主治医に相談して調整していく。特に，ADPKD 治療薬の一つであるトルバプタン（バソプレシン V$_2$ 受容体拮抗薬）使用時には脱水になりやすいため，積極的な水分摂取が必要である。

2 ┃ 腎代替療法について理解し，腎移植の可能性についても心構えができる

❶ 遺伝疾患と向き合うための援助

疾患と向き合っていけるよう疾患について正しい情報を提供し，理解を深めてもらう。家族に遺伝的疾患だと伝えることの難しさが考えられる。患者の思いを傾聴し，患者と家族にとっての最善を考えていく。

❷ 腎機能低下とともに，腎代替療法が間近に迫る不安への援助

ADPKD に対しての腎移植は，先天性疾患であり腎移植後に再発することがないため良い適応で，特別なリスクはなく，免疫抑制療法も含めて通常の腎移植と同じように行える[4)]。成人では腎機能 eGFR15mL/ 分 /1.73m^2 未満の成人の患者へは，透析療法を経ずに腎移植を行うことが可能となるため，適切な時期で情報提供を行う。

文献
1) 日本腎臓学会編：慢性腎臓病に対する食事療法基準 2014 年版，東京医学社，2014，p.2.
2) 難治性腎障害に関する調査研究班　患者さんとご家族のための多発性囊胞腎（PKD）療養ガイド編集委員会編：患者さんとご家族のための多発性囊胞腎（PKD）療養ガイド 2019，ライフサイエンス出版，2019，p25.
3) 前掲書 2)，p26.
4) 厚生労働科学研究費補助金難治性疾患等政策研究事業　難治性腎障害に関する調査研究班編：エビデンスに基づく多発性囊胞腎 PKD 診療ガイドライン 2020，東京医学社，2020，p.74.

参考文献
・AKI（急性腎障害）診療ガイドライン作成委員会（編）；AKI（急性腎障害）診療ガイドライン 2016，東京医学社，2016.
・薬剤性腎障害の診療ガイドライン作成委員会；薬剤性腎障害診療ガイドライン 2016，日腎会誌，2016.
・日本腎臓学会編：慢性腎臓病に対する食事療法基準 2014 年版，東京医学社，2014，p.2.
・田村恵子編著：経過別成人看護学❹　終末期看護・エンドオブ・ライフ・ケア，新体系看護学全書，メヂカルフレンド社，2021.
・日本透析医学会：維持血液透析ガイドライン血液透析導入，透析会誌 46，P.1135，2013.
・篠田俊雄，杉田和代編著：CKD 患者の療養指導ガイド，学研メディカル秀潤社，2014.
・厚生労働科学研究費補助金難治性疾患等政策研究事業「難治性腎障害に関する調査研究」班編：エビデンスに基づく IgA 腎症診療ガイドライン 2020，東京医学社，2020.
・日本リウマチ学会ホームページ：https://www.ryumachi-jp.com/general/casebook/fukujinhishitsusteroid/（最終アクセス日：2022/8/31）
・腎疾患重症化予防実践事業生活・食事指導マニュアル改訂委員会編：医師・コメディカルのための慢性腎臓病生活・食事指導マニュアル，第 2 版，東京医学社，2018.
・日本腎臓病学会編：エビデンスに基づく CKD 診療ガイドライン 2018，東京医学社，2018，p114.
・渋谷祐子，志賀淑之編：腎・泌尿器疾患ビジュアルブック，第 2 版，学研メディカル秀潤社，2017，p.170-174.
・厚生労働科学研究費補助金難治性疾患等政策研究事業「アミロイドーシスに関する調査研究」班編：腎アミロイドーシスガイドライン 2020，2020.
・難病情報センターホームページ：難病支援のためのハンドブック．https://www.nanbyou.or.jp/wp-content/uploads/upload_files/kenkyu2.pdf（最終アクセス日：2022/8/31）
・厚生労働科学研究費補助金難治性疾患等政策研究事業　難治性腎障害に関する調査研究班編：エビデンスに基づく多発性囊胞腎 PKD 診療ガイドライン 2020，東京医学社，2020.

構造と機能
症状と病態生理
診察・検査・治療
疾患と診療
症状に対する看護
検査と治療に伴う看護
3 疾患をもつ患者の看護
事例による看護過程の展開

・難治性腎障害に関する調査研究班　患者さんとご家族のための多発性囊胞腎（PKD）療養ガイド編集委員会編：患者さんとご家族のための多発性囊胞腎（PKD）療養ガイド2019，ライフサイエンス出版，2019.

演習課題

1 急性腎障害患者の看護のポイントを理解しておこう。

2 前立腺がん患者の術前・術後の看護のポイントをまとめてみよう。

3 腎・尿路結石患者が体外衝撃波結石破砕術を受ける際の看護のポイントをまとめてみよう。

4 膀胱腫瘍患者の看護のポイントをまとめてみよう。

5 前立腺肥大症患者の看護のポイントを理解しておこう。

6 慢性腎臓病患者の透析導入時にどのような指導が重要か，話し合ってみよう。

7 ネフローゼ症候群患者に対する生活指導のポイントをまとめてみよう。

8 糖尿病性腎症患者について，必要な看護について要点を整理してみよう。

第 **4** 章

事例による
看護過程の展開

● 事例をもとに腎・泌尿器疾患の看護を学ぶ。

血液透析を開始する慢性腎臓病患者の看護

A 事例の概要

1. 患者プロフィール

患者：Aさん，70歳，女性
原疾患：糖尿病性腎症（CKD5A3）
既往歴：5年前に脳梗塞（軽度の右不全片麻痺あり），7年前に白内障と診断された。
ADL：杖歩行で20〜30m程度は歩行できる。
家族構成：夫（75歳）と2人暮らし。2人の娘は結婚し同市内に住んでいる。2週に1回，孫の世話をしている。
キーパーソン：夫

2. 入院までの経過

20年前に職場の検診で糖尿病を指摘され，糖尿病治療を継続していた。徐々に腎機能は低下し，半年前にeGFR＝20まで低下がみられたため，医師と看護師で腎代替療法の治療選択説明をAさんと夫に対して行った。Aさんと夫と娘で話し合った結果，血液透析を選択したため，2か月前に左内シャント造設術が施行された。3日前の定期受診時に下肢浮腫の増強，高血圧，食欲不振の臨床症状が確認されたため，血液透析導入の目的で入院となった。

3. 疾患・治療に関する思い（入院前）

Aさん：糖尿病に対しては「血糖が高いときもあったけど，自分では頑張ってやっていたつも

り。今の血糖値は悪くないって言われて薬の服用もなくなったのに…。何で悪くなってしまったんだろう」という発言があった。また，透析治療については，「目が悪いから自分でする腹膜透析は恐い」という，視力低下に伴う困難感や，外来通院時には「いろいろ教えてもらったけど，透析って何するのかイメージがつかない。恐いから透析の見学も行きたくない」などと血液透析に対して漠然とした不安があった。しかし，「あともう少し生きて孫の成長を見たい」という希望があった。

4. 入院時の主なデータ

身長158cm，体重60.2kg，
血圧182/85mmHg，脈拍82回/分，
SpO$_2$＝96％，尿量1200mL/日，その他の主な検査値は表4-1に示す。
左内シャント：2か月前に造設し，血管の発達は不良。
胸部X線：両側胸水少量あり。CTR=58％

5. 診断

糖尿病性腎症（CKD5A3），高血圧，腎性貧血

6. 治療

治療法：血液透析（3回/W）
透析時間：3時間

表4-1 主な検査値

WBC (×10^2/μL)	36	Ht (%)	23.4	P (mg/dL)	7.5	PTH (pg/mL)	106
RBC (×10^4/μL)	230	TP (g/dL)	5.3	補正Ca (mg/dL)	8.8	Fe (mg/dL)	50
MCV (fL)	95.6	Alb (g/dL)	3.3	BUN (mg/dL)	85.2	TIBC (mg/dL)	235
MCH (pg)	30.3	Na (m mol/L)	140.6	Cr (mg/dL)	8.2	CRP (mg/dL)	0.08
MCHC (%)	31.7	K (m mol/L)	5.3	eGFR (mL/分/1.732)	7.8	HbA1c (%)	6.5
Hb (g/dL)	8.2	Cl (m mol/L)	108.6	β$_2$MG (mg/dL)	26.9	PRO	+++

第2編

構造と機能

症状と病態生理

診察・検査・治療

疾患と診療

症状に対する看護

検査と治療に伴う看護

疾患をもつ患者の看護

4 事例による看護

過程の展開

ダイアライザー：FB-90Uβ
血液流量：120mL/分
抗凝固薬：ヘパリン初回1000単位，持続500単位
注射：ネスプ40μg（1回/W）透析回路から静注
内服薬：ブロプレス®4mg×2錠，ノルバスク®5mg

×1錠，レニベース®5mg×2錠，フルイトラン®2mg×1錠，フロセミド®40mg×2錠，プラビックス®75mg×1錠，アロシトール®100mg×2錠，テネリア®20mg×1錠，クレメジン®速崩錠500mg×3包（血液透析開始後は中止），アーガメイト®20%ゼリー25g×3個

B アセスメントと看護のポイント

1 アセスメント

❶身体的状況

　Aさんは長年糖尿病の治療を継続していたが，徐々に腎機能の低下を認め，現在は慢性腎臓病の病期分類ではCKD5A3，糖尿病性腎症病期分類では第4期（腎不全期）の末期腎不全の状態となっている。

　Aさんは浮腫，高リン血症，食欲不振の臨床所見があり，さらに血清カリウム値は目標値ではあるが，アーガメイト®ゼリーの内服をしていたため高カリウム血症であることが推察される。また，保存期腎不全期の腎性貧血目標Hb値を下回っており，貧血になることで労作時の倦怠感や起立時のふらつきなどの症状の出現にも注意を要する。また，下肢浮腫と，両肺野に胸水もみられるため体液量過剰となっている。透析を開始すると電解質と体液量が部分的に是正されるため，体液量の変動による血圧の変動が予測される。

　さらに，溶質除去に伴う不均衡症候群を予防するには，初回透析から約2週間は血液透析による浄化速度を緩徐にし，浸透圧格差を少なくする必要がある。治療条件として，3時間透析，FB-90Uβ，血液流量120mL/分と低効率で設定されているが，透析中から透析終了後にかけての不均衡症候群の観察は必要となる。

　内シャントは狭窄部はないが，発達不良のため今後も内シャントの発達状態を確認する。

❷心理的状況

　Aさんは長年，糖尿病の治療を継続してきたが，透析を導入しなければならなくなったという自責の念や，努力が報われなかったという思いがある。また，腎機能低下に伴うインスリン代謝能の低下が要因となり血糖値は低下するため，Aさんは血糖降下剤の内服量が少なくなった（血糖値が改善し，からだは良くなっていると感じる）ことと，実際の身体の健康状態（腎機能が低下し，身体状況は悪化している）の認識の差が生じ，混乱を生じている。さらに，Aさんの「もう少し生きて孫の成長を見たい」という思いを尊重し，本人，家族，医療者との合意のうえで血液透析の意思決定を行ったが，未知の治療に対する不安・恐怖感があり，拒否的な状態でもある。このように様々な思いが複合的にAさんの心理状態

に影響を及ぼしている可能性があるため，不眠や抑うつ状態などの精神症状の観察が必要となる。

❸社会的状況

Aさんは5年前に脳梗塞を発症し，右半身に軽度の麻痺がある。短距離であれば杖や手すりを用いて歩行は可能ではあるが，炊事や洗濯などの家事や通院については，夫の介助が必要となる。夫は週3回の通院の送迎と家事との両立に困難さを感じている。また，身体障害者手帳の重度障害者福祉タクシー利用助成だけでは使用できるタクシーチケットの枚数には限りがある＊ため，これらですべてを賄うことはできない。これらのことから，夫の介護負担や通院介助について，人的，経済的にも継続可能な支援が必要となる。

さらにAさんの役割や社会とのつながりも考慮しながら，社会生活の変化を最小限にするようなケアが必要である。

2 ｜ 看護上の問題

＃1　急激な溶質除去による不均衡症候群の出現，電解質変動のリスク。

＃2　自己の身体状況の理解不足，初めての透析治療による不安・恐怖による心理的混乱。

＃3　人的，経済的な資源不足による外来透析通院と介護の継続に対する困難さ。

3 ｜ 看護目標

＃1－①不均衡症候群と電解質変動による症状出現時には看護師に伝えることができる。

＃2－①Aさんが自己の身体状況を理解することができる。

　　　②Aさんの心理的混乱の要因を明らかにし，不安が軽減する。

＃3－①退院後の通院や生活について医療者とともに考えることができる。

4 ｜ 看護の実際

❶血液透析開始までの身体的・精神的ケア

入院時は，体液量過剰に伴う下肢浮腫や高血圧はあるが，SpO_2＝96％で安定し，呼吸困難感の症状もなかったため酸素投与はなく，尿量測定を実施し水分出納の観察，血圧・体液管理を行った。入院時の食事は腎不全食（たんぱく質40g，塩分6g）が処方されたが，Aさんは尿毒症症状による食欲不振もあり5〜6割の摂取であった。Aさんには食欲不振は腎機能が低下したことによる症状であることを説明し，透析を開始し毒素が除去できるようになると食欲不振などの症状は改善されるため，今は無理をして摂取しなくてもよいことを説明した。

▶ ＃2－①Aさんが自己の身体状況を理解することができる

血糖管理については，腎機能低下によりインスリンの代謝が低下したことで血糖値が下

＊重度障害福祉タクシー利用助成は自治体により内容は異なる。

第2編

構造と機能

症状と病態生理

診察・検査・治療

疾患と診療

症状に対する看護

検査と治療に伴う看護

疾患をもつ患者の看護

4

事例による看護

過程の展開

降・安定したことを説明し，Ａさんが自分の身体の変化に気づき，理解できるようかかわった。さらに，長年，Ａさんなりに糖尿病に向き合い，自己管理を頑張ってきたことは承認した。透析を開始すると食事療法の内容が変化するが，これまでのＡさんの経験をもとにこれからも食事などの生活を支援していくことを伝え，納得された。

▶ ＃２−② Ａさんの心理的混乱の要因を明らかにし，不安が軽減する

　入院前は透析室の見学はしたくないと発言があったが，「実際に見てみませんか」と聞くと，「ちょっと見てみようかな」と発言があったため，透析室の見学を行った。その際に生活と透析を両立するイメージが少しでもできるように，すでに透析を行っている患者と話す機会をつくった。

　病棟看護師との連携として，入院時のカンファレンスで外来通院時の情報と血液透析に至るまでの経緯，意思決定について共有を行った。さらに，今後の社会資源の活用や食事療法，薬物療法の予定についても検討を行い，看護の方向性を共有した。また，事前に医師と穿刺部の確認を行い，貼付用局所麻酔薬の貼付部位を病棟看護師へ伝えた。

❷ 安全・安楽・確実な血液透析の実施

▶ ＃１−① 不均衡症候群と電解質変動による症状出現時には看護師に伝えることができる

　入院の翌日から血液透析を実施した。穿刺前にエコーで内シャントの血管の走行，深さなどの確認を臨床工学技士とともに行った。

　透析中〜後は，血圧低下や不均衡症候群の出現の可能性があるため，気分不良，ふらつき，頭痛などの症状が出現した場合には看護師に伝えるよう説明した。透析中は定期的に血圧測定を行い，BP ＝ 150 〜 170/mmHg で経過し，不均衡症候群の症状もみられなかった。

　初回の透析を終えて，Ａさんは「針を刺されるのはやっぱり痛いけど，始まってしまったら“こんな感じなんだ”とわかって少し安心した。どんなに恐いんだろう，しんどいんだろうって思ってたから」と発言があった。

　透析針抜針後の止血については，内シャントの血流が多いこと，採血に使用する針よりも太いこと，抗血小板薬の内服中であること，これらの要因で出血しやすいことを説明した。止血操作や再出血した際の対応，シャント管理（シャント音の聴取，異常時の連絡方法など）も今後Ａさんが自身でできるように支援していくことを伝えた。

　透析室退室の前に，除水による循環血液量の減少に伴う起立性低血圧や貧血によるふらつきのリスクもあるため，血圧低下による随伴症状を確認しながら徐々に体動することを促した。

❸ 血液透析を継続するための生活の再構成

▶ ＃３−① 退院後の通院や生活について医療者とともに考えることができる

　血液透析にかかる医療費は約 40 万円／月程度と高額であるため，経済的負担の軽減のために医療ソーシャルワーカーと協働しながら，身体障害者手帳や特定疾病療養受療証などの公的助成制度の情報提供や申請までの支援を行った。また，外来透析の送迎についても通院方法の検討を行った。その結果，自宅から病院の往路は介護タクシーを利用し，復

路は夫が送迎することで，家事の時間や夫の時間の確保ができた。さらに，土曜日であれば娘の協力も得やすいということもあったため，退院時に透析のクールを火・木・土曜日とした。退院後はＡさん，夫共に負担感なく通院が継続できている。

食事療法については，血液透析を行うために必要な食事療法（塩分・水分制限，カリウム制限，適正なたんぱく量）についてすべて同時に実施することは難しいため，まずは塩分制限を実践できることを目標として管理栄養士とともに入院期間だけではなく，外来透析でも継続してかかわりをもった。

＊ ＊ ＊

血液透析を開始する患者には，大きな生活の変化がある。さらに，様々な喪失体験や今後起こり得る合併症への不安を抱くなかでも，食事療法や薬物療法の自己管理を継続して行う必要がある。血液透析を受けながら長期に生活することを見据えて，患者が望む生活を我慢するのではなく，生活と治療が折り合うために看護師は患者のもつ力を信じ，ともに考え，多職種とともに支える看護を創造・実践していくことが重要である。

Ⅱ 症状による困窮から手術療法を受けた前立腺肥大症患者の看護

前立腺肥大症患者に対する手術療法は，QOLを改善することを目的としている。

ここでは，薬物療法で経過を見ていたが，症状による困窮から手術療法を選択した壮年期患者の，術前から術後の看護について述べる。

事例の概要

1. 患者プロフィール

患者：Ｂさん，53歳，男性
原疾患：前立腺肥大症
既往歴：なし
職業：会社員（管理職）
家族構成：30歳代の妻と2人暮らし。前妻との間に20歳代の長男，長女がおり，他府県に在住。

2. 手術までの経過

2年ほど前より，トイレに行っても排尿までに時間がかかることを自覚していた。その症状が1年ほど続き，近所の泌尿器科を受診。診察の結果，前立腺肥大症と診断され，ホスホジ

エステラーゼ5阻害薬の内服が開始となった。

2か月ほど前，風邪をひき市販の総合感冒薬を内服したところ，尿がまったく出なくなり，救急外来を受診した。その1か月後，飲酒後に再び尿閉を起こした。

定期受診で「会社でズボンを汚し毎日ヒヤヒヤしている」「妻が子どもを欲しがっていたので，薬は先生と相談しながら慎重に選んできた。手術をするかどうかはとても迷う」などと話した。IPSS：16点，QOLスコア：5点，残尿120mL，前立腺の推定容量は65mLであった。医師より手術について説明があったが決定には至らず，後日妻を交え，話し合われた。

妻は「お互い年をとったし，子どもはもういいかなあと思っていました。まさかずっと気に

して，手術を躊躇していたとは知らなかった」と話した。それを聞いたBさんは「尿のことを気にして生活するのはもう嫌でね」と話し，1か月後に生理食塩水灌流経尿道的前立腺切除術（TURP）による手術が硬膜外麻酔で予定された。

3. 入院から手術前の看護

TURPは，短期間で退院することが多い。したがって看護師は，安全に手術を受けるための術前準備と術後経過の予測や退院後の生活を見すえながら，入院後，速やかな情報収集とアセスメントを行い，ケアを提供しなければならない。また，手術への不安，術後合併症への不安や手術が及ぼす生活への影響に不安を感じる場合があるため，手術の内容や術後合併症の理解を促す支援を行う必要がある。

入院時の状況：入院時Bさんは，「恐いことは恐い。手術をすれば尿のことを気にしなくていい生活ができますか？」と話した。

バイタルサイン：身長168cm，体重73.0kg，BMI25.86，体温36.0℃，脈拍60回/分（不整なし），呼吸18回/分，血圧126/60mmHg，SpO_2＝98%

内服薬：タダラフィル®5mg×1錠（朝食後）

術前検査結果：尿検査異常なし，心電図正常，血液検査は表4-2に示す。

表4-2 主な血液検査の結果

TP (g/dL)	7.9	ALT (IU/L)	15	Hgb (g/dL)	15.0	CRP (mg/dL)	0.1
Alb (g/dL)	4.0	Cr (mg/dL)	0.7	PLT ($10^4/\mu$L)	20.5	PSA (ng/mL)	8.0
AST (IU/L)	16	WBC (μL)	5600	PTINR	1.2		

B アセスメントと看護のポイント

1 アセスメント

TURPには，モノポーラTURPとバイポーラTURPがある。モノポーラTURPは，灌流液による低ナトリウム血症（TUR症候群）をきたす可能性があるが，Bさんの術式はバイポーラTURPであった。バイポーラTURPは灌流液が生理食塩水であるためTUR症候群の発生率は低い。また，術後の血尿による尿閉の頻度もモノポーラTURPより低いといわれている。しかし，術後は持続点滴や膀胱留置カテーテルの留置と持続的膀胱灌流が行われ，行動を妨げる。また，術後出血，血尿，疼痛，術後安静による深部静脈血栓症のリスクなどがある。膀胱留置カテーテルによる膀胱刺激症状も身体的苦痛の原因となる場合もある。それに加え，硬膜外麻酔による術中，術後合併症に注意していく必要がある。

Bさんは術後の疼痛を一番の気がかりとしていた。また，術後の尿路下部症状の改善を期待していた。手術の内容や術中，術後合併症，疼痛への対処について理解を促し，安心して安全に手術を受けることができるよう支援していく必要がある。

2 看護上の問題

手術や術後疼痛，術後合併症に対する不安。

3 | 看護目標

- 手術の内容や疼痛への対処，術後合併症について理解し，安心して手術を受けること
ができる。

4 | 看護の実際

❶手術の内容や疼痛への対処，術後合併症について理解し，安心して手術を受けることが
できる

(1) 疼痛への不安に対する支援

　Bさんと妻の一番の気がかりは術後の疼痛であったため，硬膜外カテーテルを使用した
自己調節鎮痛法（Patient Controlled Analgesia：PCA）について説明し，痛いと感じたら，
我慢せずに自分でボタンを押すと痛みを和らげることができると伝えた。また，痛みにつ
いてはフェイススケールで評価することを伝え，スケールを見せて説明した。

(2) 手術についての補足説明

　医師や麻酔科医師，手術室看護師から手術について説明を受けた後，疑問点はないか問
うと「膀胱をしばらく洗うって聞いたんだけど，よくわからなかったよ」と話した。持続
的膀胱灌流についてイメージできるようにイラスト（図4-1）を用いて説明し，術後歩行
開始になっても膀胱灌流を行いながら行動することや，膀胱留置カテーテルが挿入された
ままであるため膀胱刺激症状が出現することがあることを説明した。そのほか，手術当
日のタイムスケジュール，術後の経過など，Bさんの理解度に応じて説明した。

(3) 手術の合併症予防についての説明

▶ 出血　術後の出血は腹圧や努責をかけることで増強する可能性があることを説明した。

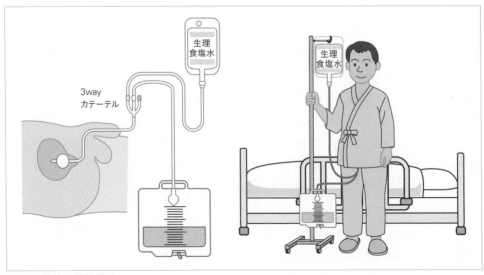

図4-1　持続的膀胱灌流

▶ **硬膜外麻酔の合併症**　硬膜外膿瘍，硬膜外血腫，カテーテル感染などの合併症を予防するため，背中のカテーテルの観察や下肢に運動障害がないかを確認することを説明した。

▶ **深部静脈血栓症予防**　術後は翌朝までベッド上安静が続くため，深部静脈血栓症の予防として早期離床が推奨されていることや，弾性ストッキングを装着することを説明した。

C 術後急性期の看護

　生理食塩水灌流 TURP の主な術中合併症は，出血，被膜穿孔であり，術後急性期の合併症としては，疼痛，術後出血，術後尿閉，術後尿失禁などがある。術後は持続的膀胱灌流が数日行われる場合があり，膀胱留置カテーテルによる下腹部痛や尿意などの膀胱刺激症状による苦痛のほか，灌流液や尿バッグとともに行動しなくてはならず，カテーテル抜去のおそれや離床が進まないこともある。また，麻酔による合併症のリスクもあるため，術後急性期は合併症の早期発見に努め，疼痛などの苦痛の緩和と早期離床に向けた支援が必要である。

❶ **手術に関する情報**

> **手術日**：入院 2 日目
> **術式**：生理食塩水灌流経尿道的前立腺切除術
> **手術時間**：75 分
> **出血量**：250 mL
> **麻酔法**：硬膜外麻酔
> **術後指示**：術後 5 時間より飲水可，翌朝までベッド上安静，朝の回診後歩行可，輸液 80mL/ 時で投与，持続的膀胱灌流を 100mL/ 時，翌朝 9 時に硬膜外鎮痛中止，翌朝より食事可

❷ **術後の経過**

　B さんは手術を終え 17 時に帰室した。

　体温 36.5℃，脈拍 68 回 / 分（不整なし），呼吸数 18 回 / 分，血圧 112/55mmHg，PCA 回路付き持続注入器で硬膜外カテーテルより持続注入中。硬膜外カテーテル刺入部の出血なし。膀胱留置カテーテルバッグ内淡血性で，灌流液はスムーズに流れていた。左前腕より持続点滴中で刺入部腫脹なし。疼痛はフェイススケール 1 であった。「下腹部が変な感じはするが痛くはないね」と話した。

　翌朝 6 時硬膜外カテーテル刺入部出血なし，固定のずれなし。8 時にベッド上ギャッジアップで朝食を 7 割摂取した。9 時に PCA を中止。下肢の運動障害，しびれ，無感覚なし。10 時の回診で歩行許可，持続点滴中止の指示あり。11 時に排便のためトイレへ歩行したがふらつきはなかった。排便後に膀胱留置カテーテルのランニングチューブ内が血性となっていた。医師の指示で灌流量の流量が増量され，疼痛時指示があり，疼痛が増強したため，12 時に鎮痛薬を内服した。

1 | アセスメント

　術後から夜間，翌朝にかけて疼痛や膀胱刺激症状はPCAでコントロールされていた。しかし，歩行や排便時の努責によると考えられる出血の増強と不安が出現した。また，硬膜外鎮痛法が終了したことに関連した疼痛の増強があったと考えられる。出血の増強により血塊ができ，膀胱留置カテーテルの閉塞につながる可能性があり，観察の継続と灌流液の調整など適切な対応が必要である。

2 | 看護上の問題

- 出血の増強とそれに対する不安がある。
- 疼痛により離床が進まず，日常生活行動が低下する可能性がある。

3 | 看護目標

- 出血の増強を防ぎ，不安を軽減することができる。
- 疼痛を緩和することで日常生活行動が進む。

4 | 看護の実際

　歩行や排便時の努責がきっかけとなり出血が増強した可能性があるため，カテーテルが引っ張られていないかなど，歩行時の留意点についてBさんと確認した。また，排便状況の確認を行った。疼痛については，フェイススケールによる疼痛の評価と鎮痛薬の効果を確認しながら緩和に努めた。

D 術後回復期から退院までの看護

　術後4日目は血尿はなく，持続的膀胱灌流が中止となり膀胱留置カテーテルが抜けた。カテーテル抜去後，疼痛の訴えはなくなった。排尿もあり血尿もみられていない。日常生活もほぼ自立し，術後6日目に退院許可が出された。

1 | アセスメント

　出血はなく，疼痛も緩和され，順調に回復している。しかし，退院後に出血や感染を起こす可能性があり，晩期合併症や前立腺肥大の再発の可能性もある。Bさんは術前に「手術をして尿のことを気にしなくていい生活がしたい」と語っており，晩期合併症の発症や再発をした場合，手術をしたことに意味をもてなくなる可能性があるため，長期的に起こり得ることについても理解してもらう必要があると考えた。

2 │ 看護上の問題

- 退院後から2〜3か月は，出血や感染を起こす可能性がある。
- 将来的に晩期合併症や再発は否定できず，心理的負担が大きくなる可能性がある。

3 │ 看護目標

- 退院後の生活上の留意点を理解し，異常がある場合は泌尿器科外来に相談できる。
- 晩期合併症や再発の可能性について理解することができる。

4 │ 看護の実際

パンフレットを使用し，退院後の生活について下記の説明をした。

- 前立腺が削られた部位が完全に治癒するには1〜2か月ほどかかり，創部が治癒するまでは出血したり感染を起こしたりする可能性がある。
- 排尿を促し感染を予防するため，水分は1日1500mL以上摂取する。
- 香辛料，コーヒーなどの刺激物は，出血の原因になり得るため控える。
- 努責や腹圧をかけることは出血の原因になるため，便秘の予防と腹圧のかかる動作を控える。
- 陰部の清潔を保つ。
- 性交については，次回の外来受診のとき医師へ相談する。
- 発熱時や出血が続く場合は次の外来受診を待たずに泌尿器科外来に相談，受診をする。
- 電話相談の窓口の案内。

前立腺肥大の手術は，退院後に術後合併症を起こす可能性もあり，短い入院期間で退院後の生活を見すえたセルフマネジメント支援が必要である。また，手術は，患者のQOLの改善が主な目的であり，術後は排尿に関する日常生活での困りごとから解放される。しかし，晩期合併症や再発の可能性もあり，手術療法の長期的な影響についても理解できるよう患者を支援していくことも重要である。

第2編

構造と機能

症状と病態生理

診察・検査・治療

疾患と診療

症状に対する看護

検査と治療に伴う看護

疾患をもつ患者の看護

4 事例による看護過程の展開

第1編／第1章 | 1 | 　　　　　　解答 **3**

× **1**：腹腔内とは，腹部の体腔内を指すが，腹腔にある腹膜に囲まれた部分を指す語としても使われる（この場合，厳密には腹膜腔内と表現する）。腎臓は腹腔にあるが，腹膜で囲まれた腹膜腔よりも背側にある。そのため，後腹膜器官とよばれている。

× **2**：右腎は肝臓によって上方から圧迫されるために，左腎より半椎体分ほど（約2cm）下方にある。

○ **3**：なお，下大静脈は腹大動脈の右側を通り，左腎静脈は腹大動脈をまたぐため，右腎静脈よりも長い。

× **4**：腎動脈は腹大動脈から分かれる。心拍出量の約20％に相当する毎分1.0Lの血液が，腎動脈をとおって腎臓に注がれている。腹腔動脈（左胃動脈と総肝動脈と脾動脈からなる）は腹大動脈から分かれ，主に肝臓や胃，脾臓へ血液を供給している。

第1編／第1章 | 2 | 　　　　　　解答 **3**

× **1**：膀胱の後方は骨盤内を覆う腹膜（漿膜）の一部に覆われているが，前方は漿膜を欠き，結合組織のみで骨盤に付着している。

× **2**：膀胱は男女ともに骨盤の前壁，恥骨結合の後方に位置している。膀胱は，男性では直腸の，女性では子宮の前方に位置している。

○ **3**：粘膜上皮は，膀胱内に貯留する尿量に応じて大きさを変えられるように，伸展しやすい移行上皮で構成されている。尿路のうち，尿管の粘膜も移行上皮で構成されていて，尿の貯留に役立っている。膀胱内は尿管や尿道と同様に粘膜上皮で覆われている。

× **4**：膀胱壁では平滑筋が発達している。この平滑筋は，内縦走筋と中輪走筋と外縦走筋の3層で構成され，全体として排尿筋の役割を果たしている。

第1編／第2章 | 1 | 　　　　　　解答 **1,5**

○ **1**：溢尿失禁では蓄尿症状を呈している。
× **2**：残尿感とは，排尿後もまだ尿が残ってい

る感じがする状態である。

× **3**：腹圧排尿は，排尿の排尿の開始，尿線の維持または改善のために腹圧をかけることを要する状態。

× **4**：尿線が排尿中に1回以上途切れる状態で，結石や凝血塊または腫瘍が膀胱頸部や尿道にはまり込んだ場合などで生じ，疼痛を伴うこともある。

○ **5**：尿意切迫感は，強い尿意が急に起きて我慢できない状態。膀胱排尿筋の収縮で起きる蓄尿症状である。

第1編／第3章 | 1 | 　　　　　　解答 **3**

× **1**：AST（GOT）は，肝臓・心臓に多く含まれる酵素で，肝機能障害，心筋梗塞などで高い値となる。

× **2**：尿ビリルビンは，肝実質疾患や胆道閉塞などの指標となる。

○ **3**：尿素窒素は分子量60の小分子で，たんぱく質が異化されてできる代謝産物である。肝臓で生成され，大部分は腎臓から排泄されるため，腎機能（GFR）が低下すると血中濃度が上昇する。

× **4**：血清アミラーゼは，膵臓・唾液腺に多く含まれている。膵炎などで高い値となる。

第1編／第3章 | 2 | 　　　　　　解答 **2**

× **1**：フェノールスルホンフタレイン（phenolsulfonphthalein；PSP）はpHによって色が変わる。静注後，大部分が近位尿細管から分泌され，再吸収されることなく尿中に排泄される。PSP静注から15分後に25％以上が尿中に排泄されれば，近位尿細管機能正常と判定する。

○ **2**：体内に存在するクレアチニンを利用したクレアチニンクリアランス（Ccr）試験は，物質の投与の必要もなく，測定方法も容易であるため，臨床で広く用いられている。しかし，腎機能（GFR）が低下している場合，尿細管からのクレアチニンの分泌などにより，クレアチニンクリアランスが真のGFRより大きい値となることに注意する必要がある。

クレアチニンクリアランス（Ccr）＝ Ucr × V/Pcr × 1.73/A

Ccr：クレアチニンクリアランス（mL/分）
Ucr：尿中クレアチニン濃度（mg/dL）
V：尿量（mL/分）
Pcr：血漿中クレアチニン濃度（mg/dL）
A：体表面積（m^2）

× 3：腎尿管膀胱部単純撮影では描出されない，腎杯，腎盂，尿管，膀胱を観察するための検査のうち，造影剤 20 ～ 40mL を静脈注射する場合。

× 4：腎機能低下などが原因で，静脈性腎盂造影などでは鮮明な画像が得られない場合などに行う。

第1編／第3章　3　　　　　　　**解答 3**

× 1：膀胱鏡検査は砕石位で行う。

× 2：女性は通常無麻酔で行うが，男性は尿道よりゼリー状の局所麻酔薬を事前に注入してから施行する。

○ 3：尿道より滅菌された内視鏡を無菌操作で挿入する。

× 4：検査後は凝血や感染を防ぐ目的で水分を多めに摂取する。

× 5：検査後に膀胱留置カテーテルを挿入する必要はなく，自然排尿を試みる。

第1編／第4章　1　　　　　　　**解答 3**

腎盂腎炎は，腎盂や腎杯などが細菌に感染して炎症を起こした状態をいう。

× 1：両側の場合もあるが，多くは片側の感染である。

× 2：尿の細菌検査では，局所の汚染や膣由来の成分の混入による影響を除外するため，中間尿を用いる。

○ 3：急性単純性腎盂腎炎では患側の腰背部痛や下腹部への放散痛を自覚することが多く，叩打痛を伴う。慢性複雑性腎盂腎炎は急性腎盂腎炎に比べ症状が軽微で，微熱や軽度の腰背部痛を呈する。時に腎盂腎炎の症状を欠くこともある。尿流障害の増悪などにより急性増悪する

と，急性腎盂腎炎と同様の症状を呈する。

× 4：女性に多く，グラム陰性桿菌の膀胱からの上行性感染によるものがほとんどである。主に大腸菌などグラム陰性桿菌の膀胱からの上行性（逆行性）感染。尿路に基礎疾患のある患者に起こる。

第1編／第4章　2　　　　　　　**解答 3**

× 1，2，4：血尿はみられない。体重は増加する。高コレステロール血症となる。

○ 3：大量のたんぱく尿を特徴とする。診断には，1 日尿たんぱくが 3.5g 以上，血清アルブミンが 3.0g/dL 以下という 2 つの基準を満たす必要がある。

第1編／第4章　3　　　　　　　**解答 4**

× 1,2,3：AFP は，肝細胞がんの腫瘍マーカー，CA19-9 は，消化器系がんの腫瘍マーカー，CEA は，様々ながんの腫瘍マーカーである。

○ 4：PSA（前立腺特異抗原）を検査する。基準値は一般に 4.0ng/mL 以下となる。

電子付録　情報関連図

　本書第2編第3章掲載疾患のうち，代表的な2疾患を取り上げ，情報関連図を作成しました。下記QRコードを読み込んでいただくと，ご覧いただけます。

情報関連図

それぞれの疾患における看護の流れとともに，看護師の思考過程を相関図で表しました。臨床の看護師が，患者の情報から必要な看護をどのように導くか，「見える化」しています。

▶ 慢性腎臓病（CKD）

▶ 前立腺がん

掲載イメージ

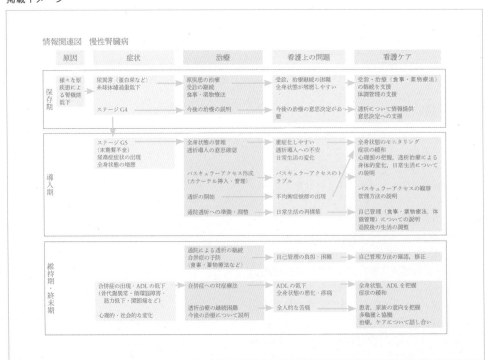

索引

新体系看護学全書

成人看護学❼

腎・泌尿器

		定価（本体3,200円＋税）
2007年12月10日	第1版第1刷発行	
2010年12月 3 日	第2版第1刷発行	
2012年 1 月27日	第3版第1刷発行	
2018年12月10日	第4版第1刷発行	
2022年11月30日	第5版第1刷発行	
2024年 1 月31日	第5版第2刷発行	

編　集｜代表　要　伸也©　　　　　　　　　　　　　　　　　〈検印省略〉

発行者｜亀井　淳

発行所｜**株式会社 メヂカルフレンド社**

https://www.medical-friend.jp
〒102-0073　東京都千代田区九段北3丁目2番4号　麹町郵便局私書箱48号
電話｜（03）3264-6611　振替｜00100-0-114708

Printed in Japan　落丁・乱丁本はお取り替えいたします
ブックデザイン｜松田行正（株式会社マツダオフィス）
印刷｜（株）加藤文明社　製本｜（株）村上製本所
ISBN 978-4-8392-3398-3　C3347　　　　　　　　　　　000620-019